全国中等卫生学校教材

供医学检验、药剂专业用

临床医学概要

第 三 版

主编 桑明华

编者（按姓氏笔画为序）

李克胜 沙蔚瑜

张超英 桑明华

山东科学技术出版社

全国中等卫生学校教材

供医学检验、药剂专业用

临床医学概要

第三版

主编 桑明华

编者(按姓氏笔画为序)

李克胜 沙蔚瑜

张超英 桑明华

主管单位:山东出版传媒股份有限公司

出 版 者:山东科学技术出版社

地址:济南市玉函路 16 号

邮编:250002 电话:(0531)82098088

网址:www. lkj. com. cn

电子邮件:sdkj@ sdpress. com. cn

发 行 者:山东科学技术出版社

地址:济南市玉函路 16 号

邮编:250002 电话:(0531)82098071

印 刷 者:济南申汇印务有限责任公司

地址:济南市王官庄 12 号

邮编:250022 电话:(0531)87963341

开本: 787mm × 1092mm 1/16

印张: 20

版次: 1997 年 3 月第 3 版 2017 年 3 月第 42 次印刷

ISBN 978 -7 -5331 -1904 -1

定价:29. 00 元

第三轮中等医学教材出版说明

卫生部曾于1983年组织编写、陆续出版全国中等卫生学校11个专业使用的77种教材。1992年又组织小修订，出版第二轮教材。为我国的中等医学教育作出了积极贡献。

为适应中等医学教育改革形势的需要和医学模式的转变，1993年11月，卫生部审定、颁发了全国中等卫生学校新的教学计划及教学大纲。在卫生部科教司领导下，我们组织编写（修订）出版第三轮全国中等医学12个专业96种规划教材，供各地教学使用。

这轮教材以培养中级实用型卫技人才为目标，以新的教学计划及大纲为依据，体现“思想性、科学性、先进性、启发性、适用性”，强调“基本理论知识、基本实践技能、基本态度方法”。教材所用的医学名词、药物、检验项目、计量单位，注意规范化，符合国家要求。

编写教材仍实行主编负责制；编审委员会在教材编审及组织管理中，起参谋、助手、纽带作用；部分初版教材和新任主编，请主审协助质量把关。第三轮中等医学教材由人民卫生、河北教育、山东科技、江苏科技、浙江科技、安徽科技、广东科技、四川科技和陕西科技九家出版社出版。

希望各校师生在使用规划教材的过程中，提出宝贵意见，以便教材质量能不断提高。

卫生部教材办公室

前　言

《临床医学概要》是医学检验专业和药剂专业的一门重要基础课程，分为《基础医学》（病理学总论内容）和《疾病概要》两个部分，前者专供药剂专业使用。《临床医学概要》的教学目的是培养学生掌握与医学检验专业和药剂专业有密切联系的医学基础知识及专业实际技能。就医学检验专业来说,是使学员明确实验室检查在临床诊断、观察疾病的转归及判断预后中的重要作用,从而能在检验工作的实践中密切联系临床;就药剂专业来说,是使学员明确常见病的临床用药,为进一步学习《临床药理学》奠定基础。

本教材对医学检验专业和药剂专业来说是唯一联系医学基础课与专业课的中介课程。随着卫生事业的发展和医学教育改革的深入，按照培养“实用型”人才模式，在编写过程中特别注意以下方面：在传授知识的同时，注意实践能力的培养；贯彻预防为主的方针，强调疾病的预防；适应医学模式的转变，增加与疾病有关的医学心理学、伦理学内容等。简而言之，以努力实现“素质教育”为宗旨。

本教材第 1、2 版书名为《疾病概要》，现作为第 3 版，易名为《临床医学概要》。

考虑到教学时数的减少和教学实际的需要，我们对新教学大纲的部分内容作了适当的调整：①特殊检查章节调整为心电图的基本原理和临床应用范围；超声诊断的类型和临床应用范围；X 线检查的常用方法和临床应用范围。②呼吸系统章节中，将慢性呼吸衰竭归入肺心病中讲述；将成人呼吸窘迫综合征纳入鉴别诊断中介绍，不单列节；增加支气管癌的内容。③循环系统章节中，将亚急性感染性心内膜炎和心包炎归入相应的鉴别诊断中讲述，不单列节。④消化系统章节中，将溃疡性结肠炎、结核性腹膜炎归入相应的鉴别诊断中，不单列节。⑤泌尿生殖系统章节中，将前列腺炎、肾病综合征归入相应的鉴别诊断中，不单列节；增加妊娠高血压综合征的内容；删去阴道嗜血杆菌性阴道炎的内容。⑥神经系统章节中删去神经系统疾病总论和癫痫的内容。⑦传染病章节中，增加麻疹、猩红热、狂犬病的内容；将药剂专业大纲中分散于各章的传染病均集中到传染病一章中，但在讲授时可按大纲要求的顺序进行。以上变更均呈报卫生部科教司中专处、卫生部教材办公室及教材编审委员会备案。

本教材针对教学时数多的医学检验专业安排内容，对两个专业共同适用的章节以及“实验室检查”和“治疗”都作了详细阐述，各专业可根据专业特点和教学大纲要求，选择教学内容进行讲授。

全国各地的传染病分布区域不尽相同，对传染病的教学内容，可根据本地区的具体情况予以取舍。

由于编者水平有限，书中缺点和错误在所难免，恳请广大师生惠予指正，以便今后修订再版，使本教材日臻完善。

本书插图由北京市卫生学校侯文岚、李帮秀同志绘制，在此特致感谢。

编者

目　录

第一章 临床医学基础

第一节 疾病概念

一、健康与疾病的概念

健康时，机体各器官系统的功能活动通过自稳调节，维持着机体内部的动态平衡及机体与外界环境间的相互统一，使机体保持良好的心理和生理状态及对环境的适应能力。

疾病是在致病因素的作用下，机体自稳状态发生紊乱而导致异常生命活动的过程，是病因所引起的损伤和机体抗损伤反应的综合表现。例如急性胃肠炎，是胃肠道在致病因素的作用下产生的炎性反应，病人可出现腹痛、呕吐、腹泻等症状，这是机体损伤的一面；但吐、泻可排泄毒素，同时，单核巨噬细胞系统活动增加、抗体的产生等则有抗损伤的防御意义。

二、疾病发生的原因

任何疾病都是由一定的致病因素引起的，这种致病因素称为病因。病因包括致病的原因和条件两个方面。疾病的发生不仅与外界因素有关，也与机体内部因素有密切关系。

（一）生物性因素

这是最常见的致病因素，包括各种病原微生物（如细菌、病毒、真菌、立克次体、螺旋体等）、寄生虫（蠕虫、原虫等）及某些代谢产物和毒素等。生物性因素作用于机体后，是否致病以及病情的轻重与其侵入人体内的数量、侵袭力及毒力有关，同时与机体的免疫功能等也有密切的关系。

（二）理、化因素

一定强度的机械力（如刀割、挤压、碰撞等）损伤、放射线损害、电流、高温、冰冻等均可造成组织损伤；化学性因素如强酸强碱、重金属盐、有机磷、一氧化碳等也可造成组织损伤及细胞死亡。

（三）身体必须营养物质缺乏

人体新陈代谢需要多种必须营养物质，当这些物质缺乏时可引起疾病。例如，蛋白质缺乏可造成营养不良和免疫功能低下；维生素D缺乏可引起儿童佝偻病；无机盐缺乏可引起电解质紊乱等。

（四）免疫性因素

正常的防御和免疫功能是维持机体正常活动的重要因素，当免疫功能有障碍时，易导致疾病发生。例如，艾滋病就是获得性免疫功能缺陷所致的综合征。有些个体对自身抗原发生免疫反应，引起自身组织损伤，称为自身免疫性疾病，例如类风湿性关节炎。有些个体对某些抗原（药物、花粉、皮毛等）的反应异常强烈而导致组织细胞损伤和生理功能障碍，这种免疫反应称为变态反应，例如支气管哮喘即属于变态反应性疾病。

（五）精神因素

精神紧张、精神创伤等均可引起器官功能紊乱而发生疾病。例如，神经官能症、精神分裂症等称为心因性疾病。此外，高血压病、溃疡病等的发病也与精神因素有密切关系。

（六）遗传因素

某些疾病的发生与遗传因素有关。目前认为遗传疾病可分为两大类：①遗传性疾病，指细胞遗传物质受损，主要表现为基因突变和染色体畸变，并由亲代传给子代引起疾病。②遗传易感性疾病，例如高血压病、溃疡病、糖尿病、精神分裂症等，是因上一代遗传缺陷而使子代有发病倾向，即在一定因素（如恐惧、忧郁、精神创伤等）的作用下容易发病。

（七）自然因素与社会因素

自然因素包括气候条件、地理环境、水土特点等；社会因素涉及人们的精神状态、劳动和生活条件、医疗保健、社会政策及文化教育等。上述因素对人群的健康、疾病的防治起着重要的作用。

三、疾病发展过程中的共同规律

（一）疾病中自稳态紊乱

正常机体在不断变化的内、外环境因素作用下保持身体各器官机能和代谢活动处于动态平衡状态，各种生理性参数（体温、血压、基础代谢、水、盐、酸碱度等）也被控制在一定的波动范围内，以维持身体内环境的动态相对稳定性，称为自稳态。它是机体内各种自我调节机制发挥作用的结果，是机体正常生命活动不可或缺的，也是维持健康的先决条件。

疾病中，致病因素对机体的损害使机体自稳态的某一方面发生紊乱，从而引起相应的机能和代谢障碍。例如，胰腺中的胰岛分泌胰高血糖素和胰岛素，这两种内分泌激素互相制约而使血糖维持在正常水平。当某些致病因素使胰岛素分泌减少时则发生糖尿病。

在自稳态的维持中，反馈机制起着重要作用。例如，当甲状腺素分泌过多时，可反馈地抑制下丘脑促甲状腺素释放激素（TRH）和垂体促甲状腺激素（TSH）的分泌，这样可使甲状腺素分泌量降至正常水平。当反馈机制发生障碍时，可引起自稳态紊乱而发生疾病。

（二）疾病过程中的因果转化

因果转化是疾病发生发展中的一个基本规律。原始病因引起的结果，是使机体某一部分发生损伤，而这种损伤又可作为新的病因，引起新的损伤，这种原因和结果不断转换，形成链式发展的疾病过程，周而复始，而每一次循环都可使病情进一步恶化，这就是疾病过程中因果转化的恶性循环。以外伤性大失血为例，大失血使心输出量减少和动脉血压下降而发生休克，从而导致早期微血管收缩而组织缺氧，组织缺氧又引起酸中毒，使微动脉和毛细血管前括约肌松弛，而微静脉对酸中毒耐受性较强，仍处于痉挛状态，于是血液淤积在微循环中，使回心血量更少，组织器官缺氧更严重，甚至发生弥漫性血管内凝血（DIC）及多器官功能衰竭而死亡。如果能采取及时补充血容量等正确治疗措施，在某一环节上打断因果转化的恶性循环，疾病就向有利于康复的方向发展。

如上所述，疾病发展过程中有很多因果转化的环节，其中有的环节起决定性作用，称为发病的主导环节。上述外伤性大出血的主导环节是失血性休克，在诊治过程中抓住抢救失血性休克这个主导环节，疾病就会向康复方面转化。

（三）疾病过程中损伤和抗损伤反应

当致病因素引起机体的损伤，机体就要动员各种防御、代偿机能来对抗致病因素及其所引起的损伤，由此推动着疾病的发展、演变，并贯穿于疾病的始终。当损伤占优势时，疾病恶化，抗损伤占优势时，疾病趋向康复。但是，在疾病发展过程中，损伤与抗损伤不是固定不变的，在一定的条件下可向各自相反的方面转化。例如，在前述失血性休克早期，皮肤和内脏血管收缩以保证心、脑供血，具有抗损伤的意义，但血管收缩同时也具有使外周组织发生缺氧损伤的作用，由于外周组织持续性缺氧，导致微循环淤血，从而使休克进一步加重。于是，原来具有抗损伤意义的血管收缩，此时乃转化成对机体有严重损伤的因素。因此，医务工作者要善于区分疾病过程中损伤因素与抗损伤因素的表现，及时采取有效措施，提高机体抗损伤的能力，使疾病得以痊愈。

在了解疾病发生发展规律的同时，还需要明确：①局部与全身的关系：任何疾病都有局部和全身反应。例如疖是局部化脓性炎症，但可引起发热、头痛等全身中毒症状，严重时疖中细菌侵入血循而引起败血症。因此，只有正确认识疾病发生发展中局部与全身的关系，才能找出发病主导环节，采取有效治疗措施。②形态与机能的关系：形态和机能变化总是互相连系，互为因果的，例如，骨折会影响肢体运动，而肢体长期不运动，又引起肢体肌肉萎缩（废用性萎缩）而导致形态改变。

四、疾病经过与转归

（一）疾病经过

疾病全过程一般可分为以下四个阶段：①潜伏期：指致病因素作用于机体直到出现最初症状前的阶段。不同的疾病潜伏期长短不同，可以从几小时到数年。②前驱期：指从出现最初症状到出现典型症状之前的阶段。一般传染病有明显的前驱期，其持续时间一般从几小时到几天甚至数年不等。常有全身不适、乏力、头痛、食欲不振等症状，称为前驱期症状。③症状明显期：指疾病典型症状相继出现的阶段，是疾病的高潮时期，临床上常依此期的临床表现作为诊断依据。④转归期：这是疾病的最后阶段，可趋向康复或疾病迁延。不同的疾病有不同的结局，相同的疾病也可有不同的结局。

（二）疾病转归

疾病转归有完全恢复健康、不完全恢复健康及死亡三种情况。

1．完全恢复健康　疾病的症状、体征消退，各系统器官的功能、代谢、形态及结构完全恢复正常，劳动能力全面恢复。

2．不完全恢复健康　疾病的主要症状消退，但某个系统器官的功能、代谢、形态及结构并未完全恢复正常，而是通过某些器官、组织的代偿来调节其机能活动，即疾病后留有病理状态（后遗症），如脑溢血后的偏瘫。

3．死亡　生命活动终止。近年来的研究认为，死亡是指机体作为一个整体的功能永久性停止。其标志是全脑功能发生不可逆的丧失，即“脑死亡”。按照传统的概念，死亡被认为经历以下三个阶段：

(1) 濒死期：在一般情况下，机体在死亡前有一濒死阶段。这时脑干以上的神经中枢出现明显的抑制现象，各种相应的功能明显减弱，如体温下降、血压降低、意识障碍、反射迟钝或消失、心跳减弱、呼吸不规律等，称为临终状态。临终状态持续时间因病而异，例如心跳骤停的病人常无明显濒死阶段而直接进入临床死亡期，称为“猝死”。慢性疾病临终状态较长，可持续数小时至2～3天。

(2) 临床死亡期：心跳和呼吸完全停止，反射消失。此时组织细胞内仍有最低水平的代谢活动，所以此期是死亡的可逆阶段。一般认为临床死亡的期限约5～6分钟，即在血液循环停止后大脑皮层能够耐受缺氧的时限，超过此时限，大脑将发生不可恢复的变化。在濒死期和临床死亡期，因重要器官代谢过程尚未停止，故经紧急抢救，有复苏的可能。一般在人工呼吸、心脏挤压等抢救措施确已无效后，方可宣布死亡。

(3) 生物学死亡期：这是死亡的不可逆阶段，全脑以及各系统器官的功能与代谢完全停止。此时尸体逐渐出现尸冷（代谢停止，体温降至与周围环境温度相同）、尸斑（血循环停止，坠积于身体下垂部位的红细胞溶解，该处皮肤出现紫红或紫蓝色斑块）、尸僵（肌组织逐渐变硬，常于1～6小时出现，36～48小时后尸僵消失）及尸体腐败等一系列死后变化。

脑死亡的概念：①不可逆转的意识丧失；②颅神经反射如瞳孔反射、角膜反射、咳嗽反射、吞咽反射等消失；③无自主呼吸，至少进行15分钟人工呼吸后仍无自主呼吸出现；④瞳孔散大且固定不变，对光反应消失；⑤脑电波消失。上述五项检查结果持续6小时而无逆转倾向时即可宣告死亡。

第二节　局部血液循环障碍

血液循环障碍可分为全身性和局部性两种。全身性血液循环障碍由心、血管功能失调造成，例如休克、心力衰竭等。局部性血液循环障碍是指个别器官或局部组织的循环异常，表现为充血、淤血、出血、血栓形成、栓塞、梗死等。一个完整的机体内，全身与局部之间有着密切的联系，局部血液循环障碍可影响全身，例如，冠状动脉血供障碍可影响心功能，进而导致全身血液循环的变化。全身血液循环障碍也可通过局部表现出来，例如，心力衰竭时可有肝、肺、肾等淤血。本节着重讨论局部血液循环障碍。

一、充　血

器官或局部组织的血液含量增多称为充血，分为动脉性充血和静脉性充血两类。

（一）动脉性充血

局部器官或组织内动脉血输入量增加而发生的充血称为动脉性充血，简称“充血”。

1. 原因　在某些因素的作用下，血管扩张神经兴奋性增高或血管收缩神经兴奋性降低，引起小动脉扩张，使器官、组织血量和血流速度增加，同时局部开放的毛细血管数量也增多。

许多动脉性充血是器官、组织的正常生理活动，例如，进食后胃、肠充血，运动时横纹肌充血等。在病理情况下，当某种刺激作用于人体，可反射性地引起充血，例如，炎症反应初始，由于致炎因子刺激及组织胺等血管活性物质的作用，使局部细动脉扩张而导致动脉性充血。

2．病理改变　动脉充血表现为局部器官、组织颜色鲜红，温度升高，新陈代谢旺盛和机能活动增强，发生于粘膜的充血使腺体分泌增多。

3．结局　动脉性充血常为暂时性，充血消退后局部组织可恢复正常。局部充血可促进新陈代谢，增强局部器官组织功能，从而提高抵抗力。炎症反应性动脉充血可加速炎性渗出物吸收及毒素排泄，促进炎区组织的再生与修复，因此，临床上常用热敷、透热疗法引起局部充血以治疗某些疾病。但局部充血也可造成不良影响，例如，脑充血时可引起剧烈头痛、呕吐，甚至发生脑血管破裂、出血，造成偏瘫、失语等后遗症，严重时可引起颅内高压，导致脑疝而死亡。

（二）静脉性充血

局部器官或组织由于静脉血液回流受阻而发生小静脉和毛细血管血液淤积，使局部器官或组织中静脉血量增多，称为静脉性充血，简称“淤血”。静脉性充血可发生于局部，也可发生于全身。

1．原因　常见的原因有：①静脉受压：例如肠套叠、肠扭转时肠系膜静脉受压甚至闭塞，使静脉血回流受阻而淤血。②静脉腔阻塞：静脉血栓形成而侧枝循环又尚未建立时，静脉血不能回流而发生淤血。③慢性充血性心力衰竭：可引起全身静脉淤血。

2．病理改变　由于静脉回流受阻，器官、组织中静脉血量增多，故淤血的器官、组织肿胀。由于氧合血红蛋白减少，还原血红蛋白增多，故淤血区组织呈暗红色，皮肤粘膜青紫，称为“紫绀”。由于局部淤血缺氧而使新陈代谢降低及毛细血管扩张，导致散热增加，该处体表温度因而降低。静脉充血的组织在显微镜下呈小静脉和毛细血管扩张，内中充满血液。

3．结局　淤血对机体的影响取决于淤血范围、淤血器官、淤血程度、淤血发生速度及侧枝循环建立的情况。全身性淤血影响许多重要器官（如肺、肝、肾）的功能。局部性淤血则主要影响局部器官的功能。

（1）肺淤血：肺淤血时使局部组织氧和营养物质供应不足、代谢中间产物蓄积等，可损伤毛细血管壁，使其通透性增高，同时小静脉和毛细血管内流体静压升高，导致肺组织发生水肿，严重时可发生漏出性出血（此时肺泡毛细血管扩张、充血，严重时肺泡腔内可出现水肿液甚至漏出性出血）。临床表现有呼吸困难、咳嗽、咳泡沫痰或血性泡沫痰。若肺泡腔内红细胞被巨噬细胞吞噬，则血红蛋白分解，可形成含铁血黄素，使痰呈褐色。这种巨噬细胞的胞浆内有棕黄色的含铁血黄素颗粒，常在心力衰竭情况下出现，故又称心力衰竭细胞。

（2）肝淤血：肝长期淤血而导致缺氧、营养障碍及中间代谢产物的堆积，可引起实质细胞变性和萎缩。此时因肝窦及中央静脉扩张、肝细胞萎缩（以肝小叶中央的肝细胞为主）及脂肪变性（以肝小叶周边的肝细胞为主），故肝切面呈红黄相间花纹状，似槟榔花纹，又称“槟榔肝”。较急性且程度严重的肝淤血可引起肝细胞坏死，临床上出现肝大、质地较硬、肝功能轻度障碍（表现为氨基转移酶、碱性磷酸酶升高）。肝淤血时间过久还可引起实质细胞萎缩，并使纤维结缔组织增生，形成器官硬化，称为淤血性肝硬变。

(3) 侧枝循环建立：静脉之间通常有丰富的吻合枝，因此当静脉发生阻塞时，其吻合枝能及时扩张，有助于局部血液回流而起代偿作用。这种通过吻合枝的回流称为侧枝循环。例如，肝硬变时门静脉血经侧枝循环而回右心。

二、出　血

血液自心、血管管腔流出到体表外、组织间隙或体腔者称为出血。血液流出到体表外者称为外出血，例如鼻衄、咯血、呕血、便血、血尿等。若血液蓄积于组织间隙或体腔则称为内出血，例如脑溢血、胸膜腔积血、心包腔积血等。皮肤及粘膜出血，根据出血量多少，可形成出血点、紫癜、淤斑，组织内局限性积血称为血肿。

(一) 原因及分类

1．破裂性出血　由心血管壁破裂引起。破裂可因外伤（刀伤、枪伤等）引起，也可因血管周围病变侵蚀（恶性肿瘤、肺结核空洞、胃及十二指肠溃疡等）所致。

2．漏出性出血　这是由于：①血管壁损伤：缺氧、中毒、感染等损伤毛细血管壁，使之通透性增高，血液通过扩大的内皮细胞间隙和损伤的血管基底膜漏出到血管外。②血小板减少或血小板功能障碍：例如再生障碍性贫血、原发性血小板减少紫癜等。③凝血机制障碍：例如甲型血友病（第Ⅷ因子缺乏）、严重肝脏疾病（多种凝血因子合成减少）等均有出血倾向。

(二) 病变及后果

组织内出血量少时，局部红细胞可被吞噬细胞吞噬并运走，故出血灶可完全吸收，不留痕迹。若出血量大形成血肿时，则不易被吸收而其周围形成纤维包绕及机化。

出血的后果因出血量、出血部位及出血快慢而异。若在短时间内大量出血（达总血量¼时），可造成失血性休克。出血如发生在重要器官（脑、心、肺等），即使出血量不多，也常引起严重的后果，例如，脑溢血造成昏迷和偏瘫，心脏出血造成心包填塞而猝死等。长期少量慢性出血可引起贫血，例如痔出血。

三、血栓形成

在活体的心或血管腔内，血液发生凝固，或血液中的某些有形成分互相粘集，形成固体质块的过程称为血栓形成，所形成的固体质块称为血栓。

血液中存在凝血和抗凝血两个系统，在生理状态下，两者相互制约，保持动态平衡，这既保证了血液有潜在的可凝固性，又始终保持了血液的流体状态。在某些病理因素作用下，动态平衡被破坏，触发了凝血过程，血液便可在心血管腔内凝固，形成血栓。

(一) 血栓形成的条件和机制

1．心血管内膜损伤　心血管内皮细胞具有一系列防止血液在心血管内凝固的机能，例如，它能把血液中的血小板及凝血因子与内皮下的胶原组织隔离开（后者可触发凝血）；内皮细胞还可合成抗凝血的物质（抗凝血酶Ⅲ、抗血小板粘集的前列环素及血浆素原活化因子等），因而正常心血管内膜可保持血流通畅。当心血管内膜受到损伤（心血管内膜炎症、动脉粥样硬化等）时，内膜下的胶原纤维裸露，使血小板易粘附在胶原纤维上，促进血液凝集；胶原纤维能激活Ⅻ因子，并进一步激活内源性凝血系统；损伤的血管内膜可释放组织因子，又可激活外源性凝血系统；上述诸因素均引起血液在心血管腔内凝固而形成血栓。

2. 血流状态的改变　具有正常流速和正常流向的血液内，血液有形成分在血流中轴流动，其边流为血浆，将血液有形成分与血管壁隔离开，阻止血小板等有形成分与内膜粘连。当血流缓慢或形成涡流时，轴流消失，血液中有形成分靠边，有利于血小板与血管内膜的接触而粘附；同时血流缓慢或形成涡流时，被激活的凝血因子和凝血酶在局部浓度升高，从而促进凝血过程；血流缓慢时，内皮缺氧而内皮细胞变性坏死，触发血液凝固。临床上，长期卧床病人因血流缓慢，易引起下肢静脉血栓形成。心房纤颤时，心房内血流紊乱呈涡流，常易造成心耳部血栓。

3. 血液凝固性增高　血液凝固性增高或称血液的高凝状态，常见于以下严重疾病：①弥漫性血管内凝血（DIC，见“出血性疾病”一节）；②某些癌肿（胰腺癌、胃癌、支气管癌等），由癌细胞释出促凝因子所致；③大面积烧伤，由大量血浆渗出、血液浓缩、组织损伤释出组织因子等因素所致；④其他：如妊娠、产后、吸烟、手术后、冠状动脉粥样硬化等可引起血小板增多，或血小板粘附性增高，从而增加血液的凝固性，导致血栓形成。

在血栓形成过程中，上述三方面因素常同时存在，互相影响。例如，大面积烧伤既有损伤血管壁，又有血浆外渗造成血液浓缩、血流缓慢及血液高凝状态的作用。

（二）血栓形成过程和血栓形态

血栓形成过程包括血液中血小板析出、凝集和血液凝固三个方面。血栓形成过程和血栓的组成、形态、大小均取决于血栓发生的部位和局部血流的速度。血栓大致可分为：

1. 白色血栓　血栓形成的第一步，是血小板自轴流中析出，并粘附在损伤的血管内膜处，进而凝集成堆，形成白色的小丘或小梁，其表面有许多中性粒细胞粘附，形成白细胞边层。血小板小梁间由于被激活的凝血因子的作用，形成纤维素网，其网眼内含有少量红细胞。肉眼观血栓呈灰白色，故称白色血栓（又称析出性血栓）。白色血栓质硬，与血管壁紧密连接，见于心腔或动脉中血栓，例如风湿性心内膜炎时，瓣膜缘上形成的赘生物。白色血栓也见于静脉血栓的起始部（血栓头部）。

2. 混合血栓　当一个析出性血栓增大到一定程度，同时被激活的凝血因子也达到足够的浓度，则此血栓后端近旁的血液发生凝固（凝固性血栓，即红色血栓，详见后述）。此时，血管腔呈一定程度的狭窄，血流通过狭窄处则发生涡流，这样又可形成一个或多个新的析出性血栓，其近旁的血液又可发生凝固。这种析出性血栓和凝固性血栓交错构成的血栓称为混合血栓。混合血栓常构成静脉血栓的体部。在心房纤颤时，左心房形成的球形血栓即为析出性血栓和凝固性血栓交替层状结构，故又称层状血栓。

3. 红色血栓　当混合血栓逐渐增大，阻塞血管腔时，其后的血流趋于缓慢甚至停止，血管内血液发生凝固，形成延续性血栓的尾部，肉眼观呈暗红色，称为红色血栓。新鲜红色血栓湿润，有一定的弹性。陈旧的红色血栓由于水分被吸收，变得干燥、易碎，失去弹性，并易脱落造成栓塞。

4. 透明血栓　透明血栓常发生于微循环的小血管内，只能在显微镜下见到，称为微血栓，主要由纤维素组成。常见于严重疾病引起的弥散性血管内凝血等。

（三）血栓的结局

1．溶解、吸收或脱落　血栓形成后经一定时间，其中的中性粒细胞崩解，释出溶蛋白酶，而在凝血后，纤维蛋白溶解系统被激活，这两者均可溶解血栓。血栓溶解后的碎屑可被吞噬细胞吞噬，而较小的血栓可逐渐被吸收而完全消失。较大的血栓在部分溶解软化后，可被血流冲击而脱离血管壁，形成血栓栓子，随血流运行而造成栓塞。

2．机化与再通　血栓形成1～2天后，血管壁内皮细胞和纤维母细胞向血栓内长入，随即形成肉芽组织，并逐渐取代血栓而发生机化，这一过程称为血栓机化。一般较大的血栓在2周左右可完全机化，机化的血栓与血管壁牢固粘着，不再有脱落危险。血栓干燥、收缩时产生裂隙，裂隙表面有新生的血管内皮细胞覆盖，形成新生小血管，使血栓上、下游的血流得以部分沟通，这种现象称为再通。

3．钙化　当血栓未能被溶解，又不能充分机化时，则可有钙盐沉着而发生钙化。完全钙化的血栓质硬如石，其发生于静脉者称为静脉石。

（四）血栓对机体的影响

血栓形成能对破裂血管起堵塞破裂口的作用，阻止继续出血，这是对机体有利的一面。例如，胃、十二指肠球部溃疡的底部，或肺结核空洞壁等的血管，往往在病变侵蚀血管时已形成血栓，可避免大出血。然而，在多数情况下，血栓造成的血管狭窄或堵塞可对机体造成严重的影响。

1．阻塞血管　动脉血栓未完全阻塞血管腔时，可引起局部器官缺血而萎缩；若完全阻塞而侧枝循环不能及时建立时，可引起局部器官的缺血坏死，如冠状动脉血栓引起心肌梗死。静脉血栓形成后若未建立有效的侧枝循环，可引起局部淤血、水肿、出血甚至坏死，如肠系膜静脉血栓可导致局部肠管出血性梗死等。

2．栓塞　血栓软化脱落形成血栓栓子，随血循环到相应器官引起阻塞称为栓塞。例如，下肢静脉血栓脱落可引起肺栓塞，左侧心房血栓脱落可引起脑栓塞。

3．心瓣膜变形　心瓣膜缘白色血栓机化，可引起瓣膜粘连。造成瓣膜口狭窄；机化过程中，纤维组织增生，瘢痕收缩，可使瓣膜缩短、畸形而形成瓣膜关闭不全。

4．弥散性血管内凝血（DIC）　微循环中广泛微血栓形成，可因消耗大量凝血因子和血小板而导致广泛出血及休克等症状。

四、栓　　塞

在循环的血液中出现不溶于血液的异常物质，随血液流动而阻塞血管管腔，这种现象称为栓塞，阻塞血管的物质称为栓子。最常见的栓子有：①脱落的血栓；②脂肪栓塞：常见于长骨骨折或脂肪组织严重挫伤，此时脂肪细胞破裂所释出的脂滴进入静脉血中，造成肺脂肪栓塞；③气体栓塞：胸、颈部大静脉破裂时，吸气使胸腔负压增加，将空气吸入静脉内，若大量空气与血液相混呈泡沫状血液进入心腔，可严重影响心搏出量而导致病人死亡，若进入气体量少，可迅速被溶解在血液中，则一般不引起严重后果；④羊水栓塞：分娩过程中，子宫强烈收缩，宫腔内压力增高，羊水及胎毛、胎脂、胎粪等进入子宫壁的破裂静脉回流至右心，可造成肺栓塞，还可引起DIC，从而危及生命；⑤瘤细胞栓塞：恶性肿瘤细胞可侵入静脉，造成栓塞，在栓塞处癌细胞继续生长繁殖，造成转移瘤；⑥细菌、寄生虫及虫卵栓塞。

栓子运行途径一般与血流方向一致。来自静脉系统及右心的栓子，多随血流到肺，阻塞肺动脉及其分枝。来自动脉系统及左心的栓子，随动脉血流阻塞器官中的小动脉及其分枝，造成脾、肾、脑、心等处栓塞。来自肝门静脉的栓子可进入肝内，阻塞肝门静脉分枝。

五、梗　　死

器官或组织由于动脉血流供应中断，侧枝循环不能有效建立，从而引起局部组织的缺血性坏死，称为梗死。

（一）梗死原因

梗死的原因包括：①血栓形成：这是梗死的最常见原因，例如，冠状动脉和脑动脉粥样硬化合并血栓而又不能及时建立侧枝循环，则造成心肌梗死和脑梗死。②动脉栓塞：如左心耳血栓脱落造成脑栓塞，使局部脑组织因缺血而梗死。③血管受压而闭塞：例如，肠扭转、肠套叠等使肠系膜动、静脉均受压，造成肠梗死。④动脉痉挛：持续性动脉痉挛可造成局部缺血梗死，例如冠状动脉持续性痉挛引起心肌梗死。

（二）梗死类型

根据梗死区内的含血量，可分为贫血性梗死和出血性梗死。

1．贫血性梗死　多发生于脾、肾、心等器官。由于局部组织结构比较致密，侧枝循环又不充分，故缺血坏死后，梗死区呈灰白或灰黄色。因血管呈树枝状分布，故梗死部常呈锥形，其尖端指向血管阻塞处，底部靠近器官的边缘。心肌梗死区多为不规则形状。贫血性梗死一般为凝固性坏死。

2．出血性梗死　多见于血管吻合枝丰富或具有双重血液循环的器官（肺、肠等）。造成出血性梗死的条件，是在动脉阻塞前，组织已有高度淤血，同时器官组织疏松。由于淤血时静脉压升高，影响动脉建立侧枝循环，故梗死后淤积在静脉和毛细血管中的血液极易流入疏松的坏死组织内，造成梗死区显著出血而呈暗紫色。

梗死又可按有无细菌感染，分为败血性梗死和单纯性无感染性梗死。

（三）梗死的影响和结局

梗死对机体的影响取决于发生梗死的器官和梗死灶的大小、部位。例如，肾脏有较大的代偿功能，局部发生梗死时可引起腰痛和血尿，对肾功能影响不大，而心肌梗死常影响心功能，心肌梗死面积大时可危及生命。

梗死灶形成以后（约在梗死发生的24～48小时后），其周围形成的肉芽组织长入病灶内。小的梗死灶可被肉芽组织取代，日后形成瘢痕；大的梗死灶不能完全被机化时，则被纤维组织包裹，病灶内部可钙化。较大的脑梗死，其周围被增生的胶质细胞包裹，脑组织可液化，形成囊腔。

第三节　组织损伤与修复

生理情况下，机体的组织细胞不断地进行新陈代谢，以维持正常的功能和结构。当组织受到损伤时，可发生代谢障碍、功能紊乱及形态改变。损伤组织的形态变化主要是变性和坏死。在组织损伤的同时，机体可出现一系列的修复和适应性反应，以达到局部组织在形态、功能及代谢方面的恢复和适应，这些都属于机体抗损伤性反应。修复的基础主要是再生和机化。适应性反应主要表现为肥大、增生、萎缩及化生。

一、组 织 损 伤

（一）变性与物质沉积

变性是指组织细胞代谢障碍引起的形态变化，其特征是细胞或细胞间质内出现异常物质，或正常物质数量显著增多。常见的变性可概括分为两大类，即细胞含水量异常和细胞内物质异常沉积。

1．细胞水肿　由于感染、中毒、缺氧等引起细胞损伤、代谢障碍，细胞线粒体功能受损，能量产生减少，使钠泵功能障碍导致细胞膜对电解质的主动运输发生障碍。细胞膜直接损伤时，导致细胞内水分增多，形成细胞水肿，严重时称为细胞的水变性。在显微镜下，可见水肿的细胞肿大，胞浆基质内水分含量增多，变得透明、淡染，细胞核增大，染色较浅，使整个细胞膨大如气球，故称为“气球样变性”。

细胞水肿常为细胞轻度或中度损伤的表现，是一种可恢复性病变，病因消除后，细胞的结构、功能即可恢复。若病因持续存在，则进一步发展为脂肪变性或坏死。细胞水肿后，器官功能降低。

2．细胞内物质沉积　不同病因可导致不同的物质在细胞和细胞间质内异常沉积，此为变性的主要表现。

（1）脂肪沉积：这是细胞内脂肪代谢障碍引起的形态变化。在正常情况下，除脂肪细胞外，其他细胞内一般不见或仅见少量脂滴，若在这些细胞内出现脂滴或脂滴明显增多时，称为脂肪变性。其原因常为感染、贫血、缺氧、中毒及营养障碍等。脂肪变性的器官体积增大，质地较软，颜色淡黄，切面有油腻感。显微镜下，细胞浆内可见大小不等的空泡（系在切片制作过程中脂滴被溶解所致），细胞核常被挤至细胞的边缘。

就轻度脂肪变性来说，在病因消除后，细胞的结构和功能可逐渐恢复正常。若病因持续存在，则可发展为坏死。脂肪变性的器官往往功能降低，例如，肝细胞脂肪变性，则肝功能下降，心肌脂肪变性，在心内膜下，尤其在乳头肌处，出现成排的黄色条纹与正常心肌相间排列如虎皮斑纹，称为“虎斑心”。

（2）玻璃样变性（透明变性）：指组织或细胞蛋白质代谢障碍的一组形态变化，其特征为细胞间或细胞内出现均质、半透明、无结构的蛋白性物质。常见的有下列几种：

1）血管壁玻璃样变性：多见于高血压病人的小动脉壁。由于小动脉持续性痉挛，使小动脉内膜缺氧而通透性增高，血浆蛋白透入内膜下，并凝结成均质、半透明物质。后果是使血管壁增厚、变硬、管腔狭窄甚至闭塞，造成组织缺血。

2）纤维结缔组织玻璃样变性：多见于增生的纤维结缔组织，例如瘢痕组织、纤维化肾小球等。由于纤维组织营养障碍，胶原纤维肿胀融合，变成红染均质、半透明物质，失去纤维性结构。肉眼观呈灰白色、半透明，质地致密、坚韧，弹性丧失。

3）纤维素样变性：此为间质胶原纤维和小血管壁的一种变性，病变部位结构逐渐消失，形成无结构颗粒或小条、小块状物质。嗜强酸性染色，状似纤维素，故称为纤维素样变性，是组织坏死的一种表现，又称纤维素样坏死。

（二）坏死

机体的局部组织或细胞死亡称为坏死。组织、细胞坏死后代谢停止，功能完全丧失。坏死是一种不可恢复的病理过程。

1．原因与机制

(1) 局部组织缺血：当动脉受压、持续性痉挛或管腔闭塞时，引起局部组织缺血、缺氧，细胞代谢发生严重障碍而死亡。

(2) 生物性因素：在病原微生物及其毒素直接作用下，细胞内的酶系统被破坏，可引起组织、细胞的代谢障碍而发生坏死。

(3) 理化因素：高温、冰冻、电流、放射线、强酸强碱及有毒气体等，可使细胞蛋白质凝固、溶解或破坏而引起坏死。

(4) 免疫反应：在一定条件下，例如变态反应、自身免疫反应均可造成机体组织损伤和坏死。

2．基本病理变化　细胞坏死的主要标志是细胞核的变化，表现为：①核固缩：细胞核脱水，体积缩小，染色质浓缩深染。②核膜破裂：核膜破裂，染色质崩解成碎片，散布于细胞浆中。③核溶解：染色质分解，着色性消失，结构模糊；细胞浆的微细结构也逐渐崩解消失，胞浆呈颗粒状或均质状；最后细胞膜破裂，细胞轮廓消失，间质崩解。细胞完全坏死后，在显微镜下形成一片模糊的、颗粒状的无结构红染物质。

3．坏死类型　依据坏死的形态特征及坏死原因可分为：

(1) 凝固性坏死：坏死组织呈凝固状态，常见于心、肾及脾等脏器的局部坏死。肉眼观坏死组织呈灰白色或灰黄色，质地坚实干燥。镜下可见细胞结构消失，但坏死组织的轮廓依然存在。凝固性坏死常在某些器官的动脉闭塞、血流阻断、侧枝循环不能及时建立时发生。凝固性坏死的特殊类型有：

1) 干酪样坏死：主要见于结核病时的组织坏死。坏死组织彻底崩解，镜下看不到组织轮廓，只见无定形的颗粒状物质。由于坏死组织含有较多脂质（来自崩解的结核杆菌及粒细胞），故略带黄色，同时脂质抑制了溶酶体酶的溶解蛋白质的作用，因而形成状如干酪的物质，故称为干酪样坏死。

2) 坏疽：当较大范围的组织坏死，并伴有不同程度的腐败菌感染时称为坏疽。腐败菌分解坏死组织，产生硫化氢，后者与血红蛋白分解产生的铁结合，形成黑色的硫化铁，故坏疽组织呈黑色。依据发生原因和病变特点，可将坏疽分为三种类型：①干性坏疽：多发生在肢体末端。当动脉被阻塞而静脉回流仍通畅时，坏死组织水分不断蒸发，逐渐干燥，坏死组织体积缩小，质地坚硬，呈黑褐色。坏死组织与正常组织之间有明显的分界线。因局部干燥，腐败菌不易顺利地生长繁殖，同时也可抑制坏死组织的自溶分解，故病变发展缓慢。常见于糖尿病患者足背动脉闭塞及血栓闭塞性脉管炎等引起的肢体末端坏死。②湿性坏疽：多见于与外界相通的器官，如肺、肠等。常发生在动、静脉同时闭塞及坏死组织已有淤血和水肿时。肉眼观呈紫黑色或污绿色，局部明显肿胀湿润，因此适宜于腐败菌的生长繁殖。腐败菌分解蛋白质，产生吲哚、粪臭素等，故造成恶臭。分解产物被吸收可引起严重的全身中毒症状。由于病变发展快，炎症较弥漫，故坏死组织与正常组织之间界线不清。常见的有坏疽性阑尾炎、肠坏疽、肺坏疽等。③气性坏疽：是湿性坏疽的一种特殊类型，多为战伤的并发症，见于深伤口，并有厌氧菌（如产气荚膜杆菌、恶性水肿杆菌等）感染。厌氧菌迅速繁殖，并分解坏死组织，因而产生大量气体，使坏死组织呈蜂窝状，有恶臭，多呈暗棕色，指压时有捻发感。病变发展迅速，向深层蔓延扩散，全身中毒症状严重，若不及时处理可危及生命。

(2) 液化性坏死：组织坏死后，迅速分解呈液状，并可形成坏死腔。液化性坏死主要发生在含可凝固的蛋白质少而脂质多（如脑组织），或产生蛋白酶多（胰腺）的组织。这些组织坏死后，随即发生酶性溶解，形成软化灶。

脂肪坏死是液化性坏死的一种特殊类型，主要有酶解性脂肪坏死和外伤性脂肪坏死两种。前者如急性胰腺炎，胰酶外逸并被激活，消化脂肪组织；后者脂肪细胞破裂，脂肪外逸，常在局部形成肿块，镜下可见大量吞噬脂滴的巨噬细胞和多核异物巨细胞，例如乳房外伤性脂肪坏死。

(3) 固缩坏死：是细胞衰老过程中各个细胞功能逐渐丧失的结果。这种坏死通常仅表现为单个细胞坏死或小灶状坏死，可与树叶的枯萎凋谢相比拟，故又称凋落小体，例如，肝细胞的固缩坏死又称肝细胞的凋落小体。固缩坏死见于许多生理和病理过程，是各种更替性组织中细胞衰亡与更新的表现。也可见于放射线照射或应用细胞抑制剂之后。肿瘤细胞也能自发地发生固缩坏死。

4．坏死的结局

(1) 溶解吸收：范围较小的坏死组织可被蛋白分解酶分解液化，被吞噬细胞吞噬，或由血管、淋巴管吸收。

(2) 脱落排出：体表或与外界相通器官的组织坏死后与健康组织逐渐分离，自行脱落排出。例如，皮肤粘膜坏死脱落，形成溃疡，肺、肾器官组织坏死排出，在局部形成空洞，干性坏疽的末端肢体可自行从分界线处脱落等。

(3) 机化：较大的坏死组织不能完全溶解吸收或脱落排出者，逐渐由周围长入的新生毛细血管及纤维母细胞所取代，最后形成瘢痕。这种由肉芽组织取代坏死组织的过程称为机化。

(4) 纤维包绕及钙化：较大的坏死灶不能完全机化时，由周围增生的结缔组织将其包绕，被包绕的凝固性坏死物中可有钙盐沉着，称为钙化。

二、损伤的修复

机体对细胞和组织的损伤具有巨大的修补、恢复能力，不仅表现为形态结构的恢复，还表现为不同程度的功能恢复，这种恢复过程称为修复。修复过程是通过损伤部位周围未受损伤的组织细胞分裂增生来完成。

(一) 再生

组织和细胞丧失后形成的组织缺损，由损伤部位周围同种细胞分裂增殖予以修复的过程称为再生。再生可分为生理性再生和病理性再生两种。生理条件下经常更新组织的再生称为生理性再生，如表皮的角化脱落、月经周期子宫内膜的脱落、血细胞衰老死亡等，都是由同种细胞增生而补充更新的。在疾病过程中，细胞、组织缺损后发生的再生称为病理性再生。病理性再生又分为两类：①完全再生：再生组织的结构和功能与原来的组织完全相同。②不完全再生：组织损伤后由肉芽组织、瘢痕取代，不完全再生组织常留有病理改变和功能异常。

各种组织有不同的再生能力。按再生能力的强弱，可将人体细胞分为：①不稳定细胞：即在人的一生中不断进行增生和更新，以取代衰亡和破坏细胞的一类细胞，如皮肤粘膜的上皮细胞、淋巴及造血细胞、间皮细胞等。这些细胞的再生能力很强。②稳定细胞：保留有潜在的再生能力。在正常情况下不显示能动的再生能力，但在组织遭到明显损伤与破坏时，则表现出较强的再生能力，例如腺样器官的实质细胞（肝、胰、内分泌腺、涎腺、汗腺、皮脂腺及肾小管上皮细胞等）、间叶组织细胞（纤维母细胞、原始间叶细胞等）等。③永久性细胞：属于这一类的细胞有神经细胞、横纹肌细胞及心肌细胞。无论是中枢神经细胞，或是周围神经的神经节细胞，在遭受损伤破坏后，存留的神经细胞均不能分裂增殖，因此，神经细胞破坏后即形成永久性缺失。但神经细胞的轴索，在其神经细胞未受损伤破坏的前提下，能够再生，其再生能力很强。心肌和横纹肌细胞虽有微弱的再生能力，但对组织修复几乎无任何意义，这些组织的修复基本上是通过瘢痕组织的修补来实现。

（二）肉芽组织

肉芽组织是增生旺盛的血管和纤维母细胞构成的幼稚结缔组织，用以填充伤口。肉芽组织肉眼观为鲜红色、颗粒状，质地柔软，血管丰富，形似鲜嫩的肉芽，故称为肉芽组织。肉芽组织形成后逐渐发生纤维化，细胞间液体成分逐渐减少，胶原纤维增多，炎性细胞逐渐消失，纤维母细胞变为静止的纤维细胞，毛细血管逐渐闭合、退化、消失。纤维化的肉芽组织呈灰白色，质地较硬，缺乏弹性，称为瘢痕组织。

肉芽组织在伤口愈合过程中的作用有：①抗感染和保护创面；②机化血凝块、坏死组织及其他异物；③填补伤口及其他组织缺损。

（三）创伤愈合

创伤形成的伤口通过组织细胞再生进行修复的过程称为创伤愈合。根据损伤的程度和有无感染，可将创伤愈合分为三类。

1．一期伤口愈合　组织缺损较少，创缘整齐，创面对合严密，无感染或异物存留的伤口愈合称为一期伤口愈合。如手术的无菌切口，首先由伤口间隙中少量血凝块将伤口粘合，24～48 小时内表皮再生覆盖伤面，2～3 天后肉芽组织从创缘长出，填充并连结伤口，5～6 天后即有胶原纤维形成（可拆线），2～3 周后伤口可完全愈合。一期愈合的时间短，形成的瘢痕少。

2．二期伤口愈合　伤口大，创缘不整齐，伴有感染，坏死组织较多的伤口愈合称为二期伤口愈合。其愈合特点是感染被控制，坏死组织（或异物）被清除后，再生才能开始。由于伤口较大，只有从伤口的底部及边缘长出大量的肉芽组织，才能将伤口填平，然后周围的表皮向中心生长，覆盖创面而愈合。这种愈合所需时间长，瘢痕大，可能引起功能障碍。

3．痂下愈合　伤口表面的血液、渗出液及坏死物质干燥后，形成黑褐色硬痂，在痂下进行愈合过程，待上皮再生完成后，痂皮即脱落。痂下愈合的时间较无痂者长。

（四）影响再生修复的因素

1．全身性因素

（1）年龄：青少年新陈代谢旺盛，组织再生能力强；老年人血管硬化，代谢减弱，再生修复缓慢。

（2）营养：严重蛋白质缺乏，则细胞再生缺乏物质基础；维生素 C 缺乏可抑制胶原纤维的形成，再生修复缓慢。

(3) 内分泌：如肾上腺皮质激素能抑制炎性渗出、毛细血管形成、纤维母细胞增生及胶原的合成，并能加速胶原纤维的分解，从而影响再生修复。

(4) 药物：某些药物对再生修复有影响，如免疫抑制剂、青霉胺等。

2. 局部性因素

(1) 局部血液循环障碍：血液循环可供应组织再生修复所需的氧和营养物质，同时对坏死物质的吸收及控制局部感染起重要作用。当血循环障碍时，组织再生修复迟缓。

(2) 感染与异物：许多化脓性细菌产生毒素和酶。引起组织坏死，基质和胶原溶解，使局部损伤加重。同时，伤口感染时的渗出物可增加伤口局部的张力，也影响再生修复。

(3) 神经支配：完整的神经支配对组织再生有促进作用。植物神经受损时，局部血供障碍，可影响再生。

(4) 其他：某些药物，如生肌散，有促进肉芽组织生长的作用；电离辐射能破坏组织细胞，抑制再生等。

三、细胞与组织的适应性反应

细胞与组织在对各种刺激因子和对环境的改变进行适应时，能发生相应功能和形态的改变。

1. 肥大　细胞、组织及器官体积的增大称为肥大。

(1) 代偿性肥大：由于器官功能障碍导致相应器官的功能负荷加重而致，例如高血压病心肌肥大、一侧肾摘除后另一侧肾肥大等。

(2) 内分泌性肥大：例如妇女妊娠时，由于雌激素的影响，导致乳房胀大、子宫增大等。

2. 增生　由于实质细胞数量增多而造成的组织、器官的体积增大称为增生。增生通常是可复性的，当原因消除后又可复原。增生类型有：

(1) 再生性增生：当具有再生能力的组织或器官发生严重损伤时，可通过细胞再生加以修复，使之在结构和功能上均恢复原状，如肝细胞中毒损伤后再生、肾小管坏死后再生等。

(2) 过再生性增生：体内某些常发生慢性反复性组织损伤的部位，由于组织的反复再生修复而逐渐出现过度的增生，例如，慢性胃炎时粘膜上皮腺样增生，宫颈糜烂时上皮增生等。这种过再生性增生常伴有细胞的异型性，有时会进一步转化为肿瘤细胞，如宫颈糜烂可发展为宫颈癌。

(3) 内分泌障碍性增生：如缺碘时甲状腺腺泡增生等。

3. 萎缩　组织和器官的体积缩小称为萎缩。通常是由于组织和器官实质细胞体积缩小而造成的，有时可因细胞数目减少而致，例如肌肉萎缩、脑萎缩等。萎缩器官的功能降低。

4. 化生　化生是指一种分化成熟的组织，因要适应环境的改变，或受到理化刺激而转变为另一种形态组织的过程。例如，慢性支气管炎时，支气管的假复层柱状纤毛上皮转化为复层鳞状上皮，称为鳞状上皮化生；慢性萎缩性胃炎时，部分胃粘膜腺上皮转化为肠型上皮，称肠上皮化生等。组织化生后，虽能增加该组织对某些刺激的抵抗力，但却丧失原有的功能。例如，支气管粘膜鳞状上皮化生后，丧失纤毛运动，不利于呼吸道的净化，从而容易发生肺部感染。

第四节 炎　症

一、概　念

炎症是指具有血管的活体对局部损伤的反应。炎症过程中，在损伤因子的作用下，部分组织的血管扩张、充血，血浆和白细胞可从血管渗出，稀释、杀伤及包围损伤因子。因此，可以认为血管反应是炎症过程的中心环节。组织损伤后，接着发生修复，使受损伤组织得以愈合和重建。因此，炎症过程既有损伤，又有修复，炎症反应与修复过程密不可分。

常见的炎症原因有：①生物性因素：如细菌、病毒、立克次体、真菌、螺旋体、寄生虫等的感染。②理化因素：如机械力、高温、放射线、强酸、强碱的作用等。③免疫反应：由各种变态反应原引起的变态反应性炎症，例如支气管哮喘、免疫复合物引起的肾小球肾炎等。

损伤因子作用于机体是否引起炎症，以及炎症反应的强弱，不仅与损伤因子的性质、强度、作用时间及作用部位有关，还与机体的防御机能有关。

二、基本病理变化

炎症的基本病理变化包括局部组织损伤、血管反应及组织增生，可概括为局部组织的变质、渗出及增生。在炎症过程中，这些病理变化综合出现。一般早期以变质、渗出性变化为主，后期以增生为主。变质属于损伤过程，而渗出与增生属于抗损伤过程。

（一）变质

变质是指炎症局部组织发生变性和坏死，在急性炎症时很明显。

1. 形态改变　表现为主质细胞的水样变性、脂肪变性及凝固性坏死或液化性坏死等。间质也可发生不同程度的变性和坏死，如间质纤维组织的粘液样变性及纤维素样坏死等。

2. 代谢改变

（1）分解代谢增强：炎症时糖、脂肪、蛋白质的分解代谢增强，组织耗氧量增加，由于局部血液循环障碍和细胞酶系统受损，导致局部缺氧，使营养物质氧化不全而产生酸性代谢产物（乳酸、脂肪酸、酮体等）的堆积，从而炎症局部 H^+ 浓度升高，造成局部代谢性酸中毒。

（2）炎症组织内渗透压升高：由于组织的分解代谢增强及坏死组织在溶蛋白酶作用下发生崩解，形成许多小分子物质，导致炎区内分子浓度增高，以及炎症时血管壁通透性升高等因素，使血浆成分渗出，从而造成炎性水肿和局部血液循环障碍。

（3）炎性介质的形成与释放：炎性介质是指炎症过程中，由细胞释放或体液产生的参与或引起炎性反应的化学活性物质。其种类很多。细胞释放的炎性介质主要有：血管活性胺（可引起血管扩张和小静脉通透性升高）；花生四烯酸代谢产物——前列腺素和白细胞三烯等（可引起发热、疼痛、血管扩张、血管壁通透性升高及白细胞渗出与趋化作用等）。体液中产生的炎性介质有：补体（使血管壁通透性升高，对中性粒细胞和单核细胞具有强烈趋化作用以强化吞噬和杀伤病原体）；缓激肽（使血管壁通透性升高、血管扩张、平滑肌收缩等）；凝血系统中的凝血酶，可使纤维蛋白原释放纤维蛋白多肽，后者也是炎性介质（可使血管壁通透性升高，又是白细胞趋化因子）。这些物质在炎症过程中均起重要作用。

（二）渗出

渗出是指炎症时血液成分透过血管壁进入炎区组织的过程，渗出的液体和细胞成分称为渗出液。急性炎症时渗出反应明显。渗出过程中主要出现血液动力学改变、血管壁通透性升高、白细胞游出和吞噬作用等变化。

1. 血液动力学改变　在致炎因素的作用下，通过神经反射，引起小动脉和毛细血管短暂收缩（轻度损伤仅收缩3～5秒钟，重度损伤可持续数分钟），以后在神经、体液的作用下，小动脉扩张，血流加速，炎区内原来闭合的毛细血管床开放，进入炎区的血容量明显增加，形成动脉性充血，称为炎性充血。在炎性充血之后，由于炎性介质的作用，血管壁的通透性升高，血液液体成分渗出，使局部小血管内血液浓缩，粘稠度增加，因而血流变慢，甚至停滞。

2. 血管壁通透性增高　在正常情况下，小血管内皮细胞起着半透膜的作用。当损伤因子引起血管内皮细胞间的裂隙增大，或内皮细胞的破坏等，都可导致血管壁的通透性增高，使液体和细胞成分渗出。当大量血浆蛋白渗出血管外，造成血管内胶体渗透压降低而组织渗透压升高，同时，血流缓慢使血管内流体静压升高时，则毛细血管静脉端回流障碍，液体潴留于炎区组织间隙，形成炎性水肿。这种水肿液称为渗出液。当渗出液潴留于浆膜腔时称为积液，例如胸膜腔积液、心包腔积液等。

渗出液对机体有防御作用。局部大量渗出液可稀释毒素，供给局部营养物质。渗出液中含有抗体和补体等物质，可抑制或杀灭生物性病原体。纤维蛋白渗出可在组织内交织成网状结构，限制病原微生物的扩散而使炎症局限化，同时有利于吞噬细胞发挥吞噬作用。但是渗出过多对机体也会导致不良后果。例如，严重的喉头水肿会引起窒息；心包腔大量渗出液可造成心包填塞而影响心功能。

3. 白细胞渗出与吞噬作用

（1）白细胞游出与吞噬作用：中性粒细胞、嗜酸性粒细胞、嗜碱性粒细胞、单核细胞、淋巴细胞均可游出血管外，但嗜酸粒细胞、淋巴细胞游走能力较弱。红细胞无运动能力，但血管壁受严重损伤时，红细胞可漏出。在炎症的不同阶段，游出的白细胞不同，炎症早期以中性粒细胞为主，后期为单核细胞游出。随致炎因子的不同，游出的白细胞各异，化脓性炎症时以中性粒细胞为主，病毒感染时则以淋巴细胞为主。

白细胞游出后，向炎区化学刺激物所在部位移动称为趋化作用，这些化学刺激物称为趋化因子。中性粒细胞、嗜酸性粒细胞、单核细胞等均有各自特殊的趋化因子。

游出的白细胞向炎灶中心集中，并聚集于组织间隙内，称为炎性细胞浸润。具有吞噬能力的白细胞（中性粒细胞、巨噬细胞）能将病原体和崩解的组织碎块吞噬和消化，称为白细胞的吞噬作用。若被吞噬的病原体毒力较强，不能在吞噬细胞内被消灭时，则病原体可随吞噬细胞在体内播散，例如结核杆菌。

（2）炎性细胞的种类及其功能

1）中性粒细胞：又称小吞噬细胞。有很强的吞噬能力，能吞噬细菌（以化脓性细菌为主）和小块组织碎片，并能释放内源性致热原而引起机体发热。

2）巨噬细胞：来自血液中的大单核细胞及组织内的组织细胞。能吞噬较大病原体、组织分解产物、细胞及异物，将抗原的信息传递给淋巴细胞，并能释放内源性致热原。

3）淋巴细胞：运动能力较弱，没有吞噬能力，但参与免疫反应。T 淋巴细胞被致敏后产生细胞免疫，B 淋巴细胞被致敏后产生体液免疫。

4）浆细胞：无运动能力和吞噬能力，能产生抗体参与免疫反应。

5）嗜酸性粒细胞：运动能力和吞噬能力弱，能吞噬抗原抗体复合物，在变态反应性疾病和寄生虫病情况下，血中含量增多。

（三）增生

增生指在致炎因子、组织崩解产物或某些理化因素的刺激下，炎症局部的巨噬细胞、血管内皮细胞及纤维母细胞增生。增生是慢性炎症的主要表现。由炎灶中的肉芽组织对损伤进行修复。有时炎区组织的特殊成分，如炎灶的被覆上皮、腺上皮及其他实质细胞也可有明显增生。一般来说，增生具有防御意义，但过度增生也会造成原有组织的破坏而影响器官的功能，如慢性肝炎时，结缔组织过度增生可破坏肝小叶结构，影响肝功能。

三、局部表现及全身反应

（一）局部表现

炎症局部表现为红、肿、热、痛及功能障碍，这些表现在急性炎症时较明显。

1．红　系局部充血所致。炎症早期，炎区动脉充血，故局部可呈鲜红色，以后发展为静脉淤血而呈暗红色。

2．肿　在急性炎症时，局部充血，血管壁通透性增高，同时组织渗透压升高，导致大量液体渗出，引起炎性水肿。

3．热　主要是由于充血及组织分解代谢增强，因而产热增多所致。

4．痛　炎性渗出物压迫及刺激神经末梢，同时代谢产物、炎性介质、离子浓度升高均对神经末梢有刺激，从而引起疼痛。

5．功能障碍　炎症时局部组织变性、坏死，导致局部结构改变和代谢障碍，因而功能异常。例如肝细胞水样变性使肝功能下降；有时亦可因疼痛而引起保护性反射，使功能受限，例如关节炎时，关节运动受限。

（二）全身反应

1．发热　感染性发热系外源性致热源（细菌及内毒素等）刺激白细胞（主要为中性粒细胞和单核细胞），释放内源性致热源，作用于下丘脑的体温调节中枢，从而引起发热；此外，炎性介质、组织分解产物的吸收也可引起发热。

2．血液变化　在急性化脓性炎症时，由于炎性介质的作用，病人末梢血液中白细胞总数增多，甚至可出现少量幼稚白细胞，称为核左移现象。有时在中性白细胞胞浆内出现中毒颗粒和空泡。在非化脓性炎症或慢性炎症时，常表现为单核细胞及淋巴细胞增多。过敏性炎症或寄生虫感染时，常有嗜酸细胞增多。在某些病原微生物（伤寒杆菌病毒、立克次体等）引起的炎症中，血中白细胞数常减少。

3．实质器官病变　某些急性炎症，由于病原微生物及其毒素的作用，或因发热或血循环障碍，使某些实质器官出现不同程度的病理变化。例如，白喉患者常并发心肌炎，重症肝炎患者常并发肝性脑病等。

四、分　　类

炎症可按病程长短或按病变特点分类。

（一）按病程分类

1．急性炎症　发病急骤，症状明显。局部组织病变以变质和渗出为主。病程可从几天到2～3个月。若及时合理治疗，可很快痊愈，若治疗不当或机体免疫力异常，则可转变为慢性炎症。

2．慢性炎症　发病缓慢或潜隐，或由急性炎症迁延而成。症状不明显。局部组织病变以增生为主。病程较长，可从数月至数十年。在慢性炎症过程中，由于机体抵抗力降低，或病原体的刺激增强，常有急性发作阶段。

3．亚急性炎症　介于急性炎症与慢性炎症之间，例如亚急性感染性心内膜炎。

（二）按局部基本病变分类

1．变质性炎症　主要特征为组织细胞发生明显的变性和坏死，而渗出和增生则较轻微，例如急性重症肝炎，表现为肝细胞大面积坏死。

2．渗出性炎症　根据渗出成分不同，可分为：

（1）浆液性炎症：渗出液主要成分为血清，浆液中含3%～5%蛋白质，主要为白蛋白，并含有少量纤维蛋白及一定数量的炎性细胞。浆液性炎症多发生在浆膜腔、皮肤粘膜及疏松结缔组织等处。例如风湿性关节炎的关节腔积液，皮肤Ⅱ度烧伤时形成的水泡等。粘膜的浆液性炎症又称浆液卡他，如感冒时流清涕；此外尚有粘液卡他性炎症，如细菌性痢疾时的粘液便；脓性卡他性炎症，如胆囊积脓、输卵管腔积脓等。

（2）纤维素性炎症：渗出物中含大量纤维蛋白和白细胞，多发生于粘膜和浆膜。发生于粘膜的纤维素性炎症，其渗出物在粘膜表面形成膜状物，称为假膜，是由纤维蛋白、白细胞及坏死组织组成，覆盖在粘膜的表面，故称为假膜性炎症。如细菌性痢疾使结肠局部形成假膜，假膜脱落后形成溃疡，以后可经修复而愈合。发生于浆膜的纤维素性炎症，其少量渗出可完全吸收，大量渗出则不能完全吸收而机化，造成两层浆膜的粘连，如胸膜粘连、心包膜粘连等。就发生于心包膜的纤维素性炎症来说，由于心血管的搏动，使渗出在心外膜上的纤维素形成无数绒毛状物，覆盖于心的表面，故称为绒毛心。

（3）化脓性炎症：由各种化脓菌引起，以中性粒细胞大量渗出为特征，伴有不同程度的组织坏死和脓液形成。中性粒细胞崩解后，释出蛋白溶解酶，将炎灶内的坏死组织逐渐溶解、液化，此过程称为化脓。脓液是由液化的坏死组织、炎性渗出液、脓细胞（变性、坏死的中性粒细胞）及细菌组成。根据化脓性炎症发生的原因和部位不同可分为：

1）蜂窝组织炎：多由溶血性链球菌引起，常发生于疏松组织，如皮下、肌肉、阑尾等处，由于该菌能产生透明质酸酶和链激酶，使结缔组织中的透明质酸和纤维蛋白溶解，因而炎症容易扩散，病变范围大，发展快，与健康组织无明显界限。

2）脓肿：是局限性化脓性炎症，急性期组织坏死、液化，形成充满脓液的腔，称为脓肿，其周围有明显充血、水肿及中性粒细胞浸润，时间稍久，在脓肿边缘由肉芽组织形成脓肿膜，包围脓肿，使病变局限化。小脓肿可被吸收而消散，较大的脓肿可由肉芽组织填补机化而愈合。就体表深部脓肿或脏器脓肿来说，当脓液增多时，脓腔内压力升高，脓液可穿破脓肿壁薄弱处而排出。若穿破后只有一个开口，另一端为盲端，则称为窦道。若一端向体表穿破，另一端穿入体腔或空腔器官内，则称为瘘管。例如，肛门瘘管一端在体表肛门周围，另一端在直肠。内脏脓肿也可穿破，例如肺脓肿可向支气管穿破。

毛囊和皮脂腺的化脓性炎症称为疖。多个毛囊化脓性炎症，在皮下脂肪或筋膜组织中形成互相沟通的脓肿，称为痈。

(4) 出血性炎症：由于致病因子严重损害血管壁，使其通透性明显增高，因而大量红细胞漏出，例如流行性出血热、钩端螺旋体病等。

3．增生性炎症　系以细胞增生为主的炎症，多属于慢性炎症。以肉芽组织增生为特征，常伴有上皮组织增生或其他实质细胞的增生。临床上除一般性增生外，还可有：①炎性肉芽肿：由巨噬细胞增生形成境界明显的结节状病灶，如结核结节。②炎性息肉：常见于粘膜的慢性炎症，因上皮组织和肉芽组织同时增生，向粘膜表面突出而形成带蒂状肿物，例如子宫颈息肉、肠息肉等。③炎性假瘤：炎性组织增生，形成一个境界清楚的团块，肉眼观或X线影像与肿瘤很相似，但并不具有肿瘤的特征，称为炎性假瘤，如结核瘤（结核球）。

五、结　　局

炎症结局与机体的防御功能、病原体特点、病变部位及范围等因素有关。

（一）痊愈

1．完全痊愈　当机体抵抗力较强，炎症损伤较轻时，渗出物及坏死组织可被吸收，或被吞噬细胞吞噬消化，损伤处可通过细胞的完全再生得到修复，器官的形态结构和功能也可完全恢复正常，如感冒。

2．不完全痊愈　炎症损伤较严重，渗出物不能被完全吸收，最后通过肉芽组织机化，形成疤痕。痊愈后器官、组织结构及功能均发生明显改变，例如胸膜炎后胸膜肥厚、粘连等。

（二）迁延不愈

如治疗不当或免疫功能障碍，致炎因子在体内不能被消灭，则炎症迁延不愈，例如慢性肝炎。

（三）炎症扩散

1．局部扩散　致炎因子经组织间隙或沿器官的自然管道扩散。例如，浸润型肺结核可沿支气管播散到其他肺叶。

2．淋巴道扩散　致病因子由淋巴管扩散到相应淋巴结，例如原发型肺结核，原发病灶中的结核杆菌沿淋巴管扩散到相应的肺门淋巴结，引起肺门淋巴结结核性炎症。

3．血道扩散　炎灶中的病原菌及其毒素侵入血循环可引起：

(1) 菌血症：细菌进入血循环，但一般不引起全身中毒症状，仅在血液中可培养出细菌，侵入的病原菌可被吞噬细胞消灭。

(2) 败血症：毒力强的细菌侵入血循环，并在血循环中生长繁殖，产生毒素，引起全身中毒症状及组织器官的病理变化，血培养可检出致病菌。

(3) 毒血症：细菌的毒素及其代谢产物被吸收入血，并出现一系列毒血症状，如寒战高热、实质器官变性甚至坏死，严重时出现中毒性休克。

(4) 脓毒血症：由化脓性细菌引起的败血症进一步发展而成，除有败血症的表现外，化脓菌作为细菌栓子，栓塞器官的小血管，引起全身多发性脓肿。

六、意　义

炎症是机体对各种致炎因子及其引起的损伤进行斗争的过程，其本质是以防御为主的病理过程。组织细胞的变性、坏死是损伤的表现，而局部充血、白细胞游出及吞噬作用、肉芽组织增生则是抗损伤的表现。但这种区分不是绝对的，有时可互相转化。例如，渗出具有抗损伤的防御功能，但大量渗出会影响器官的功能。

总之，炎症虽是以防御为主的病理过程，但同时也给机体造成损伤，给病人带来痛苦。因此，医务工作者应积极地预防炎症的发生，一旦发生应及时治疗，使病人早日康复。

第五节　肿　瘤

一、概　念

肿瘤是常见病和多发病，其中恶性肿瘤（癌症）是目前危害人类健康最严重的疾病之一。在欧美一些国家，癌症的死亡率仅次于心血管系统的疾病而居第二位。在我国，统计癌症的发病率在10/ 10 000以上，有些地区癌症的死亡率占第一或第二位。食管癌、肝癌、肺癌、大肠癌、宫颈癌、乳腺癌、鼻咽癌及白血病是我国最常见的癌症。在治疗研究方面，我国对某些肿瘤的治疗效果已达到或超过国际水平，如绒毛膜上皮癌、肝癌、食管癌、宫颈癌等。

肿瘤的发病机制，目前尚不完全了解。近年认为，致瘤因素作用于细胞的遗传物质(主要是DNA)，引起遗传密码改变，使某些关键细胞的调控基因突变或过量表达。随着细胞的分裂，这些变异遗传物质仍能按照遗传法则不断地传给子代细胞。因此，即使致瘤因素已消失，肿瘤细胞的特征仍持续存在。

肿瘤是机体在各种致瘤因素的作用下，局部组织的细胞异常增生而形成的新生物，这种新生物常表现为局部肿块。肿瘤细胞是从正常细胞转变而来，当它变为肿瘤细胞后具有下列特征：①获得不断增生的能力，且生长旺盛。②在不同程度上失去了发育成熟的能力，有些甚至接近幼稚的胚胎细胞，这点在恶性肿瘤细胞表现尤为明显。前一特征可使肿瘤组织破坏正常组织或压迫邻近器官，引起该组织、器官的功能障碍；后一特征使肿瘤细胞呈现异常的形态、功能及代谢。

肿瘤性增生与机体在生理状态下的再生及组织损伤修复时的增生有本质区别。再生或组织修复增生的细胞分化成熟，基本上具有原来组织细胞的形态、功能及代谢特点，一旦病因消除后，增生即停止。而肿瘤细胞在形态、代谢及功能上不同于正常细胞，在致瘤因素不存在的情况下仍可呈持续性增生。

二、特　　征

（一）肿瘤形态

1．肿瘤肉眼观察形态　形态多样，并可在一定程度上以此判断肿瘤的良、恶性。

（1）肿瘤形态：肿瘤形态常见的有乳头状（菜花状，绒毛状）、息肉状、结节状、分叶状、蕈状、蟹足状、囊状、溃疡状及弥漫性肥厚状等。肿瘤形态上的差异与其发生的部位、组织来源、生长方式及肿瘤的良、恶性密切相关。例如，发生于粘膜或皮肤表面的良性肿瘤可呈息肉状、乳头状；发生于皮下或实质器官的良性肿瘤多呈结节状，并有完整的包膜。恶性肿瘤除上述各种形态外，还易发生坏死、出血，形成溃疡，在皮下或实质器官中呈浸润性生长而形成蟹足状（或树根状）浸润（图 1-1）

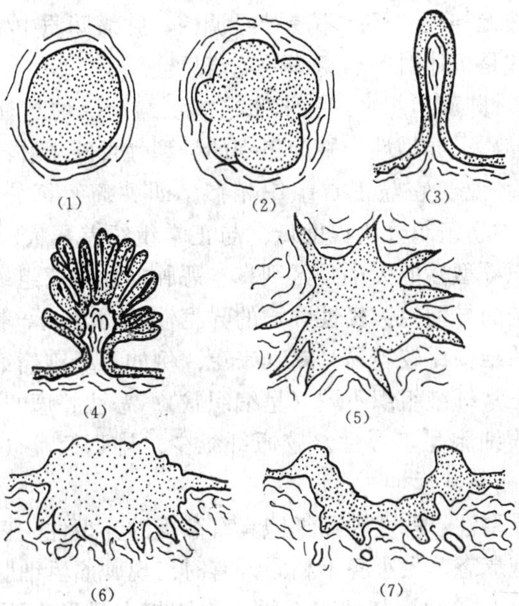

图 1-1　肿瘤形态模式图

（1）结节状　（2）分叶状　（3）息肉状　（4）乳头状　（5）蟹足状

（6）向表面突起并向深部浸润性生长　（7）浸润性生长并有溃疡形成

（2）数目与大小：肿瘤的大小不一，小者只能在显微镜下发现（如原位癌），大者可达数公斤或更大（如卵巢囊肿）。原发性肿瘤通常为单个，转移癌常为多个。肿瘤的大小与生长时间及发生部位有一定的关系。例如体表或腹腔中肿瘤可长得很大。良性肿瘤因生长时间长，虽生长缓慢，也可较大；恶性肿瘤生长迅速，但不待其长得很大时，即已对人体造成严重的危害。

（3）肿瘤的颜色：肿瘤因其组织来源、含血量、有无变性坏死及是否含有色素等因素而呈现不同的颜色。一般肿瘤的切面多呈灰白色或灰红色。有时可从肿瘤的色泽推测其种类，例如，血管瘤呈红色，脂肪瘤呈黄色，黑色素瘤呈黑色等。

（4）肿瘤的硬度：肿瘤的硬度与肿瘤的种类、肿瘤实质与间质的比例及有无变性、坏死等有关。例如，骨瘤很硬，脂肪瘤质软；实质多于间质的瘤较软，反之则较硬；肿瘤发生坏死时较软，有钙质沉着时则很硬。

（二）肿瘤的组织结构

肿瘤的组织结构多种多样，但任何肿瘤都由实质和间质两部分组成。

1. 肿瘤实质　肿瘤实质是肿瘤细胞的总称，是肿瘤的主要成分。肿瘤实质决定肿瘤的各种特性，也是决定肿瘤起源和命名的依据。身体任何组织都可发生肿瘤，所以肿瘤实质的形态也是多样的。即使在同一组织中，由于肿瘤细胞分化成熟程度差异很大，有的肿瘤细胞形态和排列与其起源的正常组织很相似（即分化成熟程度很高），这类肿瘤通常为良性；有的肿瘤细胞形态和排列与其起源的正常组织差别很大，甚至在形态上接近幼稚的胚胎组织（即分化成熟程度较低），这类肿瘤通常为恶性。

2. 肿瘤间质　指肿瘤细胞间的结缔组织、血管及淋巴组织等。其间质成分不具特异性，也不具有肿瘤生长的特点，仅起支持和营养肿瘤细胞的作用。肿瘤间质中没有神经组织，故肿瘤本身并无神经支配，不受神经调控。肿瘤间质中常有数量不等的淋巴细胞和单核细胞浸润，这是机体对肿瘤组织的免疫反应。

3. 肿瘤的异型性　肿瘤组织在细胞形态或组织结构上均与其起源正常组织有不同程度的差异，这种差异称为异型性。肿瘤组织的异型性反映了肿瘤组织的分化程度（即成熟程度）。异型性小，说明它与正常组织相似，即肿瘤组织分化程度高（成熟程度高）。异型性大，表示肿瘤组织分化程度低，与正常组织差异大，这通常是恶性肿瘤的特征。因此，肿瘤组织异型性的大小是区别良、恶肿瘤的主要组织学依据。

（1）肿瘤组织结构的异型性：良性肿瘤的异型性不明显，一般与起源正常组织很相似，因此从肿瘤组织的结构比较容易判断其来源，例如，纤维瘤细胞与正常纤维细胞很相似，只是其排列与正常纤维组织不同（呈编织状）；恶性肿瘤的组织结构异型性明显，例如纤维肉瘤，其肿瘤细胞呈多形性，胶原纤维少，排列紊乱（失去正常的层次和结构），与正常起源组织相差甚远。

（2）肿瘤细胞的异型性：恶性肿瘤细胞具有高度的异型性，表现为：①肿瘤细胞的多形性：恶性肿瘤细胞形态、大小各不相同，有时出现肿瘤巨细胞，少数分化很差的肿瘤细胞可比正常细胞小。②细胞核的多形性：细胞核大且形态不一（可出现巨核、双核、多核或畸形核）；核染色深而不均；核仁大，数目增多；核分裂相明显，特别是出现不对称性、多极性及顿挫性核分裂等病理性核分裂相（图 1-2）。病理性核分裂相对诊断恶性肿瘤具有重要意义。③细胞浆的改变：胞浆内核蛋白体增多，故染色多呈嗜碱性，同时肿瘤细胞可有不同的分泌物或代谢产物，如粘液、糖原、脂质、角质及色素等。

（三）肿瘤的生长和扩散

1. 肿瘤的生长

（1）肿瘤的生长速度：肿瘤细胞的分化成熟程度决定了肿瘤的生长速度。良性肿瘤一般生长较缓慢，病程可达几年甚至数十年，若良性肿瘤的生长速度突然加快，则应考虑有恶性变的可能。恶性肿瘤生长较快，短期内即可形成明显的肿块，常因血供和营养相对不足而容易发生坏死、溃烂、出血及继发感染等。

（2）肿瘤的生长方式

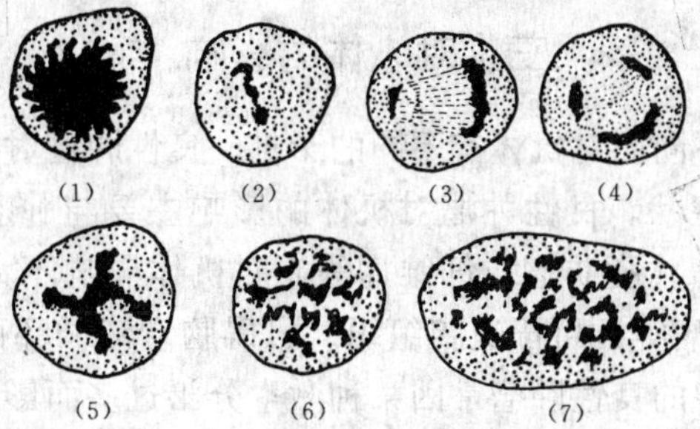

图 1-2　恶性肿瘤细胞的异常核分裂

（1）染色质过多型核分裂　（2）染色质过少型核分裂　（3）不对称性核分裂
（4）三级核分裂　（5）四级核分裂　（6）多级核分裂　（7）巨大型核分裂

1）膨胀性生长：是大多数良性肿瘤的生长方式。良性肿瘤生长缓慢，不侵袭周围的正常组织。随着瘤体不断增大（似吹气球样逐渐膨大），将四周组织逐渐推开，或挤压周围组织，因而肿瘤常呈结节状，周围常形成包膜，与正常组织分界明显。临床检查时，肿瘤推之可活动，易手术摘除，摘除后也不易复发。这种肿瘤一般不破坏器官的结构和功能，但对局部器官组织有挤压或阻塞的作用。

2）浸润性生长：多为恶性肿瘤的生长方式。肿瘤细胞分裂、增殖，侵入周围组织间隙或血管、淋巴管内，像树根伸入泥土一样蔓延，破坏周围组织，因而肿瘤无包膜，与周围正常组织分界不清，推之不易活动，手术不易彻底摘除，常复发。

3）外生性生长：发生在体表、体腔表面或空腔器官表面的肿瘤常向表面生长，称为外生性生长。良、恶性肿瘤均可呈外生性生长，但恶性肿瘤在外生性生长的同时，其基底部也向器官组织的深部浸润性生长，其表面癌组织因坏死脱落而形成癌性溃疡。

（3）肿瘤的扩散：恶性肿瘤不仅可在原发部位持续生长、蔓延，而且还可通过多种途径扩散到身体其他部位，称为转移。

1）直接蔓延：恶性肿瘤细胞沿组织间隙侵入周围器官组织，称为直接蔓延，例如子宫颈癌侵入直肠。

2）转移：恶性肿瘤细胞从原发部位侵入血管、淋巴管、体腔被带到身体其他部位继续分裂生长，形成与原发肿瘤相同的肿瘤，这个过程称为转移，所形成的肿瘤称为转移瘤。转移途径有：①淋巴道转移：肿瘤细胞侵入邻近组织淋巴管然后到局部淋巴结，在淋巴结内分裂、增殖，进一步到远处淋巴结，或经胸导管入静脉造成血道转移。有转移瘤的淋巴结体积增大、质硬，有时几个淋巴结可互相融合呈团块状。②血道转移：恶性肿瘤细胞可侵入小静脉入血，或经淋巴道入血。肿瘤细胞在血道的运行途径与栓塞时栓子的运行途径相似，即从体静脉经右心入肺，在肺内形成转移瘤。侵入肺静脉的转移瘤细胞，可经左心搏出到全身各器官，常见的有脑、骨、肾等处。胃肠道恶性肿瘤的肿瘤细胞如侵入肝门静脉，则首先发生肝转移。血道转移虽可侵入许多器官，但最常见的是肺，其次是肝。③种植性转移：体腔内器官恶性肿瘤蔓延至器官表面时，肿瘤细胞可脱落，像播种一样种植在体腔内各器官的表面及胸膜或腹膜上，称为种植性转移。当累及浆膜时可引起浆膜腔积液，常呈血性，有时可找到脱落的肿瘤细胞。

三、对人体的影响

肿瘤因其良、恶性不同而对机体有不同的影响。良性肿瘤对机体的影响较小，主要表现为局部压迫和阻塞症状。良性肿瘤对机体的影响主要与肿瘤的部位及继发变化有关。例如，体表良性肿瘤（脂肪瘤、纤维瘤等）对机体影响不大，而颅内的良性肿瘤（脑膜瘤、星形胶质细胞瘤等）可压迫脑组织、阻碍脑脊液循环而引起颅内高压，严重时可危及生命。内分泌腺的良性肿瘤常因某种激素分泌过多而影响全身。例如，垂体前叶嗜酸细胞腺瘤可引起巨人症或肢端肥大症，胰岛细胞瘤因分泌过多的胰岛素，可引起阵发性低血糖等。

恶性肿瘤不论生长在何部位，均可引起严重后果。恶性肿瘤除有阻塞、压迫症状外，还可有：①破坏邻近器官组织的结构和功能，并通过转移，使远处器官组织也遭破坏。②出血：癌细胞侵蚀血管所致。③感染：癌组织坏死、脱落形成溃疡，易继发感染。④穿孔：胃肠道溃疡型癌肿常侵蚀、穿透浆膜层，引起穿孔和腹膜炎。⑤顽固性疼痛：肿瘤本身无神经支配，不产生疼痛，但某些晚期肿瘤向周围组织浸润，刺激周围组织的神经末梢，引起疼痛。例如，骨肉瘤因刺激骨膜而引起剧痛，肝癌因刺激肝包膜而引起疼痛等。⑥发热：可由核蛋白代谢旺盛或继发感染而致。⑦恶病质：常见于恶性肿瘤的晚期,由癌细胞不断摄取机体的营养物质及食欲不振、发热、疼痛等消耗所致。

此外，正确识别癌前病变和原位癌是早期诊断肿瘤及防止肿瘤发生、发展的重要环节。①癌前病变：指某些具有癌变潜在可能性的良性病变，若长期不治愈，有转变为癌的可能。例如粘膜白斑、子宫颈重度糜烂、纤维囊性乳腺病、结肠及直肠腺瘤性息肉等。②原位癌：指癌性病变仅限于粘膜上皮层内或皮肤表皮层内，尚未浸润到粘膜下层或真皮层。例如子宫颈原位癌。原位癌是一种早期癌症，若及时手术治疗，易摘除干净，不易复发，若继续发展，则形成浸润癌。

四、良性肿瘤与恶性肿瘤的区别

区别肿瘤的良、恶性对正确诊断和治疗有重要意义。两者区别见表1-1。

表1-1　良性肿瘤与恶性肿瘤鉴别

鉴别项目	良性肿瘤	恶性肿瘤
组织分化程度	分化程度高，异型性小，与起源组织形态相似	分化程度低，异型性大，与起源组织形态差异很大
肿瘤细胞核分裂	较少，不见病理性核分裂相	多见，可见病理性核分裂相
生长速度	缓慢	迅速
生长方式	膨胀性或外生性生长，有包膜，与周围组织界限清楚，不浸润周围组织，推之可活动	浸润性生长，无包膜，向周围组织浸润生长呈树根状，故与周围组织界限不清，推之不能活动
继发改变转移	很少发生坏死、出血等不转移	常发生坏死、出血、溃疡等转移
手术后复发	少见	多见
对机体影响	压迫、阻塞为主，影响小	破坏组织器官、发热、出血、感染、恶病质等，对机体危害极大

五、命名与分类

（一）肿瘤命名

1．良性肿瘤的命名　在起源组织的名称之后加“瘤”字，例如，起源于脂肪组织的良性肿瘤称为“脂肪瘤”；起源于腺上皮的良性肿瘤，在起源组织名称之后加“腺瘤”二字，例如甲状腺腺瘤。有时还结合肿瘤形态特点命名，例如膀胱乳头状瘤等。

2．恶性肿瘤的命名　根据起源组织的不同，可分为癌和肉瘤，以癌最多见。

（1）癌：凡起源于上皮组织的恶性肿瘤均称为癌，即在起源组织的名称之后加“癌”字，例如，起源于鳞状上皮细胞的恶性肿瘤称为鳞状上皮细胞癌，起源于腺体的恶性肿瘤称为腺癌，如直肠腺癌等。

（2）肉瘤：凡起源于间叶组织（纤维组织、脂肪组织、骨、软骨、肌肉、血管、淋巴等）的恶性肿瘤均称为肉瘤，其命名方式为在起源组织的名称之后加“肉瘤”二字，例如纤维肉瘤、脂肪肉瘤、骨肉瘤等。肉瘤比癌少见，多发于青少年。因肿瘤间质中的结缔组织少而血管丰富，故质软、切面呈灰红色。其生长迅速，体积较大，易早期血道转移，故危害极大。

（3）几种特殊肿瘤命名

1）幼稚组织肿瘤：常称××母细胞瘤，例如视网膜母细胞瘤、肾母细胞瘤等。

2）成分复杂的肿瘤：某些恶性肿瘤因成分复杂或沿用习惯名称，可在肿瘤名称前加“恶性”二字，例如恶性畸胎瘤、恶性淋巴瘤、恶性黑色素瘤，或冠以人名，例如尤文瘤。此外尚有精原细胞瘤、白血病、何杰金病等，虽用了“瘤”或“病”字，不过是沿用了习惯名称，实际上是恶性肿瘤。

（二）肿瘤分类

（表 1-2）

表 1-2 肿瘤分类命名表

	起源组织	良性肿瘤	恶性肿瘤	好发部位
上皮组织	鳞状上皮	乳头状瘤	鳞状细胞癌	乳头状瘤常见于皮肤、鼻、鼻窦、喉等处；鳞状细胞癌常见于子宫颈、皮肤、食管、鼻咽、肺、喉及阴茎等处
	基底细胞		基底细胞癌	头面部皮肤
	移行上皮	乳头状瘤	移行细胞癌	膀胱、肾盂
	腺上皮	腺瘤	腺癌	腺瘤多见于乳腺、甲状腺；腺癌多见于胃、肠、乳腺、甲状腺
间叶组织	纤维组织	纤维瘤	纤维肉瘤	皮下、粘膜下
	脂肪组织	脂肪瘤	脂肪肉瘤	皮下、腹膜后
	平滑肌组织	平滑肌瘤	平滑肌肉瘤	子宫及胃肠道
	横纹肌组织	横纹肌瘤	横纹肌肉瘤	肉瘤多见于四肢
	血管组织	血管瘤	血管肉瘤	皮肤、皮下、肌肉、肝
	淋巴管组织	淋巴管瘤	淋巴管肉瘤	皮肤、皮下、唇、舌
	软骨组织	软骨瘤	软骨肉瘤	四肢长骨及短骨
	骨组织	骨瘤	骨肉瘤	骨瘤多见于颅骨、长骨；骨肉瘤多见于长骨两端，以胫骨上端、股骨下端多见
	间皮	间皮瘤	恶性间皮瘤	胸膜、腹膜
淋巴造血系统	淋巴组织		恶性淋巴瘤	颈部、纵隔、肠系膜及腹膜后淋巴结
	造血组织		骨髓瘤	椎骨、胸骨、肋骨、颅骨、长骨
			各种白血病	骨髓、淋巴结及周围血液
神经组织	神经鞘细胞	神经鞘瘤	恶性神经鞘瘤	四肢周围神经
	神经衣组织	神经纤维瘤	神经纤维肉瘤	全身皮神经、深部神经及内脏神经
	交感神经细胞	神经节细胞瘤	神经母细胞瘤	神经节细胞瘤见于纵膈、腹膜后；神经母细胞瘤见于肾上腺髓质
	胶质细胞	胶质细胞瘤	胶质母细胞瘤	中枢神经系统
其他	黑色素母细胞	黑痣	黑色素瘤	皮肤、皮下、眼
	胎盘组织	葡萄胎	绒毛膜癌	子宫
	三个胚叶组织	畸胎瘤	恶性畸胎瘤	卵巢、睾丸、骶尾部

（桑明华　北京卫生学校）

第二章　问诊与体格检查

第一节　问　　诊

一、重　要　性

问诊是医生通过询问病人或知病情的人，了解疾病发生、发展的全过程，病人过去的疾病史、个人生活史、家族成员疾病史等情况。通过问诊可为诊断提供线索，为进一步检查找出方向，问诊是认识疾病的开始，也是诊断疾病的重要手段之一。虽然现代医学迅速发展可用精密仪器辅助诊断，但是问诊仍然是诊断疾病的重要方法。

二、方法及注意事项

掌握好问诊的方法和注意事项是诊断疾病的重要环节，否则病史内容不全，资料不确切，常会导致漏诊和误诊。问诊时应注意：①直接询问病人，由病人自己叙述病情，因为只有病人对自己的疾病最清楚，体会最深刻。对幼儿或意识不清的重病人可由家人或了解病情者代述。②医生的态度要和蔼可亲，有同情心和耐心，询问时语言要通俗易懂，避免用医学术语，防止用对病人不良刺激的语言和表情。③询问时可先提出一般性问题，例如“你感觉哪里不舒服?”若病人讲述离题太远，医生可灵活启发，将话题引到所要了解的内容上来。应避免暗示性提问，以免病人顺口称是，影响资料的可靠性。④问诊过程中医生应边听、边思考，归纳、分析、综合。对诊断和鉴别诊断有价值的内容要仔细询问。最后将病人的叙述按先后主次加以整理写出病历记录。⑤对危重病人，在扼要询问及重点的体格检查后，立刻进行抢救，以免延误病情，待好转后再做仔细问诊和全面体检。⑥当病人陈述既往的某些疾病时，不能单说疾病的名称，应询问当时的主要症状及体征，经过何种治疗以推测其准确性。⑦对外单位转来的病情资料可作为参考，仍应再次询问和检查。

三、内　　容

（一）一般项目

包括姓名、性别、年龄、籍贯、民族、职业、婚姻、住址、入院日期、病史采取日期、病史叙述者。

（二）主诉

是指病人就诊时感觉最痛苦或最突出的一个或数个主要症状或体征，及其持续的时间。主诉的内容可多样，包括感觉异常（头痛、腹痛、皮肤蚁走感等）、功能异常（吞咽困难、肢体瘫痪、失语等）、形态改变（肢体畸形、全身浮肿、腹部膨隆等）。记录主诉时文字要简明扼要，例如“咳嗽、咯痰 3 天”；“腹痛、腹泻 1 天”等。若主诉包括前后不同时间出现的几个症状时，则按症状发生的先后顺序记录。例如“上腹部疼痛 5 年，呕血 2 小时”；“劳累性心悸、气短 2 年，呼吸困难并两下肢浮肿半个月”等。

通过主诉，可初步估计疾病属哪一个系统或哪种性质。有时病人叙述症状时含糊不清，或由于病情较复杂，病人不能说出主要症状时，可先询问现病史，再从中概括出主诉来。

（三）现病史

现病史是整个病史中的主要部分。是指这次疾病从发生、发展直到来就诊时的全过程，主要包括以下内容：

1．发病情况　包括发病的时间、发病时的环境、起病的缓急、起病的原因或诱因。例如腹痛，应询问是突然发生还是逐渐发生，有无暴饮暴食史、进不洁食物史，腹痛和进食的关系等。

2．主要症状的特点　对主要症状要深入了解，其内容有：

（1）性质：如腹痛是钝痛还是烧灼样痛，是刀割样痛还是针刺样痛，或是绞痛等。

（2）部位：如腹痛的部位在上腹部还是脐周围，或下腹部。上腹部又分为左、右上腹部和心窝部。下腹部又分为左、右下腹部及耻骨上部。

（3）时间：如上腹部疼痛几小时、几天、几年或几十年。疼痛在进食前还是进食后，和饮食的关系。腹痛为持续性疼痛还是阵发性疼痛，疼痛持续的时间和疼痛间歇的时间等。

（4）程度：如上腹痛是剧烈疼痛还是轻微痛。

（5）伴随症状：在主要症状的基础上同时又出现一系列其他症状，这些其他症状叫伴随症状。伴随症状常常是鉴别诊断的依据。例如上腹部疼痛伴呕血，结合既往病史可能为溃疡病出血；若伴随恶心呕吐、黄疸，结合血、尿淀粉酶升高，可诊为急性胰腺炎。反之，某些疾病按一般规律应该出现的伴随症状而实际上没有出现时，也应询问并记录于现病史中，以便进一步观察。

（6）缓解方法：如上腹部疼痛患者用碱性药可缓解者，多见于消化性溃疡；胸骨后疼痛，用硝酸甘油可缓解者，常为心绞痛。

3．病情的发展与演变　指主要症状的发展与演变，包括是好转还是恶化，有无新的症状出现等。例如急性阑尾炎患者，其右下腹痛转变为全腹剧痛，伴寒战高烧，则为病情恶化，提示有阑尾穿孔和并发弥漫性腹膜炎的可能。反之，右下腹疼痛减轻，体温正常，血白细胞下降至正常，表示病情好转。

4．诊治情况　发病后的诊治经过，包括做过何种检查，结果如何；用过何种药物，其剂量、用法、用药时间、效果及反应等。

5．一般情况　包括发病后的精神状态、食欲、睡眠、体重及大小便的情况等。

（四）既往史

指过去的健康状况，过去患过什么病，尤其是和现在疾病有密切关系的既往疾病史，应详细询问。为了防止遗漏，可按各系统有重点地进行询问。例如怀疑有风湿性心脏病时，应询问过去有无风湿热的有关症状，如咽痛、游走性大关节痛、皮肤环形红斑、心悸、浮肿等。

此外，还应询问预防接种的情况，有无传染病史、外伤手术史、过敏性疾病史等。

（五）个人史

是指病人的生活经历，包括出生地、居住地区（特别是疫源地和地方病流行区）及居住时间。职业及工作条件，有无工业毒物接触史（铅、汞、苯、矽尘、有机磷农药等）。放射性物质接触史及接触时间。习惯与嗜好（烟、酒等及摄入量）。卫生习惯、饮食习惯、饮食规律性及质量。有无不洁性生活史及梅毒、淋病等性病史。

（六）婚姻史

未婚或已婚，结婚的年龄，对方的健康状况，夫妻关系是否和睦等。

（七）月经生育史

对女性病人应询问月经、生育的情况。月经初潮的年龄、月经周期及行经天数，月经血量和颜色，有无痛经和白带，末次月经日期或闭经日期，绝经年龄等。记录格式如下：

$$\text{初潮年龄}\frac{\text{行经日期（天）}}{\text{月经周期（天）}}\text{末次月经时间（或绝经年龄）}$$

生育史应询问妊娠与生育次数及相应年龄，人工或自然流产的次数，有无死胎、手术产及产褥热。计划生育的情况等。

对男性患者应询问有无生殖系统的疾病。

（八）家族史

询问父母、兄弟姐妹、子女的健康状况，有无与遗传有关的疾病，例如血友病、糖尿病、精神分裂症等。对已死亡的家族成员要问明死亡的原因与年龄，对某些遗传性疾病涉及双亲及其亲属，也需询问。

此外还应询问家庭成员或共同生活有密切接触的成员中有无传染病史。

第二节 体格检查的基本方法

一、视诊（望诊）

视诊是医生用视觉来观察病人的全身或局部表现，通过视诊能查获大量的全身或局部的病理改变。全身性视诊可观察病人的一般状态、发育营养、表情面容、意识状态等。局部视诊可观察局部的病变。例如皮肤粘膜，头部器官，胸廓、腹部外形，四肢脊柱的病理改变。对一些特殊部位（内脏器官、眼底等）可借助某些仪器（纤维内窥镜、眼底镜等）进行视诊。

视诊适用范围很广，能提供重要的诊断资料，但需要以丰富的医学知识和临床经验为基础，否则会出现视而不见的情况。视诊一般宜在自然光线下进行。

二、触　　诊

触诊是医生通过手的感觉来判断所触到病人身体某一部位有无病理改变的一种检查方法。触诊的适用范围很广，可遍及全身各部，尤以腹部更为重要。触诊能进一步确定视诊所见，又能补充视诊所不能发现的体征，例如震颤、波动感等。手的感觉以指腹及掌指关节的掌面皮肤的敏感度最好，故触诊时多用此两部位。触诊时的体位视检查部位和目的而定，例如检查肝、脾时，嘱病人取仰卧位（或侧卧位），让病人屈髋、屈膝使腹肌放松，医生站在病人右侧，面向病人随时观察病人的表情。检查者手要温暖，手法要轻巧，用力适中以免增加病人的不适和痛苦。

触诊的方法分为浅部触诊法和深部触诊法。

（一）浅部触诊法

医生的手轻放在病人被检查的部位上，利用腕关节和掌指关节的协同动作柔和地进行滑动式触摸。浅部触诊适用于体表浅在性病变，一般不会引起病人痛苦和肌肉紧张，故常用于关节、软组织、浅部动脉、静脉、阴囊、精索等检查，同时还可做腹壁紧张度、压痛、搏动、包块等检查。

（二）深部触诊法

医生用一手或两手重叠，由浅入深逐渐加压以达深部，主要用于检查腹腔器官的病变。可分为：

1．深部滑行触诊法　让病人腹壁放松，医生用并拢的2～4指末端向腹部深触，若触及肿块或脏器，则在其上下左右做滑动触摸，若为条索状肿块，应做与其长轴垂直方向的滑动触诊。常用于腹腔深部肿块及胃肠病变的检查。

2．双手触诊法　医生的左手置于被检查器官或肿块的后方，并将被检查器官推向医生右手方向。这样做除可起固定作用外，还可将被检查脏器推近体表，有利于右手触及该器官或肿块。常用作肝、脾、肾及腹腔肿块的检查。

3．深压触诊法　医生右手2～4指并拢，垂直逐渐用力深压某一部位，以确定腹腔内的压痛点，例如阑尾炎压痛点、胆囊炎压痛点等。在深压触诊的基础上，骤然将手抬起，若病人在抬手瞬间感觉疼痛加重，称“反跳痛”，提示局部（或全腹）腹膜有炎症。

4．冲击触诊法（浮沉触诊法）　医生将右手指并拢并弯曲呈70°～90°，置放于被检查腹壁相应的部位，做数次急速而有力的冲击动作，在大量腹水伴器官肿大时，常会出现脏器在指端浮沉的感觉。冲击触诊常使病人感到不适，不宜用力过猛。

三、叩　诊

医生用手指叩击病人体表的某一部位，使之震动而产生音响，根据震动和音响的特点判断被检查器官状态有无异常。叩诊时嘱病人充分暴露被检查部位，让肌肉放松。医生应注意叩诊音响的变化及两侧对称部位音响的异同。

（一）直接叩诊法

医生用并拢手指掌面直接拍击被检查的部位，借拍击的反响及指下的震动感来判断病情的变化。常用于胸、腹部面积较广泛的病变，例如大量胸膜腔积液或腹水等。

（二）间接叩诊法

是临床最常用的叩诊方法。医生左手中指第二指节作叩诊板紧贴于病人体表被叩诊部位，其余各指稍抬起，右手中指作叩诊槌，自然弯曲，并以指端叩击左手中指第二指节前端。叩击时方向要与叩诊板垂直，运用腕关节及掌指关节活动，肘、肩关节不动，叩击后叩诊指的指端迅速抬起。每一叩诊部位连续叩击2～3次，叩击时用力均匀，根据不同病灶及检查部位确定叩击力量。一般若病变范围小而表浅宜轻叩，病变位置深者可采用重叩。叩诊时注意两侧对称部位的比较，除注意音响的变化外，还要注意指下震动感觉的差异。

（三）叩诊音

由于人体各器官组织的密度、弹性、含气量及距体表间距不同，可产生不同的音响。根据声音的性质、音调的高低及声音长短不同可分为：①清音：正常肺部的叩诊音。②鼓音：生理状态如肠管及胃泡区叩诊音；病理状态如气胸、肺内大空洞等。③过清音：肺气肿时叩诊音。④浊音：生理状态如肺肝重叠的肺肝浊音界和肺心重叠部位的心脏相对浊音界；病理状态如肺炎、肺癌等肺实变时叩诊音。⑤实音：生理状态如心尖或肝未被肺遮盖部位的叩诊音；病理状态如大量胸膜腔积液等。

四、听 诊

医生用耳借助听诊器听取内脏器官运动时发出的声音，例如心、肺、血管杂音及肠鸣音等。听诊器由耳件、体件两大部分组成。体件有两种类型。一种是钟型，适用于听取低调声音，例如左房室瓣狭窄时心尖部的隆隆样杂音；另一种是膜型，适用于听高调的声音，例如主动脉瓣关闭不全时主动脉瓣区的叹息样杂音等（图 2-1）。

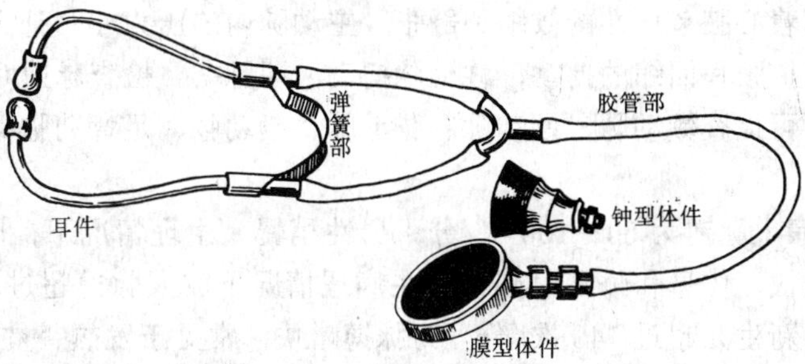

图 2-1 听诊器模式图

听诊时应保持环境安静，室温温暖，以避免因寒冷刺激引起肌肉颤抖所产生的附加声音。戴听诊器时应注意耳件方向应和外耳道方向一致。体件要紧贴被检查的部位，避免与皮肤摩擦而产生附加音，并应根据病人的情况而采取不同的体位。

五、嗅 诊

医生用嗅觉感知病人发出的异常气味，判断其与疾病的关系以协助诊断。例如，有机磷农药中毒时，病人呼气中发出的蒜味；糖尿病酮中毒时，病人呼气中有烂苹果味（酮体）等。

第三节 体格检查

一、一般检查

（一）一般状态检查

1. 生命征　生命征是标志生命活动的存在与质量的重要检测方法，是体格检查的必检项目，包括体温、脉搏、呼吸、血压。

(1) 体温：正常体温口表为 36.3～37.5℃，腋表为 36～37℃，肛表为 36.5～37.7℃。正常人在 24 小时内体温略有波动，但一般相差不超过 1℃。生理状态下早晨略低，下午稍高，运动或进餐后稍高，妇女在月经前或妊娠期稍高。

发热的临床类型：体温高于正常叫做发热。临床上将发热分为低热（37.5～38℃）、中度热（38.1～39℃）、高热（39.1～41℃）、过高热（41℃以上）。将测得的体温按时记录到体温单上，所连成的曲线叫体温曲线，也称热型。临床常见的热型有：

1）稽留热：高热持续数日，24 小时内体温波动不超过 1℃。例如伤寒极期、肺炎球菌肺炎等热型。

2）弛张热：高热，体温波动较大，24 小时内体温波动超过 1.5℃。例如肺脓肿、败血症等热型。

3）波状热：体温逐渐升高，在数日内达最高峰，以后又逐渐下降至低热或正常水平，经一段时间间歇后又再次逐渐上升，如此反复。例如布氏杆菌病的热型。

4）间歇热：指高热与无热有规律地交替出现。常见于疟疾等热型。

5）不规则热：体温变动无一定规律性，持续时间亦不定。例如风湿热、肺结核等热型。

（2）脉搏：随着心脏节律性的收缩和舒张，主动脉内的压力亦一升一降，引起血管壁相应地出现一次扩张和回缩的搏动，称动脉搏动，即脉搏。检查脉搏时，一般用桡动脉，在特殊情况下可检查颞动脉、颈动脉、肱动脉、股动脉、足背动脉等。检查脉搏时应注意：

1）速率：健康人脉搏为 60～100 次/分，男性稍慢。生理情况下，脉搏可因劳动、情绪波动等因素增快，休息和睡眠时减慢。在病理情况下成人脉搏超过 100 次/分（幼儿超过 90 次/分、新生儿超过 140 次/分）为脉搏增快，常见于发热、贫血、心肺疾病、甲状腺功能亢进等疾病。若少于 60 次/分为脉搏减慢，见于颅内压增高、阻塞性黄疸、完全性房室传导阻滞等。一般情况下脉率与心率一致，但某些心律失常时，如心房纤颤，由于有的心搏的搏出量过少，以致周围血管不能出现脉搏，则脉率少于心率。在同一时间内计数心率和脉率，脉率少于心率，称为脉搏短绌。发热时体温每升高 1℃，脉搏相应增加约 18 次/分，若按华氏温度计计算，每上升 1℉脉搏相应增加 10 次/分。

2）节律：脉搏的节律反映左心室收缩的情况，正常人节律是规则的。在部分儿童及青年中，可见到呼吸性心率不齐现象，即在吸气时脉搏稍快，呼气时稍慢，称窦性心律不齐，此非病态。在病理情况下可出现脉搏节律不整，常见于各种心律失常。例如心房纤颤，为无规律的不整脉；过早搏动是指在一次提前出现的脉搏之后有一个较长时间的代偿间歇。

3）紧张度：脉搏的紧张度决定于动脉收缩压的高低。检查方法是：以几个手指按压动脉，近端手指逐渐用力，直至远端手指触不到脉搏为止。近端手指完全阻断动脉搏动所需的压力，即为脉搏的紧张度。高血压病患者脉搏紧张度较大，休克患者脉搏紧张度减小。

（3）呼吸：正常人呼吸均匀，每分钟 16～20 次。检查呼吸时，应注意呼吸的类型、频率、节律、深度等。在病理情况下，上述的呼吸情况均可发生变化（详见胸部检查）。

（4）血压：正常成人在安静状态下，血压不应超过 18.7/12.0kPa（140/90mmHg）。若收缩压大于或等于 21.3kPa（160mmHg）舒张压大于或等于 12.7kPa（95mmHg）者，称高血压。血压值在上述正常值与高血压之间者，称临界性血压。在生理情况下，晨起时血压稍低，傍晚、劳动、精神紧张、寒冷等因素，可使血压稍高，收缩压往往随年龄增长而相应地增高。在病理情况下，高血压常见于原发性高血压病、肾脏疾病、肾上腺皮质和髓质肿瘤等。血压低于12.0/8.0kPa（90/60mmHg）者称低血压，常见于休克、心肌梗塞、心功能不全等。收缩压和舒张压之间的差称脉压，脉压增大常见于主动脉瓣关闭不全、主动脉粥样硬化等。脉压缩小常见于休克、心包积液等。

2. 发育与营养

(1) 发育：发育通常以年龄、智力和体格成长状态（身高、体重及第二性征）之间的关系来判断。发育正常时，年龄和体格成长状态是均衡的。一般判断成人正常的指标为：胸围约等于身高的一半，两上肢展开的长度约等于身高，坐高等于下肢的长度。正常人的身高和体重之间的关系是不平衡的，一般可用下列公式粗略估计：

标准体重（公斤）=身长（厘米）-100

发育与遗传、内分泌、营养和体育锻炼等内外因素有密切的关系。

(2) 营养：营养状况的好坏一般可作为评定健康和疾病程度的标准之一。营养状态是根据皮肤、毛发、皮下脂肪及肌肉发育的情况等进行综合判断的。临床上常用营养状态良好、中等、不良来形容。

3. 意识状态　正常人意识清楚，反应敏锐精确，思维合理，语言清晰，表达能力正常。疾病时（凡能影响大脑功能活动的疾病），均可引起不同程度的意识障碍。根据意识障碍程度可分为：

(1) 嗜睡：是最轻的意识障碍。患者处于病理性的睡眠状态，可被轻度刺激或言语所唤醒，醒后能回答问题，但反应较迟纯，回答问题简单而缓慢，停止刺激后又再入睡。

(2) 意识模糊：是较嗜睡更进一步的意识障碍。患者有定向障碍，思维和语言不连贯，可有错觉和幻觉，躁动不安或精神错乱。这种以兴奋性增高为主要表现的高级神经中枢急性活动失调状态称谵妄，常见于重症感染的高热期。意识模糊亦可为表情淡漠、答话迟钝等抑制状态。

(3) 昏睡：患者处于深睡状态，不易唤醒。在强烈刺激下（如压迫眶上神经、摇动病人身体）可唤醒，但很快又再入睡。醒时答话含糊不清，或答非所问。

(4) 昏迷：是意识障碍的最严重阶段。可分为：

1) 浅昏迷：意识大部丧失，无自主运动，对光、声刺激无反应，对疼痛刺激尚可出现痛苦表情或肢体退缩等防御反应。角膜反射、瞳孔对光反射、眼球运动、吞咽反射等可存在。

2) 深昏迷：意识全部丧失，对强刺激不能引起反应，肢体常呈松弛状态。深、浅反射消失，偶有深反射亢进与病理反射出现。机体仅能维持呼吸与循环功能。

临床上检查意识状态的方法一般多采用问诊，通过与病人的对话来了解其思维、情感反应、定向力等。同时还要做一些检查，例如瞳孔对光反射、角膜反射、肌腱反射、痛觉试验等，来判断其意识障碍的程度。

4. 面容与表情　正常人精神饱满，表情自如。在某些疾病时，常有特殊面容与表情，对临床诊断有一定的帮助。

(1) 急性病容：面色潮红、兴奋不安、鼻翼扇动、口唇泡疹、表情痛苦。常见于急性热病，如肺炎球菌肺炎、疟疾等。

(2) 慢性病容：面容憔悴，面色灰暗或苍白，目光暗淡。常见于慢性消耗性疾病，如恶性肿瘤、肝硬化等。

(3) 左房室瓣面容：双颊紫红，口唇轻度发绀。见于风湿性心脏病左房室瓣狭窄患者。

(4) 甲状腺功能亢进面容：面容惊愕，眼裂增大，眼球突出，目光闪烁，兴奋不安，烦躁易怒。

5. 体位　体位是指患者身体在卧位时所处的状态。体位对某些疾病的诊断具有一定意义。常见体位有：

(1) 自动体位：身体活动自如，不受限制。

(2) 被动体位：患者不能自己调整或变换肢体的位置，称被动体位。见于意识丧失的病人及极度衰弱的患者。

(3) 强迫体位：为了减轻疾病的痛苦，病人常被迫采取某种体位，称强迫体位。临床上最常见的强迫体位为强迫坐位。

强迫坐位，又称端坐呼吸。患者被迫坐于床沿，两手置于膝盖上或扶持床边。这种体位可使胸廓辅助呼吸的肌肉易于运动，使膈肌下降，肺换气量增加；同时下肢回心血量减少，可减轻心脏负担，借以减轻呼吸困难。常见于心肺功能不全患者。

(4) 变换体位：腹部剧痛时，病人辗转反侧，坐卧不安，常见于胆绞痛、肠绞痛等。

(二) 皮肤与粘膜

皮肤本身的疾病很多，同时在许多全身性疾病病程中，伴随多种多样皮肤粘膜的改变。检查皮肤粘膜时以望诊为主，配合触诊。

1. 颜色　皮肤粘膜苍白，常见于贫血、休克、血栓闭塞性脉管炎等，是由于毛细血管痉挛或充盈不足等引起；潮红常由于毛细血管扩张、充血等原因引起，如发热性疾病、炎症等；紫绀为缺氧的一种表现，常见于心肺疾病，紫绀最先出现在距心脏较远的末梢循环，如指（趾）尖、口唇等部位；黄疸轻者见于巩膜、软腭粘膜等处，重者全身皮肤粘膜均可见到，是由于血中胆红素增多所致，常见于肝胆疾病、溶血性贫血等。

2. 弹性　皮肤的弹性和年龄、营养状况及组织间隙所含液体量有关。儿童及青年人皮肤弹性好，老年人及脱水或长期消耗性疾病者皮肤弹性差。检查方法为：捏起某处（手背、大腿内侧等处）皮肤，松手后很快恢复原状者弹性好，复原缓慢者弹性差。

3. 皮疹　皮疹多为全身性疾病的症候之一，是临床诊断某些疾病的重要依据。在发现皮疹时，要仔细观察其出现和消失的时间、发展顺序、分布部位、颜色、形态大小、平坦或隆起、压之是否退色、有无瘙痒和脱屑等。常见的皮疹有：

(1) 斑疹：局部发红，一般不隆起皮面。如风湿性环形红斑、丹毒等。

(2) 丘疹：局部发红，隆起皮面。如猩红热皮疹、麻疹等。

(3) 斑丘疹：丘疹隆起皮面，其周围皮肤发红。如风疹、药物疹等。

(4) 玫瑰疹：呈鲜红色圆形斑诊，直径 2～3mm，压之退色，常见于躯干部，是伤寒具有的特征性皮疹。

(5) 荨麻疹：稍隆起于皮面的局限性水肿、瘙痒。常见于某些食物或药物过敏。

4．出血点与紫癜　皮肤粘膜下出血点，其广泛程度与出血面积的大小，因病情轻重而异。直径不超过2mm的称出血点，直径在3～5mm的称紫癜，直径在5mm以上者称淤斑。皮下出血伴有皮肤显著隆起 者称血肿。出血点及紫癜，在皮肤加压后不退色。皮肤粘膜出血点及紫癜，常见于血液系统疾病及某些感染、中毒等。

5．蜘蛛痣　是皮肤小动脉末端分支性扩张所形成的血管痣，其形似蜘蛛，故名蜘蛛痣。蜘蛛痣多分布在上腔静脉分布的区域内，如面、颈、肩、臂、前上胸部等处。检查时用笔尖或竹签压迫蜘蛛痣的中心，其周围辐射状小血管网即退色。其发生一般认为与体内雌激素水平增高有关。常见于慢性肝炎、肝硬化及生理性妊娠期等。部分慢性肝病患者，其手掌大小鱼际部位发红，压迫后退色，称肝掌，其发生机理与蜘蛛痣相同。一般出现1～2个蜘蛛痣者不一定具有临床意义。

6．水肿　是皮下组织的组织间隙液体潴留过多所致。水肿常首先发生于皮肤组织疏松部位（眼睑、踝等处）和下垂部位。用手指加压后出现凹陷，经一定的时间后才能平复，故称可凹性水肿。局限性水肿常由局部炎症或静脉血、淋巴液回流受阻所致。全身性水肿常由于右心功能不全，体静脉回流受阻所致。临床上根据水肿的程度可分为轻、中、重三度。

（三）淋巴结

正常人浅表淋巴结很小，不易触及，部分健康人在颈部、颌下、腹股沟等处可触到小而软的淋巴结，无压痛，与周围组织不粘连。

检查淋巴结时，要按一定的顺序进行，以免发生遗漏。从耳后开始，依次为乳突、颌下、颏下、颈深上群、颈深下群、锁骨上、腋窝、滑车上、腹股沟、腘窝等。发现淋巴结时，要注意其大小、数目、硬度、压痛、活动度、局部红肿、疤痕、瘘管等。病理情况下，局限性淋巴结肿大，常见于局部炎症、结核及肿瘤的转移等，全身淋巴结肿大常见于白血病、恶性淋巴瘤等。(图 2-2)。

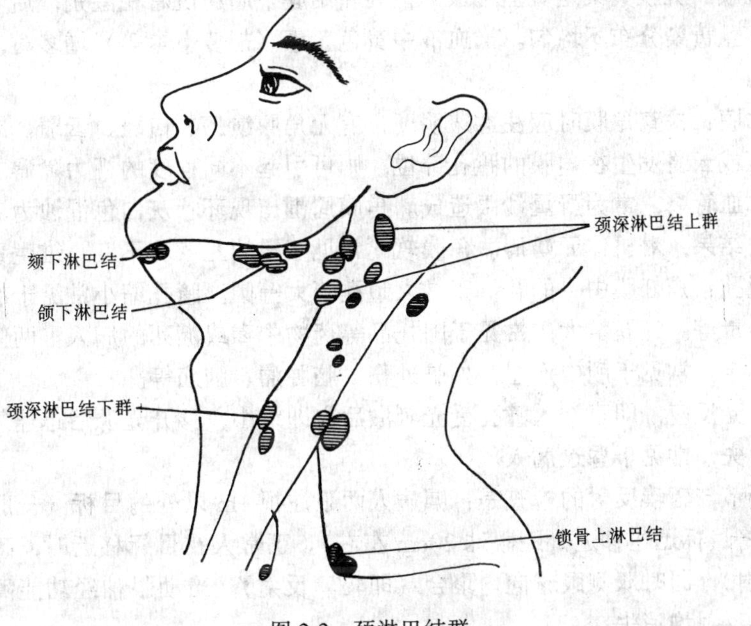

图 2-2　颈淋巴结群

二、头 颈 部

（一）头部

1．头颅　头颅的形状和大小的异常，可成为某些疾病的特征。如脑积水病儿，头颅增大，对比之下颜面很小，由于颅内压高，压迫眼球形成双目下视、巩膜外露的特殊表现，称巨颅；方颅呈前额左右突出，顶平坦呈方形，见于小儿佝偻病；小颅畸形见于大脑发育不全患者。幼儿还需注意其囟门的情况。小儿前囟门多在12～18个月内闭合，若1岁半以后的小儿囟门未闭，常因佝偻病所致。正常幼儿囟门平坦。囟门隆起常见于颅内压增高，如流行性脑脊髓膜炎、乙型脑炎等；囟门凹陷常见于严重脱水的患儿。

2．眼

(1) 眼睑：眼睑浮肿常见于肾脏疾病；一侧上眼睑下垂常由动眼神经麻痹所致，双侧者常见于重症肌无力；双侧眼睑闭合障碍常见于甲状腺功能亢进，单侧者常见于面神经麻痹。

(2) 眼球：双侧眼球突出见于甲状腺功能亢进或高度近视患者，单侧眼球突出常为局部炎症或眶内肿瘤。眼球凹陷常见于脱水患者或眼球萎缩者。眼球震颤常见于耳源性眩晕或小脑疾患等，其检查方法为：嘱病人用眼跟随医生手指所示方向（水平或垂直）运动数次，若眼球呈水平方向向左或右快速往返运动，称水平震颤（较多见）；若上下运动，称垂直震颤。眼球压力增高见于青光眼，降低见于严重脱水或慢性消耗性疾病的后期。眼球压力对比测试法是：一手轻压病人眼球，另一手轻压自己（健康者）眼球。

(3) 结合膜：结合膜分为睑结合膜、穹窿部、球结合膜三部分。检查时要翻转眼睑进行观察。结合膜充血常见于炎症；睑结合膜苍白见于贫血；睑结合膜上有出血点，常见于某些严重的感染，如败血症、流行性脑脊髓膜炎、亚急性感染性心内膜炎等；睑结合膜上的滤泡、疤痕，常见于沙眼。

(4) 巩膜：巩膜黄染是黄疸征象，但要和结膜下脂肪沉着相鉴别，后者多位于巩膜的内眦部，且黄染分布不均匀。当血液中黄色色素（胡萝卜素等）增多时，黄染只出现在角膜周围。

(5) 角膜：检查角膜时应注意透明度，有无角膜溃疡、白斑、云翳、血管翳、软化等。若白斑或云翳发生在角膜的瞳孔部位，则可引起不同程度的视力障碍。角膜周围血管增生，称血管翳，常为严重沙眼造成。角膜周围出现环状灰白色混浊为老年环，是类脂质沉着的结果，对机体无妨碍。角膜软化常见于婴幼儿营养不良、维生素A缺乏等。

(6) 瞳孔：是虹膜中央的孔。正常人瞳孔等大等圆。瞳孔缩小常见于有机磷农药中毒、吗啡中毒等。瞳孔散大，常见于阿托品等药物中毒或濒死的病人。两侧瞳孔大小不等且变化不定，常见于颅内疾患，如脑外伤、脑肿瘤、脑疝等。

瞳孔对光反应，即正常人瞳孔受光刺激后立即缩小，移开光源后迅速复原。对光反应迟钝或消失，常见于昏迷病人。

瞳孔调节与辐辏反射的检查是：嘱病人两眼注视1m以外的目标（一般为医生的手指），然后将目标迅速移近（距眼球20cm左右）。正常人在目标移近时，瞳孔逐渐缩小（即调节反射），同时双侧眼球向内聚合（即辐辏反射）。当动眼神经功能障碍时，调节反射和辐辏反射均消失。

3．耳　耳是听觉和平衡的器官，可分为外耳、中耳、内耳三部分。检查时注意外耳道有无分泌物、出血、红肿等。若有脓性分泌物，应考虑为化脓性中耳炎。红肿常为外耳道疖肿所致。外伤后有血或脑脊液流出，则考虑颅底骨折。检查鼓膜时注意有无穿孔，鼓膜穿孔常为急、慢性中耳炎所致。检查乳突有无压痛，有明显压痛者，常为慢性中耳炎所致乳突炎，严重时还可继发耳源性脑脓肿。听力正常者，一般在1m处能听到秒表声。听力减退，常见于中耳疾患。

4．鼻　检查鼻时，应注意鼻腔有无阻塞。其方法为分别压迫一侧鼻翼，让病人作通气动作。当鼻粘膜有急、慢性炎症时，常因粘膜充血、水肿或鼻息肉，引起通气障碍。鼻翼扇动（尤其是幼儿）提示有严重的呼吸困难，如肺炎。鼻出血也称鼻衄，常见于出血性疾病。鼻腔有多量脓性分泌物，且鼻旁窦有压痛，提示有鼻旁窦炎。鼻旁窦有四对，除蝶窦的解剖位置较深，体表不能检查外，其余三对即额窦、筛窦、上颌窦均可检查（图2-3）。

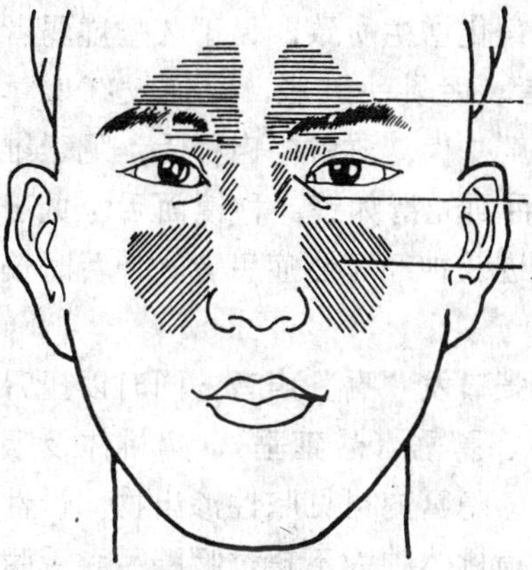

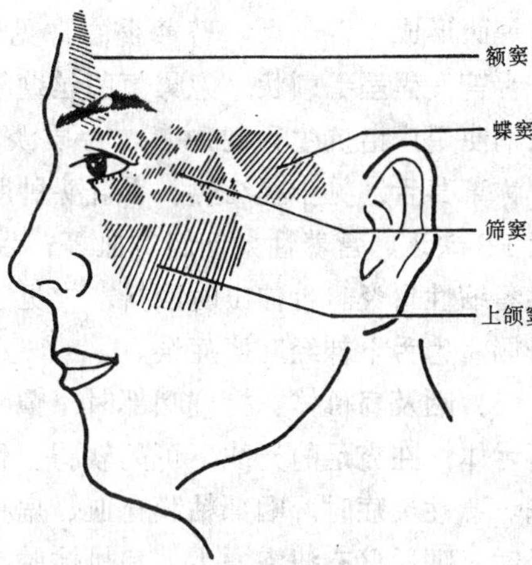

图2-3　鼻旁窦

5．口腔

（1）口唇：口唇的毛细血管十分丰富，因此健康人口唇红润光泽。当口唇毛细血管充盈不足或血红蛋白含量减低时，则口唇苍白，见于贫血、虚脱等病人。口唇紫绀为缺氧的表现，见于心、肺功能不全，周围循环衰竭等。口唇泡疹多为单纯疱疹病毒感染所致。口角糜烂常见于核黄素缺乏。面神经瘫或炎症时，口角被拉向健侧。

（2）口腔粘膜：正常口腔粘膜呈粉红色。口腔粘膜有出血点或淤斑，常见于各种出血性疾病。有色素沉着而使口腔粘膜出现蓝黑色斑片者，常见于肾上腺皮质功能减退，如艾迪生病。儿童麻疹时，常在相当于第二臼齿（第二磨牙）的颊粘膜处出现针尖大小灰白色斑点，称麻疹粘膜斑或科泼力克（Koplik）斑，为麻疹早期的特征。口腔粘膜溃疡反复发生者，常为慢性炎症、营养不良或继发于某些全身性疾患。鹅口疮常见于婴幼儿或老年体弱者，也可出现于长期使用广谱抗生素或抗癌药之后，为白色念珠菌感染。

（3）齿及齿龈：检查牙齿时，要注意有无龋齿、残根、缺齿、义齿等。如发现牙齿疾患，可按下列格式标明所在部位：

$$
\begin{array}{c}
\text{上} \\
\text{右}\ \begin{array}{c|c} 8\,7\,6\,5\,4\,3\,2\,1 & 1\,2\,3\,4\,5\,6\,7\,8 \\ \hline 8\,7\,6\,5\,4\,3\,2\,1 & 1\,2\,3\,4\,5\,6\,7\,8 \end{array}\ \text{左} \\
\text{下}
\end{array}
$$

例如右上第五齿（第二前磨牙）、左下第三齿（尖牙）为龋齿，可表示为：$\dfrac{5|}{\ \ |3}$龋齿。

正常齿龈为粉红色。检查时见齿龈红肿，常见于牙周炎；挤压后溢脓，见于慢性牙周炎及牙龈瘘管等。牙龈出血可为口腔内局部因素引起，如牙石；亦可是全身疾病引起，如出血性疾病、维生素C缺乏症等。齿龈的游离缘出现蓝灰色点线称为铅线，是铅中毒的特征。在汞、砷等重金属盐中毒时，亦可出现类似的点线，故应结合病史加以鉴别。

(4) 舌：舌诊时应注意舌质、舌苔、舌体的运动等情况。健康人舌质淡红，舌苔薄白，舌体干湿适中、活动自如。舌苔是由于舌丝状乳头之间夹杂脱落上皮、食物碎渣、细菌等而形成。舌干燥、苔黄褐，常见于高热脱水患者；舌苔厚腻，常见于消化不良者；舌苔发黑呈毛刺状，为霉菌菌丝缠绕舌乳头及上皮角化增生所致，见于久病虚弱者或长期使用广谱抗生素的患者。舌质淡常见于贫血患者；舌乳头肿胀，充血发红似草莓，称草莓舌，见于猩红热；舌乳头肿胀，舌面绛红似鲜牛肉，称鲜牛肉样舌，见于维生素PP缺乏、营养性大细胞贫血等；舌乳头萎缩以致舌面光滑如镜，称镜面舌，见于慢性萎缩性胃炎。舌伸出时颤抖，常见于甲状腺功能亢进及神经官能症患者。伸舌时偏向一侧，为舌下神经麻痹症候。

(5) 咽及扁桃体：检查咽部时，嘱病人头略后仰，张口发“啊”声音，同时以压舌板压舌体，在充足的光线下可见软腭、舌腭弓和咽腭弓、腭垂（悬雍垂）、扁桃体及咽后壁。急性炎症时，咽部粘膜充血、扁桃体肿大、充血、隐窝内可见脓性渗出物。慢性咽炎时，咽后壁有滤泡增生。扁桃体肿大可分为三度：扁桃体肿大不超过咽腭弓和舌腭弓之间扁桃体窝者为Ⅰ度。超过者为Ⅱ度；两侧扁桃体互相对合接近腭垂者为Ⅲ度。

(6) 腮腺：腮腺位于耳屏、下颌角、颧弓所形成的三角区内。正常腮腺体薄而软，触诊时不易摸到。腮腺肿大时可见到以耳垂为中心的隆起，并可触及边缘不明显的包块，同时还应检查腮腺导管开口（相当于上颌第二磨牙的颊粘膜面）有无分泌物。当化脓性腮腺炎或急性流行性腮腺炎时，腮腺肿大，腮腺管口经挤压有分泌物溢出。腮腺肿瘤时，腮腺肿大，质地较硬。

（二）颈部

1．颈部姿势与运动　正常人坐位时，颈部直立，运动自如，颈部柔软。若头不能抬起，见于重症肌无力和进行性肌萎缩等。斜颈常见于颈部肌肉外伤、疤痕或先天性颈肌痉挛等。颈部强直常见于颈椎病或脑膜刺激征。颈项强直的检查方法为：嘱病人仰卧位，两腿伸直，医生用手托住病人的枕部，并使之向前屈曲。若病人头部不能前屈或感到头颈部疼痛而不敢前屈则为颈项强直。

2．颈部血管

(1) 颈静脉怒张：正常人坐位时，颈部静脉不显露；卧位时，体瘦者可轻度充盈。若坐位时即见到颈静脉充盈和怒张，表示静脉压升高，上腔静脉回流受阻。常见于右心功能不全及心包积液患者。

(2) 颈动脉搏动：正常人不易看到颈动脉搏动。当心脏排血量明显增多时，可见颈动脉搏动显著。常见于主动脉瓣关闭不全和严重贫血等。

(3) 颈部血管性杂音：在颈部大血管区若能听到"营营"样的杂音，即为血管杂音。应考虑颈动脉或椎动脉狭窄。这种杂音的音量可大可小，收缩期明显，多为大动脉炎或动脉硬化所引起。

3．甲状腺　正常人甲状腺一般看不见，少数青年女性在青春发育期可轻度肿大。病理性甲状腺肿大，常见于甲状腺功能亢进、甲状腺肿瘤及单纯性甲状腺肿等。甲状腺的检查方法为：医生用拇指和示指捏住病人的甲状腺，嘱病人做吞咽动作，甲状腺随吞咽动作而上下移动。触及甲状腺时，应注意其软硬度，表面是否光滑，两侧是否对称，有无压痛、血管震颤及血管杂音。甲状腺功能亢进时，甲状腺肿大、质软、光滑，有的可触及震颤及听到血管杂音。甲状腺癌质地较硬，有结节感。

4．气管　正常人气管位于颈前正中，检查时嘱病人颈部放松，医生的示指和无名指分别置于两侧的胸锁关节上，然后以中指置于气管上，观察三指之间的距离是否相等，来判断气管的位置有无偏移。若大量胸腔积液、气胸、纵隔肿瘤等，可将气管推向健侧：肺不张、胸膜肥厚粘连等，可将气管拉向患侧。

三、胸　部

(一) 胸廓及肺部

1．胸廓　正常人胸廓两侧大致对称。成人胸廓前后径较左右径短，其比例约为1∶1.5；小儿和老年人前后径略小于横径，胸廓几乎呈圆柱形。常见的胸廓变形有：

(1) 扁平胸：胸廓扁平，前后径常短于横径的一半，同时伴有锁骨突出，锁骨上、下窝凹陷，腹上角呈锐角等现象。常见于瘦弱细长的健康人及慢性消耗性疾病患者。

(2) 桶状胸：胸廓的前后径及横径都增大，尤以前后径增大为著，呈桶状，并有颈短肩高，肋间变宽，腹上角呈钝角等现象。常见于肺气肿患者。

(3) 佝偻病胸（鸡胸）：胸廓前后径大，横径较小，特别是胸骨下端明显突出。侧壁肋间凹陷，肋骨前端和肋软骨连接处变厚增粗，突起如串珠状，称佝偻病串珠肋。前胸下部肋缘向外翻，自胸骨剑突沿膈附着的部位向内凹陷形成沟，称肋膈沟或哈里森(Harrison) 沟。若胸骨下部剑突处显著内陷形成漏斗状，称漏斗胸。常见于小儿佝偻病患者。

2．肺部

(1) 望诊

1) 呼吸运动：正常人的呼吸运动，吸气时呼吸肌及膈肌收缩是主动运动，呼气时肺组织弹力回缩是被动运动。一般男性和儿童以腹式呼吸为主，女性以胸式呼吸为主。在某些疾病时，这两种呼吸运动可发生变化，例如胸膜和肺部疾病时，可使胸式呼吸减弱而腹式呼吸增强。腹膜炎和大量腹水时，腹式呼吸减弱而胸式呼吸增强。

当气流进入肺部不畅时，由于呼吸肌的收缩，使肺内负压极度增大，出现锁骨上窝、胸骨上窝及肋间隙向内凹陷，称"三凹征"。儿童呼吸困难时，三凹征明显。

2) 呼吸频率、深度及节律：健康的成人每分钟呼吸16～20次（新生儿约44次/

分），呼吸与脉搏之比约1:4。当运动和情绪激动时呼吸增快，休息、睡眠时呼吸减慢。在病理情况下，呼吸增快常见于发热、贫血、心肺疾患等；呼吸减慢可见镇静剂、麻醉剂过量及颅内压增高者。

代谢性酸中毒时，由于酸性代谢产物对呼吸中枢的刺激，使呼吸加深加快称深长呼吸或库斯毛尔（Kussmaul）呼吸。肺气肿或呼吸肌麻痹时呼吸可变浅。

正常人呼吸节律规整。常见的呼吸节律改变有潮式呼吸（Cheyne-Stokes respiration），是一种由浅慢而深快，再由深快到浅慢，然后经过一段时间的呼吸暂停，再开始浅慢呼吸，如此周而复始。常见于中枢神经系统疾病。

3）呼吸运动的对称性：正常情况下，两侧胸廓呼吸运动基本对称。当一侧肺或胸膜病变时，患侧呼吸运动可减弱或消失，健侧呼吸运动可代偿性增强。

（2）触诊

1）呼吸运动：检查呼吸运动时，将两手掌平放在病人胸部两侧对称的部位，让病人做深呼吸。正常时两侧呼吸运动对称。若一侧有病变时，则该侧的呼吸动度减弱，健侧的呼吸动度正常，或由于代偿作用而增强。见于胸膜炎，肺炎球菌肺炎、气胸及胸膜增厚等。

2）触觉语颤：当病人发出声音，声波所产生的震动，可沿气管、支气管、肺泡传到胸壁，并引起共鸣性震动，此震动可由手掌触及，称触觉语颤。检查方法是：将两手掌轻轻平贴在胸壁对称部位，嘱病人重复说“一、一……”或“一、二、三”，检查双侧语颤是否对称。语音传导的条件是气管和支气管畅通及胸膜脏层和壁层相贴近。语颤的强弱与发音的强弱、音调的高低（低则较强）、胸壁的厚薄等因素有密切关系。因此在正常情况下，语颤一般男性较女性为强，成人较儿童为强，瘦者较胖者为强。在同一正常个体中，语颤前胸上部较下部为强（因上部距声门较近），后胸下部较上部为强（因上部肌肉较厚），右上胸部较左上为强（因右肺上部较靠近气管，右支气管较粗短且直）。

在病理情况下，凡能阻碍声波向胸壁传导的因素均可使语颤减弱或消失，主要见于肺气肿、阻塞性肺不张（支气管阻塞）、胸腔积液、气胸、胸膜肥厚等。凡能增强声波传至胸壁的情况，可出现语颤增强，如肺实变（实变的肺组织传导声波良好）。肺组织内有大空腔，若空腔接近胸壁，声波在空洞内产生共鸣，可使声波的震动加强。如肺结核空洞、肺脓肿空洞等，均可使语颤增强。

3）胸膜摩擦感：当胸膜有炎症时，由于纤维素渗出，使胸膜失去正常平整润滑作用。呼吸时两层胸膜互相摩擦，触诊可有摩擦感觉。

（3）叩诊

1）叩诊的顺序与方法：叩诊肺部时，一般采取坐位或仰卧位，身体两侧保持平衡，使胸部肌肉松弛。通常先叩前胸，自肺尖或第1肋间隙开始，沿肋间由上而下，由外向内，两侧对称地对比叩诊。然后再叩侧胸和背部。背部叩诊时，病人最好取坐位，两手交叉互抱肘部，头向前低垂，身体稍向前弯，这样可使肩胛骨向外展开。当病人不能坐位时，先取仰卧位检查前胸，然后侧卧位检查背部。由于近床部位的胸部叩诊音响常偏浊，因此必要时，应变换体位后再做另一侧检查。

胸部叩诊时一般采用间接叩诊法，板指应平置于肋间并和肋间平行，在肩胛间区扳指应与脊椎平行。叩指力量要均匀，轻重适宜。

2）正常叩诊音：正常肺部叩诊音为清音，但在各部位的响度与肺脏的含气量、胸壁的厚薄及邻近器官有关，因此肺脏各部的叩诊音不完全相同。右侧前胸部自肺尖向下到第 4 肋间隙为肺清音区，第 5 肋间隙以下为肝浊音区，左侧前胸第 2～5 肋间有心浊音区，第 6 肋间以下为胃泡鼓音区。背部肌肉较前胸多而厚，故背部叩诊音较前胸为浊。

3）病理性叩诊音：正常肺部应为清音，当肺和胸膜发生病变时，叩诊音即可改变。

浊音与实音：浊音见于肺组织的含气量减少，如肺炎、肺结核、肺不张等。实音见于大量胸腔积液及肺肿瘤。

过清音：过清音见于肺组织弹性减弱而含气量增多时，如肺气肿。

鼓音：鼓音常见于气胸，或靠近胸壁的肺内大空洞，如肺大泡、肺结核空洞等。

(4）听诊：肺部听诊时宜取坐位，也可取卧位。听诊顺序一般由肺尖开始，自上而下，依次为前胸、侧胸、背部，并左右对比。听诊时嘱病人做均匀呼吸，必要时做深呼吸或咳嗽，以观察呼吸音或附加音的改变。

1）正常呼吸音

肺泡呼吸音：当吸气时空气进入肺泡冲击肺泡壁，使之由弛缓转为紧张，呼气时又由紧张转为弛缓，这种肺泡壁弹性的变化，是肺泡呼吸音产生的主要机制。正常人肺部除靠近大气管分布的区域外，都可听到肺泡呼吸音。其特征为声音柔和，呈吹风样，很像上齿咬下唇吸气时所发出“夫”的声音。肺泡呼吸音的强弱与呼吸深浅、肺组织弹性及胸壁厚薄等有关。

支气管呼吸音：呼吸时，吸入或呼出的气流在声门、气管、支气管内形成湍流所产生的声音，颇似将舌抬高后呼气时发出“哈”的声音。在正常人喉部、胸骨上窝、背部第 6、7 颈椎及第 1、2 胸椎附近可听到此种呼吸音。

支气管肺泡呼吸音：是兼有肺泡呼吸音与支气管呼吸音特点的混合性呼吸音。在正常情况下，肺组织覆盖大气管的部位可以听到，如胸骨角及肩胛间区的第 3、4 胸椎水平。

2）病理性呼吸音

病理性肺泡呼吸音：①肺泡呼吸音减弱或消失：常见于呼吸运动受限、肺气肿、胸腔积液及胸膜肥厚等。②肺泡呼吸音增强：如发热、缺氧、贫血等。③呼气延长：下呼吸道阻塞或狭窄时（炎症或细支气管痉挛等）或肺组织弹性减退（肺气肿、肺纤维化等）均可使呼气延长。

病理性支气管呼吸音：若在只能听到肺泡呼吸音部位听到支气管呼吸音，即称病理性支气管呼吸音。常见于肺组织实变、肺内大空洞、压迫性肺不张等。

3）罗音：罗音是呼吸音以外附加的声音，依声音的性质不同可分为：

干罗音：干罗音发生机制是：由于支气管管腔狭窄，如支气管炎粘膜充血肿胀、支气管痉挛等，当气流通过狭窄的管腔时，发生湍流而产生的音响。

听诊特点为：音调较高，声音清楚而不连续，每个音响持续时间较长。吸气和呼气时均可听到，但主要在呼气时较多而明显。干性罗音的性质容易改变，其发生部位容易变换而不固定，在短时间内其数量可增多或减少。干罗音一般可分为鼾音和哨笛音。

鼾音：是低调而响亮的干罗音，很像熟睡时打呼噜的声音，多发生于气管或支气管。

哨笛音：是一种高调的干罗音，常被描述为“飞箭音”、“哮鸣音”等。多发生于中、细支气管。

干罗音常发生于双侧肺部，见于慢性支气管炎、支气管哮喘、肺气肿等，也可见于心源性哮喘。经常存在局限性干罗音，应考虑为局部支气管狭窄，常见于支气管肿瘤或支气管内膜结核等。

湿罗音：湿罗音即水泡音，是由于气管或支气管内有较稀薄的液体（如痰液、血液、粘液、渗出液等），呼吸时气体通过稀薄液体，形成水泡后立即破裂所产生的声音。

湿罗音的特点是：断续而短暂的一连串声音：多出现于吸气时，在吸气终末时更清楚，有时也可出现于呼气早期；部位较恒定，易变性小；可有中、小水泡音同时存在；咳嗽后可出现或消失。

湿罗音局限于肺局部，提示局限性病变，如肺炎、支气管扩张、肺脓肿等。如发生在两侧肺底部，多见于心功能不全所致的肺淤血或支气管肺炎等。如大水泡音满布两肺野，多见于急性肺水肿。

因支气管口径的大小不同，其内液体量的多少不同，湿罗音的声音也不同，可分为：大水泡音：又称粗罗音，发生于气管、支气管或空洞内，常见于急性肺水肿、肺结核空洞等。

中水泡音：又称中等罗音，发生于中等支气管内，常见于支气管炎。

小水泡音：又称细罗音，发生于细支气管或肺泡内，多在吸气终末时出现，常见于支气管肺炎、早期肺结核、肺淤血等。

捻发音：是一种极细而均匀一致的声音，在吸气末期听到，此声音好像在耳旁用手指捻搓一束头发所发出的声音，故称捻发音。一般认为捻发音是由于未展开的肺泡或液体量稍增多而互相粘合的肺泡，在吸气时被气流冲开而产生的细小破裂音。常见于早期肺结核、肺炎早期、肺淤血等。在老年人或长期卧床的病人，有时可在肺底部听到捻发音，在数次深呼吸或咳嗽后可消失，一般无特殊临床意义。捻发音和小水泡音性质很相似，故有时较难鉴别。

4）胸膜摩擦音：胸膜发生病变时，胸膜的脏层和壁层之间变得粗糙不光滑，呼吸时两层不光滑胸膜互相摩擦而产生音响，称胸膜摩擦音。其特点是：在吸气与呼气时均可听到，用听诊器加压胸壁时，则声音更清晰。常见于急性纤维素性胸膜炎。

（二）心脏

检查心脏时，根据病人的情况采取仰卧位、半坐位、坐位。要注意病人身体勿左、右倾斜，以免影响心脏的正常位置。

1．望诊

（1）心前区隆起：正常人心前区与右侧胸部相应部位大致是对称的。在儿童时期患心脏病，且心脏显著增大时，由于儿童胸壁骨骼尚软，可致心前区隆起。常见于某些先天性心脏病或慢性风湿性心脏病患者。成人有大量心包积液时，心前区可饱满。

（2）心尖搏动：在心脏收缩时，心尖的一部分（即未被肺遮盖的左心室一部分）向左前下方胸壁冲击，引起胸壁局部向外搏动，称为心尖搏动。正常人心尖搏动位于左侧第 5 肋间隙锁骨中线内侧 0.5～1cm 处，其搏动范围的直径 2～2.5cm。有相当一部分正常人可看不到心尖搏动。在观察心尖搏动时，应注意其位置、强度、范围、节律及频率有无异常。

1）心尖搏动位置改变：在病理情况下，左心室增大，心尖搏动向左下移位；右心室增大，左心室被推向左后方，故心尖搏动向左移位；当一侧胸腔积液或积气时，心尖搏动推向健侧；肺不张、胸膜广泛粘连时，可使心尖搏动拉向患侧；大量腹水或腹腔巨大肿瘤时可使膈肌上升，心尖搏动位置上移。

2）心尖搏动强弱改变：正常人心尖搏动的强弱与胸壁的厚薄、运动及精神紧张等因素有关。胸壁厚或肋间隙窄者，心尖搏动较弱且范围小；胸壁薄或肋间隙宽者，心尖搏动较强且范围较大；剧烈运动或精神紧张者，心尖搏动增强。

在病理情况下，左心室肥大者心尖搏动增强，范围亦较大，甚至呈抬举性搏动；心肌炎患者，心尖搏动减弱，范围较弥散；心包积液、左侧胸腔积液或肺气肿时，心尖搏动可减弱或消失；甲状腺功能亢进、高热患者，心尖搏动可增强。

2. 触诊　心脏的触诊检查除可验证望诊检查的结果外，还可发现望诊不能察觉的体征。通常用全手掌、手掌的尺侧或指尖进行触诊。

（1）心前区搏动：用触诊的方法进一步证实望诊所见，并确定心尖搏动的位置、范围。特别是心尖搏动在望诊时不能查到者，常需触诊才能确定心尖搏动时胸壁凸起，表示心室收缩期的开始，故临床上常用触心尖搏动来判断震颤、心音或杂音出现的时期。

（2）震颤：震颤是用手在患者的胸壁上触到的一种微细的震动感。此种感觉与猫在呼吸时在其气管部位所摸到的感觉相似，故又名“猫喘”。其发生机制是血液经狭窄的瓣膜口或异常通道流至较宽广的部位所产生的湍流场（旋涡），使瓣膜、心壁或血管壁产生震动并传至胸壁所致。震颤的强弱与血流速度、心脏两腔之间压力差大小及狭窄的程度有关。即狭窄程度越重，血流速度越快，压力差越大，震颤越强。但若过度狭窄，以致血流通过极少时，震颤也就不明显了。

震颤是器质性心、血管疾病的特征性体征之一。触诊所发现的震颤，相当于听诊所发现的杂音。在临床上有震颤的部位能听到杂音，而有杂音的部位不一定能触到震颤，这是因为触觉对频率较低的声波较敏感，而听觉则对频率较高者较为敏感。如果声波的频率较高，超过了触诊所能触知的上限时，则仅能听到杂音而触不到震颤。检查震颤时，应注意其部位、时间。按震颤出现的时间不同可分为：

1）收缩期震颤：随心尖搏动胸壁向前凸起时出现的震颤，为收缩期震颤。肺动脉瓣狭窄可于胸骨左缘第 2 肋间处触及收缩期震颤；主动脉瓣狭窄可于胸骨右缘第 2 肋间触及收缩期震颤；室间隔缺损时，在胸骨左缘第 3、4 肋间触及收缩期震颤。

2）舒张期震颤：心尖搏动在胸壁消失时，紧接着出现的震颤为舒张期震颤。左房室瓣狭窄时，于心尖部可触及舒张期震颤。

3）连续性震颤：即在收缩期和舒张期都可触及震颤。常见于动脉导管未闭，在胸骨左缘第 2 肋间处可触及。

3. 叩诊　叩诊的目的是确定心脏（包括所属大血管）的大小、形状及其在胸腔内的位置。叩诊时病人可取仰卧位或坐位，平静呼吸，用间接叩诊法轻叩。对肥胖者或肺

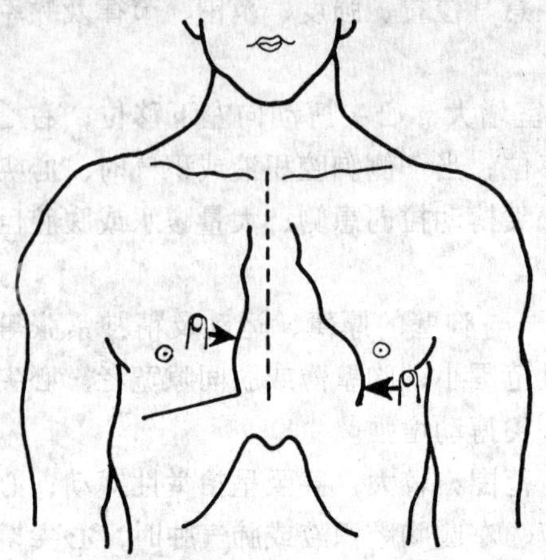

图 2-4　叩诊心脏浊音界时板指的位置

气肿病人，叩诊力量可稍加重。叩诊板指的位置在坐位时与心脏边缘平行（图 2-4）。仰卧位时与肋间平行。叩左界时，自心尖搏动所在的肋间开始，从外向内，按肋间依次上移直至第 2 肋间止。叩右界时，自肝浊音界的上一肋间开始，依次向上直至第 2 肋间。

（1）心脏浊音界：当沿肋间隙由外向内进行叩诊时，首次发现叩诊音由清音变为相对浊音时，表示已达心脏边界，此界称为心脏的相对浊音界，它相当于心脏在前胸壁的投影，反映心脏的实际大小和形状。再向内叩，叩诊音变为实音，表示已达心脏不被肺遮盖区域的边界，此界称为心脏的绝对浊音界。

（2）正常心界（相对浊音界）：正常人的心脏右界几乎与胸骨右缘相合，但在第 4 肋间处可在胸骨右缘稍外方。左界在第 2 肋间几乎与胸骨左缘相合，其下方逐渐向左移，并继续向左下方形成向外凸起的弧形。

正常人心脏左、右相对浊音界与前正中线的平均距离见表 2-1。

表 2-1　心脏相对浊音界

右（cm）	肋　间	左（cm）
2～3	Ⅱ	2～3
2～3	Ⅲ	3.5～4.5
3～4	Ⅳ	5～6
	Ⅴ	7～9

注：正常成人左锁骨中线至前正中线的距离为 8～10cm。

（3）心界各部组成：心右界自右第 1 肋间而下为上腔静脉（升主动脉和上腔静脉重叠），自第 3 肋骨上缘呈钝角斜向外下为右心房；心左界于左第 2 肋间处为主动脉结，依次为肺动脉圆锥、左心房的心耳部、左心室；心下界除心尖部为左心室外，其余均由右心室组成；心上界相当于第 3 前肋下缘的水平。位于第 1、2 肋间隙水平的胸骨两侧浊音区，一般称为心底（上）部浊音区，为大血管在胸壁上的投影区。主动脉结和左心室缘间的轻度凹陷部称心腰部（图 2-5）。

（4）心脏相对浊音界改变

1）左心室增大：左心室增大时，心脏相对浊音界向左、向下扩大，心腰部由正常的钝角变为近似直角，使心脏浊音区呈靴形（图 2-6）常见于主动脉瓣关闭不全，称为主动脉型心脏。见于高血压心脏病。

2）右心室增大：右心室显著扩大时，相对浊音界向左、右两侧扩大，但向左扩大明显。

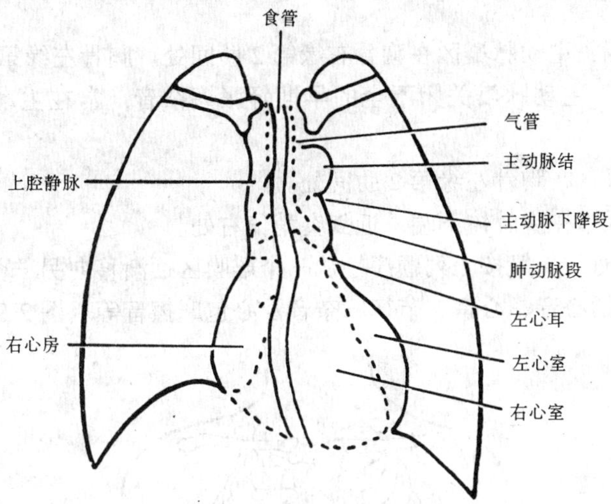

图 2-5　心脏各部在胸壁的投影

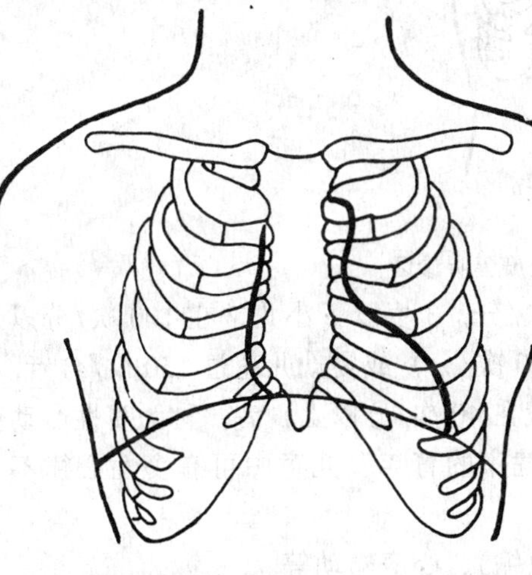

图 2-6　主动脉瓣关闭不全的心浊音界(靴形心)

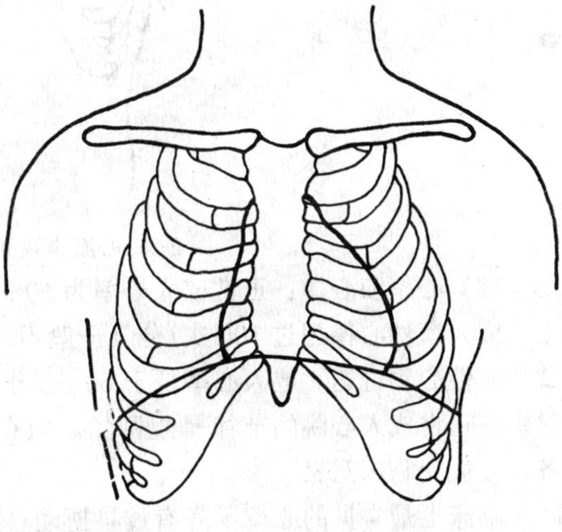

图 2-7　左房室瓣狭窄的心浊音界(梨形心)

3）左心房与肺动脉扩大：左心房与肺动脉扩大，可使心腰部饱满或膨出，使心浊音界外形呈梨形。因常见于左房室瓣狭窄，故称左房室瓣型心脏（图 2-7)。

4．听诊　心脏听诊的目的在于听取心脏正常及病理的音响，它在心脏病的诊断中占有重要的地位。听诊心脏时，病人可取坐位或仰卧位，必要时可让病人变换体位（例如用左侧卧位使心尖部杂音听得更清楚)，或让病人在适当运动（无心功能不全的情况下）后再行听诊，使杂音更易听到，或于深呼气末屏住气进行听诊。

（1）各瓣膜听诊区：心脏各瓣膜震动时所产生的声音，常沿血流方向传导到前胸壁的一定部位，在此部位听诊时可听得最清楚，此部位即为该瓣膜的听诊区。心脏各瓣膜听诊区，与各瓣膜口在胸壁上的投影位置并不完全一致。

1）左房室瓣区：左房室瓣区正常在心尖部，即左锁骨中线内侧第 5 肋间处。当心脏扩大时，心尖向左或向左下移位，所以一般选择心尖搏动最强点作为左房室瓣听诊区。

2）主动脉瓣区：主动脉瓣区在胸骨右缘第 2 肋间处。胸骨左缘第 3、4 肋间处为主动脉瓣第二听诊区。主动脉瓣关闭不全的早期舒张期杂音，常在主动脉瓣第二区最响亮。

3）肺动脉瓣区：在胸骨左缘第 2 肋间处。

4）右房室瓣区：在胸骨体下端，近剑突稍偏右处。

进行心脏听诊时，一般按上列顺序，从一个瓣膜区逐渐移向另一个瓣膜区，以免遗漏。听诊的内容包括心音、心率、节律、杂音及心包摩擦音等（图 2-8）。

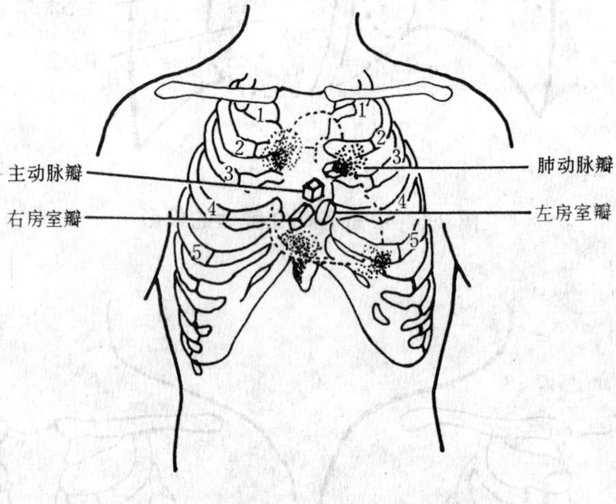

图 2-8　心瓣膜解剖部位及瓣膜听诊区

(2) 心率和心律：正常成人心率为 60～100 次/分，3 岁以下小儿常在 100 次/分以上。成人窦性心律超过 100 次/分（一般不超过 160 次/分）或婴幼儿超过 150 次/分者，称为窦性心动过速。成人心率低于 60 次/分（一般在 40 次/分以上）者，称为窦性心动过缓。正常成人心跳的节律是规则的。但在部分健康的青年及儿童中可有窦性心律不齐，一般无临床意义。

临床上最常见的心律不齐有过早搏动（期前收缩）、心房颤动等。

过早搏动又称期前收缩，是在原来心律的基础上突然提前出现的心脏收缩，之后有一个较长的间歇，使基本心律发生改变。

心房颤动的听诊特点是心律完全不规则、心音快慢、强弱不等，心室率大于脉率，在听诊的同时数脉搏，可发现脉率少于心率，这种脉搏脱漏现象称脉搏短绌或短绌脉。心房颤动常见于器质性心脏病，如冠心病、风湿性心脏病左房室瓣狭窄等。

(3) 正常心音：现已发现在每个心动周期中有四个心音，即第 1、第 2、第 3、第 4 心音。通常能听到的为第 1、第 2 心音，在青年和儿童中有时可听到第 3 心音，第 4 心音一般听不到。

1）第 1 心音：主要是心室收缩开始时，由左房室瓣、右房室瓣骤然关闭的震动所产生。此外心室肌的收缩、半月瓣开放及血流冲击大血管壁等所产生的震动，均参与第一心音的形成。它的出现标志着心室收缩的开始。第 1 心音在心前区各部均可听到，但以心尖部最强。它的音调较第2心音为低，持续时间较第2心音为长，约占0.1秒。大体上与“咚”的发音相近似。

2）第2心音：主要是心室舒张开始时，由肺动脉瓣和主动脉瓣关闭的震动所产生。此外心肌的松弛、大血管内血流冲击及左房室瓣、右房室瓣开放等所产生的震动，亦参与第2心音的形成。它的出现标志着心室舒张的开始。第2心音在心前区各部亦均可听到，但以心底部最强。音调较第1音为高，较清脆，所占时间较短，约为0.08秒。大体上与“嗒”的声音相近似。

正常青少年肺动脉瓣区第2音强于主动脉瓣区第2音，老年人则相反。

（4）心音改变

1）心音强度改变：

两个心音同时改变：两个心音同时增强，常见于运动后、发热、情绪激动、贫血等；两个心音同时减弱，常见于肺气肿、心肌炎、心功能不全等。

第1心音改变：第1心音增强，常见于高热、甲状腺功能亢进、左室代偿性肥大、左房室瓣狭窄等；第1心音减弱，常见于心肌炎、心肌梗死等心肌收缩减弱疾病。

第2心音改变：主动脉瓣区第2心音增强，是由于主动脉内压力增高所致，常见于高血压病、主动脉粥样硬化症等。主动脉瓣区第2心音减弱，是由于主动脉内压力降低所致，常见于主动脉瓣狭窄或关闭不全。肺动脉瓣区第2心音增强，是由于肺动脉高压所致，常见于左房室瓣狭窄、左心功能不全等。肺动脉瓣区第2心音减弱，是由于肺动脉内压力降低所致，常见于肺动脉瓣狭窄。

2）三音律：在原有两个心音之外出现一个额外的声音，形成三音律。根据附加音出现的时间不同，可分为收缩期三音律和舒张期三音律两种。临床上常见的有舒张期奔马律和二尖瓣开放拍击音。

奔马律：这个额外附加音出现在第2心音之后，与原有的第1、第2心音共同组成三音的韵律，犹如马奔跑时马蹄落地声，故称奔马律。舒张期奔马律的出现，常为心室扩张及心肌高度衰弱（特别是左心室）的表现常见于心功能不全、冠心病、心肌炎等。其发生机制是：在心室舒张时，心房血液快速注入心室（在快速充盈期末，实际为舒张中期），心肌处于衰弱状态，张力很差，以致引起心室壁的震动而产生。其出现时间与第3心音基本相似。与第3心音的区别为：舒张期奔马律出现在有严重器质性心脏病的病人，而第3心音出现于正常人；舒张期奔马律出现在心率较快时（100次/分以上），而第3心音发生在心率正常或较慢时，舒张期奔马律的三个心律间隔时间大致相等，性质相近，而第3心音距第2心音较近，且音调较低。

左房室瓣开放拍击音（开瓣音）：左房室瓣狭窄时，在第2心音之后可出现一音调较高而清脆的附加音，称为左房室瓣开放拍击音。其产生原理一般认为：左心房血液在心室舒张早期猛然冲入左心室，使已狭窄但仍具有弹性的左房室瓣开放突然停止而产生震动所致。开瓣音多在胸骨左缘稍外方第3、4肋间、心尖与胸骨左缘之间处听诊最清楚。它的出现表示瓣膜尚具有一定的弹性，为左房室瓣分离术的适应证之一。

（5）心脏杂音：心脏杂音是在心音以外出现的一种具有不同频率、不同强度、持续时间较长的夹杂声音。它可与心音分开或相连续，甚至完全遮盖心音。它对心瓣膜病的诊断有重要意义。

1）杂音产生的机制：杂音是由于血流加速（贫血、甲状腺机能亢进等）或血流紊乱（瓣膜关闭不全、异常通道等）产生湍流，并形成湍流场（旋涡），使心壁或血管壁发生震动所致。

2）分析杂音应注意的要点：①最响部位：由于杂音产生的部位及血流方向不同，杂音最响的部位亦不同。一般地说，杂音在哪个瓣膜区最响亮，提示病变即在该瓣膜。例如心尖部响亮的杂音，提示病变在左房室瓣。②出现时间：杂音发生在第1心音与第2心音之间者，称收缩期杂音。发生在第2心音与下一个心动周期的第1心音之间者，称舒张期杂音。若杂音连续在收缩期和舒张期出现，称为连续性杂音。一般地说，舒张期杂音及连续性杂音为器质性的，收缩期杂音有一部分为生理性的。③性质：由于病变性质不同，杂音的性质也不相同。可呈吹风样（常见于左房室瓣关闭不全或生理性）、雷鸣样或隆隆样（见于左房室瓣狭窄）、叹息样（见于主动脉瓣关闭不全）、机器声样（见于动脉导管未闭）、音乐音（见于感染性心内膜炎）。一般地说，器质性杂音是粗糙的，功能性杂音为柔和的。④传导方向：杂音常沿着产生杂音的血流方向传导，亦可借周围组织向四处扩散。根据杂音的最响部位及其传导方向，可判断杂音的来源及其病理性质。例如左房室瓣关闭不全，其收缩期杂音在心尖部最响，并向心底部及左腋下、左肩胛下角处传导。又如主动脉关闭不全的舒张期杂音，以主动脉瓣第二听诊区最响，并向胸骨下端甚至心尖部传导。一般杂音传导越远，声音亦越弱，但其性质仍保持不变。⑤强度：杂音的强度取决于局部狭窄的程度。一般认为，狭窄越重杂音越强。但极度狭窄，使血流通过甚少时，杂音反而减弱或消失。其次为血流速度，流速越快，杂音越强。另外狭窄口二端的压力差越大，杂音越强。收缩期杂音的强度一般可分五级：Ⅰ级：杂音很微弱，所占时间亦短，须仔细听才能听到；Ⅱ级：较易听到的弱杂音；Ⅲ级：中等响亮的杂音；Ⅳ级：较响亮的杂音；Ⅴ级：很响亮的杂音，震耳。

一般地说，Ⅱ级以下的收缩期杂音多为功能性的，Ⅲ级以上的收缩期杂音多为器质性的，但仍需结合病情来判断。舒张期杂音多为病理性的，一般不分级。但也有人主张将舒张期杂音根据其强度亦分为五级，或根据其强度分为轻度、中度、响亮的舒张期杂音。

总之，对一个杂音的描述，须记录其部位、时间、性质、传导方向、强度等，才能便于判断其临床意义，同时还要鉴别是功能性杂音或是器质性杂音（表2-2）。

表2-2　功能性杂音与器质性杂音的鉴别

	功能性杂音	器质性杂音
部位	在左房室瓣区或肺动脉瓣区	任何瓣膜区
时间	多为收缩期	收缩期、舒张期或连续性
强度	一般不超过Ⅱ级	常在Ⅲ级以上
性质	柔和吹风样	不定，粗糙杂音
传导	较局限，不传导	传导或不传导
易变性	易随呼吸、活动、体位而变化	持续存在，不易变化
心脏增大	无	随病情有相应房、室增大

四、腹　部

腹部检查也是体格检查的重要组成部分，对诊断疾病是不可缺少的。检查亦分为望、触、叩、听四部分，其中以触诊最为重要。腹部体表分区见图 2-9。

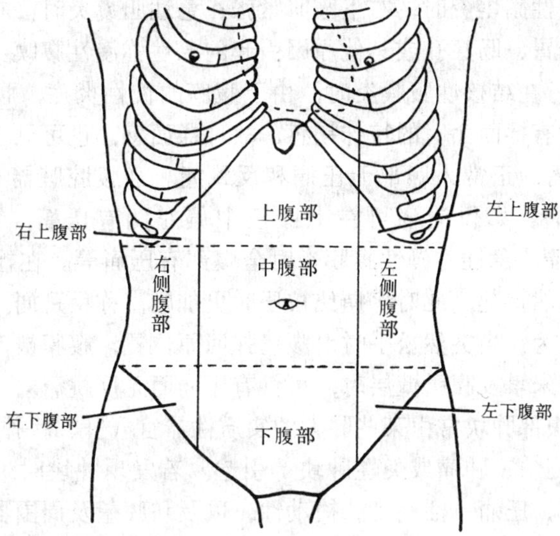

图 2-9　腹部体表分区示意图（九区法）

（一）望诊

1．腹部外形　正常人腹部平坦，外观对称，随年龄、性别不同，腹部可稍隆起或稍凹陷。在病理情况下可有：①腹部膨隆：弥漫性膨隆，常见于肠胀气、大量腹水、巨大腹腔肿瘤（卵巢囊肿）、生理性的晚期妊娠等；局限性腹部隆起，常见于腹腔内某一脏器的肿大，如肝脾肿大、尿潴留等。②腹部凹陷：整个腹部明显凹陷，称为舟状腹，常见于急性弥漫性腹膜炎、恶病质、严重脱水等。

2．腹壁静脉曲张　正常人的腹壁静脉不明显，当肝门静脉高压时或上、下腔静脉血流受阻时，由于侧枝循环形成而使腹壁静脉曲张。

3．蠕动波及肠型　正常人腹腔内胃、肠的蠕动波，只有在明显消瘦或腹壁松弛且菲薄的病人中才可察见，一般不能在腹壁上看到。在病理情况下，当胃、肠道有部分或完全性梗阻时，梗阻上端的胃、肠为了克服阻力而加强蠕动，可出现蠕动波。例如幽门梗阻时，在上腹部可见从左肋弓缘附近向右运行的较大蠕动波，并在幽门区消失，有时亦可见自右向左的逆蠕动波。肠梗阻时，在腹壁上可以见到肠型和蠕动波。小肠梗阻所致的蠕动波见于脐周围，严重梗阻时胀大的肠袢呈管状隆起，横形排列于腹中部，形成多层阶梯形肠型，并且全腹膨胀，肠蠕动波明显。当肠麻痹时，蠕动波消失。结肠梗阻时，梗阻上端结肠胀大，其宽大的肠型出现在腹壁周边，同时盲肠多胀大呈球形，随每次蠕动波的到来而更加凸起，常见于结肠癌、直肠癌患者。

（二）触诊

嘱病人取仰卧位，两腿屈曲使腹肌放松，医生站在病人的右侧。一般先采用浅部触诊法，以了解腹壁的情况，再用深部滑动触诊，以检查腹腔内脏器、肿物等，必要时可用双手触诊或冲击触诊法。触诊时医生的手要温暖，用力适中，一般从健康部位开始，逐渐移向病侧。触诊的内容有：

1．腹壁紧张度　正常人腹壁柔软。当腹腔内脏器有炎症时，炎症播及腹膜，腹肌可反射性痉挛而使腹壁变硬，称腹肌紧张。局限性腹肌紧张，常见于某一脏器的炎症波及腹膜。如急性化脓性阑尾炎时，右下腹肌紧张；急性胆囊炎时，右上腹肌紧张；腹肌广泛性紧张，常见于胃、肠穿孔或其他原因引起的急性弥漫性腹膜炎，此时腹肌硬如板状，故称“板状腹”。在结核性腹膜炎时，由于腹膜的慢性炎症，腹肌轻度紧张，并有腹膜增厚，故触诊时有揉面团时的特殊韧感，故称揉面感，也可见于腹膜转移癌。

2．压痛及反跳痛　正常人腹部无压痛和反跳痛。当腹腔脏器有炎症或腹膜炎时，可在相应部位有压痛。如胃溃疡可在上腹正中偏左侧有压痛，急性阑尾炎在麦氏（Mcburney）点有压痛，急性弥漫性腹膜炎时全腹部有压痛等。在检查压痛时，用并拢的手指加压局部后突然抬起，此时疼痛比按压时更加剧，称反跳痛，提示腹膜壁层有炎症存在。其疼痛机理为：当突然松手时，腹壁弹回原位置，腹膜被牵拉而引起疼痛。当腹腔内脏器的炎症尚未累及腹膜壁层时，可仅有压痛而无反跳痛。

3．腹部肿块　腹部肿块常由某些肿大的实质性器官（肝、脾肿大）、肿大的空腔性脏器（胆囊、充盈膀胱）、肿瘤或炎性肿块等引起。若发现肿块时，应注意其部位、大小、表面形态、硬度、压痛、活动度、搏动性，以及和腹壁及周围器官的关系等。例如位于右上腹部肿块以肿大的肝脏多见，位于左上腹部肿块以肿大的脾脏多见（若触及切迹可确定为脾脏）。若肿块和邻近组织粘连，不易推动且有明显的压痛，以炎症的可能性大。若肿块边界清楚，活动度大，压痛不明显，表面光滑，质地不硬，则以良性肿瘤的可能性大。若肿块质地硬，边界不清，表面不平，活动度差，则应高度怀疑为恶性肿瘤。

4．波动感（液波震颤）　腹腔内有中等量以上游离腹水时，如用手拍击患者的一侧腹部，放在腹部另一侧的手可有波动感，又称液波感或液波震颤。检查方法：医生左手掌贴于病人一侧腹部，而用右手指轻轻拍击其对侧腹部，腹水产生的震动波可传至左手而被触知。腹壁脂肪过厚的患者，其脂肪可将波动传递至对侧而影响检查的准确性。遇此情况，可让病人用手掌的尺侧用力压于腹正中线上，阻断脂肪波动的传导。对肥胖病人做此检查，在确定其意义时应取慎重态度。

5．肝脏　病人取仰卧位，髋、膝关节弯曲，使腹壁放松。检查前指导病人腹式呼吸。医生以左手四指托病人的右腰部，左手拇指固定于肋弓缘，右手平放在患者的右上腹部的下方，相当于右锁骨中线平脐部水平的部位，然后随病人呼吸而逐渐上移。触诊的手应与病人的呼吸运动密切配合。吸气时手随腹壁抬高，此时由于膈肌下降，肝亦下降，肿大的肝脏下缘可从指端滑过而被触及。呼气时腹壁松弛下陷，触诊的手也应及时下按，膈上升时肝亦上升，则又是一次触及肝下缘的有利时机。触及肝脏时，应注意其大小、质地、形态、压痛等（图 2-10）。

（1）大小：正常成人一般在右肋缘下触不到肝下缘。部分人在剑突下可触及肝脏左叶下缘（在剑下 3cm 以内）；消瘦者或腹壁松弛者深吸气时，肝下缘可在右肋弓下触及（成人在 1cm 以内，4～6 岁儿童可 1～2cm）。肝质地软，无压痛。肺气肿时，膈下移，

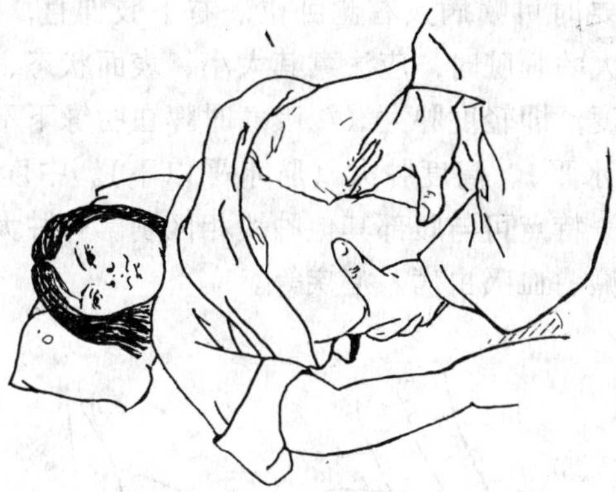

图 2-10　肝触诊示意图

肝受压亦下移，故下缘可触及，但并非肝肿大，应结合叩诊肝上界（正常在右锁骨中线第 5 肋间）来进行鉴别。测量肝脏大小时，右叶以右锁骨中线肋弓缘至肝下缘的距离以厘米计算，必要时叩诊肝上界（肝上、下界距离在锁骨中线上为 9～11cm）；左叶肝肿大以剑突至肝下缘的距离来计算。

（2）质地：肝脏的软、硬度一般以三个等级来表示，即质软（如触摸口唇时感觉），见于正常肝脏；质韧（似触鼻尖感觉），常见于急性肝炎、脂肪肝等；质硬（似触额部感觉），如肝癌、肝硬化等。

（3）表面形态：正常肝脏或急性肝炎时，肝脏表面光滑。肝硬化时，表面呈小结节状。肝癌时表面凹凸不平。

（4）边缘：正常肝脏边缘薄而整齐。慢性肝炎、肝淤血时，边缘圆钝。肝癌时边缘可不规则。

（5）压痛：正常肝脏无压痛。在急性肝炎、肝淤血时，可有弥漫性轻压痛。肝脓肿时可有局限性压痛。

6．胆囊　正常人胆囊不能触及。当胆囊肿大时，则可在右上腹腹直肌外缘与肋弓下缘交界处，触到梨形囊状肿块，肿块随呼吸运动而上下移动。若有急性炎症时，常伴有压痛。急性胆囊炎胆囊肿大不明显时，可做胆囊压痛检查，即墨菲（Murphy）征。其方法为：医生左手放于病人右侧胸壁，以拇指压于腹直肌外缘与肌弓下缘交界处，嘱病人深吸气，在吸气过程中病人因突然疼痛而屏住呼吸，即为墨菲征阳性（图 2-11）。墨菲征是急性胆囊炎的重要体征。因为在深吸气时膈肌下降，发炎的胆囊亦下降，当碰到压在其下方的拇指时引起疼痛而不敢再吸气。胆囊肿大可能由于胆汁淤滞、积液、积脓所引起，也可由于急性胆囊炎、胆结石、肿瘤所致。在胰头癌压迫胆总管导致阻塞时，可发生明显黄疸，胆囊显著肿大，但无压痛，称库瓦济埃（Courvoisier）征。在胆总管结石所致阻塞时，黄疸明显，胆囊常不肿大。这是因为胆总管结石时，胆囊常有慢性炎症，胆囊壁因纤维化而皱缩，并与周围组织粘连，故胆囊常不肿大。

7．脾脏　正常人脾脏不能触到。脾脏明显肿大时，用浅部触诊法即能触及。脾脏轻度肿大、位置较深时，则要用双手触诊法，即医生用左手掌置于病人左腰部第 7～10 肋处，将脾脏从后向前托起，右手掌平放于患者腹部左侧与肋弓垂直，让病人做腹式深呼吸，医生以稍弯曲的右手指末端轻轻压向腹部深处，并随呼吸运动有节奏地进行触诊

（方法同肝脏触诊）。必要时可嘱病人右侧卧位，右下肢伸直，左下肢屈髋屈膝进行检查，更易触到。触到肿大的脾脏时，应注意其大小、表面状态、边缘、硬度等。其大小在临床上常分为三种程度，即轻度肿大（深吸气时脾在肋缘下不超过2～3cm）、中度肿大（在肋缘下3cm至脐水平）、高度肿大（脐水平以下）。中度肿大以上的脾脏，在其右缘可触到脾切迹，这一特点可与腹部其他肿块相区别。脾肿大常见于白血病、肝门静脉高压、血小板减少紫癜、血吸虫病、疟疾等。

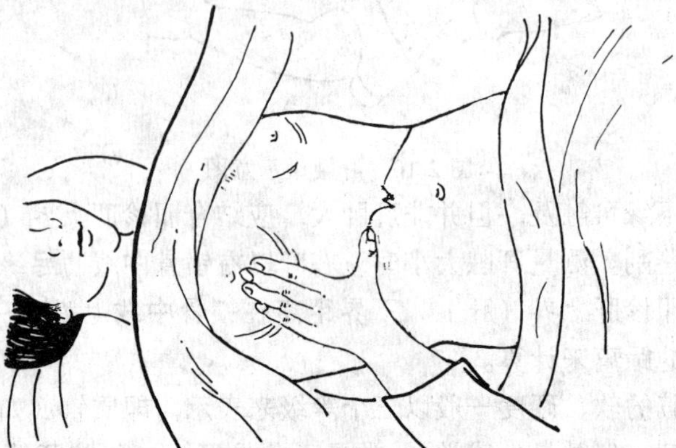

图2-11　墨菲（Murphy）征检查示意图

8．肾脏　正常肾脏不能触及，但瘦弱体型或腹壁松弛者在深吸气时也可被触到，特别是右肾。触诊肾脏时一般取仰卧位或立位，采用双手触诊法。触诊右肾时，医生站在病人右侧，左手托起病人右腰部，右手于右肋弓缘下，让病人深吸气，医生的右手伸向后腹壁，两手尽量靠近。若肾脏肿大或肾下垂时，在两手之间可触及肾脏。触左肾时两手相应交换位置，方法同上。触及肾脏时，应注意其大小、形态、硬度、表面状态和移动度等。肾脏肿大常见于肾盂积水、肾肿瘤、多囊肾等。

当肾脏或尿路有炎症及其他疾病时，可在一些部位出现压痛点，如：①季肋点：在第10肋前端；②上输尿管点：在脐水平线上腹直肌外缘；③中输尿管点：在两髂前上棘连线与通过耻骨结节所作垂直线的交点，相当于输尿管进入骨盆腔之处；④脊肋点：脊柱外缘和第12肋骨下缘交角处，又称脊肋角；⑤腰肋点：在第12肋骨下缘和腰肌外缘的交角处，又称腰肋角。脊肋角与腰肋角的压痛常见于肾脏炎性疾患，如肾盂炎、肾脓肿、肾结核等。输尿管结石、结核等，可在上、中输尿管点有压痛（图2-12）。

9．膀胱　正常人只有在膀胱充盈时，可在耻骨联合上方触到圆形囊状物，应注意和肿瘤、妊娠子宫相鉴别。

（三）叩诊

腹部叩诊的目的，在于了解胃、肠充气的情况，腹腔内有无积液、肿块，以及脏器的大小等。

1．正常叩诊音　正常腹部，除肝、脾浊音区外均呈鼓音。高度鼓音常见于胃、肠高度充气患者、人工气腹或胃、肠穿孔等。当腹腔内肿瘤、大量腹水、脏器极度肿大（巨脾）时，鼓音范围缩小，出现浊音或实音。

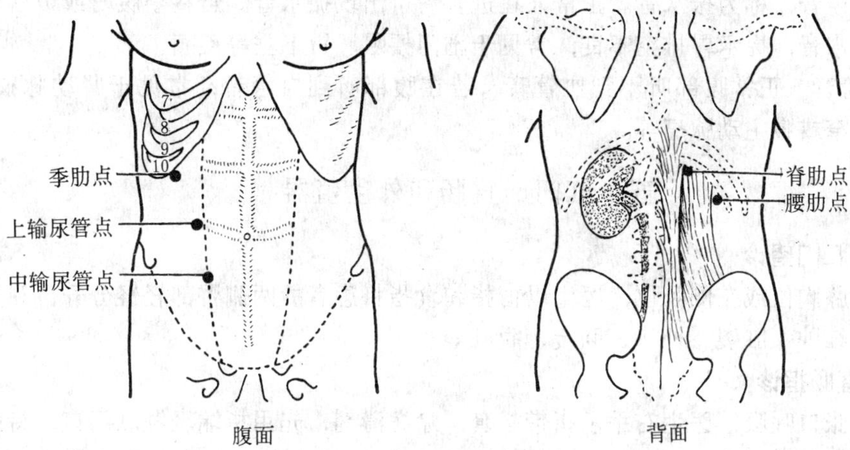

图 2-12　肾脏疾病压痛点示意图

2．肝浊音界　肝为实体器官，叩诊呈实音。正常人肝脏的上部被肺组织遮盖，叩诊为浊音。沿右侧胸壁自上而下叩诊，当由清音变为浊音时，为肝脏的相对浊音界，是肝的上界，相当于右锁骨中线第 5 肋间处。再往下叩，由浊音变为实音，为肝的绝对浊音界，相当于右锁骨中线第 6 肋间水平。正常人因体型不同，肝浊音界可上、下移位一肋间。

病理情况下，肝浊音界上移，常见于肺不张、腹腔巨大肿块、大量腹水、胃肠高度胀气等；肝浊音界下移，常见于肺气肿；肝上、下界均扩大，常见于病毒性肝炎、肝癌、肝脓肿等；肝浊音区缩小，常见于肝硬变、急性肝坏死等；当胃、肠穿孔时，膈下积气，肝浊音界可消失。

3．叩击痛　医生左手掌平放在某一脏器的体表相应部位，右手握拳，以尺侧缘轻叩左手背，若病人感觉疼痛，称为叩击痛。正常人各脏器均无叩击痛，若出现叩击痛，提示该脏器有病变存在。例如胆囊区叩击痛，常为胆囊炎的重要体征；肾区叩击痛，常见于肾结核、肾周围炎、肾盂炎等；肝脓肿时，肝区亦有叩击痛。

4．移动性浊音　腹腔内具有中等量腹水时（约 1 000ml 以上），就可出现移动性浊音。其检查方法为：嘱病人仰卧位叩诊，腹部中央呈鼓音，两侧呈浊音。这是液体积于下面，含气的肠管浮于上面所致。再嘱病人侧卧位，其上方叩诊呈鼓音，下方呈浊音。嘱病人再换方向侧卧，则原来的鼓音区在下变为浊音，原来的浊音区转为上方呈鼓音。这是因为腹水总是向低处流，肠管浮在上面之故。这种随体位的变更而改变的浊音，称移动性浊音。发现移动性浊音，是诊断腹水的重要方法之一。当疑有少量腹水时，嘱病人肘膝位，使脐在最下方，若叩脐周围呈浊音，两侧腹部呈鼓音时，表示有腹水存在。

（四）听诊

1．肠鸣音　肠蠕动时，肠内气体和液体随之流动而产生一种气过水声，呈断断续续的“咕噜”音，称肠鸣音。正常情况下，肠鸣音每分钟 4 或 5 次，时强时弱。若 1 分钟超过 10 次以上，称肠鸣音亢进，常见于急性肠炎、肠梗阻早期等。反之，若在 3～5 分钟以上才听到 1 次，或听不到肠鸣音，称肠鸣音减弱或消失，常见于肠麻痹。

2．振水音　病人仰卧，医生以稍弯的手指置于病人上腹部，进行数次冲击，若听到水振荡的声音，称为振水音。正常人在进食后可出现振水音。若在空腹时或饭后 8 小时后仍有振水音，提示胃排空不良，常见于幽门梗阻、胃下垂等疾病。

3. 血管音　正常腹部听不到血管音。若在腹部听到血管音，常见于肾动脉狭窄、腹主动脉狭窄或腹主动脉瘤等。

五、肛门、直肠和外生殖器

（一）肛门望诊

病人取膝胸位或左侧卧位，医生以拇指和食指将患者的两侧臀部轻轻分开，观察肛门附近有无红肿、肛裂、外痔、肛瘘、脱肛等。

（二）直肠指诊

嘱病人张口呼吸，医生右手示指带指套，涂润滑剂，先用指端轻触肛门口，待病人适应后慢慢插入肛门内。检查时，注意肛门括约肌的紧张度，有无直肠狭窄，有无息肉、肿块及触痛等。

对男性患者在直肠前壁可触及前列腺，可做前列腺检查。对未婚女性直肠指诊可触及子宫及宫颈，可协助诊断子宫肿瘤、子宫后倾等。

（三）外生殖器

1. 男性外生殖器　观察其发育情况，注意阴茎有无畸形和包茎，两侧阴囊是否对称。一侧阴囊肿大，常见于鞘膜积液或疝。检查睾丸时，注意有无隐睾，睾丸以及附睾的大小、形状、硬度、压痛及结节等。

2. 女性生殖器　一般不做常规检查，如有适应证时，应由妇产科医生检查。

六、脊柱和四肢

（一）脊柱

脊柱是维持正常立位姿势的主要支柱。正常脊柱有四个生理弯曲，即颈椎、腰椎向前凸，胸椎、骶椎向后凸，形成“S”状。脊椎在直立位时，正常无侧弯。

1. 望诊　让病人直立或端坐，两臂自然下垂，从背部观察两侧是否对称，脊柱有无异常弯曲或畸形。脊椎后凸常见于脊椎结核，脊柱侧弯常见于椎间盘脱出或胸廓畸形等。

2. 脊椎的压痛和叩击痛　用手指自上而下逐个按压或叩击脊椎棘突，若有疼痛，常表示相应脊椎有病变，如脊椎骨折或脊椎结核等。

3. 活动度　嘱病人作前屈、后伸、左右侧弯，固定骨盆做左右旋转等，来观察脊柱活动情况。当脊椎或相应肌肉病变时，脊柱的活动度受限。

（二）四肢

1. 外形　注意两侧上、下肢是否对称，肢体形态有无畸形，肌肉有无萎缩，上、下肢关节有无变形。膝内翻（下肢呈“O”型弯曲）、膝外翻（下肢呈“X”型弯曲），常见于佝偻病和大骨节病。检查关节时，还要注意关节有无红肿、压痛，关节腔有无积液等。类风湿性关节炎患者，其指间关节多呈梭形肿胀，掌指关节常有尺侧半脱位。还要注意有无杵状指（趾），即指（趾）末端软组织增厚呈杵状肥大，常见于慢性心、肺疾病或营养代谢障碍疾病。反甲又称匙状指，是指甲营养障碍，致边缘隆起和中间凹陷，呈匙状，常见于缺铁性贫血。

2．瘫痪　有偏瘫，常见于脑血管疾患。截瘫，常见于脊髓横贯性损伤。单瘫，见于小儿麻痹后遗症等。

3．震颤　手指粗大震颤常见于老年性震颤麻痹，手指微细震颤常见于甲状腺功能亢进，手指震颤还可见于一些神经系统疾病。

4．手足抽搐　血钙过低时，肌肉发生紧张性痉挛，称手足搐搦。手痉挛表现为腕关节屈曲，手指强直，拇指对掌屈曲贴近手心，并与小指相对。足痉挛表现为踝关节后弯，足趾直挺，稍向足心弯曲。

5．水肿　四肢水肿常为全身水肿的一部分。有时可为局限性水肿。如一侧下肢静脉血栓形成，使静脉回流受阻，出现一侧下肢水肿。

6．下肢静脉曲张　多见于小腿后侧，呈青紫色静脉弯曲，重者可有水肿，甚至形成皮肤溃疡。

七、神经反射

临床上做各种神经反射的检查，有助于发现神经系统的病变。在反射弧的任何部位有病变时，均可使反射减弱或消失。若病变在反射弧的神经系统高级中枢（锥体束以上），则反射弧由于失去抑制作用，出现反射亢进或伴有病理反射。

（一）生理反射

1．浅反射

（1）角膜反射：嘱病人睁眼，被检查一侧眼球向内上方注视，医生用细棉丝从旁边轻触患者角膜，引起眼睑急速闭合。双侧分别试验。深昏迷患者角膜反射消失。

（2）腹壁反射：病人取仰卧位，使腹壁放松，用竹签或火柴杆迅速划腹壁皮肤，正常时可看到该处腹壁的肌肉收缩。腹壁反射以脐为中心分左、右两侧，每侧有上、中、下三部。腹壁反射的反射弧在脊髓的下胸段。若腹壁过于松弛或过于肥胖者，腹壁反射难引出。昏迷或急腹症时，双侧腹壁反射减弱或消失。反射弧有病变时（如下胸段神经根炎），同侧反射减弱或消失。当锥体束损伤时，同侧腹壁反射减弱或消失。

（3）提睾反射：用竹签由下而上轻划患者大腿内侧皮肤，可见同侧提睾肌收缩，使睾丸上举。其反射弧在腰髓第1～2节。双侧分别检查。正常人该反射多能引出，儿童轻划一侧常可引起双侧睾丸上举。老年人、腹股沟疝、精索静脉曲张，或睾丸、附睾炎患者，其提睾反射减弱或消失。锥体束疾病时该反射减弱或消失。

2．深反射　是刺激骨膜、肌腱引起的反应。

（1）二头肌反射：反射中枢在颈髓第5、6节。嘱病人上肢肘部稍弯曲，并使前臂稍内旋。医生以左手拇指置于病人的肱二头肌腱上，用叩诊锤叩打左拇指。正常反应表现为二头肌收缩，前臂呈快速的屈曲动作。

（2）三头肌反射：反射中枢在颈髓第7～8节。嘱病人上肢肘部屈曲，医生的左手托其前臂及肘关节，用叩诊锤叩打尺骨鹰嘴突上方肱三头肌腱处。正常反应为肱三头肌收缩，前臂稍伸展。

（3）膝腱反射：反射中枢在腰髓第2～4节。病人取坐位，小腿自然下垂，或取仰卧位。医生左手在病人腘窝部托起下肢，使膝关节稍屈曲，轻叩髌骨下方股四头肌腱。

正常反应为小腿有伸展运动。

(4) 跟腱反射：嘱病人仰卧位，膝关节半屈，下肢外展及外旋。医生用左手扶持病人的脚趾，使之稍向背曲，跟腱稍被拉紧，然后用叩诊锤轻叩跟腱。正常反应为腓肠肌收缩，足向跖面屈曲。其反射中枢在骶髓第1、2节。

深反射的减弱或消失，多见于周围神经的病变，如末梢神经炎、神经根炎、脊髓前角灰质炎等。在锥体束损伤时深反射亢进，但是脑或脊髓的急性损伤（如急性脊髓炎）可发生超限抑制，出现深反射减弱或消失。

(二) 病理反射

在锥体束损伤时，可出现一些正常人所不能见到的反射，称为病理反射。常见的有：

1. 巴彬斯基（Babinski）征　用竹签或火柴杆，从病人的足跟开始，沿足底外侧缘向前轻划，直至小趾跟部，再转向踇趾侧。正常人可引起踇趾及其他四趾跖屈，称正常跖反射。在病理情况下表现为踇趾背曲，其余四趾呈扇形分开，此为巴彬斯基征阳性。1岁半以前的小儿，锥体束尚未发育完善，可引出巴彬斯基征，不一定是病理现象。(图2-13)。

2. 霍夫曼（Hoffmann）征　医生左手握住病人腕关节上方，右手以中指和示指夹住病人的中指，稍向上提，使其腕部处于轻度过伸位。然后用拇指弹刮病人中指的指甲，由于中指深屈肌受到牵引而引起其余四指的轻微掌屈反应，称霍夫曼征阳性。此征为上肢锥体束征，但一般较多见于颈髓病变（图2-14）。

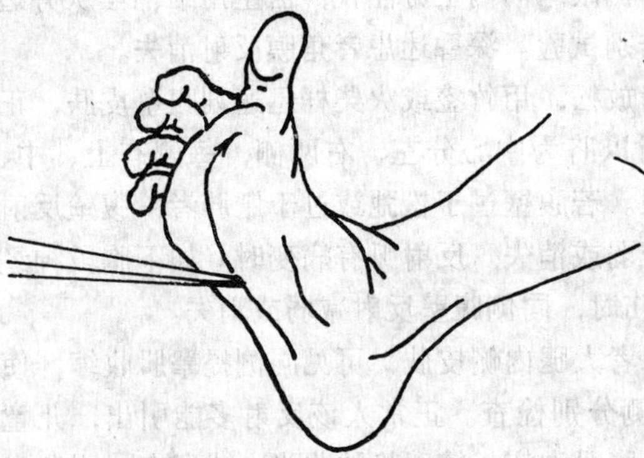

图2-13　巴彬斯基（Babinski）征检查法

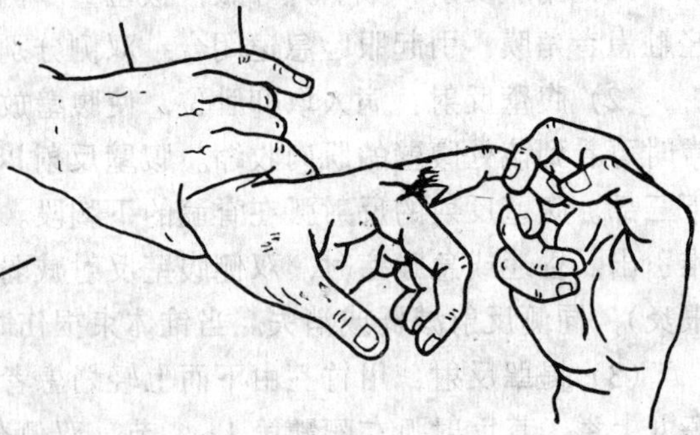

图2-14　霍夫曼（Hoffmann）征检查法

3. 阵挛（clonus）　阵挛是病人存在深反射亢进时，用外力使被检查的肌肉处于持续紧张状态，该深反射亢进所涉及的肌肉就会发生节律性收缩，称为阵挛。常见的有踝阵挛（医生的手持病人足掌前端，用力往背曲，使足跟部过伸，阳性表现为腓肠肌与比目鱼肌发生节律性收缩）和髌阵挛（医生用拇指和示指捏住病人髌骨上缘，用力向下快速推动数次，然后保持适度的推力，阳性表现为股四头肌节律收缩，使髌骨上、下运动），见于锥体束病变。

(三) 脑膜刺激征

脑膜由于炎症、出血等刺激，出现一系列症候，称脑膜刺激征。

1. 颈项强直　使病人仰卧，医生的手托住病人的枕部做被动屈颈动作。若屈颈时有明显抵抗，称颈项强直，常见于脑膜炎、蛛网膜下腔出血等。但在颈椎病、颈椎结核以及颈部骨刺、骨折、脱位、肌肉损伤等，也可出现颈项强直。

2．克匿格（Kernig）征　嘱病人仰卧位，将其一下肢髋关节、膝关节均屈成直角，然后医生一手扶住膝关节，另一手握住足跟部，逐渐抬高小腿，使膝关节角度增大。正常人膝关节可伸达135°以上或完全伸直。阳性表现为伸膝受限，并伴有疼痛和屈肌痉挛（图2-15）。

3．布鲁辛斯基（Brudzinski）征　病人仰卧，两下肢自然伸直，医生手托病人枕部，使其被动屈颈。阳性表现为两膝关节和髋关节屈曲。

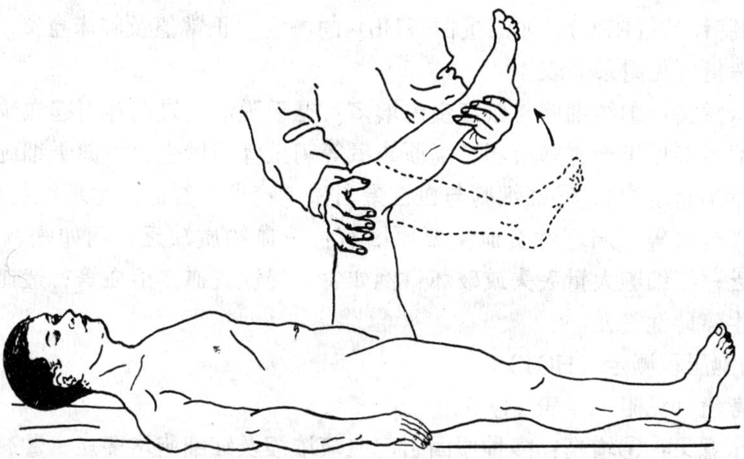

图2-15　克匿格（Kernig）征检查法

（桑明华　北京卫生学校）

第三章　实验室与特殊检查

第一节　实验室检查

一、常用血液学检查

（一）红细胞检查

1．红细胞计数（RBC）、血红蛋白（Hb）的测定、正常值及临床意义

（1）参考值（见附录　表1）

（2）临床意义：①红细胞与血红蛋白增多：见于脱水、烧伤等引起血浆丢失，血液浓缩；绝对值增多见于严重肺心病、高原缺氧等刺激骨髓增生、骨髓干细胞的疾病（其特点为血容量不断增加)。②红细胞与血红蛋白减少：见于贫血，生理性贫血如妊娠中、后期，老年人贫血等。病理性贫血主要原因有：造血物质缺乏：例如铁、维生素 B_{12}、蛋白质等缺乏；红细胞大量丢失或破坏：例如急、慢性失血，溶血等；造血器官功能障碍：例如再生障碍性贫血。

2．红细胞压积测定（HCT）

（1）参考值（见附录　表14）

（2）临床意义：①增高：多种原因引起血液浓缩及红细胞增多症。②减少：见于各种贫血。

3．网织红细胞计数　网织红细胞是晚幼红细胞到成熟红细胞的过渡阶段，其胞浆内含有少量的核糖核酸，用煌焦油蓝染色呈蓝色网状结构故称之。目前有人认为网织细胞计数是判断骨髓造血机能的一种简易方法。

（1）参考值（见附录　表14）

（2）临床意义：①增多：是骨髓造血功能旺盛的表现；抗贫血治疗有效的标志。②减少：表示骨髓造血功能低下，例如再生障碍性贫血。

（二）白细胞检查

1．白细胞计数（WBC）和分类（DC）

（1）参考值（见附录　表1）

（2）临床意义：成人白细胞总数低于 $4.0\times10^9/L$ 称白细胞减少，高于 $10\times10^9/L$ 称白细胞增多。婴幼儿白细胞总数比成人高。此外，尚有多种生理因素可影响白细胞计数。在病理情况下：

1）中性分叶核粒细胞：①增多：见于急性化脓性炎症、严重组织损伤、大量红细胞破坏、急性失血、急性中毒、白血病等恶性肿瘤。②减少：某些感染（伤寒及病毒感染等)、某些血液病（再生障碍性贫血、白细胞减少性白血病等)、慢性理化损伤（X线、氯霉素等)、自身免疫性疾病、脾功能亢进等。

2）嗜酸性粒细胞：①增多：过敏性疾病、寄生虫病等。②减少：长期应用肾上腺皮质激素之后、急性传染病的早期等。

3）嗜碱性粒细胞：增多或减少的临床意义较小。一般认为某些转移癌或骨髓纤维化等可增多。

4）淋巴细胞：①增多：病毒感染、某些慢性感染、淋巴细胞性白血病等。②减少：接触放射性物质、应用肾上腺皮质激素之后等。

5）单核细胞：①增多：某些感染（结核、疟疾等）、某些血液病（粒细胞缺乏症的恢复期、恶性组织细胞病等）、单核细胞白血病等。②减少：临床意义不大。

2．白细胞形态学检查　常见有中性粒细胞核像的变化及中性粒细胞病理形态。正常情况下周围血中含中性杆状核粒细胞约0.01～0.05，其余绝大多数为分成2～3叶的中性分叶核粒细胞，分4～5叶的也极少（5叶核一般不超过0.03）。若中性杆状核粒细胞增多，超过0.06为中性分叶核粒细胞的轻度左移；若超过0.10甚至出现幼稚中性粒细胞（晚幼或中幼粒细胞），这种现象称中度左移；若超过0.25，出现更幼稚的中性粒细胞称重度左移，又称“类白血病”反应。急性化脓性感染、急性中毒等常伴有核的左移，有时胞浆中还出现中毒颗粒和空泡样变性。中性分叶核粒细胞若出现5叶核增多（超过0.03）称核的右移，常伴有白细胞总数减少，在疾病过程中，出现核右移现象提示预后不良。

（三）血小板计数（PLT）检查

1．参考值（见附录　表15）

2．临床意义　①减少：原发或继发血小板减少紫癜、再生障碍性贫血、白血病、脾功能亢进等血液病。②增多：各种原因的血液浓缩、脾切除术后等。

（四）红细胞沉降率（ESR）检查

1．参考值（见附录　表1）

2．临床意义　①血沉增快：生理性增快常见的有妇女月经期、妊娠、剧烈运动之后等；病理性增快常见于炎症、组织损伤、恶性肿瘤、各种原因的高球蛋白血症（亚急性感染性心内膜炎、系统性红斑狼疮、肝硬化等）、贫血、高胆固醇血症等。②血沉减慢：各种原因的脱水血液浓缩、弥漫性血管内凝血等。

二、尿液检查

（一）尿常规检查

1．一般性状检查

（1）尿量：正常成人一昼夜尿量约1 000～2 000ml，若超过2 500ml为多尿，少于400ml为少尿，少于100ml为无尿。多尿可由饮水过多、静脉输液、利尿剂等引起，病理性多尿主要见于糖尿病、尿崩症；少尿主要见于脱水血液浓缩、急性肾炎、休克、急性心功能不全等。

（2）颜色：正常人新鲜尿液为淡黄色，但在进食某些食物或药物时（胡萝卜、维生素B_{12}、痢特灵等）尿色加深。在病理情况下：①血尿：常呈淡红色云雾状或洗肉水样，常见于急性肾炎、泌尿系结石、结核及肿瘤等。②胆红素尿：呈深黄色，振荡后泡沫也呈黄色，见于阻塞性及肝细胞性黄疸。③脓尿：尿中混有大量的细菌和脓细胞故呈混浊状，常见于泌尿系感染。

（3）透明度：正常人尿液透明，有时有尿盐沉淀可微浊，在加热或加碱后沉淀可溶解，脓尿加热、加碱后混浊不消退。

(4) 酸碱反应：正常人尿呈弱酸性（pH 约 6.5），在进食植物性食物或碱性药时可呈碱性，膀胱炎、肾小管酸中毒时也可呈碱性。

(5) 比重：正常人一昼夜尿比重波动在 1.015～1.025 之间。当肾功能不全时，检测尿比重低而固定，尿崩症时比重低，糖尿病时比重高。尿比重还可粗略地反映肾小管的浓缩稀释功能。

2．化学检查

(1) 蛋白质定性试验：正常人尿中含微量蛋白故定性试验呈阴性。在病理情况下如肾脏疾病、妊娠高血压综合征等可呈阳性反应。

(2) 尿糖定性试验：正常人尿糖呈阴性。病理情况下如糖尿病、肾小管功能不全、某些内分泌疾病、脑血管意外、急性心肌梗死等均可呈阳性反应。

(3) 酮体检查：酮体是脂肪代谢氧化不全时的中间产物，正常人为阴性。病理情况下如糖尿病、过度饥饿、严重呕吐脱水、休克等呈阳性。

(4) 尿淀粉酶检查：正常参考值：80～300 单位(苏氏法)，急、慢性胰腺炎时增高。

3．显微镜检查

(1) 上皮细胞：正常人尿可偶见扁平上皮细胞、小圆细胞和大圆细胞等。①小圆上皮增多，常见于肾小管疾病；②大圆上皮细胞增多，见于膀胱炎；③尾状上皮细胞增多，见于肾盂炎、输尿管炎和膀胱颈炎等。

(2) 红细胞：正常人尿镜检为 0～1/高倍视野，尿沉渣镜检为 0～3/高倍视野，若超过此限称镜下血尿，常见于急、慢性肾炎，泌尿系感染，结石，结核，肿瘤及出血性疾病波及肾脏等。

(3) 白细胞：正常人尿沉渣镜检白细胞数应＜5 个/高倍视野，若超过此限称镜下脓尿，见于急、慢性泌尿系感染。

(4) 管型：管型是蛋白尿中蛋白质在肾小管内凝固而成的柱状体。正常人尿内无管型或偶见透明管型。病理情况下有：①透明管型：提示肾小球毛细血管损伤，见于急、慢性肾炎、肾淤血、肾动脉硬化等。②颗粒管型：见于肾脏特别是肾小管病变，如肾炎、肾病综合征、肾动脉硬化等。③上皮细胞管型：见于肾炎、子痫、化学中毒等。④红细胞管型：见于急性肾炎、肾梗死等。⑤白细胞管型：见于急、慢性肾盂肾炎等。⑥蜡样管型：常见于慢性肾炎晚期、肾淀粉样变等，提示预后不良。

此外，尿中还可见到各种盐类结晶，服用磺胺类药物时，尿中可见各种磺胺结晶。

（二）干式化学试带的应用

干式化学试带的制备，是将检测项目的有关试剂（干式化学制品）置于纤维素膜块中，用自动化检测手段，可在极短的时间内显示出被检测项目的指标。现将常用化学试带膜块区简介如下：

1．酸碱度（pH）膜块区　可反映 pH 值为 4.5～9 范围的变化。而正常人尿液 pH 值变化范围为 5～8，故以上试带可满足临床需要。

2．蛋白质（PRO）膜块区　正常人尿蛋白定量＜100mg/L，故定性为阴性反应，当尿蛋白定量＞250mg/L 时，定性为阳性反应。本试带几乎只与白蛋白起反应，对球蛋白的反应很弱，故不适用于严重的肾炎、肾病综合征等。强碱性尿也能出现假阳性反应。

3．葡萄糖（GLU）膜块区　优点是特异性强（只与尿中的葡萄糖起反应）、灵敏度高。但当尿中有大量维生素 C 时可出现假阳性反应。

4．酮体（KET）膜块区　正常人为阴性，出现紫色反应为阳性。但酚红、磺溴酞钠能干扰检测结果，呈假阳性反应。

5．潜血（BLD）膜块区　正常为阴性。若与血红蛋白起反应呈均匀的绿～蓝色，与红细胞起反应呈斑点状绿～蓝色。

6．胆红素（BIL）膜块区　灵敏度高，但需用新鲜尿液，否则阳性程度减弱，甚至呈假阴性反应。

7．尿胆原（URO）膜块区　正常为阴性。若呈阳性见于肝病及溶血性贫血。

8．亚硝酸盐（NIT）膜块区　有助于尿路感染的诊断，但对非大肠杆菌如球菌、真菌、支原体等可呈阴性反应，故阴性反应不能除外尿路感染。

9．白细胞（LEU）膜块区　小于 25 个 $\times 10^6$/L 为阴性。若尿中白细胞以淋巴细胞为主时可出现假阴性反应。

10．红细胞（ERY）膜块区　小于 10 个 $\times 10^6$/L 为阴性。

11．比重（SG）试带　测试范围在 1.010～1.030。若尿样比重高于 1.030 时，可用与尿样容积等量的蒸馏水将尿样稀释后再测试，将所测得数值的最后二位乘以 2 即为该尿样真实比重。

三、粪便检查

（一）一般检查

1．粪便颜色　正常成人粪便呈黄褐色、成形。在病理情况下可见：①黑便或柏油样便：常见于上消化道出血。在服用铁剂等药物或动物血液时也可呈黑便，需鉴别。②白陶土样便：粪便呈灰白色，常见于阻塞性黄疸的病人。

2．粪便性状　①水样便：急性肠炎呈黄稀水样便；霍乱呈米泔水样便。②脓血粘液便：常见于痢疾、结肠癌、溃疡性结肠炎等。③鲜血便：鲜血在粪的表面，见于下消化道出血如痔、直肠癌、直肠息肉等。④细条状便：见于直肠癌、肛门狭窄等。

（二）显微镜检查

1．食物残渣　指植物纤维、肌纤维、淀粉颗粒、脂肪滴等，大量出现提示消化功能降低。

2．细胞

（1）红细胞：粪便中出现形态完整的红细胞，提示下消化道出血，如痔、结肠癌。

（2）白细胞、脓细胞、巨噬细胞：常见于细菌性痢疾、溃疡性结肠炎等。

（3）上皮细胞：大量出现提示慢性结肠炎症。

3．寄生虫和虫卵　常见的有溶组织阿米巴、兰氏贾第鞭毛虫、蛔虫、蛲虫、钩虫、血吸虫、华至睾吸虫及上述寄生虫虫卵等。

（三）粪便潜血检查

上消化道出血时粪便潜血试验呈阳性。进食动物血液、叶绿素丰富的食物可出现假阳性反应。

（四）细菌学检查 某些疾病（菌痢、伤寒、霍乱、肠结核等）做粪便培养及药物敏感试验，可协助诊断和治疗。

四、肝、肾功能检查

（一）肝功能及感染免疫检测

1．蛋白质代谢机能检查

（1）血清总蛋白（TP）、白蛋白（A）、球蛋白（G）及白蛋白与球蛋白比值测定

1）参考值（见附录　表11）

2）临床意义：①血清总蛋白降低见于慢性肝病、营养不良、恶性肿瘤晚期等；增高见于各种原因所致血液浓缩、多发性骨髓瘤、系统性红斑狼疮等。②A/G比例倒置见于慢性肝炎、肝硬化、球蛋白增高疾病（肝、肾疾病，风湿性疾病，恶性肿瘤等）。

（2）血清蛋白电泳（醋酸纤维膜法）

1）参考值（见附录　表11）

2）临床意义：①急性肝炎病情轻者，电泳基本无改变，病情重者可有白蛋白、α球蛋白及β球蛋白减少及γ球蛋白增高；慢性肝炎时白蛋白、β球蛋白降低，γ球蛋白明显增高，A/G比例倒置。②肝硬化时白蛋白减少，γ球蛋白增高更明显。③肝癌时的变化基本与肝硬化时相同，但有α_2球蛋白增高，有时在白蛋白与α_1球蛋白之间出现甲胎蛋白区带。④肝外疾病：如肾病综合征时白蛋白降低，α_2、β球蛋白增高；多发性骨髓瘤时β、γ球蛋白增高，并可在β、γ球蛋白之间出现M蛋白区带。

（3）血清胶体稳定性试验

1）麝香草酚浊度试验（TTT）：参考值（见附录　表8）

2）浓碘试验（LST）：正常人阴性。

3）临床意义：①急性肝损伤时TTT增高。②慢性肝炎、肝硬化时TTT及LST均不正常。③其他：脂肪肝时TTT增高；疟疾、肾病综合征等时，因血浆球蛋白升高而两项试验不正常。

2．胆红素代谢检查

（1）血清总胆红素（TBIL或STB）测定：参考值（见附录　表8）

（2）血清直接胆红素（DBIL）测定：参考值（见附录　表8）

（3）临床意义：①判断有无黄疸及黄疸程度。②判断黄疸类型：总胆红素增高且间接胆红素增高时为溶血性黄疸；总胆红素增高且直接胆红素增高时为阻塞性黄疸；总胆红素增高而直接、间接胆红素均增高时为肝细胞性黄疸。

3．酶学检查

（1）血清转氨酶测定

1）血清丙氨酸氨基转移酶或称谷-丙转氨酶（ALT或GPT）测定：参考值（见附录　表12）。

临床意义：显著增高对肝病早期诊断有价值如急性肝炎，中度增高见于慢性肝炎、肝硬化、肝癌等，轻度增高见于胆道疾病、阻塞性黄疸及心、脑血管疾病。

2）血清天门冬氨酸氨基转移酶或称谷-草转氨酶（AST或GOT）测定：参考值（见附录　表12）

临床意义：显著增高见于急性心肌梗死、急性肝炎、手术创伤等，中度增高见于肝硬化、慢性肝炎、肝癌、心肌炎等，轻度增高见于肾炎、胸膜炎等。

(2) 碱性磷酸酶（ALP 或 AKP）测定：参考值（见附录 表 12）

临床意义：显著增高见于肝癌、阻塞性黄疸、恶性肿瘤等，轻度增高见于慢性肝炎、肝细胞性黄疸等。

(3) 血清 γ-谷氨酰转肽酶（γ-GT）测定：参考值（见附录 表 12）

临床意义：显著增高见于原发或继发性肝癌，中、轻度增高见于急性肝炎、肝硬化、阻塞性黄疸等。

4．感染免疫检测

(1) 甲型肝炎病毒血清学标志物测定

1）甲型肝炎抗体 IgM 测定（抗-HAVIgM）：参考值（见附录 表 19）

临床意义：抗-HAVIgM 阳性提示感染过甲型肝炎，急性甲型肝炎血中 3～6 月内均可呈阳性反应。

2）乙型肝炎病毒血清学标志物测定

乙型肝炎表面抗原测定（HBsAg）：参考值（见附录 表 19）

临床意义：阳性提示急性乙型肝炎；慢性乙型肝炎及由其迁延而成肝硬化；乙型肝炎表面抗原携带者。

乙型肝炎表面抗体测定（抗-HBs）：参考值（见附录 表 19）

临床意义：阳性提示曾感染过乙型肝炎或乙型肝炎疫苗预防接种之后。

乙型肝炎核心抗体测定（抗-HBC）：参考值（见附录 表 19）

临床意义：阳性提示近期感染乙型肝炎病毒或乙型肝炎病毒在体内复制，具有较强的传染性。

乙型肝炎 e 抗原测定（HBeAg）：参考值（见附录 表 19）

临床意义：阳性提示肝细胞内有游离病毒基因存在，传染性很强，病情严重，预后较差。常见于慢性活动性肝炎。

乙型肝炎 e 抗体测定（抗-HBe）：参考值（见附录 表 19）

临床意义：阳性同时 e 抗原转阴是病情好转的标志。

(2) 丙型肝炎病毒血清标志物测定

1）丙型肝炎病毒 RNA 测定（HCV·RNA）：参考值（见附录 表 19）

临床意义：阳性提示病毒复制活跃，传染性强。转阴提示预后较好。

2）丙型肝炎抗体测定（抗-HCVIgM，抗-HCVIgG）：参考值（见附录 表 19）

临床意义：抗-HCVIgM 阳性提示急、慢性丙型肝炎；抗-HCVIgG 阳性提示感染丙型肝炎病毒。

(3) 丁型肝炎病毒血清学标志物测定

丁型肝炎病毒 RNA 测定（HDV·RNA）：参考值（见附录 表 19）。

临床意义：阳性可明确诊断为丁型肝炎；乙型肝炎病毒和丁型肝炎病毒重叠感染者，易发展为慢性肝炎，进一步发展为肝硬化。

(4) 戊型肝炎病毒血清标志物测定

戊型肝炎抗体测定（抗-HE）：参考值（见附录 表 19）。

临床意义：抗-HEIgM 和 抗-HEIgG 均阳性提示感染急性戊型肝炎。

5．血清甲胎蛋白测定（AFP）

（1）参考值（见附录　表 21）

（2）临床意义：显著增高见于原发性肝癌，中、轻度增高见于中毒性肝损伤、急性和慢性肝炎、肝硬化等。

6．癌胚抗原（CEA）测定

（1）参考值（见附录　表 21）

（2）临床意义：原发性肝癌增高不明显，肝转移癌时明显增高。是鉴别转移癌的一种手段。

（二）肾功能检查

1．浓缩-稀释试验（昼夜尿比重测定）

（1）参考值：尿量 1 000～2 000ml/24h。昼尿与夜尿之比约 3～4∶1。夜尿量＜750ml。夜尿最高比重＞1.020。最高比重与最低比重差＞0.009。

（2）临床意义：上述指标发生异常提示肾远曲小管功能异常，如慢性肾炎、高血压肾小动脉硬化、慢性肾盂肾炎后期等。

2．酚红排泌试验（PSP）

（1）参考值（见附录　表 9）

（2）临床意义：是判断近曲小管排泌功能的指标。若 2 小时排泌总量在 40%～55%提示肾功能轻度损害；在 25%～39%为中度损害；11%～24%为重度损害；＜10%为极重度损害。

3．内生肌酐清除率测定（C_{c_r}）

（1）参考值（见附录　表 9）

（2）临床意义：①判断肾小球损害程度如急性肾炎。②估价肾功能损害程度。③指导治疗，如 C_{c_r}＜0.48～0.56ml·s^{-1}/1.73m^2 时应限制蛋白入量；在 0.16ml·s^{-1}/1.73m^2 时应做透析治疗。

4．血清尿素氮（BUN）和肌酐（Cr）测定

（1）参考值（见附录　表 11）

（2）临床意义：血清尿素氮和肌酐用于肾小球滤过功能测定。肾脏疾病晚期肾功能障碍、肾前因素或肾后因素（休克、脱水、尿路梗阻等）引起少尿或无尿、体内蛋白质大量分解（大面积烧伤、上消化道出血）等均可使 BUN 及 Cr 增高。

五、常用血液生化检查

（一）血清电解质

1．血清钾

（1）参考值（见附录　表 10）

（2）临床意义：①增高见于肾功能不全、肾上腺皮质功能不全、严重组织损伤和溶血。②降低见于钾摄入不足（禁食、长期低钾饮食）、丢失过多（吐泻、长期应用排钾利尿剂）、钾在体内分布异常（细胞外钾移入细胞内）等。

2．血清钠

（1）参考值（见附录　表 10）

（2）临床意义：①增高：少见，如摄入过多：肾上腺皮质功能亢进、脑血管意外等。②降低：见于严重吐泻，肾上腺皮质功能不全、长期应用排钠利尿剂，大汗或大量放腹水等。

3．血清氯化物（以氯化钠计）

（1）参考值（见附录　表 10）

（2）临床意义：①增高见于急、慢性心功能不全或肾功能不全，氯化物排出减少。②降低如吐泻、慢性肾上腺皮质功能不全、肾功能不全、糖尿病、长期应用利尿剂或摄入过少。

4．血清钙

（1）参考值（见附录　表 10）

（2）临床意义：①增高：见于甲状旁腺机能亢进、多发性骨髓瘤或骨髓转移瘤、维生素 D 摄入过多等。②降低：见于维生素 D 缺乏佝偻病、甲状旁腺机能减退、慢性肾炎尿毒症等。

（二）血糖测定（Glu）

1．参考值（见附录　表 11）

2．临床意义　①增高：见于糖尿病、某些内分泌疾病、颅脑损伤等。②降低：见于严重饥饿、胰岛素过量、严重肝功能障碍等。

（三）血脂测定

1．参考值（见附录　表 11）

2．临床意义　①增高：见于动脉粥样硬化症、梗阻型黄疸等。②降低：见于严重肝功障碍。

（四）二氧化碳结合力（CO_2 CP）测定

1．参考值（见附录　表 13）

2．临床意义　①增高：见于代谢性碱中毒、呼吸性酸中毒。②降低：见于代谢性酸中毒、呼吸性碱中毒。

六、浆膜腔穿刺液

浆膜腔穿刺液可分为漏出液和渗出液，其鉴别见附录　表 7。

第二节　特　殊　检　查

一、心电图临床应用概述

（一）心电图发生原理及基本图形

1．心电图发生原理　在心动周期中，心肌收缩之前先产生电激动，使电流传到全身，在身体各部可测到电位。每瞬间心肌产生电流的强弱和方向不断变化，因此身体各部位的电位也不断变动，通过仪器把这种变动的电位描记出来，就是心电图（ECG）。这种仪器称心电图机。

2．基本图形　P 波是心房除极波；QRS 波群是心室除极时波形，在不同导联其形态不同；T 波是心室复极波；PR 间期是表示心房除极开始至心室除极开始的时间；ST 段自 QRS 波群的终点到 T 波开始之间的平线段，表示心室除极刚结束后心肌尚处于缓慢复极的一段时间；QT 间期指心室除极开始至复极完毕的一段时间（图 3-1）。

（二）心电图临床应用范围

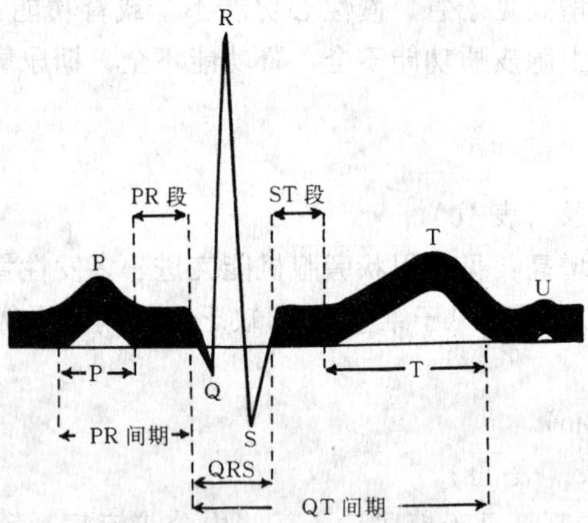

图 3-1　心电图　各波形、波段命名及测量

心电图检查在临床上多用于心血管疾病的诊断，例如诊断心室肥大、冠状动脉供血障碍（心绞痛、心肌梗死等)、心律失常（过早搏动、心动过速、心房颤动、房室传导阻滞等）等。特别是对心律失常和心肌梗死的诊断，具有肯定的价值。此外，某些药物效应或中毒、电解质紊乱都有相应的心电图改变。心脏外科手术、低温麻醉、心导管检查、人工心脏起搏、电复律、心脏复苏等时，都需心电图观察。

二、超声检查概述

（一）超声诊断的基本原理

声波是一种机械振动，这种振动以波的形式在周围媒介物（介质）中传播。人耳能听到的声波振动频率为 16～20 000 Hz，频率超过 20 000Hz 的声波超过人耳听觉上限，故不能听到，称超声波。一般医用诊断超声频率在 1～10MHz。超声诊断是利用超声波的某些物理特性，例如：①方向性（束射性）：在介质中声束呈直线向前传播，可借似寻找组织器官中的病灶并定位。②穿透性：超声波在人体组织内传播具有穿透性。一般说频率愈高、波长愈短，穿透性愈低，易被组织吸收，但分辨力高。反之，频率愈低、波长愈长穿透性愈高。③反射、折射和散射：超声束遇到密度不同的组织分界面时，部分声束被反射变成回声，另一部分能透过界面形成折射，折射后的声束遇到新界面时又可反射和折射，直至声能耗尽。当入射声束遇到小界面（界面的几何尺寸大于声束直径者为大界面，小于声束直径者为小界面）或不光滑的大界面时，不能按正常的角度反射（正常时反射角等于入射角），而发生不规则反射和折射，统称散射。

不同介质由于密度不同声阻抗（声阻抗等于介质的密度与声速的乘积）不同，两个界面的声阻抗之差要大于0.1%才能引起反射。反射声束经能量转换处理后变成光点，许多光点组成波形、曲线或平面图象显示在荧光屏上，可观察机体组织器官内部结构的变化。

（二）超声检查的方法及应用范围

1．A型超声法（幅度调制型）探头发射的超声束，遇界面所产生的反射（回声）显示为一个个垂直的波型，根据波振幅的高低、波的疏密及形态诊断疾病。目前已基本被B型超声诊断法所代替。

2．B型超声诊断法（辉度调制型）探头发射超声束，可将机体内组织器官界面的回声信号经处理后显示为无数小光点，构成切面声像图，从而显示器官的轮廓及内部结构。光点的亮度代表界面回声的强度。对人体肝、胆、胰、脾、子宫、前列腺、膀胱、胸水、腹水等疾病的诊断及胎儿检查有很高的诊断价值。

3．M型超声心动图及二维超声心动图　M型超声心动图是指超声波以光点辉度显示心与大血管各界面的反射回声，并在探头X轴偏转板上加慢扫描系统，使代表界面反射的光点随时间而展开形成曲线群，称超声心动曲线。可在一些标准区域内测量心和大血管的径线、搏动幅度及瓣膜活动度等数据；二维超声心动图是用多晶体发出的多声束或单晶体发出单声束加快速机械扫描器对心和大血管进行探查，能获得切面声像图，对观察心脏结构及心壁及大血管的运动功能更为直观（图3-2）。

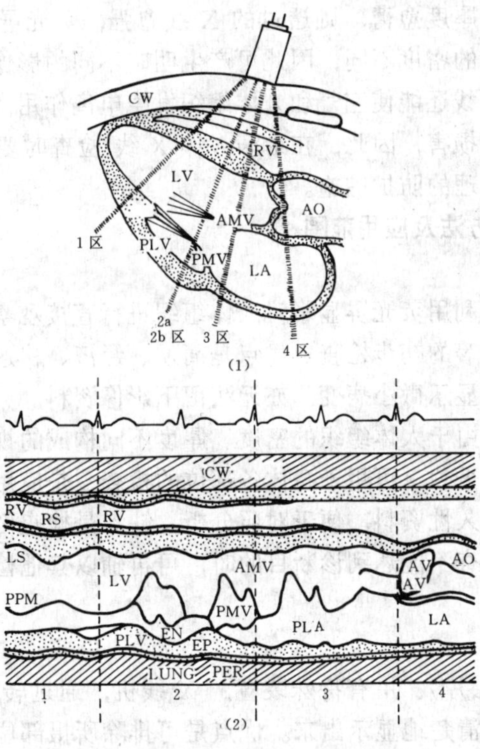

图3-2　左室长轴及M型超声连续扫描模式图

(1) 胸骨旁左室长轴观　(2) 左室长轴观察引导下M型超声连续扫描曲线

CW胸壁　LV左室　RV右室　PLV左室后壁　AMV左房室瓣前叶　AO主动脉　PMV左房室瓣后叶　LA左房　RS室间隔右室面　LS室间隔左室面　AV主动脉瓣　PPM后乳头肌　EN心内膜　EP心外膜　PLA左房后壁　LUNG肺　PER心包膜

4．D 型超声法（多普勒显像法）应用多普勒效应的原理（当声源与界面作相对运动时，若两者相向运动，则回声频率较声源原有频率升高，两者相背运动时，则回声频率降低），用以测定心和大血管等的血流动力学状态，特别是先天性心脏病和心瓣膜病的分流或返流情况的检查。近十几年来引入彩色数字编码新技术，可在荧光屏上以不同色彩显示不同的血流方向，称多普勒彩色血流图。

近年来，以三维空间的立体超声图为主要目标的超声全息、F 型超声检查法等新成果也开始应用于临床。

三、X 线检查概述

（一）X 线诊断的基本原理

当高速运行的自由电子群撞击在一定的物质上而使其突然受阻，便可产生 X 线。为提供上述条件，需要两项基本设备，即 X 线管及高压发生器。X 线管是一种高真空阴极管。阴极端为钨制灯丝，灯丝加热即可产生自由电子群。阳极端为钨制靶面，可阻止运行的电子群。高压发生器产生的高压电流流经 X 线管的两端，由于两端间有高电位差，促使阴极端产生的自由电子群高速向阳极靶面撞击并受阻而产生 X 线。

X 线是一种波长极短的电磁波。波长在 0.0006～50nm。医学诊断用的 X 线波长约 0.008～0.031nm。X 线能穿透机体组织，使荧光屏发出荧光并能使摄影胶片感光。被穿透的组织密度愈低，厚度愈薄，则透过的 X 线愈强，荧光屏愈亮，胶片被感光后也愈黑，机体各组织器官的密度不同，因此可产生明暗不同的影像，从而显示人体内部的结构及病灶的特征。X 线还能使空气和人体组织发生电离作用，故长时间或超剂量照射会对人体产生理、化性损害，因此，在给病人作 X 线 检查时要考虑到这些因素，同时对医务人员也应采取合理的防护措施。

（二）X 线的检查方法及应用范围

1．普通检查法

（1）透视检查法：利用荧光屏显影对人体组织进行直接观察的 X 线检查法称透视。常用于胸部、体内异物等的初步检查。优点是简便、经济、快速并可对器官病变部位作动态观察。缺点是不易显示微小病变。亦无法留下影像资料。

（2）摄片检查法：由于人体组织的密度、厚度不同构成的视觉对比称自然对比。利用自然对比拍的照片称平片。可用于身体各部位的检查，是应用最广的检查方法。优点是显示清晰，可留下永久性资料，便于对照分析。缺点是检查区域受限，难以了解动态功能的改变。当平片检查不能达到诊断目的时，可再辅以其他检查。

2．特殊检查法

（1）特殊摄片法

1）体层摄片（断层片）：用有特殊装置的 X 线机，通过转换照射角度，使机体深部某一层组织或病灶较清楚地显示出来。优点是可排除所摄部位的重叠阴影干扰，提高诊断的准确度。可用以对支气管管腔有无阻塞、狭窄，肺内肿块、空洞等作出判断。

2）高千伏摄影：把电压提得更高进行摄影，可使在普通平片上被骨骼、纵隔或胸水等遮蔽的病变也能显示出来。

3）间接摄影（荧光缩影摄片）：用普通摄影机将荧光屏上的影像缩摄于胶卷上。主要用于针对肺部疾病的人群筛选性普查。其优点是经济、资料便于保存。

4）其他：计波摄影、立体摄影、干板 X 线 摄影、X 线电视、录像、电影摄影等。可供不同需要使用。

(2) 造影检查法：为克服某些密度相仿的组织或脏器间不能利用自然对比显像的缺陷，须采用人工对比的方法。可引入某些物质（造影剂）作对比剂，例如不易透过 X 线的钡剂、碘剂或极易透过 X 线的空气等，以人为方法增加透视或摄片的对比度（人工对比），这种检查法称造影检查。

1）直接导入法：将造影剂经人体生理管道引入机体组织而造影，例如胃肠钡餐造影、支气管碘油造影、脑室气体造影等。

2）生理排泄积蓄法：有口服碘剂胆囊造影、静脉注射胆影葡胺胆道造影、静脉注射泛影葡胺肾盂造影等。

造影检查方法繁多，技术操作也有不同的难度，对病人可造成一定的心理和经济负担，因此，应用时必须选择最佳方法，并注意禁忌症及过敏反应。

(3) 电子计算机 X 线断层摄影（CT）：CT 发明于本世纪 60 年代末，其原理是利用围绕人体作圈形旋转的 X 线管对人体组织连续扫描，以测得各瞬间人体横断面中不同部位透过的 X 线量等多种数据，经电子计算机运算和信号转换处理后，显示出器官或病灶的形态、大小、部位及与邻近组织的关系等。目前临床上主要用于颅脑、肝胆、胰腺、盆腔等处占位性病变和血管性病变的诊断，也可用于全身其他部位的检查。优点是检查方便、迅速、安全、图像清晰、分辨力及灵敏度高等。不足之处是对胃肠道腔内病变、心脏疾病的诊断效果欠佳，对微小病变仍可有遗漏，检查费用昂贵。故能用其他方法作出诊断的疾病，不宜首先采用 CT。

四、磁共振成像（MRI）的概念

利用外加磁场可与人体内的氢原子核的自旋运动发生磁共振现象，并可测到大量数据，经运算和信息转换处理，可显示组织器官的切面图像。采用这种检查方法可获得人体横断面、矢状面、冠状面的扫描图像。还可利用高磁场，使体内微量元素成像和进行频谱分析，揭示被检查器官功能和代谢的变化。临床可用于人体各部位和各种疾病的检查。优点为适用范围广、清晰度高、不需造影剂、也无电离辐射的损害。缺点是对空间的分辨力差，对钙化病灶灵敏度低，且检查费用昂贵，故一般不首先采用此种检查方法。

（桑明华　北京卫生学校）

第四章　呼吸系统疾病

第一节　急性上呼吸道感染

急性上呼吸道感染是鼻、咽、喉部急性炎症的总称，是最常见的一组呼吸道传染性疾病，大多数由病毒引起，少数为细菌感染所致。

【病因与流行病学】

急性上呼吸道感染约有70％～80％由病毒引起，常见的有鼻病毒、副流感病毒、埃可病毒、柯萨奇病毒、腺病毒、流感病毒等。细菌感染可直接感染或继发于病毒感染之后，以溶血性链球菌最常见，其次有肺炎链球菌、葡萄球菌、流感嗜血杆菌等，细菌感染主要引起急性咽炎和化脓性扁桃体炎。

机体受凉、淋雨、过劳或呼吸道有慢性炎症等，致使全身和呼吸道局部防御机能降低，病原体迅速繁殖而发病。

本病全年皆可发生，以冬、春季较多见。传染性强，通过飞沫经呼吸道传播，多为散发性，但常在气候突变时流行。由于病后产生的免疫力弱而短暂，机体对各种病毒感染缺乏交叉免疫，加之在健康人群中有病毒携带者，因此，一个人在一年中可多次感染本病。

【病理】

鼻腔及咽部粘膜充血水肿，粘膜上皮细胞坏死脱落，少量单核细胞浸润及浆液渗出。若继发细菌感染，有中性粒细胞浸润及脓性分泌物。

【临床表现】

根据病因不同，可有不同的临床类型。

1．普通感冒　多数由鼻病毒引起，其次为冠状病毒、副流感病毒等。常发生于秋、冬、春季。起病较急。主要症状有咽痒或灼热感、喷嚏、鼻塞流涕。鼻涕开始为清水样，2～3天后变粘稠。可伴咽痛，有时炎症累及耳咽管可使听力减退，也可出现流泪、味觉迟钝等。一般不发热或有低热。有轻度畏寒不适。检查可见鼻粘膜充血水肿，有较多分泌物，咽充血。经5～7日痊愈。

2．病毒性咽炎、喉炎和支气管炎　多由鼻病毒、流感病毒及呼吸道合胞病毒等引起，咽炎时表现为咽痒或灼热感，咽痛不突出，若有显著咽痛时常提示细菌继发感染，可有咽充血。腺病毒咽炎常伴有结膜炎。喉炎表现为发热、咳嗽、声音嘶哑，检查可见喉部充血、水肿。支气管炎除发热、乏力、声音嘶哑外，突出表现为咳嗽，有痰或无痰伴胸骨后疼痛，体检时可闻干、湿性罗音或呼吸音粗糙。

3．疱疹性咽炎　多由柯萨奇病毒A引起。有明显咽痛、发热。检查可见咽充血，咽、扁桃体、软腭表面有疱疹及浅表溃疡。多见于儿童，夏季发病多见。

4．咽结膜热　主要由腺病毒引起。有发热、咽痛、畏光、流泪。检查咽及结合膜明显充血。常发生于夏季。游泳池是常见的传播场所。

5．细菌性咽扁桃体炎　多由溶血性链球菌引起，其次为肺炎链球菌。起病急。有畏寒高热、咽痛明显、头痛、全身不适等中毒症状。检查咽充血、扁桃体肿大充血，表面有脓性渗出物。颌下淋巴结肿大，有压痛。

【并发症】

可并发鼻窦炎、中耳炎、气管－支气管炎，部分病人可并发心肌炎。少数患儿在链球菌感染后可继发变态反应性疾病，如风湿热、急性肾炎。

【实验室检查】

1．血象　病毒感染时白细胞总数偏低或正常，分类以淋巴细胞增高为主；细菌感染时白细胞总数增高，白细胞分类以中性粒细胞增高为主，严重感染时可出现核左移及中毒颗粒。

2．病毒抗原测定　有免疫荧光法、酶联免疫吸附检测法、血清学诊断法等。必要时作病毒分离和鉴定。

3．细菌培养　必要时做细菌培养及药物敏感试验，据以判断细菌类型及选用抗生素。

【诊断与鉴别诊断】

根据病史、典型临床表现、实验室检查及流行病学可初步作出诊断。需与下列疾病鉴别：

1．过敏性鼻炎　接触过敏原后突然发生鼻痒、喷嚏、清水样鼻涕，经数分钟至数小时后痊愈。检查鼻粘膜苍白、水肿，分泌物涂片可见嗜酸粒细胞增多。

2．流行性感冒　起病急。畏寒高热，头痛，全身酸痛，结合膜充血，鼻咽部症状较轻。鼻分泌物荧光抗体检查可检出流感病毒。流行病学有助鉴别。

3．急性传染病前驱症状　例如麻疹、流行性脑脊髓膜炎等早期常有上呼吸道症状，但很快出现原发病的特征。流行病学有助早期诊断。

【治疗与预防】

1．治疗

(1) 病毒感染：目前尚无特效抗病毒药物。常用的有：盐酸金刚烷胺，能阻止病毒吸附于宿主细胞上，剂量 200mg/d，口服；盐酸吗啉呱，阻碍病毒合成 DNA，100～200mg，3 次/d；利巴韦林，可阻止病毒核酸的合成，0.1～0.2g，3 次/d。

(2) 抗生素治疗：用于细菌感染或病毒感染时预防细菌感染，例如青霉素、头孢菌素类、磺胺类等。

(3) 对症治疗：发热可用阿斯匹林等解热镇痛药；咽痛可用溶菌酶含片；鼻塞流涕可用扑尔敏、康泰克等。

2．预防　冬季体育锻炼，增强呼吸道耐寒能力；避免受寒、过劳；及时治疗上呼吸道慢性炎症。对病毒感染应注意呼吸道隔离，防止交叉感染，必要时行疫苗注射。

第二节　慢性支气管炎

慢性支气管炎是指气管、支气管粘膜及其周围组织的慢性非特异性炎症。临床上以咳嗽、咳痰或伴有喘息症状，并有反复发作的慢性过程。后期常并发阻塞性肺气肿、肺动脉高压及慢性肺原性心脏病。因此，积极防治慢性支气管炎十分重要。

【病因与发病机制】

病因尚未完全清楚，一般分为外因和内因两个方面。

1．外因

(1) 吸烟：经研究证明吸烟与慢性支气管炎的发生有密切关系。吸烟时间愈长，烟量愈大，发病率愈高。患者戒烟后可使症状减轻，病情缓解。动物实验证明，吸烟后副交感神经兴奋性增高，使支气管痉挛，粘膜上皮纤毛运动受抑制，腺体分泌增多，减弱了呼吸道净化作用；同时呼吸道吞噬细胞功能减弱，使人体易于感染而发病。

(2) 感染因素：感染是慢性支气管炎发生和发展的重要因素。主要为病毒感染，如流感病毒、鼻病毒、粘液病毒、腺病毒及呼吸道合胞病毒等；其次为细菌感染，从患者痰中培养出的细菌以流感嗜血杆菌、肺炎链球菌、甲型溶血性链球菌及奈瑟球菌等多见。

(3) 理化因素：刺激性烟雾、粉尘、大气污染（二氧化硫、氧化氮等）是本病重要的诱发因素。

(4) 气候因素：寒冷可刺激呼吸道，反射性引起支气管平滑肌痉挛，局部血管收缩，使分泌物排出障碍，有利于病原体繁殖。

(5) 过敏因素：慢性喘息型支气管炎病人痰中嗜酸粒细胞及组胺含量升高，证明慢性支气管炎和过敏因素有关。

2．内因

(1) 呼吸道局部防御和免疫功能降低：正常人呼吸道有完善的防御功能，例如上呼吸道对吸入空气有过滤、加温及湿润的作用；气管、支气管粘膜的纤毛运动、咳嗽反射有排除异物作用；细支气管和肺泡中的巨噬细胞的吞噬作用；呼吸道分泌物中含有分泌性免疫球蛋白A（SIgA）等。因此，正常人下呼吸道始终保持无菌状态。当全身或呼吸道局部的防御及免疫功能减弱时易发病。

(2) 自主神经功能失调：表现为副交感神经兴奋性增高而易于感染。

【病理】

早期气管、支气管粘膜损伤，上皮细胞坏死脱落与再生修复交替出现，日久假复层柱状纤毛上皮呈鳞状上皮化生，杯状细胞和粘液腺增生，分泌增多。随着炎症加重，炎症由支气管壁向周围扩散，粘膜下平滑肌束断裂、萎缩，甚至软骨被破坏。支气管壁逐渐失去支撑而塌陷，使支气管腔狭窄，分泌物潴留而继发感染。晚期支气管周围纤维组织增生，使管腔僵硬、塌陷，病变蔓延至细支气管和肺泡使肺组织结构被破坏，继而发生阻塞性肺气肿和肺间质纤维化，引起肺动脉高压和肺原性心脏病。

【临床表现】

1．症状　多数起病潜隐，病情经过缓慢，主要表现为“咳”、“痰”、“喘”、“炎”四症。其中常期反复咳嗽最突出。轻症患者仅有轻微咳嗽和少量痰，常在秋、冬季气候骤变时加重。病变持续发展，咳嗽加重，痰量增多，甚至咳嗽常年不断。咳嗽一般以清晨或夜间加重，因夜间副交感神经兴奋，支气管分泌增多，晨起后由于体位的变动，流动的痰液刺激细支气管而引起咳嗽。痰呈粘液样，若伴有感染时可呈粘液脓性或脓性，痰量亦增多。一般不发热。伴有急性感染时可有发热、白细胞增高。喘息型者可引起哮喘伴肺部哮鸣音，严重时有呼吸困难和紫绀。

2．体征　早期可无异常体征。有时两肺有散在的干、湿性罗音。喘息型慢性支气管炎可听到哮鸣音和呼气延长。晚期可有肺气肿体征：望诊呈桶状胸，呼吸运动减弱；触诊语颤减弱；叩诊呈过清音，心浊音界缩小或不易叩出，肝上界下移；听诊呼吸音减弱，呼气延长。

3．临床分型、分期

(1) 分型：可分为单纯型和喘息型两型。单纯型慢性支气管炎主要表现为反复咳嗽、咳痰而无哮喘；喘息型慢性支气管炎除反复咳嗽、咳痰外还伴有明显的哮喘及肺部哮鸣音。

(2) 分期：按病情进展可分为三期。

1）急性发作期；指在1周内出现脓性痰或粘液脓性痰，痰量明显增多，或伴有发热等炎症表现；或指在1周内咳、痰、喘等症状中任何一项明显加剧者。

2）慢性迁延期：病人有不同程度的咳、痰、喘症状，迁延1个月以上。

3）临床缓解期：经治疗或自然缓解，症状基本消失，或偶有轻微咳嗽和少量痰液，持续在2个月以上。

【并发症】

1．肺部反复急性感染　特别是老年体弱者，由于抵抗力低和肺功能差易并发支气管肺炎。急性感染时可有发热，白细胞增高，咳嗽加剧，痰多可呈脓性或粘液脓性，严重时有呼吸困难和紫绀。

2．慢性阻塞性肺气肿　在原有咳、痰等症状基础上，出现逐渐加重的呼吸困难，伴胸闷、紫绀。有肺气肿的体征。

3．慢性肺原性心脏病　慢性支气管炎、肺气肿损伤肺血管，同时缺氧可引起肺血管痉挛等，可导致肺动脉高压，右心负荷加重，右心扩大而衰竭。

【实验室及其他检查】

1．血象　慢性支气管炎并急性感染时，血中白细胞总数增高，白细胞分类中性粒细胞增高。喘息型可有嗜酸粒细胞增高。

2．痰液检查　涂片或培养可找到致病菌。涂片可见大量中性粒细胞、变性或坏死上皮细胞。喘息型者痰中有较多的嗜酸粒细胞。

3．X线检查　早期无特殊征象。病程长者由于支气管管壁增厚、肺间质纤维化等可导致两肺纹理粗乱，呈网状或条索状阴影，以两肺下野明显。若伴有阻塞性肺气肿时，肺野透亮度增加、肋间隙变宽、横膈下降且活动受限。

4．肺功能检查　残气占肺总量百分比增大，第1秒率下降。

【诊断与鉴别诊断】

1．诊断　咳、痰或伴喘息，每年发病持续3个月且连续2年或以上者，并排除其他心、肺疾病，即可作出诊断。若每年发病持续不足3个月，但有明确的客观检查依据（如X线、肺功能检查等）亦可诊断。

2．鉴别诊断

(1) 支气管哮喘：慢性支气管炎喘息型应与支气管哮喘相鉴别。后者常见于青少年，突然发病，无慢性咳嗽、咳痰史，以发作性哮喘为特征，发作时两肺满布哮鸣音，缓解后可无症状，有过敏性疾病史。故典型病例不难鉴别。但哮喘并发慢性支气管炎和肺气肿时鉴别有一定困难。

（2）支气管扩张症：有反复咳嗽、咳痰史，合并感染有大量脓痰，静置后上层为泡沫，中层为浆液，下层为脓性。部分病人有反复咯血病史，听诊肺部湿罗音较局限而固定。X线平片肺纹理粗乱常呈卷发样阴影，支气管碘油造影、CT、纤维支气管镜可资鉴别。

【治疗与预防】

1．治疗　采取防治结合的综合措施。在急性发作期或慢性迁延期以控制感染、祛痰为主，伴有喘息时加解痉平喘药。临床缓解期以加强体育锻炼，增强体质，提高机体免疫力，预防发作为主。

（1）急性发作期与慢性迁延期治疗

1）控制感染：①抗生素：青霉素G皮试阴性后用80万U，肌内注射，3～4次/d；头孢氨苄0.25～0.5g，4次/d，或头孢拉定0.25～0.5g，4次/d。②奎诺酮类：诺氟沙星（氟哌酸）0.2g，4次/d；氧氟沙星（氟嗪酸）0.2g，2～3次/d。抗菌药物可单独使用，也可两种以上联合使用。待感染被控制后，广谱抗菌药应及时停用，以免引起菌群失调或双重感染。

2）祛痰、镇咳剂：对老年患者以祛痰为主，不宜使用强镇咳剂，以免抑制咳嗽中枢，加重呼吸道阻塞和炎症。常用镇咳剂有喷托维林（咳必清）25mg，3次/d；棕色合剂等。祛痰应多饮水，使痰液稀释以便于咳出。祛痰剂有：盐酸溴己新（必嗽平）16mg，3次/d；乙酰半胱氨酸（痰易净）1.0g，3次/d。此外还有中性蛋白酶、氯化铵、碘化钾等。

3）解痉、平喘剂：①β-受体兴奋剂：如硫酸沙丁胺醇（舒喘宁）2～4mg，3～4次/d，或行雾化吸入；特布他林（博利康尼）2.5mg，2～3次/d。②茶碱类：氨茶碱0.1g，3次/d，或0.25g，2～3次/d，肌内注射，或0.25g/次，静脉注射；二羟丙茶碱（喘定）0.2～0.3g，2～3次/d，或0.25～0.5g，2～3次/d，肌内注射，或0.5～1.0g/次，静脉滴注。

4）气雾疗法：目前多采用超声雾化吸入。雾化液可采用丙酸倍氯米松、氨息香酸酊、抗生素、祛痰及平喘药等。

（2）缓解期治疗：戒烟，体育锻炼，呼吸操以增强腹式呼吸，增加营养以提高机体抵抗力，避免诱发因素，预防感冒。

2．预防

（1）加强冬季体育锻炼，以增强呼吸道的耐寒能力，预防感冒。

（2）改善环境卫生，治理大气污染，是降低发病率的重要措施。

（3）戒烟。

（4）积极治疗上呼吸道急、慢性炎症。

第三节　支气管哮喘

支气管哮喘简称哮喘，是机体对抗原性（或非抗原性）刺激引起支气管反应性过度增高的变态反应性疾病。可引起支气管平滑肌痉挛及不同程度的粘膜水肿和腺体分泌增加。临床表现为发作性伴有哮鸣音的呼气性呼吸困难，经治疗或自行缓解。长期反复发作可并发慢性支气管炎和肺气肿。儿童发病率比成人高。

【病因与发病机制】

本病的病因和发病机制尚未完全明了。临床按病因与发病机制的不同将哮喘分为两大类，即外源性哮喘和内源性哮喘，两类在发病过程中可互相影响混合存在。

1．外源性哮喘　多在幼年发病。患者往往系特异性体质（过敏体质）。当接触过敏原（花粉、尘螨、真菌孢子等，或进食鱼虾、某些药物）后，抗原特异性成分通过淋巴细胞传递到特异的 IgE 型浆细胞，使产生 IgE 抗体，IgE 抗体附着于肥大细胞或嗜碱粒细胞并将其致敏。当过敏原再次侵入机体后，抗原和致敏的肥大细胞或嗜碱细胞膜上的 IgE 结合，改变了细胞膜对钙离子的通透性，使细胞外的钙离子进入细胞内，激活一系列酶的活性，使肥大细胞或嗜碱粒细胞脱颗粒，释放出生物活性物质如组胺、嗜酸粒细胞趋化因子、过敏性慢反应物质、缓激肽、前列腺素等，这些物质作用于支气管，引起平滑肌痉挛、支气管粘膜充血、分泌增多，使广泛小气道狭窄而发生哮喘。

肥大细胞膜有两类不同的受体，以调节生物活性物质的释放。两类受体为腺苷环化酶和鸟苷环化酶。当β受体兴奋剂兴奋β受体时，可增强腺苷环化酶活性，使细胞内三磷酸腺苷形成环磷酸腺苷，它具有稳定支气管平滑肌膜电位的作用，能抑制释放生物活性物质，使支气管松弛，哮喘缓解。当环磷酸腺苷增多时，可被磷酸二酯酶分解。氨茶碱有抑制磷酸二酯酶的作用，可提高细胞内环磷酸腺苷的水平，故氨茶碱可缓解哮喘。

反之，刺激迷走神经或给予乙酰胆碱，兴奋 M 胆碱能受体，可增强鸟苷环化酶活性，促进三磷酸鸟苷转化为环磷酸鸟苷，它可促进生物活性物质的释放，使支气管收缩，发生哮喘。因此，部分病人用阿托品治疗，可抑制乙酰胆碱作用，而减轻哮喘发作。

2．内源性哮喘　常见于成人。多由呼吸道感染、冷空气、理化因素、运动、精神神经等非抗原性因素刺激引起。目前认为可能系副交感神经功能异常所致。但在此异常的神经反应中，不能排除过敏现象中有生物活性物质释放的可能性。

【病理】

早期支气管粘膜有嗜酸粒细胞和淋巴细胞的浸润，细支气管平滑肌有轻度肥厚。随病情发展，支气管和细支气管粘液腺肥大、增生，纤毛上皮损伤脱落。晚期可并发阻塞性肺气肿，粘稠的痰栓可阻塞细支气管而并发局限性肺不张、肺气肿及肺部感染。严重哮喘时可并发气胸。

【临床表现】

1．外源性哮喘　多数病人有明显的过敏原接触史。发作前常有鼻痒、连续喷嚏、干咳等粘膜过敏先兆。继之出现伴有哮鸣音的呼气性呼吸困难，胸闷，被迫采取坐位，严重时出现紫绀。持续数分钟至数小时或更长时间，可自行缓解或经治疗后缓解。发作即将停止时，咳出较多的痰液后，气促减轻，哮喘迅速停止。

2．内源性哮喘　系非过敏原诱发因素引起的哮喘。最常见的为感染性哮喘。呼吸道受病毒、细菌等感染而发生炎症，出现咳嗽、咳痰、哮喘或原有哮喘加重。哮喘发生缓慢，持续时间较长，一般在炎症控制后哮喘可缓解。其次有药物性哮喘（阿斯匹林、消炎痛等）；职业性哮喘（粉尘、烟雾、化工原料等）；剧烈运动后诱发运动性哮喘或情绪激动后激发的精神神经性哮喘等。

3．混合性哮喘　在哮喘长期反复发作的过程中，各种诱发因素可互相影响，使症状不典型或混合存在，例如哮喘可常年发作，无明显缓解季节，症状亦趋复杂等。

4．哮喘持续状态　严重哮喘发作持续在24小时以上。患者有严重的呼吸困难，吸气较浅，呼气长而费力，张口呼吸，紫绀明显，大汗淋漓，面色苍白，四肢厥冷，脉率快等。若病情不能控制，可出现呼吸、循环衰竭而死亡。

【实验室及其他检查】

1．血液检查　血液中嗜酸粒细胞增多。合并感染时白细胞总数增多，中性粒细胞增多。

2．痰液检查　痰涂片可见较多的嗜酸粒细胞。有尖棱结晶（Charcort-Leyden 结晶）、粘液栓（Curschmann 螺旋体）、透明哮喘珠（Laennec 珠）。若合并急性呼吸道感染时，应做痰涂片或培养及药物敏感试验，有助于病原菌的诊断及指导治疗。

3．特异性过敏原体外试验　例如放射性过敏原吸附试验，可测定特异性的 IgE（过敏性哮喘患者血清中的 IgE 比正常人高 2～6 倍）；嗜碱粒细胞组胺释放试验呈阳性；血液及呼吸道分泌液中免疫球蛋白的检测等。

4．皮肤敏感试验　用可疑的过敏原做皮肤划痕或皮内注射，可找出过敏原。

5．血液气体分析　严重哮喘时，由于气道阻塞，可有缺氧和二氧化碳积蓄，表现为 PaO_2 降低和 $PaCO_2$ 升高。血气分析可监测水、电解质及酸碱失衡的情况。

6．X 线检查　早期在哮喘发作时可有两肺透亮度增加，缓解时无明显异常；合并肺部感染时可有肺纹理粗乱或小片状炎性阴影。晚期合并肺气肿时有相应 X 线表现。

7．肺功能检查　发作时呈阻塞性通气功能障碍，表现为第 1 秒用力呼气率明显降低，残气及残气占肺总量百分比增高等。待缓解后各项指标均可恢复正常。指标恢复程度与疾病严重程度有关。因此，观察呼吸功能的变化对判断病情、指导治疗有一定的意义。

【诊断与鉴别诊断】

1．诊断　根据有反复发作的支气管哮喘病史，在排除其他原因引起的哮喘后，诊断不难。缓解期做皮肤过敏试验、特异性过敏原的体外试验等，对找出病原、指导治疗及预防有一定价值。

2．鉴别诊断

（1）心源性哮喘：常见于左心衰竭。发作时症状与支气管哮喘相似，但有心脏病史和心功能不全的其他症状及体征可资鉴别。

（2）喘息型慢性支气管炎：常见于中、老年患者。有慢性咳嗽、咳痰史，急性感染时哮喘加重，两肺听诊有干、湿性罗音。病程迁延，有明显肺气肿体征，鉴别并不困难，但支气管哮喘晚期并发慢性支气管炎及肺气肿则难以鉴别。

（3）支气管癌：咳嗽、咳血，哮鸣音部位固定且呈持续性。痰脱落细胞检查、纤维支气管镜检查、X 线摄片或 CT 检查可资鉴别。

【治疗与预防】

1．治疗

（1）消除病因：避免和消除引起哮喘发作的各种诱发因素。

（2）控制急性发作及预防发作

1）平喘药：①β_2 受体兴奋剂：硫酸沙丁胺醇（舒喘灵），2～4mg，3 次/d，或 0.1

～0.2mg/次，雾化吸入；特布他林（博利康尼），2.5～5mg，3次/d；间羟异丙肾上腺素（异丙喘宁），10～20mg，3次/d，或0.5～1mg，2～3次/d，肌内注射或雾化吸入；克仑特罗（氨哮素）20～40μg，3次/d，或10～20μg，气雾吸入等。②茶碱类药物：如氨茶碱0.1g，3次/d，或0.25g/次葡萄糖液稀释后静脉缓慢推入；喘定0.2g3次/d，或0.25g/次，肌内注射，或0.5～1.0g/次加入5%葡萄糖液500ml静脉滴入。③抗胆碱能药物：由于可抑制腺体分泌，使痰液粘稠不易咳出，因此，临床上已很少使用。目前尚用异丙托溴胺或氧托溴胺雾化吸入。④糖皮质激素：由于副作用较大，临床上不作常规使用，仅用于严重哮喘发作，或慢性哮喘用其他平喘药无效者。哮喘发作时可用氢化考的松100～200mg/d或地塞米松5～10mg/d静脉滴入，待病情好转后改用泼尼松20～40mg/d，分2～3次，口服，以后递减直至停药。⑤肥大细胞膜稳定剂：可预防哮喘急性发作。例如色苷酸钠，20mg，气雾吸入，2～4次/d,；曲尼司特（利喘平），可抑制慢反应物质及组胺释放，0.1g，3次/d,，4周后逐渐减量，2～12月为一疗程。⑥抗组胺药：如酮替芬，1mg，2次/d,；去氯羟嗪（克敏嗪），0.1g，3次/d,。⑦钙拮抗剂：例如盐酸维拉帕米、硝苯地平（硝苯吡啶）等，与其他平喘药联合应用，可起协同作用。

2）控制感染：如β-内酰胺类抗生素（青霉素类、头孢菌素类），或用大环内酯类抗生素（红霉素、螺旋霉素等），或用奎诺酮类、磺胺类抗菌药物。必要时做痰培养和药物敏感试验，据以选用有效抗生素。

3）促进排痰：可用祛痰药（溴己新、乙酰半胱氨酸等）、机械排痰（翻身拍背、体位引流等）、气雾吸入及多饮水使痰液稀释等。以上措施有利于保持呼吸道通畅及控制感染。

4）哮喘持续状态的处理原则：以解除支气管痉挛、纠正缺氧、控制并发症为主。具体措施：①氧气吸入。②解除支气管痉挛：联合应用β_2受体兴奋剂和氨茶碱类药物。必要时加用糖皮质激素。③控制感染：选用有效抗生素。④促进排痰，保持呼吸道通畅。⑤纠正水、电解质、酸碱平衡。⑥积极治疗气胸、呼吸衰竭及心力衰竭等并发症。

5）免疫疗法（脱敏疗法）：①特异性免疫疗法：从小剂量开始注射过敏原浸出液，根据病情做全年脱敏治疗或季节性脱敏治疗（哮喘易发季节的前2～3个月开始注射）。②非特异性免疫疗法：如哮喘菌苗、灭活卡介苗、胎盘脂多糖、核酪注射液的接种。

2．预防　找出过敏原，避免接触过敏原或脱敏治疗；戒烟；积极治疗呼吸道感染病灶；坚持体育锻炼，增强体质，增加机体的免疫功能。

第四节　肺　　炎

肺炎是肺实质的炎症，可由多种原因引起，如病原微生物、放射线、化学因素、过敏因素等。肺炎可按病因或解剖部位进行分类。按解剖部位分为大叶性肺炎、小叶性（或支气管性）肺炎、间质性肺炎。肺炎病因绝大多数为病原微生物，如细菌、病毒、立克次体、支原体、真菌、寄生虫等，以细菌性肺炎最常见，其中又以肺炎链球菌肺炎占多数。按病因学分类更有利于选用合适的药物进行治疗。

本节着重介绍临床上较常见的肺炎链球菌肺炎和小儿肺炎。

一、肺炎链球菌肺炎

【病因与发病机制】

肺炎链球菌为革兰阳性球菌，常成双或成链排列。菌体外有荚膜，荚膜多糖体具有特异抗原性。这种菌为上呼吸道的正常菌群，只有当免疫力降低时方致病。但少数情况下可发生感染中毒性休克，甚至危及生命。

发病多在冬季和初春，青壮年多见。多数患者先有上感、受寒、醉酒、全身麻醉等诱因，使呼吸道防御机能减弱。细菌侵入下呼吸道，在肺泡内繁殖。其致病力是细菌荚膜多糖体对组织的侵袭作用。

【病理】

肺炎球菌肺炎是纤维素性炎症。病变可累及一个肺叶或多个肺段，偶有波及两个大叶者。按病程发展可分四期：

1．充血期　表现为肺泡壁充血水肿，肺泡腔内有浆液纤维素及少量红、白细胞渗出。

2．红色肝样变期　肺泡内充满大量红细胞、一定数量的白细胞及纤维素。红细胞崩解后，血红蛋白变性，可咳出血性或铁锈色痰，渗出液中仍含有细菌。

3．灰色肝样变期　肺泡内渗出物继续增多，肺泡壁因受压形成贫血状态而呈灰白色，肺泡内充满中性粒细胞和纤维素，细菌被中性粒细胞吞噬、水解。

4．溶解消散期　中性粒细胞崩解，释出溶蛋白酶，溶解纤维素及坏死组织，使之大部随痰咳出，部分被吞噬细胞吞噬，或被淋巴管吸收，使肺组织逐渐净化，恢复正常的结构和机能，在极个别情况下（如肺淤血），肺泡内纤维蛋白不能被完全溶解、吸收而机化，使肺泡实变，称为机化性肺炎。

目前，由于广泛应用抗生素，这种典型的病理分期已不多见，典型的肺大叶实变也属少见。大多数情况属肺段性或片状支气管肺炎。在肝样变期，常累及胸膜，引起纤维素性胸膜炎，常随肺炎消散而被吸收。少数病例毒血症严重，引起末梢循环衰竭，称为休克型肺炎。

【临床表现】

1．症状　多数病例起病急骤，常有过劳、受寒等诱因。常见症状有：

（1）寒战高热：半数以寒战起病，数小时内体温升达39～40℃，呈稽留热，伴有头疼、全身肌肉酸痛等中毒症状。

（2）胸痛：因炎症波及胸膜而致，随咳嗽和深呼吸而加重，少数累及膈胸膜者，可有下胸部和上腹部疼痛，类似急腹症表现。

（3）咳嗽、咳痰：咳嗽频繁。早期呈刺激性，有少量粘痰，以后发展为粘液痰，典型病例呈铁锈痰。

（4）呼吸困难：病变广泛导致缺氧而致。

（5）消化系统症状：恶心呕吐、腹胀、腹泻、黄疸等。

（6）神经系统症状：烦躁不安、谵妄、意识模糊、昏睡等。

2．体征　呈急性病容。面色潮红或轻度紫绀，部分病人口周围发生单纯疱疹，极少数引起败血症者可有肝大、黄疸，皮肤粘膜有出血点。

肺部体征：早期体征不明显，可呈呼吸运动减弱、呼吸音减弱，或有少量湿罗音或捻发音；肺实变期呼吸运动受限，语颤增强，叩之有浊音，听诊主要为病理性支气管呼吸音或湿罗音；消散期可听到较多的湿罗音。病变累及胸膜时，触诊可有摩擦感，听诊可有胸膜摩擦音。

3. 休克型肺炎临床特征　肺炎球菌肺炎伴发严重毒血症时可引起感染中毒性休克，起病急，一般在发病 24～72 小时特别是在头 24 小时内，血压突然下降（＜10.7/6.7kPa），并出现休克状态，表现为体温骤降、面色苍白、紫绀、出冷汗、表情淡漠、四肢厥冷、脉细速、心音减弱、少尿或无尿等。

【实验室及其他检查】

1. 血象　白细胞总数及中性粒细胞均显著增加，可有核左移或胞浆内出现中毒颗粒及空泡。对年老、体弱或有严重感染者，白细胞总数可不增高，或反而低于正常，但中性粒细胞仍增高。

2. 痰液检查　痰涂片可见革兰染色阳性球菌成对或呈短链排列。痰培养加药物敏感试验不但分离出致病菌，还可据以选用有效抗生素。

3. 休克型肺炎实验室检查

（1）尿：休克时肾血灌流量明显减少，因而少尿甚至无尿，并可因肾小球毛细血管通透性增高而出现血尿蛋白尿。

（2）血尿素氮：肾功能不全时可增高。

（3）血清钾、钠、氯化物：肾功能不全时血清钾增高。

（4）二氧化碳结合力：当出现代谢性酸中毒时，二氧化碳结合力降低。

（5）弥散性血管内凝血实验室检查：休克晚期可出现弥散性血管内凝血（见第八章第三节及附录　表 16）。

4. X 线检查　肺炎充血期仅见受累部位肺纹理增粗，呈淡薄均匀阴影，并局限于一个肺段或肺叶；实变期可见大片均匀致密的阴影，按肺叶或肺段分布，近年来典型的大叶实变较少见；消散期阴影密度逐渐减小，3～4 周后可完全消散。

【诊断与鉴别诊断】

对具有典型症状和体征的病例，诊断并不困难。临床表现不典型者，须与下列疾病鉴别：

1. 肺脓肿　多为厌氧菌感染的肺化脓性炎症。起病急骤，全身中毒症状重，有寒战高热，呈弛张热，咳嗽初始较轻，有少量粘痰，约 1 周后脓肿向支气管破溃，因而咳嗽加重，咳出大量恶臭脓痰，痰中带血或咯血，待大量脓痰咳出后，全身中毒症状可减轻。痰培养加药物敏感试验可检出革兰阴性杆菌及厌氧菌。早期 X 线检查表现与肺炎者相似，脓肿破溃后 X 线检查显示出脓腔和液平面。

2. 肺炎支原体肺炎　由肺炎支原体引起。起病缓慢，约 1/3 病例无症状，或有低热、咳嗽、乏力等。体征不明显，X 线检查可见斑点状或片状均匀模糊阴影，可在 2～3 周内消散。实验室检查，白细胞正常或减少，有轻度淋巴细胞增多，鼻、咽拭子或痰可培养出支原体。红细胞冷凝集试验呈阳性。

3. 金黄色葡萄球菌肺炎　常伴有败血症，临床表现凶险。血、痰培养可分离出金黄色葡萄球菌。X 线检查可见两肺有多处炎性阴影，阴影中有透亮区。

4. 肺炎克雷白杆菌肺炎　多见于年老、体弱者。有发热、咳嗽、胸痛等症状。咳棕红色胶冻样痰或血痰，伴有气急、紫绀。X线检查有肺叶实变，其中有不规则透亮区，叶间隙下坠，有时伴少量胸腔积液。痰培养可分离出肺炎克雷白杆菌。

5. 肺结核

(1) 干酪性肺炎：有寒战高热、盗汗、咳嗽、咯血等症状，X线检查可见大片密度不均的阴影、有空洞。既往有结核病史、有明显结核中毒症状，痰结核菌检查呈阳性等有助于鉴别。

(2) 浸润型肺结核（锁骨下浸润）：有乏力、盗汗、发热等结核中毒症状；X线阴影多在肺尖部或锁骨上下部，密度不均匀，经久不消散。而肺炎经抗生素治疗3～5天，体温多能恢复正常，肺内炎性阴影2周左右即被吸收。痰结核菌检查可资鉴别。

6. 原发性支气管癌　可伴发阻塞性肺炎，经抗生素治疗，炎症消退缓慢。消炎后肿瘤阴影渐趋明显，伴有肺门淋巴结肿大、肺不张。对老年病人，在有效抗生素治疗下，炎症经久不消散，或同一部位炎症反复发生，要随访观察，必要时须进一步做X线体层摄片、CT、纤维支气管镜及痰脱落细胞检查，以免误诊。

【治疗与预防】

1. 治疗

(1) 一般治疗：休息，保暖，供给高热量、高蛋白质及高维生素的易消化饮食，多饮水。对重病者观察呼吸、心率、血压及尿量，及时发现并发症及可能出现的休克。

(2) 对症治疗：咳嗽可用棕色合剂、咳必清等；对发热、胸痛可用去痛片或复方阿斯匹林等；对气急、紫绀可吸氧；对脱水者可静脉滴入5%葡萄糖液及适量生理盐水；对烦躁、谵妄者可给地西泮（安定）5mg/次肌内注射或水合氯醛1g，口服或灌肠。

(3) 抗菌药物治疗：首选青霉素G，皮试阴性后用80万U，肌内注射3～4次/d，或1 000～3 000万U/d，分4次静脉滴注（每次尽可能在1小时内滴完，以产生有效血浓度）。对青霉素过敏者可改用四环素类（强力霉素、盐酸米诺环素）或大环内脂类（红霉素、麦迪霉素、交沙霉素等）。头孢菌素有时与青霉素有交叉过敏反应，故用药时应慎重。

(4) 休克型肺炎治疗原则

1) 控制感染：可加大青霉素用量，1 000～3 000万U/d，分4次静脉滴注；或2～3种广谱抗生素联合应用；或用头孢菌素类，如头孢他定（ceftazidime），2～4g/d，分2～3次肌内注射或静脉注射，或头孢曲松三嗪（ceftriaxone），1～2g/d肌内注射或静脉注射。待病原菌确定后选用有效抗生素。

2) 补充血容量：如低分子右旋醣酐或5%～10%葡萄糖液、复方氯化钠液等。

3) 血管活性药物：休克早期有微循环痉挛，在补充血容量的同时，适当给予血管扩张剂，如α受体阻滞剂甲磺酸酚妥拉明（苄胺唑啉）；β受体兴奋剂硫酸异丙肾上腺素、盐酸多巴胺等。当休克进入微循环淤血期时，适当加用重酒石酸间羟胺等。

4) 糖皮质激素：经补液、血管活性药物应用后，血压仍不能回升至正常时，可考虑加用氢化可的松或地塞米松静脉滴入。

(5) 纠正水电解质及酸碱紊乱：在补液的同时，监测和纠正钾、钠、氯化物含量。因缺氧而致代谢性酸中毒时，可用5%碳酸氢钠静脉滴入。

(6) 心功能不全时减慢输液量，并用快速强心剂如去乙酰毛花甙（西地兰）、毒毛花甙-K。

2. 预防　避免受寒、淋雨、酗酒、过劳等诱发因素。增加营养，注意体育锻炼，提高机体的免疫力。对年老、体弱者可注射肺炎免疫疫苗。

二、小儿肺炎

小儿肺炎是小儿常见病，尤以婴幼儿多见。一年四季均可发病，我国北方以冬、春季多见，常为上呼吸道感染和支气管炎蔓延的结果。营养不良、居住拥挤、维生素 D 缺乏性佝偻病、先天性心脏病及免疫功能低下均为诱发因素。

小儿肺炎以支气管肺炎最常见，故本节内重点叙述支气管肺炎。

【病因】

1. 内在因素

(1) 小儿呼吸道免疫特点：小儿呼吸道非特异性及特异性免疫功能均较差，婴幼儿咳嗽反射及气道平滑肌收缩功能差，粘液及纤毛的清除作用亦差，难以有效地防止病原微生物、尘埃、异物颗粒进入下呼吸道，同时，呼吸道分泌免疫球蛋白 IgM、IgG、IgA 尤其是 SIgA 量少，此外分泌乳铁蛋白、溶菌酶、干扰素、补体等数量也不足，肺泡巨噬细胞吞噬功能亦弱。这些因素都显示小儿免疫功能较差，易罹患呼吸道感染。

(2) 呼吸道解剖生理特点：婴幼儿气管和支气管各段距离短，管腔相对狭窄，软骨柔软，缺乏弹力组织，故支持作用薄弱；粘液腺发育不良，分泌不足，故呼吸道较干燥，粘膜纤毛运动较差，因此清除吸入病原微生物能力较差；肺间质发育旺盛而肺泡数量较少，同时血管丰富，因此肺组织含血量丰富而含气量相对较少，故易发生感染，感染后易引起间质性炎症、肺不张及坠积性肺炎等；婴幼儿胸廓呈桶状，肋骨水平位，呼吸肌发育差，故呼吸时胸廓运动不充分，使肺的扩张受到限制。这一切都使小儿呼吸道处于易受感染状态，易发生呼吸困难、紫绀等，并促使炎症蔓延扩散。

2. 病原体　主要为细菌和病毒。常见细菌有肺炎链球菌、金黄色葡萄球菌、溶血性链球菌、大肠杆菌、肺炎杆菌、流感杆菌等。常见病毒有腺病毒、呼吸道合胞病毒、副流感病毒、流感病毒等。近年来由于抗生素广泛应用，肺炎的病原体已发生变化，肺炎链球菌肺炎虽然占重要地位，但革兰阴性杆菌肺炎呈上升趋势，支原体及真菌性肺炎亦逐渐增多。

【病理】

支气管肺炎是以细支气管为中心的肺化脓性炎症。炎症蔓延可引起支气管周围炎，然后波及肺泡，或蔓延到细支气管所属肺泡管及肺泡，可累及多个小叶；病毒性肺炎以间质受累为主，亦可累及肺泡。临床上以支气管肺炎和间质性肺炎同时并存为常见。

1. 呼吸功能不全　主要表现为低氧血症，严重者还可表现出高碳酸血症。为了代偿机体缺氧，患儿呼吸及心率加快。高碳酸血症时则可出现呼吸衰竭。

2. 毒血症表现

(1) 循环系统：毒素使心肌受损，引起心肌炎。缺氧引起肺小动脉反射性收缩，引起肺动脉高压，使右心负荷加重。中毒性心肌炎和肺动脉高压是诱发心力衰竭的主要原因。重症可出现休克和弥散性血管内凝血。

(2) 中枢神经系统：由于严重缺氧，脑细胞代谢障碍，能量产生减少，而钠钾泵功能下降，使脑细胞内水潴留，形成脑水肿；高碳酸血症使脑血管扩张，脑血流量增高，血管壁通透性增高，间质水肿，这些因素可导致颅内压增高；毒素可引起中毒性脑病，患儿可有嗜睡、惊厥等症状。

(3) 消化系统：缺氧和毒素的作用，可引起胃肠功能障碍，严重时可引起消化道出血及中毒性肠麻痹。

(4) 酸碱平衡失调：由于缺氧，外加高热、饥饿、脱水等因素，常伴有代谢性酸中毒。病情严重时，出现高碳酸血症，存在不同程度的呼吸性酸中毒，两者常同时存在，称为混合性酸中毒。

【临床表现】

一般有发热、咳嗽、气促、发绀、肺部小水泡音五大特征。根据临床表现分为：

1. 轻型　是最常见的类型。发热可达38～40℃，热型不定，幼小体弱儿童体温可不升高或低于正常。患儿多伴有精神不振、烦躁、食欲不振、腹泻或呕吐等。呼吸系统症状有咳嗽、咳痰、呼吸加快。严重者有三凹征，口周围紫绀。肺部特征早期不明显，以后可有湿罗音，以背部两下肺较多。叩诊多正常。当病变融合扩大累及整个肺段时，局部叩浊音，语颤增强，呼吸音减弱，或有湿罗音。

2. 重型　多见于年龄较小儿童。病原毒力较强，肺部病变广泛。可高热不退，有明显的呼吸困难及紫绀，并出现混合性酸中毒。伴有循环系统、神经系统、消化系统等方面的功能障碍：

(1) 循环系统：常出现中毒性心肌炎及心力衰竭。中毒性心肌炎表现为心动过速、I心音低钝、心律不齐及心电图改变。心力衰竭诊断要点有：心率突然加快（>180次/分）；呼吸加速（>60次/分）；烦躁不安；明显紫绀；面色青灰；肝迅速增大；心音低钝或有奔马律；颈静脉怒张；浮肿；尿少。重症特别是革兰阴性杆菌肺炎还可引起感染中毒性休克。

(2) 神经系统：可出现意识障碍、惊厥、呼吸不规则、瞳孔反应异常等。发生中毒性脑病或脑膜炎者可有脑膜刺激征，脑脊液检查大多正常，或压力稍高，或蛋白含量稍高，严重者可有中枢性呼吸衰竭，出现呼吸节律不整、呼吸暂停等。

(3) 消化系统：呕吐、腹泻、腹胀。严重者可呕吐咖啡样物，大便潜血阳性或排柏油样便。

【实验室及其他检查】

1. 病原学检查

(1) 病毒病原学检查

1) 病毒分离和鉴定：取鼻咽拭子或气管分泌物作病毒分离。

2) 血清学检查：在急性期和恢复期取血清作IgG抗体测定，2次间隔不少于10天，若恢复期抗体滴度较急性期升高4倍，可作出诊断。

3) 快速诊断：直接测定标本中病毒抗原或病毒颗粒的检查方法有免疫荧光法、免疫酶标法、单克隆抗体法等；测定感染急性期出现的特异性IgM抗体以判定病原的方法有IgM抗体捕获法及间接免疫荧光法等。

(2) 细菌病原学检查

1）气管吸出物、血液等细菌培养加药物敏感试验。

2）对流免疫电泳法检测肺炎链球菌多糖抗原。

3）酶联免疫吸附试验、放射免疫电泳等检测血清中特异性抗体、抗原均有助于细菌病原学的早期快速诊断。

4）对葡萄球菌肺炎可用对流免疫电泳法测定磷壁酸（葡萄球菌壁外层的一种含磷复杂多聚体）抗体，对诊断有高度特异性。

2．血象　病毒性肺炎时白细胞大多正常或降低；细菌性肺炎时白细胞升高、中性粒细胞常升高，并有核左移现象及胞浆中毒颗粒。

3．血液气体分析及酸碱度测定（见本章第六节）。

4．X线检查　早期肺纹理增粗，以后出现小斑片状阴影，斑片影可融合成片状。伴有肺气肿或肺不张。

【治疗与预防】

1．治疗

（1）一般治疗：加强护理。保持室内空气新鲜、室温18～20℃为宜。勤翻身，及时清除鼻咽腔分泌物以保持呼吸道通畅。供应营养丰富的流质食物，少量多餐。必要时静脉输液。密切观察病情变化。

（2）病原治疗

1）细菌性肺炎：抗生素治疗。对球菌类肺炎可选用青霉素，邻氯青霉素，新型青霉素Ⅱ、Ⅲ等。对革兰阴性杆菌肺炎，首选氨苄西林钠（氨苄青霉素）或盐酸林可霉素等。

2）病毒性肺炎：可选用利巴韦林（三氮唑核苷、病毒唑）、干扰素、聚肌胞、乳清液等。

（3）对症治疗　①吸氧。②保持呼吸道通畅：使用祛痰剂如乙酰半胱氨酸，支气管解痉剂如氨茶碱；保证液体摄入量，使痰稀释易咳出。③对心力衰竭使用去乙酰毛花甙或毒毛花甙K，或使用血管扩张剂如甲磺酸酚妥拉明、硝普钠等。④纠正水电解质、酸碱平衡。⑤使用肾上腺皮质激素：当中毒症状严重，出现呼吸衰竭、脑水肿、中毒性脑病、感染中毒性休克时，常使用地塞米松2～5mg，2次/d，3～5日为一疗程。

2．预防　注意营养，多在户外活动，多晒太阳，防治营养不良和佝偻病，增强呼吸道耐寒能力，提高机体免疫力，避免着凉，呼吸道感染高峰期不去拥挤的公共场所。

第五节　肺　结　核

结核病是由结核杆菌引起的慢性传染病，可累及全身多个脏器，但以肺结核最为常见。人体感染结核杆菌后不一定发病，仅在身体抵抗力降低时才引起结核病。

近30年来，我国结核病疫情虽有所下降，但由于人口众多，且医疗卫生事业的发展不平衡，有些地区结核病仍是当前危害人民健康的主要疾病之一。

【病因与发病机制】

1．结核菌　属于分枝杆菌，生长缓慢，在改良罗氏培养基中需4～6周才能长成明显的菌落。经抗结核药物治疗后，细菌的生长更缓慢。涂片染色具有抗酸性，故亦称抗酸杆菌。结核菌对外界抵抗力较强，在阴湿处能生存5个月以上，但在烈日曝晒下2小时或 70％酒精浸泡 2 分钟或水中煮沸 1 分钟即能被杀灭。让病人将痰吐在纸盒内直接烧掉是简便、可靠的灭菌方法。

结核菌含有脂质、蛋白质及多糖类。在人体内，脂质可能与细菌毒力有关，还可以保护菌体不易被巨噬细胞消化，使炎灶中的巨噬细胞转变为类上皮样细胞而形成结核结节。蛋白质具有抗原性，与蜡质 D（菌体脂质中的一种糖脂）结合可引起过敏反应，促使中性粒细胞和大单核细胞浸润，局部组织充血、水肿甚至变性、坏死。近年来发现，结核杆菌中有一种核糖核酸蛋白复合物，可使机体产生强有力的免疫反应。多糖类也能引起某些免疫反应，如凝集反应等。

结核菌分人型、牛型、鼠型、鸟型等。人型和牛型是人类结核病的主要病原菌。牛型结核菌可因饮用未消毒的带菌牛乳而引起肠道结核。病灶中的结核菌群有数种，其生长速度不同，对药物的敏感性也不同。A 群代谢旺盛，生长速度快，致病力强，传染性大，但易被抗结核菌药物杀灭；B 群即在吞噬细胞内的酸性环境中受抑制的菌群；C 群为偶然繁殖的菌群，只对少数药物（吡嗪酰胺或利福平等）敏感，不易被杀灭，可为结核病日后复发的根源；D 群为休眠群，对抗结核菌药物一般耐药，但可被吞噬细胞逐渐消灭。

结核菌在接触抗结核菌药物一定时间后，可产生耐药性。结核菌能在每毫升含异烟肼 1μg、链霉素 10μg、利福平 50μg 的几种固体培养基中生长繁殖，分别称为对该相应药物的耐药菌。结核菌产生耐药性后将影响治疗效果。

2. 感染途径　结核菌主要通过呼吸道传播。传染源主要是排菌的肺结核病人。病人咳嗽、喷嚏等使飞沫污染周围空气，或病人随地吐痰，痰液干燥后随尘埃飘浮在空气中，健康人吸入带菌的飞沫或尘埃即会引起肺部感染。感染的次要途径是通过胃肠道、破损皮肤、泌尿生殖系等，但很少见。

3. 人体反应性

(1) 免疫与变态反应：人体对结核菌的自然免疫力（先天免疫力）是非特异性的。接种卡介苗或经过结核菌感染后所获得的免疫力（后天获得性免疫力）具有特异性。人体感染结核菌后，由于具有免疫力而不发展成结核病时称为结核菌感染。当人体免疫力降低（营养不良、糖尿病等，或长期使用免疫抑制剂）时，就容易由感染而造成组织病损，称为结核病。结核病的免疫以细胞免疫为主，即 T 淋巴细胞在受到结核菌抗原的刺激后被致敏，当致敏的 T 淋巴细胞再次遇到结核菌时，便释放各种淋巴因子，如巨噬细胞趋化因子、巨噬细胞集聚因子、巨噬细胞移动抑制因子、巨噬细胞激活因子等，这些因子可使巨噬细胞移向结核灶，聚集在结核菌周围，吞噬并杀灭细菌，并转变为类上皮细胞和郎罕巨细胞，形成结核结节，从而使病灶局限化。

结核菌侵入人体 4～8 周后，身体组织对结核菌及其代谢产物发生过敏反应，称为变态反应。可能是受不同的 T 淋巴细胞亚群所产生的不同淋巴因子的调控，使局部出现渗出、坏死（干酪样坏死），并出现乏力、发热、盗汗等全身中毒症状，此时使用结核菌素做皮肤试验，可呈阳性反应。此外多发性关节炎、皮肤结节性红斑及疱疹性角膜结膜炎等也是结核病变态反应的临床表现，常发生于原发感染的病人。总之，免疫反应和变态反应贯穿在结核病的过程中。免疫反应在使病变局限化，结核菌被封锁、吞噬、消灭等方面起重要作用，可使病情好转。变态反应则在疾病的发生、发展上起重要作用，特别是引起局部组织损伤，造成组织坏死，削弱局部的抵抗力，使病情恶化。

(2) 初染与再感染：给从未感染过结核菌的豚鼠注射一定量的结核菌，最初几天可无明显反应，约10～14天后，注射部位发生红肿，逐渐形成溃疡，同时，结核菌繁殖后经淋巴道和血道传播到全身，最后导致豚鼠死亡。将等量的结核菌注入于4～6周前已接受少量结核杆菌感染的豚鼠体内，注射后豚鼠发热，注射部位红肿、溃疡，但不久可结痂痊愈，不发生全身播散，也不死亡。这种机体对结核菌初染和再感染出现不同反应的现象称为郭霍（Koch）现象，前者说明豚鼠对结核菌无免疫力，后者说明豚鼠对结核菌已具有一定的免疫力。

人体肺部初次感染结核菌后（小儿多见），细菌经淋巴管至肺门淋巴结，并可播散全身（隐性菌血期），此时若免疫力过于低下，可通过血循环播散，导致急性血行播散型肺结核。成年人由于接种过卡介苗，或儿童期受过轻度结核菌感染，机体有一定免疫力，此时再感染，则病变局限在肺部，可形成渗出性病变，亦可形成干酪样坏死，从而形成空洞或结核结节。

【病理】

1. 结核病基本病变　结核菌侵入人体后，由于细菌的数量、毒力不同及人体抵抗力不同，可使病变十分复杂，但主要有渗出、变质及增生三个方面。

(1) 渗出为主的病变：表现为局部充血、水肿及炎性渗出。渗出物早期为中性粒细胞，以后逐渐为大单核细胞代替，在大单核细胞内，常可见被吞入的结核菌。渗出性病变往往出现在结核性炎症的早期或病灶恶化时。浆膜结核时，渗出性病变明显，病情好转后，少量渗出可完全被吸收消散，或造成纤维粘连。渗出为主的病变恶化时可进一步发展为变质为主的病变。

(2) 变质为主的病变：在渗出性病变的基础上，当机体抵抗力降低或菌量过多，或变态反应过于强烈时，局部发生干酪样坏死，坏死物液化排出后可形成空洞。当病情好转时，可形成结核结节、钙化或纤维化。

(3) 增生为主的病变：当人体抵抗力较强，对结核菌产生一定的免疫力，或细菌量少、毒力低时，发生以增生为主的变化，形成具有特征性结核结节。若病情恶化，可发展为渗出性或变质性病变。

上述三种病变可同时存在于一个肺部病灶中，但往往以一种病变为主，例如，以变质为主的病变常伴有不同程度的渗出和结核结节的形成。

2. 结核病变的转归

(1) 病变的好转与愈合：当进行抗结核菌治疗后，或人体免疫力增强时，结核菌生长受抑制或被消灭，病变转向好转、愈合，表现为：

1) 吸收消散：较小的变质、增生性病变或少量渗出性病变可完全被吸收，不留痕迹。

2) 纤维化、纤维包裹及钙化：干酪样坏死或较大的结核结节不易被完全吸收，常形成纤维化瘢痕愈合；较大的干酪样坏死灶难以完全纤维化，其周围形成纤维包裹，以后逐渐干燥浓缩，有钙盐沉积而形成钙化。钙化灶中可能仍有少量结核菌存活，当机体抵抗力降低时，结核病可复发。因此，钙化只是病变处于相对静止状态。

(2) 病变趋向恶化：当人体抵抗力低下或细菌量多、毒力强，或治疗不当，病情即趋向恶化，表现为：

1）浸润进展：渗出性病变或病灶坏死，病灶向周围扩散。

2）溶解播散：渗出性及变质性病变进一步发展，坏死灶液化并经支气管排出而形成空洞。液化物还可累及他处肺组织，导致新的结核灶，亦可经血循环或淋巴向远处播散。

【临床表现】

多数病人常无明显症状，常在做健康检查时通过 X 线检查始被发现。病情较重者可有结核中毒症状。

1．症状

(1) 全身中毒症状：表现为午后低热、乏力、盗汗、食欲减退、体重减轻、烦躁、心悸、妇女月经失调等。

(2) 呼吸系统症状

1）咳嗽、咳痰：早期咳嗽轻微，无痰或有少量粘液痰。当有空洞形成时痰量增多，痰中含菌量增多。

2）咯血：轻者痰中带血。大咯血常系空洞中的血管破裂所致，大血块易阻塞大气道，引起窒息死亡，故应及时抢救。

3）胸痛：常由于神经反射引起部位不定的隐痛。当炎症累及胸膜引起纤维素性胸膜炎时，胸部刺痛随深呼吸及咳嗽而加重。

4）呼吸困难、紫绀：重症结核时有肺广泛纤维变或肺不张、肺气肿；广泛胸膜粘连时，可有通气、换气功能障碍，导致缺氧而引起呼吸困难和紫绀。

2．体征　由于病变范围较小，或位于肺组织深部，多无异常体征。因肺结核易发于上叶的尖后段和下叶的背段，故在锁骨上、下及肩胛间区叩诊略浊和咳嗽后可闻湿罗音，对诊断有参考意义。当肺组织发生广泛纤维变，或胸膜肥厚粘连时，患侧胸部塌陷，肋间变窄，气管移位，叩诊浊音，呼吸音减弱，对侧可有代偿性肺气肿体征。

【实验室及其他检查】

1．痰结核菌检查　痰中找到结核菌是确诊肺结核的重要依据。痰菌阳性说明病灶是开放性的，是社会上的传染源。若痰菌量多（每毫升痰液含菌 10 万个以上），用直接涂片法检查即呈阳性。厚涂片法能提高阳性率。若痰菌量少（每毫升痰液含菌在 1 万个以下）则可采用集菌法。结核菌培养法更精确，除了能了解结核菌有无生长繁殖能力外，还可用作药物敏感试验和菌型鉴定。

荧光显微镜检查适用于大量标本的快速检查。儿童不会吐痰，可采用清晨胃洗涤液查找结核菌。成人做支气管镜检查时，可做活检或在支气管灌洗液中查找结核菌。

2．结核菌素（简称结素）试验　旧结核菌素（OT）是从生长过结核菌的液体培养基中提炼出来的结核菌代谢产物，主要含有结核蛋白。因此，已受过结核菌感染的机体对结素可发生迟发型变态反应。结素试验可测定人体是否受过结核菌感染。在健康人群普查时，常用 1:2000 的结素稀释液（5TU）0.1ml 在左前臂屈侧做皮内注射，经 48～72 小时观测皮肤红肿硬结直径，直径小于 5mm 为阴性反应，5～9mm 为弱阳性反应（+），10～19mm 为阳性反应（++），大于 20mm 且局部皮肤水泡、坏死为强阳性反应（+++）。结素阳性反应表示曾有过结核菌感染，但不一定患病。我国城市居民感染率在70%以上，故采用5TU结素进行检查时，若呈阳性意义不大，但如采用高稀释度1∶10 000（1TU）结素0.1ml做皮试而呈强阳性者，提示体内有活动性结核病灶。结素试验对婴幼儿诊断价值较高，3岁以下儿童如结素试验强阳性，应视为新近感染结核病，应予以治疗。

结素试验除引起局部皮肤反应外，剂量大时还可引起体内结核病灶充血、水肿等炎性反应，使原有病灶恶化。因此，临床上做鉴别诊断时，结素用量从1TU开始，如无反应可再增量。结素试验呈阴性反应可提示没有结核菌感染，但须与下列呈假阴性反应情况相鉴别：①变态反应前期：结核菌侵入人体4～8周后，变态反应才能充分建立，若感染时间短，尚未建立变态反应，则可呈阴性。②应用糖皮质激素、环磷酰胺等免疫抑制剂时可呈阴性。③机体抵抗力降低，如营养不良或患麻疹等情况下可呈阴性。④严重结核菌感染时，如急性血行播散型肺结核，免疫力和变态反应都降低，可呈阴性。⑤淋巴细胞免疫系统疾病如淋巴瘤、艾滋病等也可呈阴性。

3．血象　①重症病人可有继发性贫血。②急性粟粒型肺结核可有白细胞总数降低或类白血病反应。③活动性肺结核病人血沉加快。④酶联免疫吸附试验（ELISA）可检出病人血清中特异性抗体，有助诊断。

4．X线检查　可早期发现肺结核，而且对病灶部位、范围、性质、进展及疗效作出判断。

5．其他

(1) 纤维支气管镜检查：对鉴别诊断及发现支气管内膜结核有重要意义。

(2) 表浅淋巴结活体组织检查：是对结核病的鉴别诊断很有价值的检查方法。

【分类】

我国现用分类方法如下：

Ⅰ型　原发型肺结核：初染结核，儿童多见。

Ⅱ型　血行播散型肺结核：急性血行播散为原发结核，亚急性和慢性血行播散为继发结核。

Ⅲ型　浸润型肺结核：继发结核，成人中最多见。

Ⅳ型　慢性纤维空洞型肺结核：是浸润型肺结核不良发展的结果。

Ⅴ型　结核性胸膜炎。

1．原发型肺结核　人体第一次感染结核菌所引起的肺结核，多见于儿童。当机体抵抗力低下时，吸入的结核菌在肺内引起渗出性炎性病灶，称为原发病灶，多见于肺通气较好的部位，如上叶底部、中叶或下叶上部，且常靠近胸膜。由于初次感染，机体对结核菌无免疫力，病变不易局限化，细菌经淋巴管播散到肺门淋巴结。原发病灶和淋巴结均可发生干酪样坏死。肺内原发病灶、淋巴管炎、肺门淋巴结炎三者称为原发综合征。其临床症状轻微而短暂，可类似感冒，有低热、食欲不振、咳嗽、体重减轻等症状，数周后好转。X线检查可见肺部原发灶、淋巴管炎病灶及肿大肺门淋巴结呈哑铃状阴影。绝大多数患儿病灶可自行吸收或钙化。肺内原发病灶常很快被吸收，不留痕迹或仅成为细小钙化灶。肺门淋巴结炎可较长时间不愈，常蔓延至附近的纵隔淋巴结，故肺门淋巴结结核或纵隔淋巴结结核较原发综合征更常见。肺内原发病灶靠近胸膜时，结核菌可直接蔓延或经淋巴道、血道侵及胸膜，引起结核性胸膜炎。

肺部原发灶特别是肺门淋巴结结核的结核菌常少量进入血管，随血循环播散到身体各器官，如肺尖、骨关节、泌尿生殖器官、肝、脑膜等，由于机体抵抗力较强，在各器官形成孤立性病灶并逐渐愈合。但其中的结核菌可存活数年或更久，具有潜在复发的可能，是日后继发性结核的病理基础。

2．血行播散型肺结核　儿童多见。多由原发型肺结核发展而来。当多量结核菌侵入血循环，同时患儿免疫力低下，可引起急性血行播散型肺结核。起病急、高热（弛张热)、盗汗、虚弱、气急、发绀。肝脾可肿大。白细胞减少，核左移。X线检查显示肺内有细小粟粒状阴影，均匀散布于两肺。常可伴发结核性脑膜炎。成人多系继发性肺结核，或肺外结核病灶溃破到血管引起，同时机体有一定的免疫力，故形成亚急性和慢性血行播散型肺结核，临床上结核中毒症状不明显，病情发展缓慢，常在健康检查时被发现。

3．浸润型肺结核　是继发性肺结核，多见于成年人。

（1）感染途径：主要为：

1）内源性感染：即原发型肺结核时潜伏在肺内的结核菌在人体抵抗力降低时重新繁殖，引起以渗出为主的炎症，伴有不同程度的干酪样坏死。

2）外源性感染：即与排菌病人密切接触，反复经呼吸道感染而发病，但较少见。

（2）临床表现：依病灶性质、范围及机体的反应性而异，常见的有：

1）锁骨上、下浸润：以渗出性病变为主，X线检查显示片状或絮状边缘模糊阴影。

2）空洞形成：当病变进一步发展，病灶干酪样坏死液化，液化物经支气管排出形成空洞，或病灶沿支气管播散。

3）硬结病灶：若肺结核及时治疗，病灶易被吸收，坏死组织经纤维化或钙化成为残留的结节病灶，称为硬结病灶。

4）干酪性肺炎：当浸润型肺结核伴大片干酪样坏死灶时，常呈急性发展，具有高度的结核中毒症状，临床上称为干酪性肺炎。

5）结核球：若干酪样坏死灶较大（直径大于1.5cm)，只能部分地被吸收消散，坏死灶周围被纤维组织包膜包绕，或引流干酪样坏死灶的支气管被阻塞，空洞内干酪样物不能排出而凝结成球状病灶，称为结核球。

4．慢性纤维空洞型肺结核　多由浸润型肺结核延误诊断或治疗不彻底而发展所致。空洞长期不愈合，壁逐渐增厚，形成厚壁空洞而不易闭合，故痰排菌，是重要的传染源。随机体免疫力高低而起伏，病灶可吸收、钙化、纤维化，或溶解、播散交替出现。临床症状也时有起伏。病情迁延不愈，后期可有肺组织广泛纤维化，导致肺叶或全肺收缩（毁损肺)。同时伴慢性支气管炎、支气管扩张、肺源性心脏病等后遗症。

5．结核性胸膜炎　在原发性或继发性肺结核病的各个时期均可发生。按病变性质可分为：

（1）渗出性结核性胸膜炎：多见。大多发生于原发性肺结核的过程中。结核菌可由原发灶直接蔓延到胸膜，或经肺门淋巴结入胸膜，引起浆液纤维素性炎症。早期积液不多，胸膜有纤维素渗出，可有胸痛，听诊有胸膜摩擦音。当浆液渗出量多时，可引起胸膜腔积液。临床上有发热、盗汗、乏力、食欲不振等结核中毒症状。积液量多时，叩诊浊音，语颤减弱，听诊呼吸音减弱或消失。经抗结核菌治疗，渗出物可完全被吸收而痊愈。若渗出物中纤维素较多，可发生机化而使两层胸膜增厚、粘连。

（2）增生性结核性胸膜炎：常由胸膜下结核病灶直接蔓延至胸膜而致。由于肺结核病灶常发生于肺尖，多为局限性。病变以增生为主，很少有胸腔积液。一般通过纤维化痊愈，造成局部胸膜肥厚、粘连。

（3）干酪样胸膜炎：少见。若干酪样物液化，可形成结核性脓胸，胸壁上有结核性肉芽组织形成的瘘管。

【诊断】

1．诊断依据

（1）病史：有无与开放性肺结核病人接触史；既往曾否患过结核性胸膜炎，或有否其他肺外结核病史；有无原发结核过敏性增高症候群，如结节性红斑、疱疹性结膜炎、多发性关节炎等。

（2）临床表现：有无结核中毒症状。

（3）X线检查：可发现肺结核病灶。

（4）痰结核菌检查：痰结核菌阳性是诊断的重要依据。

2．临床诊断应包括以下四个部分：

（1）肺结核的分型：分五型。

（2）病变范围与空洞部位：按左、右侧诊断，每侧分上、中、下肺野。右侧病变记录在横线以上，左侧者在横线以下。一侧无病变者以“(－)”表示，若有空洞应在相应的肺野部位加“0”。

（3）痰结核菌检查：检查方法有涂片法、集菌法、培养法，分别以“(－)”或“(＋)”表示阴、阳性。未查者应注明“未查”。

（4）活动性及转归：可综合病人的临床表现、肺部病变、空洞及痰菌检查结果确诊。

1）进展期：新发现活动性病变，病变较前增多、恶化；新空洞出现或空洞增大；痰菌转阳。凡具备上述一项者即属进展期。

2）好转期：病变被吸收而缩小；空洞缩小或闭合；痰菌减少或转阴。凡具备上述一项者即属好转期。

3）稳定期：病变无活动性，空洞关闭，痰菌连续阴性（至少每月查一次）达6个月以上。若空洞存在，则痰菌需连续阴性1年以上。

诊断举例：

$$\text{浸润型肺结核}\frac{\text{上}^{0},\text{中}}{(\text{一})}\text{涂}(+)\text{进展期}$$

$$\text{急性血行播散型肺结核}\frac{\text{上},\text{中},\text{下}}{\text{上},\text{中},\text{下}}\text{集}(-)\text{进展期}$$

【治疗与预防】

1．治疗

（1）抗结核菌化学药物治疗（简称化疗）

1）治疗目的与适应证：促进病灶愈合，杀灭结核菌，预防复发。临床上凡活动性肺结核均为化疗的适应证。

2）化疗的基本原则：早期治疗，以免组织破坏过多，造成修复困难；联合应用抗结核菌药物以取得协同作用，减少细菌的耐药性；彻底治疗，药量要足，疗程不得中断或提前停药，否则易引起复发。

3）常用抗结核菌药物：抗结核菌化学药物种类较多，常用的有异烟肼、硫酸链霉素、利福平、吡嗪酰胺及对氨水杨酸钠等。这些药物有较强的杀菌或抑菌作用、毒性低、副作用少、价格便宜等优点。对一些耐药性结核菌，可用氨硫脲、盐酸乙胺丁醇、乙硫异烟胺、硫酸卡那霉素、硫酸卷曲霉素、环丝氨酸等与上述常用药联用，但氨硫脲等药物疗效较差、副作用大。现介绍几种抗结核菌药物如下：

异烟肼　有较强的杀菌力。其杀菌作用是抑制结核菌DNA的合成，并阻碍细胞壁的合成。口服吸收快，能渗入组织，通过血脑屏障。能杀死细胞内外代谢活跃且连续繁殖的以及近乎静止的结核菌。剂量为成人300mg/d，一次口服；小儿5～10mg/（kg·d）。副作用是偶可并发周围神经炎（可使用维生素B_6预防）及肝损害。

硫酸链霉素　有杀菌作用。能干扰结核菌的酶活性，阻碍蛋白质的合成。对细胞内的结核菌作用较小。成人为剂量1.0g/d，肌内注射。副作用有第8对颅神经损害、肾损害，偶有过敏反应如皮疹、药物热等。对副作用严重者应停药。

利福平　系广谱抗生素。其杀灭结核菌的机制是抑制菌体的RNA多聚酶，从而阻碍信使核糖核酸（mRNA）的合成。本药对细胞内外繁殖旺盛和偶然繁殖（B、C菌群）的结核菌均有效。常与异烟肼联合应用。剂量为成人450～900mg/d，晨空腹一次口服。副作用轻微，有消化道症状，有时有肝功损害，表现为转氨酶升高。

利福类衍生物还有异丁基哌嗪利福霉素（利福定）、环戊哌嗪利福霉素、螺环哌啶利福霉素等。

吡嗪酰胺　能杀灭吞噬细胞内酸性环境中的结核菌。成人剂量为1.5g/d，分3次口服。副作用有胃肠道反应、肝损害、高尿酸血症及关节痛等。

盐酸乙胺丁醇　对结核菌有抑菌作用。与其他抗结核菌药物联用，可延缓细菌对抗结核菌药物的耐药性。剂量开始时为25mg/kg，1次/d，8周后改为15mg/kg。副作用较少，有胃肠道反应；若剂量过大，可引起球后视神经炎，停药后多能恢复。

对氨水杨酸钠　系抑菌剂。与其他抗结核菌药物联用，可延缓细菌对抗结核菌药物的耐药性。其抗菌作用可能是抑制结核菌叶酸的合成，从而影响结核菌的代谢。成人剂量为8～12g/d，3次/d，口服。副作用有恶心、腹泻、食欲减退等。

氨硫脲　对结核菌有抑菌作用。常与异烟肼合用，可延缓细菌对异烟肼的耐药性。成人剂量为100mg/d，顿服或分3次服。常见消化道副作用。严重的毒性反应有骨髓受抑制而发生的白细胞减少、贫血等，偶见肝功能损害。

4）初治和复治的不同疗法

初治：对活动性肺结核须立刻治疗。采用联合用药。化疗的方法有：①“常规”或“标准”疗法：异烟肼（H）、链霉素（S）、对氨水杨酸（P）等2～3种药物联合应用。疗程为12～18个月，前2月H、P、S三种药同时应用，为强化阶段，后16月停S，为巩固阶段，可写成：2HSP/16HP。由于疗程长，病人常不能坚持全程而影响疗效。②间歇用药及两阶段用药：实验证明，药物与结核菌接触数小时后，可使结核菌延缓生长达数天之久。因此，临床上有规律地每周用药2次（间歇用药）能达到与每天用药同样的效果。一般在开始化疗的1～3个月内，可每天用药（强化阶段），以后每周用药2次（巩固阶段）。例如，采用H、S、P，每日用药；2月后改用S、H，每周用药2次，共10个月（$2HSP/10S_2H_2$方案），可减少用药的次数，从而减少毒副反应。③短程治疗：利福平的问世为缩短疗程提供了可能性。一般以2种以上杀菌剂联合应用，例如，以异烟肼、利福平（R）、乙氨丁醇（E）联用2个月后，改为异烟肼、利福平联用4个月（2HRE/4HR），可将疗程缩短至6个月，而其疗效与常规疗法者相同。

复治：由于初治时化疗不合理，细菌产生继发耐药性，痰菌阳性，病变迁延反复。因此，对复治病例必须选择敏感抗结核菌药物联合用药。一般做痰培养和药物敏感试验需时过长，故临床上常根据病人过去的用药情况，选出以前未用过或很少用的抗结核菌药物联合用药。往往这些药物的毒副反应较大，故应注意观察，并可分两阶段用药，但疗程不短于初治采用者。

（2）手术治疗与萎陷疗法：做肺叶或肺段切除及人工气腹，人工气腹可使横膈抬高、肺松弛、呼吸幅度减小、空洞闭合。

（3）对症治疗：①盗汗：睡前服用颠茄酊0.3～0.6ml，或采用中药浮小麦、碧桃干、红枣，煎服，以改善症状。②对重症结核如干酪性肺炎、急性粟粒型肺结核、结核性脑膜炎、结核性胸膜炎伴大量胸腔积液患者，在采用有效抗结核菌药物的同时，可加用肾上腺皮质激素（醋酸泼尼松、地塞米松等），以减轻炎症，改善症状，减少纤维组织的形成，预防脑膜和胸膜粘连。糖皮质激素可抑制机体免疫力，使病灶扩散，因此必须与有效抗结核菌药同时使用。使用肾上腺皮质激素时，疗程不宜过长，待毒性症状减退后，逐渐减量，一般6～8周后停药。③咯血：对少量咯血者，让病人安静休息，消除精神紧张，咯血能自行停止。咯血较多时，可使病人采取患侧卧位，将残留在气管内的血轻轻咳出，并使用脑垂体后叶素5～10U，加到25%葡萄糖液40ml中，静脉缓慢推入，或脑垂体后叶素10U加入到5%葡萄糖液500ml中，静脉滴入。大咯血时，应采用止血药，同时做气管插管或气管切开，以防止血块堵塞呼吸道而导致窒息。

2．预防　结核菌主要是通过呼吸道传播，因此，控制传染源，切断传播途径，防止空气被结核菌污染是预防结核病的关键措施。具体预防措施有：

（1）加强卫生宣教：使群众对结核病的传播有正确的认识，自觉养成不随地吐痰的良好习惯，饮用经严格灭菌的牛乳。

（2）定期对集体进行肺部X线检查，使早期发现病人并及时治疗，以防止传播。

（3）充分发挥防痨机构的作用，加强病人的管理、治疗及隔离。

（4）接种卡介苗，这是提高人群免疫力的有效措施。

第六节　慢性肺原性心脏病

慢性肺原性心脏病（简称肺心病），是指由支气管、肺、胸廓和肺血管的慢性病变导致肺循环阻力增高，进而引起肺动脉高压和右心肥大的一种心脏病，最终可致呼吸衰竭及心力衰竭。

【病因与发病机制】

1．病因　按原发疾病的不同，其病因可分为三类。

（1）支气管、肺的疾病：以慢性支气管炎并发阻塞性肺气肿最为常见，约占80%

～90%；其次为支气管哮喘、支气管扩张、重症肺结核、尘肺等所并发的肺气肿或肺纤维化，使肺血管阻力加大导致肺动脉高压，继而发展为肺心病。

（2）胸廓运动障碍性疾病：较少见，如严重的脊柱后凸或侧弯、广泛胸膜粘连及胸廓改形术后等造成严重胸廓畸形以及神经肌肉疾患如肌营养不良等。这些疾病都可使呼吸运动受限，肺受压，并发肺气肿及肺纤维化，以致肺动脉高压发展为肺心病。

（3）肺血管病变：甚少见，如原发性肺动脉高压症、多发性肺小动脉栓塞以及肺小动脉炎等，均可使肺小动脉狭窄，引起肺动脉高压而发展为肺心病。

2．发病机制　肺心病发生的先决条件是肺动脉高压。持久而日益加重的肺动脉高压使右心负荷加重、右心室肥大，最终导致右心衰竭。

（1）肺动脉高压原因

1）肺血管阻力增加的因素：我国的肺心病大多由慢性支气管炎发展而来，细支气管及其周围的慢性炎症，可累及邻近肺细小动脉，引起细小动脉炎，造成管壁增厚、管腔狭窄、甚至完全闭塞；随着肺气肿的加重，肺泡内压力不断增高，压迫肺泡壁毛细血管，同时肺泡膨胀破裂，造成毛细血管网破坏，使肺泡壁毛细血管床减少，当其减少超过70%时，可造成肺动脉高压。

2）肺细小动脉痉挛：由于支气管、肺及胸廓疾病，使肺泡通气不足，导致缺氧和高碳酸血症，可使肺血管收缩、痉挛，从而使肺循环阻力增高。

3）血容量增多和血液粘稠度增加：长期慢性缺氧继发红细胞增多使血液粘稠度增加，血流阻力加大。缺氧和高碳酸血症，使交感神经兴奋，全身小动脉收缩，肾小动脉收缩肾血流量减少，肾小球滤过减少而水、钠潴留，血容量增加。上述因素均可加重肺动脉高压，导致肺心病。

（2）右心室肥大和右心衰竭：当肺动脉高压时，右心须加强收缩以克服肺循环阻力，日久导致右心室肥厚。随着病情进展，肺动脉高压超过右心室代偿能力，则右心排血量下降，促使右心室扩大和功能衰竭。此外，心肌缺氧、细菌毒素对心肌的损害、酸碱水电解质平衡紊乱所致的心律失常等，均可诱发心力衰竭。

【临床表现】

1．肺、心功能代偿期　此期心功能代偿良好而肺功能处于部分代偿阶段。主要表现为支气管和肺的原发疾病的征候、肺动脉高压和右心室肥大等三方面的症状和体征。病人有慢性咳、痰、喘表现，稍一活动即感心悸、气短、乏力及劳动时耐力减退。体格检查有明显肺气肿体征。肺动脉瓣区第Ⅱ音亢进，提示有肺动脉高压。右房室瓣区收缩期杂音及剑突下收缩期搏动，提示右心室肥大或扩大。

2．肺、心功能失代偿期

（1）呼吸衰竭：呼吸衰竭是指由于外呼吸功能障碍，以致动脉血氧分压（PaO_2）低于正常，伴有或不伴有二氧化碳分压（$PaCO_2$）增高的病理过程。临床上一般以 $PaO_2<8kPa$（60mmHg）、$PaCO_2>6.67kPa$（50mmHg）作为判断呼吸衰竭的指标。

缺氧和二氧化碳潴留引起的临床表现有：①呼吸困难：呼吸浅速，常伴有节律的改变。②紫绀：为缺氧所致。③神经精神症状：缺氧可引起头晕、烦躁、记忆力和定向力障碍，严重时可出现谵妄、抽搐、昏迷等脑功能紊乱表现。当缺氧伴二氧化碳明显潴留时，可出现“肺性脑病”的临床表现，初期有头胀、头痛、失眠、烦躁不安、多汗等，往往夜间失眠而白天嗜睡，常有幻觉和神志恍惚。当二氧化碳潴留急剧加重（$PaCO_2$＞13.3kPa）、pH值低于正常时（呼吸性酸中毒）可出现明显的神经精神症状，如谵妄、抽搐、躁狂、昏迷等。各种生理反射减弱或消失，出现病理反射，瞳孔缩小、对光反应迟钝。此外，还可合并上消化道出血、休克、DIC。若不及时抢救可致死亡。④心、血管系统症状：心肌缺氧可使心率加快、心律失常，心肌收缩力减弱搏出量减少，而血压下降，甚至心室颤动而心跳骤停。二氧化碳潴留作用于血管平滑肌使外周血管扩张。可引起皮肤血管扩张而皮肤红润、温暖、多汗，脉搏洪大有力；血压升高等。这些现象并非是病情好转的征象。⑤肾功能障碍：可出现血尿、蛋白尿，血液尿素氮增高。⑥消化系统症状：二氧化碳潴留使胃肠道粘膜充血、糜烂，或由于应激性溃疡出现消化道出血。肝细胞变性坏死或肝淤血而出现肝功能障碍。

(2) 心力衰竭：以右心衰竭为主。表现为呼吸困难、紫绀更加明显、全身水肿，肝淤血致肝肿大，肾淤血致血尿及蛋白尿，体静脉淤血可致颈静脉怒张及肝颈静脉回流征阳性。右房室瓣区可闻收缩期杂音（因右心扩大，致使右房室瓣相对关闭不全所致），部分病人可有心前区奔马律及各种心律失常等

【实验室及其他检查】

1. X线检查　显示肺气肿、肺动脉高压、右心室增大影像。

2. 心电图、超声心动图检查　显示右房、右室增大，右室流出道及右室内径增宽等。

3. 实验室检查

(1) 血象：红细胞及血红蛋白常增高。肺部感染时白细胞总数及中性粒细胞增高。

(2) 肝功能：血清丙氨酸氨基转移酶增高。

(3) 肾功能：血尿、蛋白尿。血中尿素氮增高。

(4) 血液气体分析

1) 动脉血氧分压（PaO_2）：指血液中物理溶解氧分子所产生的压力。正常值为12.7～13.3kPa。呼吸衰竭时＜8.0kPa。

2) 动脉血二氧化碳分压（$PaCO_2$）：指血液中物理溶解二氧化碳分子所产生的压力。正常值为4.7～6.0kPa。呼吸衰竭时＞6.7kPa。

3) 动脉血氧饱和度（SaO_2）：指单位血红蛋白含氧的百分数。正常值为0.9～1.0。呼吸衰竭时＜0.75。

4) 动脉血氧含量（CaO_2）：指100ml动脉血液含氧量的毫升数。正常值为150～220ml/L，是血液中红细胞和血浆含氧的总和，但氧在血浆中的溶解量极小，因此，动脉血氧含量主要是红细胞中血红蛋白结合的氧量。慢性呼吸衰竭时，由于代偿性红细胞增多，因此，虽然动脉血氧分压和动脉血氧饱和度均减少，而动脉血氧含量可仍接近正常。

5) 血液酸碱度（pH值）：正常时pH值为7.35～7.45。呼吸衰竭时pH值降低。

6) 剩余碱（BE）：指$PaCO_2$在5.3kPa、温度在38℃、血红蛋白百分之百氧合的情况下，全血或红细胞外液滴定至pH值为7.4时，所需用酸或碱的量。若用酸滴定，剩余碱以正值表示。用碱滴定，剩余碱值以负值表示。正常值为0±2.3mmol/L，代谢性酸中毒时，剩余碱负值增高，代谢性碱中毒时，剩余碱正值增高。

7）缓冲碱（BB）：指血液中各种缓冲碱的总含量。它反映人体对酸碱干扰的缓冲能力及人体对酸碱失衡代偿的具体情况。正常值为45mmol/L。

8）标准重碳酸盐（SB）：指动脉血在二氧化碳分压为5.32kPa、血红蛋白百分之百饱和的条件下重碳酸盐的含量。正常值为23mmol/L由于上述条件完全排除了呼吸对酸碱平衡的影响，因此，SB只是衡量代谢性酸碱失衡程度的指标。

9）二氧化碳结合力（CO_2CP）：正常值为22～31mmol/L。呼吸性酸中毒或代谢性碱中毒时CO_2CP增高。代谢性酸中毒或呼吸性碱中毒时CO_2CP降低。

【诊断与鉴别诊断】

1．诊断　有慢性肺部疾病史，一旦发现有肺动脉高压、右心室增大、右心功能不全，并除外其他原因引起的右心病变，一般可作出诊断。

2．鉴别诊断

（1）风湿性心瓣膜病：严重的左房室瓣狭窄时可有右心室增大。但既往有风湿热病史、心尖有舒张期隆隆样杂音、X线检查有明显左房增大及超声心动图等检查可资鉴别。

（2）原发性心肌病：多为全心增大，无明显慢性呼吸道感染病史及肺气肿体征。X线、超声心动图等检查可协助鉴别。

（3）成人呼吸窘迫综合征：是急性呼吸衰竭的一种类型。常见的发病原因有：休克、严重创伤、严重感染、补液过量等。可使肺循环障碍，导致肺毛细血管壁通透性增大，造成肺间质及肺泡水肿；同时肺Ⅱ型细胞损伤，使肺表面活性物质缺失而肺不张。均可导致肺通气和弥散功能障碍而引起低氧血症，造成呼吸窘迫。临床特点为：在严重原发疾病的过程中突然发生呼吸窘迫，呼吸频率超过35次/分，给氧不能改善，伴紫绀、烦躁、大汗。体征早期无异常，偶可闻干性罗音，后期可有湿罗音和管状呼吸音。X线检查，早期肺纹理增多或小片状阴影，可迅速扩大融合成大片状阴影。血气分析PaO_2降低，$PaCO_2$可正常或降低等。通过病因和临床表现可与慢性呼吸衰竭鉴别。

【治疗与预防】

1．治疗

（1）急性加重期治疗：控制感染、保持呼吸道通畅、控制呼吸衰竭和心力衰竭，是治疗的关键。

1）呼吸衰竭的治疗

保持呼吸道通畅：用解痉平喘剂、祛痰剂、多饮水和超声雾化吸入使痰稀释、翻身拍背机械排痰。必要时做气管切开或人工呼吸机等。

吸氧：采用低流量持续吸氧。

呼吸兴奋剂：盐酸山梗菜碱（洛具林）3～10mg/次，肌内或皮下注射；尼可刹米（可拉明）0.25～0.5g/次肌内注射。0.5～4小时重复注射。

控制感染：目前主张2种及2种以上抗生素联合应用。例如青霉素G1000万U/d静脉滴注。同时给氨苄西林钠（氨苄青霉素）0.5～1.0g/次，4次/d，肌内注射或4～8g/d，静脉滴注。上述2药均应在皮试阴性后方可使用；或用大环内酯类抗生素（乙酰螺旋霉素、红霉素等）配以头孢拉定等广谱抗生素。

酸碱失衡的处理：呼吸性酸中毒时应增加通气量。代谢性酸中毒时可用5%碳酸氢钠，但在使用碱剂同时也应考虑到增加通气量这一根本措施。

2）心力衰竭的治疗

控制感染、吸氧与治疗呼吸衰竭相同。

利尿剂应用：通过利尿减少血容量减轻心脏负荷。但利尿过快可导致电解质紊乱、血液浓缩，循环阻力增加，痰粘稠不易咳出等，使病情加重，因此，近年来对肺心病心衰使用利尿剂持谨慎态度，一般选用缓和利尿剂、小剂量、短疗程。常用的有：噻嗪类利尿剂，如双氢氯噻嗪（双氢克尿塞）12.5～25mg，2～3次/d。或环戊甲噻嗪0.25～0.5mg，1～2次/d。因通过排钾利尿，故应补充钾盐，或与保钾利尿剂交替使用。保钾利尿剂如氨苯蝶啶50～100mg，1～3次/d，或螺内酯（安替舒通），20mg，3次/d。对严重水肿病人可临时使用呋塞米（速尿）20mg/次肌内注射，或依他尼酸（利尿酸）25mg/次，口服或稀释后静脉缓慢注射。

强心剂应用　经控制感染、利尿剂等措施后，心衰仍不能被控制时，可考虑加用强心剂。肺心病患者由于心肌缺氧、感染中毒等因素，对洋地黄类药物耐受性很低且疗效亦差，易发生心律失常。故应用强心剂时，一般选用作用快、排泄快的强心剂，且剂量宜小。例如毒毛花甙K，0.125～0.25mg/d，稀释后静脉缓慢推入，或去乙酰毛花甙（西地兰）0.2～0.4mg/次，稀释后静脉缓慢推入，必要时2～4小时0.2mg/次重复1次，一日剂量不超过0.6～0.8mg。

血管扩张剂应用：可用硝苯地平，10mg，3次/d，或卡托普利12.5mg，3次/d，或用甲磺酸酚妥拉明10～20mg/d加入萄葡糖液中静脉滴注，或用硝普钠，25mg/d，加入葡萄糖液中静脉滴注。

（2）缓解期治疗：采用中西医结合措施，防治原发病，促进心、肺功能恢复。

2. 预防

（1）积极防治原发病及避免诱发因素，例如预防呼吸道感染。加强宣教，普及防治知识。已患慢性呼吸道疾病者，应积极治疗，防止发展为肺心病。

（2）提倡戒烟、改善劳动环境、防止大气污染，以避免慢性支气管炎和尘肺的发生。

（3）加强冬季体育锻炼，以提高呼吸道耐寒能力，增强体质，提高机体的免疫力。

第七节　原发性支气管癌

原发性支气管癌或称肺癌，是最常见的肺部恶性肿瘤。近几十年来，世界各国肺癌的发病率和死亡率急剧上升。目前肺癌在男性癌肿死亡率中占首位，在女性癌肿死亡率则仅次于乳腺癌占第二位。多发生于45～75岁年龄段，男女患病比例为2.3:1。

在我国，肺癌占男性常见恶性肿瘤的第四位，在女性中占第五位。发病年龄一般自40岁以后迅速上升，至70岁达高峰，以后略有下降。男女之比约为2:1。由于严重威胁人民健康和生命，故世界各国都很重视研究其防治的课题。

【病因与发病机制】

对病因与发病机制目前尚未明了，一般认为与下列因素有关。

1. 吸烟　约有3/4肺癌患者都有长期大量吸纸烟史。这是由于纸烟中含苯并芘、亚硝胺等多种致癌物质。

2．大气污染　据统计，肺癌的发病率，在城市比在农村高，工业发达国家比工业不发达国家要高。这可能与工业废气中致癌物质（主要是苯并芘）污染大气有关。苯并芘主要来自煤和石油的燃烧及公路沥青烟尘等。

3．长期接触工业性致癌因子　目前较公认的工业性致癌因子有石棉、铬、镍、砷、煤焦油、芥子气、二氯甲醚、放射性物质（镭、铀等）等。

4．病毒感染、真菌毒素（黄曲霉素、杂色霉毒素等）、维生素A缺乏、机体免疫力降低、内分泌失调及遗传等因素对肺癌的发生有综合作用。

【病理与分类】

肺癌细胞主要来源于各级支气管粘膜上皮。其分类依据是：

1．按解剖学部位分类

（1）中央型肺癌：癌肿生长在主支气管及肺叶、肺段以上的支气管，位于肺门附近。约占肺癌的3/4。以鳞状上皮细胞癌及小细胞未分化癌较为常见。

（2）周围型肺癌：癌肿生长在肺段以下的支气管，故位于肺的边缘部。约占肺癌的1/4。以腺癌较常见。

2．按组织学分类　肺癌的组织结构多种多样。通常可分为：

（1）鳞状细胞癌：是最常见的类型，与吸烟有密切关系。患者以老年男性居多。癌肿大多由近肺门处较大支气管粘膜上皮经鳞状上皮化生癌变而来，故多属中央型。癌肿向支气管腔内生长的倾向性强，故早期出现支气管狭窄或阻塞的表现。鳞状上皮癌生长缓慢，转移迟，故手术切除机会多，5年生存率高，但放射治疗和化学药物治疗敏感性差。

（2）小细胞未分化癌：是肺癌中恶性程度最高的一种，约占原发性肺癌的1/5。患者年龄较轻（多在40～50岁左右），多有吸烟史。中央型多见。癌肿生长快，转移早，预后差。对放疗和化疗较敏感。

（3）大细胞癌：约占原发性肺癌的1/5。可发生在肺门附近或肺边缘部。其转移较小细胞未分化癌为晚，故手术切除机会多。对放疗和化疗不太敏感。

（4）腺癌：多为周边型。与吸烟的关系不明显。患者女性比男性多见（约5∶1）。腺癌血管丰富，故血循转移较鳞状上皮癌为早。由于癌肿多靠近肺表面，易发生胸膜种植性转移，并产生癌性胸腔积液。常有肺门淋巴结转移。腺癌还有一些特殊类型，如肺泡细胞癌、瘢痕癌及胶样癌等。

【临床表现】

1．一般临床表现　肺癌的临床表现与肿瘤的部位、类型、有无转移及并发症有密切关系。现将常见的症状和体征列举如下：

（1）咳嗽：为最常见的早期症状。癌肿刺激支气管粘膜，引起刺激性干咳，间有少量白色泡沫痰，肺泡细胞癌时可有大量粘痰。当癌肿增大，引起支气管狭窄时，咳嗽加重，多为持续性，且呈高音调金属音，是一种具有特征性的阻塞性咳嗽。当狭窄远端有继发感染时，痰量增多，常呈粘液脓性痰。

（2）咯血：常为痰中带血。若癌肿侵蚀大血管，可引起大咯血。

（3）胸闷、呼吸困难：其原因是中央型肺癌阻塞气管、支气管；癌肿转移至肺门淋巴结，肿大淋巴结压迫大支气管；癌肿转移至胸膜，引起大量胸膜腔积液而压迫肺；膈神经受压麻痹等。

(4) 胸痛：癌肿刺激胸膜可引起不规则胸痛，呈钝痛和隐痛。若癌肿侵犯胸膜、肋骨、胸壁、脊柱时，可引起剧烈持续性疼痛。肋骨、脊柱受累时有压痛点。

(5) 发热：一般肺癌不引起发热。当癌肿阻塞支气管，发生阻塞性肺炎或肺脓肿等感染时可发热。晚期癌肿坏死，产生的毒素被机体吸收，可引起癌性发热。

(6) 喘鸣：由于支气管部分阻塞，气道狭窄，可出现局限固定喘鸣音，咳嗽后不消失。

(7) 癌肿转移或压迫的表现：①当癌肿转移至纵隔淋巴结时，压迫喉返神经，引起声音嘶哑或失声。②癌肿压迫上腔静脉，引起头面部、颈部、上胸部及上肢水肿及颈静脉怒张，并伴头晕、头痛、球结膜充血。③癌肿压迫食管，可引起吞咽困难，甚至气管-食管瘘。④癌肿转移至脑，可引起头痛、眩晕、意识障碍。⑤癌肿转移至肝，可导致肝大、肝区痛、厌食、黄疸、腹水等。

(8) 恶病质：癌肿晚期，由于感染、疼痛、厌食和癌肿及其毒素对人体的消耗，可使病人极度消瘦、乏力、精神萎靡不振等，临床上称为恶病质。

(9) 肺外表现：①癌肿可分泌某些促激素样物，如分泌促肾上腺皮质激素样物，可引起库兴（Cushing）综合征，分泌促性腺激素样物，可引起男性乳房发育。②肥大性肺性骨关节病，可表现为杵状指、指端疼痛、甲床周围环绕红晕、长骨端疼痛及关节肿痛等。癌肿切除后，症状可减轻或消失，癌肿复发，症状又可出现。③神经肌肉综合征：可表现为重症肌无力、小脑性运动失调及精神改变等。④高血钙症：系癌肿破坏骨骼或产生异生性甲状旁腺激素样物所致。可有恶心呕吐、烦渴、嗜睡、多尿及精神异常等。手术切除癌肿后，血清钙、磷很快恢复正常，癌肿复发时，又可引起异常。

2. 中央型与周围型肺癌的临床特点

(1) 中央型肺癌：癌肿在大支气管内。症状发生早，癌肿较小时就出现支气管阻塞表现，如局限性喘鸣音、反复发生的阻塞性肺炎、肺不张或肺脓肿等。易发生肺门及纵隔淋巴结转移。痰脱落细胞检查及纤维支气管镜检阳性率高，肺部并发症较多。

(2) 周围型肺癌：癌肿发生于肺段及肺段以下支气管，故常发生于肺的周边部位。易发生胸膜种植性转移，故常伴癌性胸膜腔积液，呈血性胸水。脱落细胞学检查阳性率高。生长在肺尖部的癌肿称为肺上沟癌，可压迫臂丛，引起同侧肩关节及上肢内侧剧痛和感觉异常，当癌肿压迫颈交感神经时，出现霍纳（Horner）综合征（即同侧瞳孔缩小、上眼睑下垂、眼球内陷、额部少汗等）。周围型肺癌一般不发生肺不张、肺脓肿等并发症，症状出现亦较晚。痰脱落细胞学检查及纤维支气管镜检阳性率较低。

【实验室及其他检查】

1. X 线检查　是诊断肺癌的重要检查方法之一。可做胸部透视，拍摄正、侧位平片，必要时采用高电压摄片、体层摄片、计算机 X 线体层摄影术（CT）等检查方法。

2. 痰或胸水的细胞学检查　阳性率取决于送检标本的质量（痰标本新鲜，自肺部咳出，1～2 小时内涂片固定染色，胸水应离心沉淀后涂片）和送检次数（4～6 次为宜）以及观察的认真细致程度。

3. 纤维支气管镜检查　目前是诊断肺癌的主要方法之一。对中央型肺癌，诊断阳性率达 80%～90%。

4．活组织检查　取颈部、锁骨上或腋下肿大淋巴结，或经纤维支气管镜取癌肿活体组织送病理检查可确诊并确定组织分型，为治疗提供依据。

5．放射性核素肺扫描　用^{113}铟-巨聚合蛋白或^{99m}锝-聚合蛋白扫描，癌肿所在区域因血供少，出现放射分布缺损或稀疏，称为“阴性扫描；用枸橼酸^{67}镓静脉注入，因癌肿对该核素有亲和性，可显示肺癌轮廓和范围，称为“阳性扫描”，对肺癌的诊断有一定参考价值。

6．化验检查

(1) 相关抗原（癌胚抗原，CEA）检查：目前认为60％以上肺癌患者血清中CEA浓度可升高，但在其他肿瘤或非瘤性疾病患者血清中亦可升高，故影响诊断价值。若动态观察CEA有明显升高者，对诊断有帮助且预后较差。

(2) 酶学检查：作α_1－抗胰蛋白酶、胎盘碱性磷酸酶、磷酸已糖异构酶、乳酸脱氢酶的同功酶等的检查均有相应的改变，但由于缺乏特异性，仅供作观察病情变化的参考指标。

7．开胸探查　对高度怀疑肺癌又无法确诊者，可开胸探查，以免失去早期手术治疗的机会。

【诊断】

肺癌早期诊断极为重要。早期确诊、早期治疗能获较好效果。晚期因癌肿有明显转移，虽易诊断，但延误手术根治的机会，预后不良。一般40岁以上，特别是有长期吸烟史的男性，如发生下列情况，应高度怀疑肺癌的可能，应进行有关排癌检查：①刺激性干咳持续2～3周以上，治疗无效，或原有慢性呼吸道疾病，其咳嗽性质发生改变者。②持续痰中带血，查不出其他原因者。③有单侧局限性喘鸣音，咳嗽后不见改善者。④同一部位反复发生肺炎，特别是肺段性肺炎，治疗效果欠佳者。⑤原因不明的肺脓肿，全身中毒症状不明显，无大量脓痰，抗炎治疗无效者。⑥X线检查显示局限性肺气肿、肺段及肺叶不张、孤立圆形病灶或单侧肺门肿大阴影者。⑦有原因不明的四肢骨关节疼痛及迅速发生杵状指者。⑧无中毒症状胸腔积液，尤以血性胸水进行性增加者等。

【治疗与预防】

1．治疗　根据病人情况、病变分期及肿瘤组织类型，采用合理的综合性治疗方案。

(1) 外科手术治疗：为首选治疗方案，平均术后5年生存率约为25％～40％。鳞状上皮癌手术切除机会最多，5年生存率最高，腺癌次之，小细胞癌最差。

(2) 放射治疗：用于因各种原因不宜手术或拒绝手术者。分为根治性放疗和姑息性放疗，后者的目的在于阻止肿瘤的发展、延迟扩散及减轻症状。小细胞癌、鳞状上皮癌、腺癌对放疗的敏感性依次递减。对于全身情况不佳，有严重心、肺、肝、肾功能不全者禁用。

(3) 化学治疗：近年来化疗的效果有明显提高。不同的抗癌化疗药物对不同组织类型的肺癌细胞的作用有所不同，故应按不同癌细胞类型选择化疗用药。一般认为小细胞未分化癌对化疗最敏感，鳞状上皮癌次之，腺癌最差。对肺癌有效的常用化疗药物有：环磷酰胺（CTX）和异环磷酰胺；氟尿嘧啶（5－Fu）；盐酸阿霉素（ADR）、顺铂（顺氯氨铂、DDP）、硫酸长春新碱（VCR）及其新制剂长春地辛、硫酸长春碱（长春花碱、VLB）、依托泊甙（VP－16）、洛莫司汀（环已亚硝脲、CCNU）、甲氨蝶呤（MTX）

等。

目前化疗倾向于联合用药，可明显地提高疗效。现介绍几种常用的化疗方案。

1）小细胞肺癌

COMV方案：用药排列顺序为：环磷酰胺（CTX），500～700mg/m^2，静脉注射，第1、8天；硫酸长春新碱（VCR），1mg/m^2，静脉注射，第1、8天；甲氨喋呤（MTX），7～14mg/m^2，静脉注射，第3、5、10、12天；依托泊甙（VP－16），100g/m^2，静滴，第3～7天。每3周重复一次（即每三周为一周期），2～3周期为一疗程。

CMC方案：环磷酰胺、甲氨喋呤、洛莫司汀。

2）非小细胞肺癌

CAP方案：环磷酰胺，0.4～1.0g/m^2，40ml，静脉注射，第1天；盐酸阿霉素，40～50mg/m^2，加生理盐水250ml，静脉注射，第1天；顺铂，50～80mg/m^2，静脉注射，第1天。每3周为一周期，2～3周期为一疗程。

PE方案：顺铂、依托泊甙，或再加用盐酸阿霉素。

3）癌性胸水：可向胸腔内注入顺铂80mg＋环磷酰胺800mg＋生理盐水40ml，5～7天为一疗程。3个疗程无效时，改用其他药物。此外，丝裂霉素C、盐酸氮芥、氟尿嘧啶等亦可做胸腔内注射。

4）脑转移：使用亚硝基类（CCNU），辅以甘露醇、地塞米松，可缓解病情。若合并放疗，可明显延长缓解期。

5）骨转移：对脊柱转移可放疗，以减少截瘫发生，有剧痛者可用顺氯氨铂缓解。

（4）免疫治疗：目前尚在研究、试行阶段，如使用肺癌单克隆抗体，并结合使用放射性核素，可暂时缓解晚期肺癌；用自身骨髓移植法治疗小细胞肺癌，可杀灭肿瘤细胞；干扰素、肿瘤坏死因子、白细胞介素Ⅱ等可用于治疗晚期肺癌。

近年来，对肺癌倾向于采取多种方法的综合治疗，可取得较好的效果。

2. 预防 ①积极宣传与推行戒烟，尤其是对少年。因为开始吸烟时的年龄愈小，患肺癌的危险性愈大。②强化环境卫生和劳动保护，防止大气污染。③防治肺部慢性疾病，如矽肺、肺结核等。④定期普查，早发现，早治疗。

（桑明华 北京卫生学校）

第五章　心血管疾病

第一节　慢性心功能不全

慢性心功能不全又称心力衰竭，系指在有适量静脉血回流的情况下，由于心泵血功能障碍，排出的血液不能维持机体组织代谢需要的一种病理状态。结果引起动脉系统供血不足，静脉系统淤血，从而产生一系列临床表现。慢性心功能不全大都有器官的阻性充血（或淤血），故又称为充血性心力衰竭。

临床上根据心力衰竭发生过程中的主要表现分为左心、右心或全心衰竭；按发生的急缓，又分为急性和慢性两类。本节介绍常见的慢性心功能不全。

【病因与发病机制】

1．基本病因

（1）原发性心肌病变：如冠心病、心肌炎、心肌病及心肌的代谢、中毒性改变，使心肌收缩力减弱，导致心功能不全。

（2）心室压力负荷（后负荷）过重：主、肺动脉瓣狭窄，体、肺循环高压，心室流出道狭窄，使心室收缩期射血阻抗增高，后负荷加重，最终因心肌收缩力减弱，引起左或右心力衰竭。

（3）心室容量负荷（前负荷）过重：瓣膜返流性病变，心内外分流性病变及全身血容量增多的病症，心室舒张期血容量增多，前负荷加重，导致继发性心肌收缩力降低和心力衰竭。如主、肺动脉瓣关闭不全，室间隔缺损，使左心室前负荷加重；左、右房室瓣关闭不全、房间隔缺损，则增加右心室前负荷；甲状腺功能亢进、严重贫血等，由于周围动脉阻力降低，静脉回流量增加，致心室容量负荷过重，也可发生心室功能不全。

（4）心室充盈受限：冠心病、高血压心肌肥厚使心室舒张期顺应性减低，心脏压塞，限制性心肌病以及左、右房室瓣狭窄，使心室充盈受限，发生肺、体循环淤血。

2．诱发因素　心功能不全常由一些因素所诱发，称为诱因。常见的诱因有：①各种感染，其中以呼吸道感染最为重要，儿童中风湿活动占首位；②过度的体力活动或情绪激动；③严重的心律失常使心排血量降低；④重度贫血或大失血；⑤妊娠和分娩；⑥钠盐摄入过多，或输液量及输液速度不当；⑦药物作用，如洋地黄过量或不足，应用抑制心肌收缩力或引起水钠潴留的药物；⑧其他，如合并感染性心内膜炎、肺梗死、电解质紊乱或酸碱失调。

3．发病机制　心功能不全的发展过程可分为代偿期和失代偿期。

（1）心功能代偿期：心脏具有相当大的代偿储备能力，能适应机体代谢需求的变化。当心脏病变致心搏量和心排血量减少时，主要通过神经内分泌和心血管系统以下列方式进行调节。

1）交感神经-肾上腺素能活性增高：心排血量减少时，反射性地引起交感神经兴奋，使心率增快，心肌收缩力加强；同时静脉收缩，回心血量增多，从而提高心排血量，发挥心功能不全急性期的代偿作用。此外，选择性小动脉收缩有利于维持动脉压，保证心、脑等重要脏器的血液供应。

2）心肌紧张原性扩张：心排血量减少，肾灌注压降低，肾素-血管紧张素-醛固酮系统被激活，促使肾上腺皮质分泌更多的醛固酮，引起水钠潴留，血浆渗透压增高，反馈性地使垂体后叶释放精氨酸加压素，导致血容量和回心血量增多，心室舒张期末容量加大，心脏扩张，心肌纤维伸长，从而增加心肌收缩力和心搏量，发挥了代偿作用。

3）心肌肥厚：心脏长期负荷过重，刺激心肌收缩蛋白合成。因心肌纤维粗大，收缩单位增多，心脏总收缩功能加强。这一主要的缓慢代偿调节机制，可使心脏在较长时间里有效地维持其功能。

（2）心功能失代偿期：心脏的代偿能力是有一定限度的，如：①心率过度增快（超过180次/分）：心率过度增快不仅增加心肌耗氧量，而且影响舒张期心室充盈和冠脉灌注，心排血量反而减少；②回心血量加多：当左心室舒张期末压超过2.0～2.4kPa（15～18mmHg），心肌纤维长度大于2.2μm时，心肌收缩力和心搏量降低；③肥厚的心肌血供相对不足，室壁顺应性差，心舒张功能障碍，长期负荷过重使心肌纤维变性，细胞死亡，最终导致心功能不全的发生和发展。

综上所述，如果心脏病的病因不去除，终会发生代偿失调，出现心力衰竭的症状和体征。

【临床表现】

1．左心衰竭　左心衰竭临床表现的病理生理基础，主要是肺循环淤血和重要脏器供血不足。

（1）呼吸困难：劳力性呼吸困难是左心衰竭的早期症状，即最初仅在较重体力劳动时出现呼吸急促，休息后缓解。随病情进展，肺淤血加重，轻微活动，甚至休息时亦出现呼吸困难。阵发性夜间呼吸困难是早期典型表现。病人常在夜间熟睡1～2小时后，突然憋醒，被迫坐起呈喘息状态，伴有咳嗽、吐泡沫样痰，经十数分钟或1～2小时后缓解，重者可发展为急性肺水肿。左心功能不全严重时，病人被迫取半卧位或坐位，以减轻呼吸困难，称端坐呼吸。

（2）咳嗽、咯血：咳嗽常与呼吸困难同时发生，吐白色或粉红色泡沫样浆液性痰，是由于支气管、肺泡水肿、淤血所致。淤血的肺血管破裂时可咯鲜血，最多见于左房室瓣狭窄的病人。

（3）急性肺水肿：是急性左心衰竭的严重表现。当肺毛细血管静压超过40kPa时，大量血浆漏入肺泡，引起肺水肿。表现为突然发生的极度呼吸困难，被迫端坐呼吸，大汗，口唇紫绀，咳嗽，吐泡沫样痰或泡沫血性痰，量多时可从口腔、鼻涌出。发作早期肺部仅有哮鸣音，很快两肺底出现湿性罗音，自下而上布满两肺。病人脉搏细弱，血压下降，不及时治疗可发生休克、神志模糊，甚至昏迷、死亡。

（4）组织器官缺氧：有倦怠、乏力、嗜睡、少尿，脑缺氧严重者出现烦躁或精神错乱。

（5）心脏体征：除原有的心脏体征外，尚有左心室增大，心率快，肺动脉瓣第二音亢进，心尖部舒张期奔马律。左心室显著扩大时，左房室瓣相对关闭不全，产生收缩期杂音。

2．右心衰竭　主要为体循环静脉压增高及脏器淤血的表现。

(1) 水肿：水肿最先出现在身体下垂部位，多从下肢开始，以踝内侧胫前明显，白天较重，休息一夜后减轻或消失。严重时呈全身性水肿，可伴有胸、腹水。

(2) 颈静脉怒张：即在半卧位或坐位，仍可见到颈静脉充盈，若静脉压显著增高，身体表浅静脉也呈充盈状态，并有颈静脉搏动。

(3) 内脏淤血：①肝肿大、压痛、肝颈静脉回流征阳性。长期淤血致肝细胞萎缩、变性，结缔组织增生，形成心原性肝硬化，导致肝大、质硬，常伴有黄疸和肝功能损害。②肾淤血引起尿量减少，夜尿增多，出现少量蛋白、红细胞及管型。尿素氮不同程度升高提示肾功能受损。③长期消化道淤血，病人食欲不振、恶心、腹泻、腹胀，晚期有显著营养不良。

(4) 紫绀：系静脉血氧降低所致。首先出现于循环末端，如口唇、耳廓、指（趾）端等部位。

(5) 心脏体征：除原有心脏体征外，可出现心前区弥散性或抬举性搏动，心浊音界扩大，心率增快，胸骨左缘第 3、4 肋间可闻及舒张早期奔马律。右心室显著扩大，导致右房室瓣相对关闭不全，产生收缩期吹风样杂音。

3．全心衰竭　临床上具有左、右心衰的表现，但因右心室排血量减少，肺淤血所致的呼吸困难等表现可有所减轻。

【并发症】

常见的并发症有：①呼吸道感染；②下肢静脉血栓形成；③肺栓塞或脑、肾、肠系膜动脉栓塞；④心原性肝硬化；⑤电解质平衡失调。

【实验室及其他检查】

1．实验室检查

(1) 血、尿常规检查：慢性心功能不全营养不良，红细胞与血红蛋白降低，感染可致白细胞升高。尿中有少量蛋白、红细胞及管型。

(2) 肝、肾功能检查：血清胆红素、丙氨酸氨基转移酶略增高，尿素氮也轻度升高。严重心力衰竭天门冬氨酸氨基转移酶、乳酸脱氢酶也可升高。

(3) 电解质测定：钾、钠、氯、镁降低。

2．静脉压测定　右心衰竭明显升高，正常为 0.29～1.37kPa。

3．超声心动图　常用 M 型、扇形、多普勒超声测定左室的收缩和舒张功能。

4．X 线检查　左心衰竭时左心室增大，肺门阴影范围和密度增加。急性肺水肿者双侧肺门有大片云雾状阴影，肺透明度减低。右心衰竭者右心房、右心室或全心增大。单纯右心衰竭时肺野清晰。

【诊断与鉴别诊断】

1．诊断　根据原有心脏病的症状、体征和肺淤血及体循环淤血的表现，不难作出诊断。心功能不全早期症状和体征可不明显，应详细询问病史和体格检查，必要时需进行超声、X 线等检查，以正确判断病因和心功能状态。

2．心功能与心力衰竭分级

(1) 心功能Ⅰ级（心衰代偿期）：有心血管病体征，体力活动不受限制，一般活动无心功能不全表现。

(2) 心功能Ⅱ级（一度心衰）：体力活动轻度受限，较重活动有心悸、气急等症状。

(3) 心功能Ⅲ级（二度心衰）：体力活动明显受限，轻度活动即有心慌、呼吸困难。下肢轻度水肿或肝肿大。

(4) 心功能Ⅳ级（三度心衰）：体力活动严重受限，卧床也出现左、右心功能不全症状和体征。

3．鉴别诊断

(1) 左室功能不全呼吸困难（心原性哮喘或心脏性气喘）应与支气管、肺疾病所致的肺功能不全呼吸困难鉴别，特别应注意与支气管哮喘的鉴别（表 5-1）。

表 5-1　心原性哮喘与支气管哮喘鉴别

	心原性哮喘	支气管哮喘
病史	有引起急性肺充血的心脏病史，如高血压、左房室瓣狭窄等	有哮喘反复发作史，部分病例有过敏史
症状	多见于中年以上，常在夜间熟睡后发作，为混合性呼吸困难，坐位或立起后减轻	多见于年轻者，发作无定时，冬春季节较多，为呼气性呼吸困难
体征	左心室或左心房增大，有奔马律，肺湿性、干性罗音	心脏正常，两肺哮鸣音
X 线	心脏增大，肺淤血	心脏正常，肺野清晰
治疗	洋地黄、吗啡、氨茶碱等	异丙肾上腺素、糖皮质激素、氨茶碱等

(2) 右心功能不全应与渗出性心包炎、肾炎、肝硬化等引起的水肿相鉴别。

渗出性心包炎心包积液也有颈静脉怒张、肝大、水肿等表现，须与右心衰竭鉴别。心包积液时心尖搏动弱，心浊音界随体位改变而变动，心音遥远，肺部无罗音，常出现奇脉。心包穿刺液为渗出性。X 线、心电图及超声心动图检查均有助于鉴别。渗出性心包炎发生粘连、缩窄，称缩窄性心包炎，心界缩小，吸气时颈静脉扩张明显，可闻及心包叩击音。

【治疗与预防】

心力衰竭的治疗原则是去除病因，积极防治诱因；减轻心脏负荷；增强心肌收缩力和（或）改善心肌顺应性。

1．病因治疗　如有效地防治高血压、冠心病及手术治疗先天性心脏病、心瓣膜病等。对感染、心律失常等诱因应积极控制。

2．减轻心脏负荷

(1) 休息：包括体力和心理两方面，三度心衰病人应卧床休息，焦虑不安时可给予适量镇静剂，如安定 2.5～5mg，2～3 次/d，口服。心功能改善后应进行适当的活动，防止静脉血栓形成和肺炎等并发症。

(2) 限制钠盐：根据病情轻重每日钠摄入量 0.2～2.0g（相当于食盐 1～5g），以减少血容量。因每日食物中氯化钠含量约 2～4g，故轻度心衰病人每日也只能添加极少量食盐。

(3) 利尿剂应用：利尿剂通过对肾小管不同部位抑制 Na^+ 重吸收，或增加肾小球 Na^+ 滤过，促进水、Na^+ 排出，从而降低心室充盈压，减轻肺循环和（或）体循环淤血所致的临床症状。

1) 常用的利尿剂

噻嗪类：主要作用于肾小管髓袢上升支皮质稀释段，属中效排钾利尿剂。如双氢氯噻嗪（双氢克尿噻）25mg，3 次/d。环戊噻嗪 0.25～0.5mg，3 次/d。严重心力衰竭宜用强利尿剂。

与噻嗪类相关化合物氯噻酮为长效制剂，0.1g，1 次/d，或隔日 1 次。甲苯噻唑磺胺（metolazone）结构上属磺胺类药，与速尿联用效果极佳，用量 2.5～10mg，1 次/d。

袢利尿剂：作用于肾小管髓袢上升支髓质稀释段，对近曲小管也有作用，属强利尿剂。如呋塞米（速尿）20～40mg，1～2 次/d，静脉注射优于口服，最大量每日 600mg，有用至 1 000mg 以上者，仍有利尿作用。布美他尼（丁苯氧酸、丁尿胺）0.5～2mg，1～2 次/d，口服或静脉注射，利尿作用为速尿的 40～60 倍。

潴钾利尿剂：抑制远曲小管，具有排钠和氯化物及潴钾作用。常用药物：①螺内酯（安体舒通），结构上与醛固酮相似，在远曲小管竞争干扰水、钠重吸收和对钾、氢的排泌。用量 20～40mg，3～4 次/d。②氨苯蝶啶，50～100mg，2～3 次/d，对醛固酮无拮抗作用。③阿米洛利（氨氯吡咪、amiloride）为新合成的吡嗪衍生物，也非醛固酮拮抗剂，用量 5～10mg，2 次/d。其疗效较安体舒通大 180 倍，排钠作用较氨苯蝶啶强。

潴钾利尿剂单独应用作用较弱，奏效也慢，24～48 小时方起作用。

2）副作用和并发症：常见的并发症是低钾、低钠、低氯和低血容量以及代谢性碱中毒，其次可发生高尿酸血症、高脂血症、糖耐量降低等。可采用间断、交替或联合用药，并注意血压和水、电解质变化。痛风、糖尿病病人忌用噻嗪类药物，肾功能不全时慎用潴钾利尿剂，防止高血钾。

（4）血管扩张剂：应用血管扩张剂可扩张容量血管和阻力血管，从而减轻心脏前、后负荷，改善心功能，缓解或消除临床症状，提高病人生活质量、运动耐力和生存率。在慢性心功能不全的长期治疗中，较单纯应用正性肌力药物增强心肌收缩力的治疗更合理，长期疗效也更显著。

血管扩张药按其作用部位分为：

1）主要作用于静脉药物：常用硝酸甘油 0.3～0.6mg，舌下含服。硝酸异山梨酯（消心痛）5～20mg，3～4 次/d，或 5～10mg，舌下含服，1～2 分钟起效，作用持续 1～2 小时。硝酸甘油静脉滴注，适用于急性肺水肿等危重病人，最初 10μg/min，无效时每 5～10 分钟增加 5～10μg/min，最大量 200μg/min。

2）主要作用于小动脉药物：甲磺酸酚妥拉明是以阻滞 α_1 受体为主的血管扩张药，0.1mg/min，静脉滴注，每 5～15 分钟可增加 0.1mg/min，最大量不超过 2mg/min，国内一般用量 1～5μg/（kg·min），约合成人 0.05～0.3mg/min。该药作用短暂，静脉用药停止后 15～20 分钟，作用消失。副作用主要是心动过速和血压降低，与用药剂量偏大或滴速过快（如大于 2mg/min）有关。盐酸肼酞嗪（肼苯哒嗪）可直接松弛血管平滑肌。用量 25～75mg，每 6 小时一次。200mg/d 时副作用较少，但疗效也差，因其副作用较多，长期单独使用常无效，故应用受限。

3）均衡作用于动、静脉药物：常用药物：①硝普钠 50mg 溶于 5% 葡萄糖溶液 500ml，静脉滴注。开始 16μg/min，每 10～15 分钟增加 3～6μg/min。根据病情维持量为 25～250μg/min，最大剂量可达 300μg/min。该药只能用葡萄糖稀释，不能与其他药物配伍，应用时配制，并应避光。②卡托普利（巯甲丙脯酸），用量 12.5～25mg，每 8

小时1次。为避免“首剂”低血压反应，主张6.25mg，3次/d，一周后疗效不显著，递加药量，最大用量150～400mg/d。马来酸依那普利（苯酯丙脯酸、Enalapril）是不含巯基的血管紧张素转换酶抑制剂，作用时间长，副作用少。首剂2.5mg，后2.5～5mg，2次/d，或5～20mg，1次/d。二水赖诺普利是马来酸依那普利的赖氨酸衍生物，也为长效制剂，2.5～5mg，1次/d，2～4周后可增至5～20mg，1次/d。③盐酸哌唑嗪为纯粹α_1受体阻滞剂，无内在血管扩张作用。首剂0.5mg，2周内渐增至2mg，一般用量1～5mg，每6～8小时一次。

3．增强心肌收缩力

（1）洋地黄类制剂：主要作用是在不增加氧耗量的情况下，增强心肌收缩力和减慢心率，提高心脏工作效率。

1）适应证与禁忌证

适应证：各种充血性心力衰竭；室上性快速心律失常（阵发性室上性心动过速、心房颤动和扑动）；心力衰竭诱发的室性早搏。

禁忌证：室性心动过速；预激综合征合并阵发性心动过速、心房颤动或扑动；病窦综合征或二度以上的房室传导阻滞；低血钾性心律失常。

2）种类和剂量

速效类：毒毛花甙K 0.25～0.5mg（2岁以上小儿0.007mg/kg），1次/d，静脉推注。去乙酰毛花甙（毛花强心丙、西地兰）负荷量1.0～1.6mg/24h。首剂0.4mg，后每2～4小时给0.2mg，心功能好转后，改口服类洋地黄，总量一般不超过1.0mg，维持量为0.2～0.4mg。

缓效类：地高辛负荷量0.75～1.5mg，可在1～2天内达负荷量，每日维持量为0.125～0.25mg。洋地黄毒甙负荷量0.8～1.0mg，1～2天内完成，每日维持量0.05～0.1mg。

3）给药方法：可采用：①负荷量加维持量，即1～3天内达负荷量，后每日用维持量，适用于急、重心力衰竭病人。②维持量法，如地高辛每日用维持量0.25～0.5mg，约5个半衰期（1.5×5=7.5天）后，血液浓度即达治疗水平。毒毛花甙K静脉注射1小时后药物作用达高峰，半衰期为22小时。去乙酰毛花甙与地高辛半衰期相似，约为1.5天。该法较安全，多用于轻型病人。

4）毒性反应与治疗：毒性反应以恶心、呕吐等胃肠道症状最常见。心律失常是较严重的反应，如室性早搏（呈二联律）、室上性心动过速及房室传导阻滞等。神经系统症状有头痛、忧郁、视力模糊或色视异常（黄或绿视）。

洋地黄中毒应立即停药。快速心律失常者补充氯化钾，口服或静脉滴注；或应用苯妥英钠100mg，加水20ml，静脉缓注，必要时5～10分钟重复，总量不宜超过300mg。缓慢性心律失常可用阿托品，重者可采用临时心脏起搏。

（2）其他正性肌力药物：即非甙类强心药主要包括：①拟交感胺类药物，如盐酸多巴酚丁胺，有强烈选择β_1受体作用，使心收缩力增强，对β_2受体作用较弱，故扩张周围血管作用与药物浓度有关。常用量2～10μg/（kg．min）。该药易产生耐药性，增高死亡率，且其半衰期仅2～3分钟，故适用于急性心力衰竭病人。②磷酸二酯酶抑制剂，如乳酸氨力农（氨联吡啶酮、amirinone）、米力农（二联吡啶酮、milrinone）具有正性肌力作用和强力扩血管作用，对心脏前、后负荷作用均衡。但该类药易致室性快速心律失常，加速病情发展，不利于提高生存率，故治疗慢性心功能不全并非理想，目前主要治疗急性心力衰竭。口服用药已被否定，乳酸氨力农，静脉注射通常用量为 0.25～0.3mg/（kg·d）。

慢性心功能不全的治疗药物，仍以利尿剂、血管扩张剂和洋地黄类制剂为重要。

心力衰竭是各种心脏病的最终结果，因而要预防心脏病的发生。已患心脏病的病人，则应积极治疗（包括手术治疗）有关病因和诱因。

第二节　心 律 失 常

心律失常是指由于各种原因使心脏冲动形成或冲动传导障碍引起心搏频率或节律的异常。

【病因与发病机制】

心律失常的主要病因包括：①各种原因的器质性心脏病，如冠心病、风湿性心瓣膜病、心肌病，尤其是发生心力衰竭、心肌梗死和心肌炎时；②内分泌代谢病与电解质紊乱：以甲状腺功能亢进、血钾过高或缺乏多见；③药物的毒性作用：如洋地黄、胺碘酮等抗心律失常药物及咪康唑等；④房室旁道引起的预激综合征；⑤心脏手术或诊断性操作；⑥其他：如脑血管病、感染、植物神经功能紊乱等。心律失常也可发生于无明显心脏疾患和健康者，原因常不完全明确。

心律失常的发生机制主要是冲动发生异常和冲动传导障碍以及二者联合存在。

【分类】

1．冲动起源异常　指心搏受某一处起搏点控制及该起搏点发放冲动频率的快慢。

（1）窦性心律失常：冲动发生于窦房结，由于频率过快、过缓、不规则或消失，形成不正常的窦性心律：①窦性心动过速，成人心率每分钟达 100 次以上；②窦性心动过缓，心率低于每分钟 60 次；③窦性心律不齐，心律快慢不规则，各心动周期（P-P 间期）相差大于 0.12 秒。

（2）主动性异位心律：窦房结以外的起搏点发放冲动，控制整个或部分心脏活动，该起搏点称异位性起搏点，可位于心房、房室交接区或心室。异位性起搏发放冲动，引起心房、心室或整个心脏搏动称异位性心搏，连续一系列异位心搏即形成异位心律。

异位起搏点以高于窦房结的频率，抢先发生冲动，产生 1、2 个过早搏动（异位性心搏），或在一段长短不一的时间内反复多次激发心脏活动，造成异位性快速心律失常。可为规则或不规则的心动过速，包括：①过早搏动（房性、房室交界区性、室性）；②阵发性心动过速（房性、房室交界区性、室性）；③心房扑动、心房颤动；④心室扑动、心室颤动。

上述异位性快速型心律，统称主动性异位心律。

（3）被动性异位心律：由于窦性或其他基本心律的自律性降低，冲动发生延迟或因传导障碍而延迟到达，房室交界区或心室等其他部位的潜在（后备）起搏点摆脱窦房结控制，而取代其起搏功能，发出 1、2 次冲动引起心脏搏动，称逸脱心搏（逸搏），多个连续的逸搏称逸搏心律。因多系继发于其他心律失常时发生，也称被动性异位心律。异位起搏点可位心房、房室交界区或心室。

2．冲动传导异常　主要表现为不同程度的心脏传导阻滞，即传导功能减弱。

(1) 生理性传导阻滞：常发生于房室交界区和束支系统（心室内）。

1）干扰及房室分离：房室交界区阻滞可由于两个来自同一方向的冲动短时内同时到达该处（房性早搏或心房颤动）；亦可因来自房室结以上或以下的两个冲动，从不同方向在交界区互相影响，都不能通过交界区的传导途径，如交界区性心（室）律与窦性心（房）律并存时，这种阻滞称为“干扰”，致使心房与心室分别由两个不同起搏点控制，形成房室脱节现象，也称房室分离。

2）心室内差异传导：生理性传导阻滞也可发生在束支系统，如心房颤动时，冲动过早下传，而束支的某一部分尚处于前一次激动后的相对不应期，使传导延缓，引起QRS波群增宽和畸形。

由上可见生理性传导阻滞的发生系冲动到达心脏某一部分的时间过早，该部分传导组织或心肌尚处于正常（生理性）的相对或绝对不应期，而发生传导障碍。其意义在于避免心室过于频繁和无效收缩，对心脏具有保护意义。

(2) 病理性传导阻滞：是传导组织或心肌某一部分传导功能受损害的结果。按阻滞部位不同分为：①窦房阻滞（窦房结与心房之间）；②心房内阻滞；③房室阻滞（心房与心室之间）；④心室内传导阻滞（左、右束支及左束支分支等阻滞）。

(3) 房室间传导途径异常：预激综合征是较少见的传导障碍，心房下传的冲动，部分通过附加的旁路传至心室，引起提前激动。

根据心律失常时心率快慢，循环障碍严重程度和预后，近年又分为快速性和缓慢性心律失常，以及致命性、潜在致病性和良性心律失常。这两种分类简易、切合临床实际，对诊断和防治有一定价值。

【诊断】

1．病史　有助于判断心律失常的类型和重要性。应详细询问激发发作、终止或加重的因素，持续时间，发作时的心率、节律，有无昏厥、胸痛、抽搐或心力衰竭表现，以及治疗经过。

2．体格检查　发作时体检应着重判断心律失常的性质和对血液动力学的影响。注意心搏频率、节律、心音强弱及颈静脉搏动，有助于作出心律失常的初步鉴别诊断。如心音强弱较一致，节律较规整的快速心律失常见于心房扑动和室上性阵发性心动过速，前者尚可见到频繁的颈静脉搏动。第一心音强弱不等见于心房颤动、室性心动过速、过早搏动和完全性房室传导阻滞。后者可因心房和心室同时收缩，第一心音极度增强而听到“大炮音”，颈静脉可见间歇出现搏动明显增强的“炮波”。

3．心电图检查　发作时心电图记录是确诊心律失常的主要依据。常规心电图根据P波和QRS波群形态、相互关系及P-P、P-R间期时间等，即可判断基本心律或对某些心律失常作出诊断。如P波形状不正常提示冲动起源不在窦房结。P波呈频率快速的不规则或较规则的锯齿波，首先考虑心房颤动或扑动。QRS波群宽大畸形，连续或不连续可能是室性早搏、室性心动过速或束支传导阻滞，再结合其他改变不难作出诊断。此外动态心电图连续记录，运动试验以及信息平均心电图检查，有助于发现心律失常的发作和非发作期的诊断，观察自主神经对心律失常的影响，症状与心律失常的关系，药物疗效和致心律失常的作用。

【治疗与预防】

心律失常的治疗包括发作时的治疗和预防复发。治疗前首先纠正心脏的病理改变；调整病理生理功能；去除诱因。治疗分药物和非药物两方面。

1．药物治疗　抗快速心律失常的药物分四大类。Ⅰ类药物可减慢激动传导速度，降低心肌和蒲氏纤维兴奋性和自律性。对心房或心室起源的心律失常均有效。根据对传导和心室不应期的作用及对复极影响的不同，又分为A、B、C三个亚组。$Ⅰ_A$类使心肌内兴奋传导减慢，不应期延长，如硫酸奎尼丁；$Ⅰ_B$类使激动传导减慢，异位节律点自律性降低，减少室性早搏，盐酸利多卡因、盐酸美西律为代表性药物；I_C类主要作用是减慢激动传导，这类药物有盐酸恩卡尼（英苄胺）、普鲁帕酮（心律平）。Ⅱ类为β阻滞剂。Ⅲ类使有效不应期延长，如盐酸胺碘酮、托西酸溴苄铵和索他洛尔（心得怡）。Ⅳ类为钙内流阻滞剂，降低心兴奋性，减慢激动传导，常用药是盐酸维拉帕米（异搏定）盐酸地尔硫草（硫氮草酮）和硝苯地平（心痛定）。洋地黄类药物（Ⅴ类），常用于室上性心动过速。

缓慢性心律失常多选用增强自律性、加速传导的药物，如硫酸异丙肾上腺素、硫酸阿托品或碱化剂（碳酸氢钠等）。

2．非药物治疗　包括机械方法刺激迷走神经，心脏起搏，电复律除颤以及导管消融术和手术治疗。后者已用于室性心动过速或预激综合征合并室上性快速心律失常的病人。

3．预防

（1）防治基础疾病、避免诱发因素。

（2）防止复发，规律服药，注意副作用。

第三节　风　湿　热

风湿热是一种反复发作的全身变态反应性结缔组织炎症。主要侵犯心脏和关节，可伴有发热、皮肤改变、舞蹈症等。反复的风湿活动可使心瓣膜粘连，瘢痕畸形，导致慢性风湿性心瓣膜病。本病在我国各地均有发生，北方多见，好发于5～15岁儿童和少年。常在冬春季节发病。

【病因与发病机制】

风湿热的病因和发病机制尚未完全阐明，目前认为是A组链球菌感染后引起的变态或过敏反应，并非直接感染。链球菌菌体及代谢产物具有高度的抗原性和特异性，抗原和抗体能渗入结缔组织，使之发生退变和溶解。链球菌菌壁的多糖成分内，有一种特异性抗原，称C物质，它与心瓣膜的粘多糖成分（青少年较丰富）有共同的抗原性，故产生的相应抗体，既作用于菌体，也作用于心瓣膜，引起瓣膜病变，且青少年发生率高。

临床上约有1/3风湿性心瓣膜病人，无链球菌感染的病史和证据，有认为本病发生可能与病毒感染有关，待进一步研究。

【病理】

1．基本病理变化　风湿热病变累及全身结缔组织，按病变过程可分为三期：

（1）变性渗出期：是病变发展的早期阶段，首先结缔组织纤维发生粘液样变性，继而胶原纤维肿胀、断裂、分解，与粘液样变性的基质共同混合成纤维素样物质，称胶原纤维的纤维素样坏死。病灶周围有少量浆液、纤维蛋白和炎性细胞。病变出现 1～2 月后恢复或转入第二、三期。

(2) 增长期：在纤维素样坏死灶周围出现成堆的风湿细胞，外周有淋巴细胞和单核细胞，组成具有特征性的风湿小体，是诊断风湿热的病理依据，也是风湿活动的标志。此期持续约 3～4 月。

(3) 瘢痕期：肉芽组织纤维化，最后形成梭形瘢痕灶，相当于临床的静止期。

以上三期总历时 4～6 月。因本病反复发作，各期病变常交错存在。关节和心包病变以渗出为主。增生性病变和瘢痕形成多在心内膜和心肌，特别是心瓣膜。

2. 风湿性心瓣膜的病理　风湿性心脏炎反复发作，瓣膜粘连、增厚或腱索挛缩，使瓣膜不能充分开放或闭合，形成瓣孔狭窄和（或）关闭不全。风湿性心瓣膜病以左房室瓣和主动脉瓣最常见。

(1) 左房室瓣狭窄：使左心房血液流入左心室受阻，左心房淤血扩张，失代偿时致肺静脉压升高，形成肺淤血，严重者发生急性肺水肿。长期肺淤血，导致肺动脉高压，引起右心衰竭。左房室瓣狭窄重者常合并关闭不全。

(2) 左房室瓣关闭不全：左心室收缩时，血液返流至左心房，左心房容量和压力负荷过重，引起扩张肥厚；舒张期心房过多血液进入左心室，增加负荷，使心室扩张，最终导致左心衰竭。随病情进展产生肺淤血、肺动脉高压和右心衰竭。这一过程相对长于左房室瓣狭窄。

(3) 主动脉瓣关闭不全：心脏舒张期左心室除接受左心房流入的血液外，同时又增加了从主动脉逆流至左心室的血液，因而前负荷加重，发生心室扩张肥厚，失代偿时发生左心衰竭。主动脉瓣关闭不全常与左房室瓣狭窄同时存在。风湿性主动脉瓣狭窄相对较少。

【临床表现】

发病前 1～3 周约半数病人有上呼吸道感染等链球菌感染史。一般起病较急，也可缓慢或以潜隐方式进行。发热是常见症状，同时伴有多汗、面色苍白、乏力、鼻衄、食欲减退、腹痛等症状。典型表现有：

1. 发热　多为轻、中度不规则发热，少数病人呈弛张热或低热。热程一般短于 1 月，个别长达半年以上。脉率增快，与体温不成比例。热度高低与预后无明显关系。

2. 关节炎　72%～92%病人有关节炎。表现为游走性多关节炎，膝、踝、肩、腕、肘、髋大关节易于受累，有红肿热痛和活动受限症状。关节炎症有自限性，常在 2～4 周消失，炎症消退后功能恢复，无畸形或强直。

3. 心脏炎　为本病最重要的表现，包括心肌炎、心内膜炎和心包炎。

(1) 心肌炎：轻微局限的心肌炎可无明显症状，弥漫性心肌炎则有心悸、气急、心前区不适或疼痛。常见的体征有：①与体温不相称的窦性心动过速，心率 100～140 次/分钟；②心脏呈两侧性增大，心尖搏动弥漫而微弱；③第一心音低钝，可闻及舒张期奔马律；④心脏杂音，多有心尖区Ⅲ级以上粗糙、高调的全收缩期杂音和（或）舒张中期轻微、短促的低调杂音。杂音的产生是由于心脏扩大，引起瓣膜关闭不全或相对狭窄所致。⑤心律失常，如过早搏动、房室传导阻滞等。⑥心力衰竭是严重心肌炎的表现，多见于儿童及青少年。

（2）心内膜炎：常与心肌炎并存，由于左心室及瓣膜承受压力大，故左房室瓣和主动脉瓣易受损害。心尖部可闻及二级以上收缩期杂音，音调较高，提示有器质性左房室瓣关闭不全。轻度收缩期杂音和（或）短暂、柔和的舒张中期杂音（Carey-Coombs 杂音），多属功能性杂音。是由于左室扩大、左房室瓣口相对狭窄，瓣叶水肿，或血流量、血流速度经过左房室瓣口时增加，使第三心音延长并加剧而形成舒张期杂音，风湿活动控制后可消失。部分病人在主动脉瓣第二听诊区有高调、短促的舒张期杂音，且不易消失，多属器质性病变。心内膜炎反复发作，约 1～2 年后可形成风湿性心瓣膜病。

（3）心包炎　较少见，有胸痛和心包摩擦音，是严重心脏炎的标志。摩擦音持续时间仅几小时或数天，可反复出现，常伴有心脏炎所产生的心脏杂音。心包渗液较少，很少引起心包填塞或缩窄。

4．皮肤改变

（1）渗出型：如环形红斑、多形性红斑等。常见的环形红斑主要分布于躯干和肢体内侧，呈淡红色环形隆起，中心肤色正常，呈不规则圆形，出现与消失较快，易反复发生。

（2）增殖型：是由风湿小体集合形成的皮下结节，常见于肘、膝、踝骨质隆起部位；或伸侧肌腱附着处，多呈对称分布。皮下结节质硬，无压痛、大小不一，一般如黄豆大。消失时间数日或数月不等，也可反复出现。皮下结节常伴有严重心脏炎。

5．舞蹈症　是风湿热的重要表现，多见于儿童，女性多于男性。由于病变累及中枢神经系统（主要是基底节），主要表现为锥体外系症状。其特征是肢体不自主、无目的、不协调的运动，面部表情怪异，常伴有情绪波动或精神障碍。症状于精神紧张时加重，睡眠时消失。肌张力降低是主要体征，病程约 2～3 月，痊愈后仍可复发。

6．其他表现　炎症可累及肺、胸膜，腹膜、肾及动脉，产生相应的症状。

【实验室及其他检查】

1．一般检查

（1）血、尿常规：病程长者有轻、中度血红蛋白及红细胞降低。风湿活动时白细胞增多。尿中有少量蛋白、红细胞。

（2）咽拭子细菌培养：风湿活动初期溶血性链球菌可有生长。

2．特殊检查

（1）血清溶血性链球菌抗体测定：溶血性链球菌可分泌多种酶和毒素，它们具有抗原性，在体内产生相应抗体。这类抗体增加，说明近期曾有感染，而不能肯定有风湿活动。常做的抗体测定有以下几项。

1）抗链球菌溶血素“O”（antistreptolysin titer“O”，ASO，抗“O”）测定：参考值为阴性，大于 500U 为阳性。目前国内外用间接血凝技术联合检测 A 群溶血性链球菌胞外产物的抗链酶试验（ASZT），较 ASO 阳性率高，且不受高胆固醇血症等影响。

2）抗链球菌激酶（antistreptokinase，ASK）测定：80U 以上为阳性。参考值小于 1∶40。

3）抗透明质酸酶（antihyaluronidase，AH）测定：大于 128U 或大于 1∶2 048 为阳性。

(2) 非特异性血清成分改变测定：在风湿热急性期和活动期呈阳性，但在其他炎症或活动性疾病也发生变化，故无特异性。

1）血沉：风湿活动期增快，其他炎症时也可增快，应结合临床确定其意义。

2）血清C反应蛋白（Creactiv protein，CRP）：为风湿活动时血清中出现的与C物质起反应的球蛋白，含量与病情轻重呈正相关。仅在风湿活动早期呈阳性，消失较快。

3）粘蛋白：系胶原纤维破坏所产生，大于0.04g/L为增高。

4）蛋白电泳：白蛋白降低，α_1、α_2、γ球蛋白升高，IgA也升高。

5）血清总补体（CH_{50}）和补体3（C_3）：风湿活动时均降低，提示发生过补体性损害。

综上所述，若抗体和非特异性血清成分测定均阳性，为活动性风湿病变；二者均阴性可排除活动性风湿；仅抗体增高，而非特异性血清成分测定为阴性，表示恢复期或近期曾有链球菌感染。反之，应考虑其他疾病。实验室检查对急性风湿热和风湿活动初期有重要价值，但必须结合临床表现方能确诊。

【诊断与鉴别诊断】

1．诊断　风湿热诊断主要依据临床表现，辅以实验室检查。各种临床征象习惯分为主要表现和次要表现。

主要表现有：心脏炎、多关节炎、舞蹈病、环形红斑、皮下结节。次要表现为：发热、关节痛、血沉增快或CRP阳性、心电图PR间期延长，以及既往风湿热或风湿性心脏病史。

若有两项主要表现或一项主要表现加二项次要表现，并有近期链球菌感染证据，可诊断风湿热。主要表现多，诊断可靠性大。仅有一项主要表现和二项次要表现，缺乏近期链球菌感染证据，则必须先除外其他与风湿热相似的疾病后，方能考虑风湿热的诊断。

2．鉴别诊断

(1) 类风湿性关节炎：很少侵及心脏，关节病变表现为多发对称性掌指等小关节炎或脊柱炎，后期有关节强直、畸形。X线显示关节面破坏，关节间隙变窄，骨质疏松。类风湿因子试验阳性。

(2) 亚急性感染性心内膜炎：是由于细菌、真菌和其他微生物（如病毒等）直接感染而产生的心瓣膜或心室壁内膜的炎症。该病常发生于原有心脏病变的病人，如风湿性心瓣膜病、先天性心脏病。近年因心血管疾病的创伤性检查、心内直视手术、血液透析、长期静脉治疗及免疫抑制药物应用等，故近年原无心脏病变者也有较多发病，应予重视。病原菌仍以草绿色链球菌为多，肠球菌、表皮葡萄球菌、金黄色葡萄球菌比例增高。少见的致病菌有假单胞菌属、沙雷菌属、肠杆菌属及真菌（念珠菌、曲霉菌）等，易发生于吸毒者、人工瓣膜置换及其他手术。

亚急性心内膜炎主要表现有不规则低或中等度发热，热型多变，也可呈间歇或弛张热。进行性贫血，皮肤粘膜淤点，脾脏肿大及因心内膜赘生物脱落引起的脾、肾、肺等脏器栓塞。心脏原有杂音性质可发生改变，此外，常合并心律失常，如心房颤动、室性早搏及PR间期延长。血培养可查到致病菌，抗生素治疗有效。

(3) 病毒性心肌炎：病前1～3周有上呼吸道或肠道病毒感染史，无瓣膜损害，关节痛不明显。ASO正常，发病后1～2月内病毒中和抗体和补体结合抗体滴定度增高。

(4) 其他病因的心包炎：国内以结核性、非特异性及化脓性心包炎最常见，其次为恶性肿瘤和急性心肌梗死所引起的心包炎症。

1) 结核性心包炎：有低热、盗汗等结核病中毒症状，可发现结核病原发病灶。胸痛、心包摩擦音不明显，心包渗液较多，易发生心包填塞。渗液多为血性，淋巴细胞增多，可能查到结核杆菌。抗结核治疗有效。

2) 非特异性心包炎：病前1～2周有上呼吸道感染史，起病急，持续高热，胸痛剧烈。早期出现心包摩擦音，一般无心脏杂音。心包有少量或中等量积液，草黄色或血性。本病能自行痊愈，肾上腺皮质激素能有效地抑制急性期病情。

3) 化脓性心包炎：常有原发感染病灶和明显的毒血症状。心包渗液为脓性，可查到化脓菌，抗生素应用和心包切开引流是主要的治疗措施。

(5) 链球菌感染后状态：在扁桃体或上呼吸道感染后，病人出现低热、关节痛、ASO轻度增高，但无心脏扩大及杂音。应用青霉素和小剂量肾上腺皮质激素治疗后很快恢复且无复发。此为链球菌感染后状态，预后与风湿热不同。

【治疗与预防】

1．治疗

(1) 一般治疗：急性期应卧床休息，有心脏炎者，需症状消退，血沉恢复正常后，继续卧床休息3～4周。饮食应给予足够的蛋白，并补充维生素A、C等。

(2) 抗链球菌感染：首选青霉素，80万U，2～3次/d，肌内注射，2周为一疗程。青霉素过敏者，可选用红霉素或林可霉素。

(3) 抑制性治疗：治疗应及时、充分，避免过早停药，以免出现“反跳现象”，用药期间需防止毒副作用。常用药物有：①阿斯匹林：有退热、止痛、消炎作用，单纯关节炎和皮肤改变者可作为首选药物。成人3～5g/d，小儿80～100mg/(kg．d)，分3～4次口服。症状控制后剂量减半，维持6～12周。②糖皮质激素：可抑制炎症反应和抗体产生，纠正变态反应，控制风湿热的急性症状，严重心脏炎时应首先选用。一般应用醋酸泼尼松，成人30～40mg/d，儿童1.5～2mg/(kg·d)，一次或分3～4次口服。体温和血沉正常后逐渐减量，每5～7天减5～10mg，维持量为5～10mg（小儿2.5～5mg）。总疗程8～12周。地塞米松0.75～1.5mg，3～4次/d，儿童0.15～0.3mg/(kg·d)，分3～4次口服。部分病人停药后出现发热、关节痛、血沉增快等“反跳现象”，可于停药前加服阿斯匹林，或静脉滴注促肾上腺皮质激素12.5～25mg/d，3～4天。③对阿斯匹林不能耐受或其他原因者，也可选用其他风湿抑制药，如吲哚美辛（消炎痛）25～50mg，3次/d；氯灭酸0.2～0.4mg，3次/d；苯乐来（benorilae）系阿斯匹林与扑热息痛的酯化物，吸收后在血中缓释水杨酸分子，1.5～4.5g/d，分3～4次口服。

(4) 舞蹈症治疗：本病与风湿热关系密切，认为是风湿热的一种表现或首现症状，故应在治疗风湿热的基础上对症治疗。不自主运动可应用氟哌啶醇，开始0.5mg，2～3次/d，逐渐增量至症状控制。亦可选用盐酸氯丙嗪12.5～50mg，苯巴比妥0.015～0.03g，地西泮2.5～5mg，硝西泮（硝基安定）5～7.5mg，丁苯噻嗪12.5～25mg，2～4次/d，口服。氟哌啶醇及盐酸氯丙嗪可诱发肌张力障碍。个别病儿服用苯巴比妥后兴奋性增高，不自主运动加剧的反常现象，此时应更换药物。

2. 预防

(1) 增强体质，防治上呼吸道感染。

(2) 对扁桃体炎、鼻窦炎等链球菌感染应彻底治疗。

(3) 曾患风湿热病人，应预防链球菌再感染，可应用苄星青霉素（长效西林）120万U，每月1次，或60万U，隔2周1次，肌内注射。也可服用磺胺药做预防治疗。

首次发现心脏病变，或已患风湿性心瓣膜病的青少年，预防用药应维持至成年。

第四节 高血压病

高血压是指动脉收缩压和（或）舒张压持续升高。是中老年人群中最常见的心血管疾病之一。长期的高血压可影响心、脑、肾等重要脏器的功能，甚至导致功能衰竭。

高血压的诊断标准为：①成人收缩压≥21.33kPa，和（或）舒张压≥12.67kPa。②正常成人血压为收缩压≤18.67kPa，舒张压≤12.00kPa。③临界血压介于正常和高血压值之间，即舒张压>12.00kPa，<12.67kPa，或收缩>18.67kPa，<21.33kPa。④过去有高血压病史，3个月以上未经治疗，检查时血压正常者，不列为高血压；服药治疗，血压虽正常，仍归属于高血压。不易判断者可停药1月后复查。

判断血压升高，须经非同日另次测量，或三次检查中有二次升高，亦可在同日内间隔1小时以上复查核实，方能确定。此外，测量血压应按规定规范操作，力求准确。

儿童甚至新生儿时期已存在发生高血压的危险因素，因此对儿童高血压的诊断、治疗和预后有重要意义，已引起重视。目前尚无公认的诊断标准，但应低于成人。不同年龄小儿血压正常参考值可用下列公式大致推算：

收缩压(mmHg)=80+年龄×2，其数值乘0.133或除以7.5即换算成千帕。

舒张压约为收缩压的1/2～2/3，脉压为2.7～5.3kPa（20～40mmHg）。

收缩压<10～10.7kPa为低血压；>16kPa，或舒张压>10.7kPa为高血压。

儿童血压测量也必须严格按要求测量，如不同年龄组采用不同宽度的袖带等。

高血压分为原发性和继发性两大类。原发性高血压原因尚未完全明确，称高血压病；继发性高血压是某些疾病的症状之一，又称症状性高血压。本节介绍高血压病。

1991年我国按国际标准对30个省市、自治区进行了第三次全国性调查，高血压患病率（粗率）为11.88%（其中确诊高血压为6.62%，临界高血压为5.26%）。高血压随年龄增长而增加，以40～50岁多见。城市高于农村，北方多于南方。

【病因与发病机制】

本病病因不明，研究显示与年龄、高血压家族史、肥胖、钠盐摄入过多、钾缺乏以及职业、环境不当，长期精神紧张、烟酒嗜好等有关。

高血压病发病机制学说众多，一般认为外界和内在不良因素的刺激，使大脑皮质兴奋抑制过程失调，皮质下血管运动中枢不平衡，缩血管中枢兴奋性增高，肾上腺能活性增加，节后交感神经释放去甲肾上腺素过多，引起全身小动脉痉挛，血压升高。小动脉长期痉挛肾缺血，肾小球旁器分泌肾素增多，转化为血管紧张素Ⅱ、Ⅲ后，进一步加重小动脉收缩。同时还刺激肾上腺皮质球状带分泌醛固酮，导致钠水潴留，血压更趋升高。钠可增加血管平滑肌对儿茶酚胺和血管紧张素Ⅱ反应的敏感性。高盐摄入、肾排钠功能减退、细胞膜钠转运异常及利钠激素减少等因素，均可使钠在体内积聚。钙离子参与心肌和血管平滑肌收缩过程中的兴奋-收缩偶联，与血压调节有关，高血压时细胞内液钙离子增多。

有关高血压相关因素在高血压发生、维持或高血压过程中的作用尚不完全明确。目前认为高级神经中枢功能障碍在发病中起主要作用，而体液、内分泌、肾脏及多基因遗传等也参与发病过程，因此高血压病可能是多种因素综合作用的结果。

【病理】

高血压的病理改变可分为早期小动脉病变和后期组织器官损害两个阶段。

1．小动脉痉挛病变　长期全身小动脉痉挛，使血管壁缺血，发生透明样变性，血压持续升高，则引起血管内膜纤维组织增生，并波及中层，最后血管壁增厚、僵硬、管腔狭窄，形成动脉硬化，此时可伴有组织器官缺血。高血压发生动脉内膜损伤时，脂质易于沉积，在大、中型动脉呈粥样斑块，即动脉粥样硬化，加重高血压和组织损害，也是血栓栓塞的病理基础。

2．组织器官损害　高血压和动脉硬化的持续或发展，使组织器官缺血，最终导致功能和结构的改变，其中以心、脑、肾最重要。

（1）心：高血压时血管外周阻力增加，左心室负荷加重，发生代偿性心肌肥厚，失代偿时出现心功能不全。若合并冠状动脉粥样硬化，可因心肌缺血或血栓形成，发生心绞痛、心肌梗死，或促使心力衰竭的发生和发展。

（2）脑：脑动脉硬化及高血压常引起脑血栓形成或血管破裂，发生脑梗死或脑出血。急剧的血压升高，破坏脑血管调节，可发生脑水肿，即高血压脑病。

（3）肾：高血压和肾小动脉硬化使肾单位萎缩、透明变性、消失，最终导致肾功能衰竭。

急进型（恶性）高血压发病急、进展快，短期内血压急剧升高，小动脉发生纤维素样坏死及增殖性硬化。小动脉平滑肌断裂，血液渗入血管壁，使管腔狭窄、堵塞，呈全层动脉炎症反应。

该型高血压受累器官广泛而严重，常因肾功能衰竭死亡。

【临床表现】

1．一般症状　原发性（缓进型）高血压起病隐匿，进展缓慢。早期仅在精神紧张、激动，或劳累后出现血压升高，去除病因，休息后可恢复正常，此时无明显症状。随病情进展，血压逐渐增高并趋稳定，病人可出现头胀、头痛、注意力不集中、健忘、失眠等症状，系高血压及高级神经功能失调所致。

2．并发症　本病后期由于高血压的直接作用和动脉粥样硬化，可出现心、脑、肾及视网膜等器官损害和相应的临床表现。如脑血管病变、冠心病、肾小球硬化等。长期高血压引起心肌劳损，表现有心悸、气急，心脏扩大或发生心力衰竭，称高血压性心脏病。眼底视网膜病变可反映高血压和动脉硬化程度，该项检查有重要临床意义。

3．原发性高血压分期　按靶器官受累程度分为三期。

Ⅰ期：血压达到确诊高血压病水平，临床无心、脑、肾并发症表现。

Ⅱ期：血压达到确诊高血压病水平，并有下列各项中之一项者：①体检、影象检查、心电图等见有左心室肥大；②眼底动脉硬化；③蛋白尿或血浆肌酐轻度升高。

Ⅲ期：血压达到确诊高血压水平，并具有下列一项者：①急性脑血管病（包括高血压脑病)；②左心衰竭；③肾功能衰竭；④眼底出血或渗出，有或无视乳头水肿。

按舒张压水平分为：①轻度 12.6～13.5kPa；②中度 13.65～14.8kPa；③重度≥14.95kPa。

4．临床类型

(1) 高血压急症：其特点为病情急重，进展快，血压常高达 27.9/16.9kPa。常见的急症也应包括继发性高血压出现的严重并发症，如脑出血、心肌梗死等。

1）急进型高血压：可由缓进型或症状性高血压转化成该型，后者以肾性高血压多见。部分病人起病时即为急进型。

该型较少见，特点是：①多发生于青中年；②病情进展快，数月或 1～2 年即可有心、脑、肾严重功能障碍；③舒张压持续在 17.3kPa 以上，眼底有渗出、出血，有视乳头水肿者称恶性高血压。

2）高血压危象：原发性高血压病程中，因交感神经功能亢奋，血中儿茶酚胺过多，全身小动脉强烈痉挛，短时内血压急剧升高，收缩压可达 34.7kPa，舒张压 16.0kPa。出现头痛、心悸、心动过速、多汗、恶心呕吐、视力模糊等症状。严重时发生高血压脑病或心、肾功能衰竭。

3）高血压脑病：血压明显或突然升高，脑循环自身调节功能失调。脑动脉强烈痉挛后发生被动性或强制性扩张，导致脑缺氧和脑血流过度灌注，发生脑水肿和颅内压升高。发病时出现剧烈头痛、呕吐、视力模糊或一过性失明，重时有失语、癫痫样抽搐、意识障碍。血压高达 26.6/16.0kPa.

(2) 收缩期高血压：指收缩压≥21.3kPa，舒张压＜12.6kPa。

1）青年收缩期高血压：多属于高动力循环状态，除收缩压升高外，常伴有植物神经功能紊乱症状，如胸闷、心悸、心动过速等。应用β受体阻滞剂有效。诊断时应除外继发性和急进型高血压。

2）老年收缩期高血压：常是动脉硬化的标志，特点是脉压差大；血压波动性大；易发生体位性低血压，特别在治疗过程中；心、肾等并发症多，死亡率增加 2～5 倍，应予重视。

老年收缩期高血压可分为单纯收缩压升高型，收缩压增高为主型，收缩压升高、舒张压降低型及收缩压与舒张压均升高四型。

(3) 临界高血压：我国多见，血压波动性大，有时可完全正常，易有高动力循环状态，如心悸、脉压增大等表现。部分病人可发展为确诊高血压。

【实验室及其他检查】

1．尿常规及肾功能检查　肾功能障碍时有蛋白尿、血尿。血中尿素氮、肌酐增高，内生肌酐清除率低于正常。

2．血浆肾素活性测定　可升高、正常或降低。对诊断肾性高血压和醛固酮增多症有肯定的价值。

3．血脂　血清胆固醇、甘油三酯升高。

4．X 线检查　高血压心脏病时，可见主动脉迂曲延伸，左心室增大。

5．心电图　示左室肥厚、劳损。

【诊断与鉴别诊断】

1. 诊断　按规范要求准确测量血压，达到高血压标准，并除外继发性高血压后，可确诊为高血压病。对Ⅰ期高血压需多次复查核实，以免将其他因素引起的暂时性血压升高，误诊为早期高血压病。临界高血压要随访观察，避免发展为确诊高血压。高血压病的诊断应包括分型和分期。

2. 鉴别诊断

(1) 慢性肾小球肾炎：有肾炎病史，尿中蛋白、血细胞等改变明显，且多在高血压之前出现。肾功能减退发生较早，血浆蛋白降低，贫血、氮质血症多同时存在。

(2) 肾动脉狭窄：发病较早，多在青年时期即可发病，腹部可闻及收缩期杂音，肾动脉造影可确诊。

(3) 嗜铬细胞瘤：系肾上腺髓质或交感神经节后嗜铬细胞肿瘤，由于分泌儿茶酚胺物质增多，引起阵发性或持续性高血压，并伴有头痛、心悸、多汗、血糖升高。尿中儿茶酚胺代谢产物增多。苄胺唑啉试验、CT 检查等有诊断价值。

(4) 其他：如醛固酮增多症、妊娠高血压综合征等均应与高血压病鉴别。

【治疗与预防】

1. 治疗　治疗目的在于有效地控制高血压，预防或逆转靶器官的病理损害，降低并发症的发病率和死亡率，使高血压病人能享受正常人的生活质量和生命期限。

(1) 非药物治疗：有降低血压和提高药物疗效的作用，是基本治疗。治疗措施是直接针对高血压和控制心血管病危险因素。内容包括：①合理运动，运动量以靶心率为标准，一般心率正常时靶心率＝(220－年龄)×70%，波动范围±10%；②避免超重，使体重指数即体重(kg)/[身高(m)]^{2}保持在20～23为宜；③限制钠盐，食盐每日不超过4～6g（钠1.5～2.5g），同时增加含钾丰富的食物，使钾系数（钾/钠）保持在3以上，最好是4～5；④调整饮食结构，增加蛋白质含量，减少胆固醇和饱和脂肪酸的摄入，勿过多食用糖类食物；⑤避免过度饥饿或暴饮暴食，以免胰岛素分泌过多；⑥戒烟，限制或停止饮酒；⑦劳逸结合，保持心情舒畅。

(2) 药物治疗

1) 常用降压药物：目前抗高血压药物达百余种，仍在不断更新。根据作用方式可分为四大类：①利尿剂；②作用于交感神经各类水平，包括作用于α、β受体药物；③血管扩张剂，直接作用于小动脉平滑肌细胞药物和钙离子拮抗剂；④抑制肾素系统药物。各类药物以不同方式调节血压，适当联合有协同作用，并可相应地减少每种药的剂量和副作用。

利尿剂（见本章第一节）

β阻滞剂：其降压机制是通过阻滞β受体而降低心排血量，外周循环发生适应性改变，血管阻力下降。此外，可抑制肾素分泌。适用于高肾素型高血压，或伴有高排血量、心动过速及心绞痛的病人。通常与利尿剂和扩血管药合用。不良反应有心动过缓、高脂血症、支气管痉挛、低血糖等。盐酸普萘洛尔（心得安）易透过血脑屏障，发生失眠、抑郁等副作用。常用阿替洛尔（氨酰心安）6.25～12.5mg，3 次/d，最大量600mg/d. 美托洛尔（倍他乐克）25～50mg. 2 次/d。纳多洛尔（纳心安）80～100mg，1～2 次/d。

钙离子拮抗剂：抑制血管平滑肌细胞对钙离子摄取，使平滑肌松弛而降低血压。适应于各期高血压。常用硝苯地平（心痛定）10～30mg，3～4 次/d。盐酸维拉帕米（异搏定）40～80mg，3 次/d。尼群地平 5～20mg，2 次/d。其他药物盐酸地尔硫䓬、盐酸尼卡地平等均可选用。

血管紧张素转换酶抑制剂：使血管紧张素Ⅱ生成减少，并抑制醛固酮分泌，增强缓激肽的舒血管作用而降血压。常用制剂卡托普利 12.5～25mg，3 次/d，1 周后可增至 50mg，3 次/d。马来酸 依那普利降压作用较卡托普利强 9 倍，常用量 5mg，2 次/d，隔周调整剂量，最大量 40mg/d。副作用有蛋白尿、粒细胞减少，咳嗽，突然停药血压有反跳升高。

血管扩张剂：主要包括：①中枢交感神经抑制剂，如盐酸可乐定（氯压定）0.075～0.15mg，3 次/d。甲基多巴 0.25g，4 次/d。②交感神经节后阻滞剂：硫酸胍乙啶 10mg，1～2 次/d，逐渐增至 60mg/d。利血平我国规定每日不超过 0.25mg，该类药因副作用较多已日趋淘汰。③α_1 肾上腺素能拮抗剂，盐酸哌唑嗪 0.25～0.5mg，无首剂反应时可增至 1mg，2～3 次/d。④直接作用于血管平滑肌扩张血管药，如盐酸肼肽嗪 10～25mg，3 次/d，每日总量不宜超过 300mg。米诺地尔（长压定，minoxidil）作用机制与钾通道开放，钙内流减少有关，作用较盐酸肼肽嗪强而持久，2.5mg，2～4 次/d，每 2～3 日增加一次，直至达到降压要求的水平，或每日总量达 40mg 以上。适用于显著高血压并肾功衰竭，或其他药物无效的病人。

目前，国内复方降压制剂较多，常用有：①复方降压片，每片含利血平 0.032mg、双肼肽嗪 3.2mg、双 氢氯噻嗪（双氢克尿噻）3.2mg、盐酸异丙嗪 2.0mg、氯氮䓬（利眠宁）2.0mg 及其他维生素 B 族等。常用量 1 片，2～3 次/d。②安达血平片，含利血平 0.32mg、双肼肽嗪 10mg，每次 1 片，每日 2～3 次。③其他尚有复方罗布麻片、降压静、复方路丁片等。该类复方制剂药物种类较多，且剂量不易掌握，故不符合阶梯治疗和个体化治疗原则。因降压作用较缓和，不良反应较少，尚可酌情观察使用。

2）降压药物选择和应用

首选药物　降压药物应具备疗效确切，无明显副作用，有利于心脑血管病的防治，服用方便，价格低廉。上述四类药物即利尿剂、β 受体阻滞剂、钙离子拮抗剂和血管紧张素转换酶抑制剂中任何一种，均可作为第一阶梯药。

阶梯治疗　是治疗高血压的一种用药步骤。选用第一阶梯药物后，从小量开始，递增药量，至最大量仍不能控制血压时，加用第二种药物，或更多药物联合，直到血压控制至正常或理想水平。血压控制后逐渐减量。

血压降至正常或接近正常，又无主要器官因降压过度出现供血不足表现，为合适降压水平。经小剂量维持血压在正常或理想水平 1 年以上，试停药后血压不再回升，为治疗终点，即可停药。

具体用药　应根据病程、血压程度和波动规律、年龄、有无并发症以及药物特点、在体内高峰时间等，加以合理用药，进行个体化治疗。①年轻病人宜首选 β 阻滞剂或血管紧张素转换酶抑制剂。②老年或低肾素型应选用利尿剂和钙拮抗剂，开始用成人剂量的一半。③伴心绞痛或快速心律失常时应使用 β 阻滞剂。④合并糖尿病、痛风、高血脂病人宜使用转换酶抑制剂、钙拮抗剂或 α 受体阻滞剂。⑤肾功能不全时，转换酶抑制剂是目前较理想药物，也可应用钙拮抗剂。病情严重者可使用速尿，要防止低血容量加重肾功能损害。

(3) 高血压急症处理

1) 处理原则和药物选择：根据血压升高程度、速度、有无并发症，选用快速有效的降低外周阻力的特异扩张剂，去除高血压急症的直接原因。一般根据治疗前血压水平，迅速使血压降至21.3/13.3kPa安全范围。危重高血压急症如高血压脑病、脑出血、左心衰竭、主动脉夹层血肿、心肌梗死等，应在1小时内使血压较治疗前水平降低6.67/4～6.67kPa。其他急症允许在24小时内降至要求水平。降压过程要保护靶器官或纠正损害，恢复生理功能。然后，巩固疗效，对继发性高血压可行病因治疗。

目前一般认为血管紧张素转换酶抑制剂 、钙拮抗剂、α或β受体阻滞剂为作用快速、方便，改善靶器官血流，无过度降压的高效、安全的抗高血压急症药物。

2) 高血压危象和高血压脑病的治疗

迅速降低血压　含服：①硝苯吡啶10～20mg，5分钟血压下降，15～30分钟呈现最大效应，降压作用维持4小时。②尼群地平10mg，5分钟生效，维持4～6小时。③卡托普利（巯甲丙脯酸）25～50mg，5分钟平均血压下降8.3/3.1kPa，30～60分钟可降至预期水平，维持3小时。急症缓解后改为口服。硝苯地平（心痛定）口服10分钟生效，可维持8～12小时。马来酸依那普利（苯酯丙脯酸）口服5～10mg/d，2～2.5小时起效，维持7～13小时，该药副作用少，较卡托普利更安全。以上药物可首选其一。

静脉用药可选用：①二氮嗪200～300mg/次，静脉注射，15～30秒注完，1～3分达降压高峰，无效时30分钟或2小时后重复1次，降压作用维持2～24小时。②咪噻芬500mg加入5%葡萄糖液500ml，开始以3～5mg/min速度滴注，后根据血压调整滴速。③拉贝洛尔（柳胺苄心定）50mg加入25%葡萄糖40ml，以5mg/min速度注射，该药对α、β受体均有作用，副作用有头痛、直立性低血压。

硝普钠应用时应监测，血清中硫氰酸盐超过100～120mg/L应停药，本药可使颅内压升高，故已不用于高血压脑病的治疗。β受体阻滞剂使脑血流减少，禁用于高血压脑病。甲基多巴影响意识状态也属禁忌。盐酸肼肽嗪可反射性增加心率和排血量，引起心绞痛或心肌梗死，应注意观察、慎用。

2. 预防

(1) 限制钠盐，增加钾和优质蛋白质，避免超重，保持乐观情绪，戒除烟酒。

(2) 已患高血压应坚持治疗，适度运动。

(3) 伴并发症时要定时检查，避免过劳、情绪紧张等诱因，以免加重。

第五节　动脉粥样硬化和冠状动脉粥样硬化性心脏病

一、动脉粥样硬化

动脉粥样硬化是动脉硬化的一种类型。动脉硬化的共同特征是动脉发生非炎症性、退行性和增生性病变，导致管壁增厚、僵硬，失去弹性和管腔缩窄。动脉粥样硬化是在上述病变基础上，受累动脉内膜先后发生局部脂质聚职、出血或血栓形成，纤维组织增生和钙质沉着，并有动脉中层的退化和钙化。

【病因与发病机制】

本病病因尚未完全明了，一般认为是多种因素作用于不同环节所致，常见的易患和危险因素如下。

1．年龄　多见于40岁以上的中老年，49岁以后进展较快，部分青年人亦可发现有动脉硬化的早期征象。

2．饮食　高热量饮食、较多的动物脂肪、胆固醇和食盐摄入易患本病。

3．血脂　总胆固醇、甘油三酯、低密度脂蛋白。极低密度脂蛋白增高，高密度脂蛋白或载体蛋白A降低及载体蛋白B升高，与本病发生关系密切。

4．血压　高血压病病人较正常血压者高4倍，60％～70％动脉粥样硬化病人有高血压病史。

5．吸烟　吸烟者本病患病率与病死率较非吸烟者高2～4倍。

6．糖尿病　糖尿病病人较正常人发病率高2倍。

7．其他　动脉粥样硬化的发生尚与性别、职业、遗传、性格等有关。

该病发病机制尚未完全阐明，有多种学说从不同角度解释。脂肪浸润学说认为，脂质代谢失常与本病发生关系密切，其本质是动脉壁对侵入脂质的反应。证据是动脉粥样斑块的主要成分为胆固醇和胆固醇酯。内膜损伤学说认为高血压、细菌、病毒、免疫因子及血管活性物质如儿茶酚胺　血管紧张素等长期反复作用，使动脉内膜损伤，胆固醇沉积和白小板粘附聚集，形成粥样硬化。也有认为内膜损伤后血小板粘附聚集，发生纤维蛋白沉积，形成微血栓，之后被内皮细胞覆盖，其中血小板和血细胞崩解，释出脂质逐渐形成粥样斑块。此外血小板聚集释放出血栓烷A_2，血小板生长因子等许多物质都有利于粥样硬化形成。克隆学说则认为本病是平滑肌细胞增生并吞噬脂质所致，其每个病灶均源于单一的平滑肌细胞，该细胞在某些物质如血小板源生长因子、内皮细胞源生长因子等作用下平滑肌细胞不断增殖，最终形成粥样斑块。其他机制还可能与神经、内分泌有关。

【病理】

动脉粥样硬化的病变主要发生于大、中型动脉的内膜，以冠状动脉和脑动脉最多受累，肾动脉及肠系膜动脉次之，肺循环动脉最少罹患。根据其发展过程分为：

1．早期病变　以突起于内膜的黄色条纹，即脂纹，内含轻度增生的平滑肌细胞和吞噬细胞，细胞内有胆固醇为主的脂质沉积为特征。

2．纤维斑块病变　病变进行性发展，平滑肌细胞进一步增生，并有纤维组织沉积，并将聚集的脂质包围，动脉内膜发生局灶性增厚，形成向管腔突出的灰黄色斑块，即粥样硬化斑块，引起不同程度的狭窄。斑块纤维组织增多和脂质的部分吸收可变为灰白色硬块；也可因深层供血不足和营养障碍而发生坏死、崩解、自溶、软化形成粥样物。

3．复合病变　病 变晚期斑块内部组织坏死与崩解扩大，常并发出血或钙化。波及内膜表面时，引起内皮破溃或斑块破裂及内膜溃疡。若破溃后粥样物进入血流，则形成栓子，仅有表面溃疡时，因血小板聚集可发生血栓。血栓机化或溃疡愈合，也使粥样斑块增大。

动脉粥样硬化发展的结局是使受累动脉弹性降低，脆性增加，易于破裂；斑块增大使管腔逐渐变窄，严重时可完全闭塞。因血供障碍而影响重要器官功能和结构。

二、冠状动脉粥样硬化性心脏病

冠状动脉粥样硬化性心脏病是指冠状动脉发生粥样硬化使血管腔狭窄或阻塞，导致心肌缺血缺氧引起的心脏病，简称冠心病，亦称缺血性心脏病。

【临床分型】

根据冠状动脉病理变化、病变程度及发病形式，分以下类型。

1．心绞痛　因心肌暂时性缺血引起的一种以胸骨后为典型部位的发作性胸痛，或胸部紧闷、不适感，称心绞痛。

2．心肌梗死　症状更加严重而持久，是由于冠状动脉闭塞，心肌发生缺血坏死所致。

3．猝死型　多发生于急性严重的心肌缺血病人，因原发性心脏骤停而猝然死亡。

4．心力衰竭型　多并发于心肌梗死急性期或其后，也可发生于长期心绞痛反复发作之后，心力衰竭成为冠心病主要表现的病人并不少见。常以左心衰竭为主，亦可表现为慢性全心衰竭伴心脏中度肥大。

5．心律失常型　是由于心肌缺血累及起搏及起搏传导系统，或心肌梗死及梗死后瘢痕组织诱发所致。心律失常可以是冠心病的唯一或突出表现。

6．隐性冠心病　病人无症状，但在静息时或负荷试验后有心肌缺血的心电图改变。

以上各种类型冠心病可合并存在，本节重点讨论心绞痛和心肌梗死。

心　绞　痛

【病因与发病机制】

冠状动脉粥样硬化管腔狭窄，至少有一支主干达75%以上，此时心肌供血尚能满足一般活动的需要。当心脏负荷增加而需血量增多时，由于冠状动硬化难以充分扩张，不能代偿性增加心脏供血；神经体液调节障碍引起冠状动脉痉挛，也使心脏供血减少。上述两种因素，即心脏耗氧量增加和供血减少同时存在，都可引起心肌暂时性缺血心绞痛。

心肌缺血缺氧，使乳酸、磷酸或类似激肽的代谢产物聚积，刺激心脏内植物神经的传入神经末梢，经颈8脊神经及胸1～5脊神经的交感神经节，传至相应的脊神经节段，转换神经元，进入传入性痛觉神经通路至大脑产生痛觉。该内脏产生的痛觉常反映在相当于胸1～4脊神经支配的体表区域，产生胸骨后至两臂前内侧与小指的牵涉痛，一般以左侧多见。

主动脉狭窄或关闭不全、先天性冠脉畸形、风湿性冠状动脉炎等病征，也可引起心绞痛，但不属于冠心病范畴。

【临床表现】

心绞痛的典型发作是突然发生的位于胸骨后上、中段，呈绞窄性、闷胀性或窒息性疼痛，可向左肩或前臂内侧、小指及无名指放射。病人常因疼痛发作而停止活动。疼痛历时数秒钟或数分钟，很少超过15分钟，休息、含化硝酸甘油可于1～2分钟内缓解。心绞痛常因劳累、激动、受寒、饱餐、吸烟等因素诱发。

心绞痛发作间歇多无异常体征。发作时可出现心率增快、血压升高，有时闻及奔马律。乳头肌功能失调引起左房室瓣关闭不全时，心尖部有一过性收缩期杂音。

根据心绞痛表现和预后不同，分以下类型。

1. 劳累性心绞痛　是由于运动或其他增加心肌耗氧量的情况所诱发。

(1) 稳定型心绞痛：发作与活动速度和劳动强度有关，具有心绞痛典型表现，病情在较长时间保持稳定，其发作规律至少1月以上也无改变。此型最常见。

(2) 初发型心绞痛：初次发生，时间不超过1个月；稳定性心绞痛已数月未发病，现又发作时间不足1个月，也属本型。

(3) 恶化型心绞痛：病人原为稳定型心绞痛，近3个月内发作频繁、时间延长、程度加重，轻微活动甚至因痛阈降低，安静时也可发作。示粥样硬化病变急剧进展，或伴有血管痉挛引起动力性阻塞。该型可发展为心肌梗死或猝死，也可恢复为稳定型心绞痛。

(4) 卧位型心绞痛：属重度或晚期劳力型心绞痛。心绞痛在平卧时发作，并具有被迫坐起，或需要站立以减轻疼痛为特点。其发作可能与回心血量增加，或左心功能不全有关。

2. 自发型心绞痛　此类发作与心肌需氧量增加无明显关系，一般疼痛重、持续时间长、不易缓解。

(1) 变异性心绞痛：多在后半夜或凌晨醒时发作，几乎同一时间。疼痛重，持续时间长，可达30分钟。心电图显示ST段抬高，对应面ST段降低，或原倒置的T波变为直立，出现“假改善”。缓解后ST段恢复正常，若T波继续加深，持续24小时未恢复，应做血清酶学检查，排除急性内膜下心肌梗死。

该型可能因冠状动脉痉挛，心肌供血骤减，发生一过性透壁缺血所致。心肌缺血或痉挛解除后血液再灌注，均可引起心律失常。该型易发生猝死或心肌梗死。

(2) 单纯自发型心绞痛：发作特点类似变异型心绞痛，但表现为ST段下降，心内膜下缺血。由于冠脉小分支痉挛较轻，或痉挛部位侧支循环较丰富所致。

(3) 其他：如小冠状动脉收缩及扩张储备减低型心绞痛，休息、劳动时均可发作，但目前检查冠状动脉无异常。混合型心绞痛系心肌需氧量增加或不增加时都可发生心绞痛。心肌梗死后1个月内出现心绞痛，称心肌梗死后心绞痛。

初发型心绞痛、恶化型心绞痛、卧位型及自发型心绞痛，统称为不稳定型心绞痛。不稳定心绞痛因易在短期内发展为心肌梗死，故有人称为“梗死前心绞痛”。

【实验室及其他检查】

1. 心电图及负荷试验　约半数病人平静时心电图正常，部分病人可有轻度ST段下移及T波倒置。临床上为获取动态性ST段移位的证据，常采用动态心电图(Holter)、运动心电图负荷试验或药物心电图负荷试验，以增加心绞痛的检出率和诊断的可靠性。

2. 冠状动脉造影　选择性冠状动脉造影结合同步电影摄影，可清楚显示冠状动脉病变的类型、部位及程度。不仅为诊断提供可靠的依据，也为有效地治疗具备了必要的条件。

【诊断与鉴别诊断】

根据典型表现，结合心电图检查，一般可确定诊断。症状不典型或心电图正常者，可结合心电图负荷试验、冠状动脉造影等确诊。

诊断冠状动脉粥样硬化心脏病心绞痛，应除外非冠心病如主动脉瓣狭窄、关闭不全等所致的心绞痛，以及类似心绞痛的其他病症，如心脏神经官能症、肋间神经痛等。

【治疗与预防】

治疗原则是改善冠状动脉供血；减少心肌氧耗；治疗动脉粥样硬化。

1．治疗

(1) 发作时治疗

1）休息：劳累型心绞痛发作后应立即休息，症状可迅速消失。

2）药物治疗：①硝酸甘油 0.3～0.6mg，舌下含化。初服可出现头痛、心悸或血压下降等副作用，服用数次或数天后可消失。②硝基异山梨酯 5～10mg，舌下含化。③亚硝酸异戊酯 0.2ml，吸入后 10～15 秒显效。

(2) 缓解期治疗

1）去除或避免各种诱发因素。

2）长效硝酸酯类制剂：①长效硝酸异山梨酯 20mg/次，2 次/d；②5 单硝酸异山梨酯（长效心痛治）系新一代长效硝酸盐制剂，起始 20mg/次，2 次/d。

3）β受体阻滞剂：如阿替洛尔（氨酰心安）25mg，1～2 次/d；②美托洛尔（倍他乐克）50～100mg，3 次/d；③盐酸普萘洛尔（心得安）10～30mg，3 次/d。

4）钙拮抗剂：①盐酸维拉帕米（异搏定）40～80μg，3 次/d；②硝苯吡啶 5～10mg，3 次/d；③盐酸地尔硫䓬（硫氮䓬酮）30～60mg，3 次/d；④其他如尼鲁地平、尼索地平等均可选用。

5）冠状动脉扩张剂：种类较多如脉导敏 1～2mg，2～3 次/d；乙酯黄酮 20～60mg，2～3 次/d；其他如嘌呤制剂氨茶碱、盐酸罂粟碱类及腺苷类药物也常用于扩张冠状动脉。

6）抗血小板制剂：抑制血小板粘附、聚集和释放，从而防止血管收缩或血栓形成。常用：①阿斯匹林 40～50mg/d；②潘生丁 25～50mg，3 次/d；③噻氯匹定（tielopidine）300mg/d。

7）肝素：是直接抗凝剂。500～1 000U/h 持续静脉滴注，或 6250U，1 次/12h，肌内注射。根据凝血时间，或部分凝血激酶时间较治疗前延长 1～1.5 倍，或激活全血凝固时间延长到 180～210 秒，可调整剂量。据认为肝素可能有降低血脂，抑制平滑肌细胞增殖的作用。

8）其他药物：复方丹参、地奥心血康胶囊（主含甾体总皂甙）、苏合香丸等。

9）外科手术治疗：在冠状动脉造影前提下，根据病变部位及严重程度，选用经皮冠状动脉腔内成形术或冠状动脉搭桥术，改善冠状动脉供血。

2．预防

(1) 防治动脉硬化

1）生活规律，保持适度的体力活动；避免不必要的过度紧张或烦恼；合理饮食，控制总热量，进食低脂，低胆固醇、高纤维素及优质蛋白食品；戒除烟酒。

2）血脂调整药物如：①与胆酸结合的阴离子交换树脂，阻断胆酸吸收，加速胆固醇分解。可服用消胆胺 4g，每日 3～4 次，或降胆宁（cholestipol）4～5g，3～4 次/d。

该类药有胃肠道反应，价格昂贵是其不足。②烟酸及其制剂：烟酸0.1，3次/d，烟酸肌醇酯0.2～0.4，3次/d；烟酸生育酚酯100～300mg，3次/d。③氯贝丁酯（安妥明）及其制剂：氯贝丁酯（安妥明）0.5g，3～4次/d；吉非贝齐（诺衡、gemfibrozil lopid）600mg，2次/d。④β羟β戊二酰辅酶A还原酶抑制剂（HMG—C_0A reductase inhibitor），使胆固醇、甘油三酯等降低，并使高密度脂蛋白升高。美维诺林（mevinolin）20mg，2次/d；新维诺林（synvinolin）40mg，1～2次/d。⑤其他如普罗布考（丙丁酚）、去氧胆酸、β—谷固醇及维生素C、B_6等也可应用。

（2）防治冠心病危险因素，如高血压、糖尿病、痛风、肝病等。

（3）已确诊冠心病者，应去除和防止诱发因素，并积极治疗，以求稳定或逆转。

心肌梗死

【病因与发病机制】

绝大多数（95%以上）的心肌梗死是冠状动脉粥样硬化所致。其发生主要由以下因素引起：①冠状动脉急剧闭塞（血栓形成、粥样斑块出血或冠状动脉痉挛）；②冠状动脉狭窄基础上排血量骤减（心律失常、休克）；③心负荷量剧增。以上因素使心肌严重持久缺血，而侧支循环未及建立，引起心肌坏死，并出现"泵衰竭"、心原性休克、严重心律失常等临床症状。

【病理】

急性心肌梗死发生后，心肌呈灶性或大片状凝固性坏死，坏死灶周围迅速出现炎症反应，约1～2周后坏死组织开始吸收，并逐渐纤维化，6～8周后进入慢性期形成瘢痕而愈合，称为陈旧性心肌梗死。

心肌梗死的范围及严重程度，取决于冠状动脉阻塞的部位、程度、速度和侧支循环沟通情况。坏死心肌仅累及心室壁内层，不到室壁厚度的一半，称心内膜下心肌梗死。病灶较大，坏死心肌累及室壁全层或大部分，称透壁性心肌梗死，此时心电图上出现病理性Q波。坏死灶较小，分布于心室一处或多处称灶性心肌梗死，临床易漏诊。较大面积的心肌梗死，可发生心脏破裂、室壁膨胀瘤、心包炎或心内膜形成附壁血栓。

冠状动脉粥样硬化最多发生于左冠状动脉前降支，该支闭塞引起左心室前壁、心尖部、室间隔前部2/3及左房室瓣前内乳头肌梗死。左冠状动脉回旋支闭塞后，主要发生左心室高侧壁、左室后壁、左心房梗死。右冠状动脉阻塞较少见，可引起左室膈面，室间隔后部及右心室梗死，并累及窦房结和房室结。

【临床表现】

1．梗死先兆　约半数以上病人在起病1～2天或1周左右有先兆症状，如稳定型心绞痛变为不稳定型，或伴有恶心、呕吐、心律失常及心功能不全等表现，均应警惕近期内发生心肌梗死，或已有小区域心肌梗死的可能。发现先兆及时处理，可避免或减轻心肌梗死的发生和发展。

2．症状

（1）疼痛：为最早出现的突出症状。疼痛部位、性质与心绞痛相同，但程度重，持续时间可达数小时或数天，不易缓解。病人常伴有烦躁、出汗、恐惧、濒死感。少数病人无疼痛，或疼痛位于上腹部，可误诊为急腹症。疼痛可向下颌、颈部、背部上方等处放射。

（2）心力衰竭和休克：由于常见且多发生于早期，症状显著，故为临床主征之一。左心室易发生心肌梗死，排血功能障碍是心力衰竭和休克的主要原因。休克常在起病后迅速发生，表现为血压降低，收缩压低于12kPa，面色苍白，四肢厥冷，脉搏细弱，烦躁，尿量可少于20ml/h。心力衰竭可发生在发病的最初几天，也可发生在疼痛、休克的好转阶段。心力衰竭是由于心肌收缩力减弱或不协调所致。以左心衰竭多见，可发生急性肺水肿或全心衰竭。

（3）心律失常：见于75%～95%的病人，是急性心肌梗死死亡的主要原因之一。多发生在病后1～2周内，24小时内最多见，主要是室性心律失常，如室性早搏、室性心动过速、室颤，不少病人也可表现为房室或束支传导阻滞。

（4）胃肠道症状：多见于发病早期或剧烈疼痛时，常发生恶心呕吐和上腹痛。部分病人以此为突出症状。其发生与迷走神经张力增高有关。

（5）坏死物吸收反应：多数病人发病后第2日有发热，体温约38℃左右。白细胞计数、血清酶、血沉均可增高。

3．体征　多无特征性。常有心音减弱，出现房性或室性奔马律，可有各种心律失常。心包炎时可听到心包摩擦音。心尖部闻及2～4级收缩期杂音，提示乳头肌功能失调，左房室瓣关闭不全。

【实验室及其他检查】

1．心电图检查　急性心肌梗死的特征性改变是，在面向梗死区的导联上出现：①深而宽的Q波（反映心肌坏死）；②ST段呈弓背向上型抬高形成单向曲线（示心肌损伤）；③T波倒置，ST段回到基线上，多为亚急性期心肌缺血表现。

2．实验室检查

（1）血象与血沉：白细胞计数于发病次日升高，可达$(10～20)\times10^9/L$，中性粒细胞增至75%～90%，嗜酸粒细胞减少或消失，持续3～7日。同时血沉也增快，持续2～3周，常反映坏死组织的吸收过程。

（2）血清酶：测定血清酶能提供诊断资料，还能反映梗死范围和严重程度。

目前临床上常测定的血清酶有三种，即血清天门冬氨酸氨基转移酶（AST）在发病后6～12小时开始升高；肌酸磷酸激酶（CPK）5～8小时内升高，24～48小时达高峰，3～5天降至正常，可于发病后2天内测定，其中CPK阳性率可达90%以上。乳酸脱氢酶（LDH）发病后8～24小时升高，2～3天达高峰，持续8～14天，故适用于病程已超过2～3天的病例。

其中CPK的同功酶CPK－MB和LDH的同功酶LDH_1，均来自心肌，LDH_1在心肌梗死发生后，总LDH尚未出现前已升高，特异性也较总LDH高，其阳性率超过95%。CPK－MB敏感性和特异性分别达100%和99%，它的升高程度和持续时间有助于判定梗死的范围和严重性。

（3）肌红蛋白测定：血清肌红蛋白出现最早，发病1～3小时升高，2～3天消失，多数24小时可恢复正常，可供极早期诊断，重复测定可监测梗死灶是否扩大，或出现新的梗死。药物肌内注射或损伤易使之增高，引起混淆。

（4）其他血液生化测定：①儿茶酚胺发病几小时内血浆含量升高，严重病例尿中排泄量也增加。②血清游离脂肪酸在发病几小时至2天内升高，大于1.2mmol/L。因损害细胞膜和线粒体，导致钾丧失和心肌电生理不稳定，常发生严重心律失常。③血糖心肌梗死后因应激反应而升高，糖耐量试验降低。

3．放射性核素心肌显影　利用某些放射性物质具有集中在梗死区或不进入梗死区的特点，显示心影中正常心肌与梗死心肌的不同放射性浓度，从而判断梗死的部位和范围。

4．超声心动图　可显示室壁局部运动障碍及测定射血分数，也可检出心脏破裂后心包积血或乳头肌断裂所致的急性左房室瓣关闭不全。

【并发症】

1．栓塞　发生于起病后1～2周，可因左室附壁血栓脱落，产生脑、肾、脾、四肢动脉栓塞。长期卧床可引起下肢静脉血栓形成，脱落时可造成肺动脉栓塞。

2．心室膨胀瘤　梗死部位瘢痕过大，在心室腔内压力影响下向外膨出。心电图呈持续ST段抬高，X线检查或超声心动图均可见到心脏局部活动情况及受累部位和程度。

3．乳头肌功能失调　由于乳头肌缺血、坏死等而收缩无力或断裂，造成左房室瓣关闭不全。心尖区有响亮的收缩期杂音，轻者7天～1月内消失，重者可引起心力衰竭。

4．心脏破裂　为早期少见的严重并发症，常在1周内出现。心室游离壁破裂，可因心包积血与急性心包填塞而猝死。室间隔破裂时，胸骨左缘第3～4肋间有收缩期杂音，常发生心力衰竭死亡。

5．心肌梗死后综合征　心肌梗死后数周或数月，出现胸膜炎、心包炎或肺炎，有发热、气急、咳嗽、胸痛等症状。其发生可能是机体对坏死物质产生的过敏反应。发生率低于10%。

【诊断与鉴别诊断】

根据典型的临床表现，特征性心电图改变及实验室检查可作出诊断。应注意与心绞痛、肺动脉栓塞及急腹症鉴别。

【治疗与预防】

急性心肌梗死发病后应就地进行紧急处理，包括吸氧、建立静脉通道、镇痛、处理心律失常，甚至心肺复苏，待病情稳定后转送入院，或至冠心病监护室（ICU）继续监护治疗。

1．治疗

（1）一般治疗与监护

1）休息：第1周应绝对卧床，适当镇静，保证睡眠。进食、大小便、个人卫生等都要给予帮助。第2周可在床上轻微活动，逐渐增加运动量，第3～5周可离床站立或室内行走。饮食应少量多餐，易消化食物，低钠、低脂。保持大便通畅。

2）吸氧：初期给予3～5L/min。

3）监护：进行心电图、血压、呼吸的监测，观察各项生命指标，及时处理各种并发症。一般持续5日。

（2）解除疼痛：①盐酸吗啡5～10mg，皮下注射或盐酸哌替啶50～100mg，肌内注射，4～6 小时一次。②疼痛较轻者可选用磷酸可待因或罂粟碱 0.03～0.06g，肌内注射或口服。③中成药冠心苏合丸、宽胸丸等也可试用。

（3）溶栓治疗：发病在 6～12 小时内，若无严重禁忌证，如出血或出血倾向、血压超过 21.3/13.3kPa，或不能排除夹层动脉瘤等，可行静脉或冠状动脉内溶栓疗法。常用药物：①尿激酶 50～100 万 U，于 30 分钟内静脉滴入；②链激酶 75～150 万 U，于 1 小时静脉滴入；③其他尚有组织纤维蛋白溶酶原激活剂（t-PA）及重组体人纤溶酶原激活质（rt-PA）。

（4）改善心肌供血和细胞代谢：①疼痛不能缓解，提示仍有部分心肌缺血，血压不低者，可应用硝酸酯与钙拮抗剂。②疼痛伴心率增快，血压偏高而无心衰证据病人，可应用 β 阻滞剂，拮抗交感神经亢进状态，防止梗死面积扩大，改善预后。③极化液疗法改善心肌无氧代谢：氯化钾 1.5g，普通胰岛素 8～10U，加入 10% 葡萄糖 500ml 中，静脉滴注，1 次/d。其他促心肌代谢药如三磷酸腺苷、肌苷、维生素 C 及 B_6 等，可同时并用。④玻糖酸酶（透明质酸酶）皮试阴性后，以 500U/kg，静脉注射，1 次/6h，共用 42 小时。可加速炎症吸收，缩小梗死面积。

（5）抗凝治疗：对高凝状态病人，在凝血时间（试管法）和凝血酶原监测下进行。常用肝素 50～75mg，静脉滴注，每 6 小时一次，多与溶栓疗法配合使用。其他药物有华法令、双香豆素等。

（6）并发症治疗

控制休克：休克是一种急性循环功能不全综合征。急性心肌梗死所致休克发病机制主要是心肌坏死使收缩力减弱、心室顺应性减低和心肌收缩不协调，引起心排血量急剧下降及血压降低。低血压又使冠状动脉血流减少，心肌缺氧、酸中毒和心律失常，心肌收缩力进一步减弱，最终出现心力衰竭，周围组织器官因微循环功能障碍，血液灌注不足，导致休克发生。此外，疼痛、血容量不足、心肌抑制因子等，也参与和促进休克的发生和发展。

除心肌梗死的处理外，应采取下列措施：

补充血容量：应根据中心静脉压和肺动脉楔压决定输液量。中心静脉压（CVP）正常值为 0.59～0.98kPa（60～100mmH_2O），低于 0.98kPa 示血容量不足，可用低分子右旋糖酐或 5% 或 10% 葡萄糖液静脉滴入。

应用升压药物：补充血容量后血压仍不升，而肺楔压和心排血正常，提示周围血管张力不足。可选用盐酸多巴胺 10～30mg，重酒石酸间羟胺 10～30mg，或去甲肾上腺素 0.5～1mg，静脉滴入。盐酸多巴酚丁胺亦可选用，静脉滴速为 2.5～10μg/（kg · min）。

血管扩张剂：用于周围血管阻力增加，心排血量减少的病人。常用硝酸甘油 10～20mg、甲磺酸酚妥拉明 10～20μg，或硝普钠 5～10mg，静脉滴入。

其他：应注意：①纠正酸中毒；②观察尿量，保护肾功能；③氧气吸入；④应用糖皮质激素。

（7）心功能不全及心律失常等治疗（参阅有关章节）。

（8）介入性和外科治疗：多采用经皮腔内冠状动脉成形术，主动脉内气囊反搏术、冠状动脉内旋切除术或冠状动脉内支架术等。对冠状动脉成形术失败，或持久缺血者可选择进行冠状动脉旁路移植术（冠状动脉搭桥术），可提高生存率。

2．预防

(1) 防治动脉粥样硬化。

(2) 已患冠心病者应积极治疗，预防心肌梗死的发生。

第六节 心肌疾病

心肌疾病是以心肌病变为主要表现的一组疾病，本病分两大类，一类为病因未明的原发性心肌病（简称心肌病）；另一类是病因明确的或属于全身疾病一部分的特异性或继发性心肌病。本节概要介绍原发性心肌病和病毒性心肌炎。

一、原发性心肌病

世界卫生组织统一将原发性心肌病分为三类。

（一）扩张型心肌病

扩张型心肌病是原发性心肌病中最常见的类型。其病理变化以心肌变性、萎缩和纤维化为主，心室明显扩大，部分心肌代偿性肥厚，心房扩大，常有附壁血栓形成。病人可多年无自觉症状，随病情加重，逐渐出现劳力性呼吸困难、乏力、心悸、胸闷，下肢水肿等充血性心力衰竭的表现，并常发生脑、肾、肺等脏器栓塞现象。体格检查可发现弥漫性心脏扩大体征，肺循环和（或）体循环淤血体征。心电图显示心脏房、室肥大，心肌劳损及各种心律失常。X线和超声检查可见心脏普遍扩大，搏动减弱或发现附壁血栓。

本病治疗以控制心力衰竭为主，利尿剂加地高辛或血管扩张剂可为一线药物；血管紧张素转换酶抑制剂可提高生存率，改善病人生活质量，治疗应从小剂量开始，并注意心率、心律及电解质变化，如低钠、低钾血症，其他如严重心律失常及血栓栓塞症等，均应积极防治。病人需戒酒、忌烟，注意休息，加强营养，女性不宜妊娠，以免诱发或加重心力衰竭。

（二）肥厚型心肌病

肥厚型心肌病是以心肌非对称性肥厚，心室腔变小为特征，以左心室血液充盈受限，左心室舒张期顺应性下降为基本病态的原因不明的心肌疾病。室间隔心肌肥厚，造成左室流出道梗阻狭窄，心脏收缩加强时尤为明显，导致心室舒张功能不全和心肌缺血。临床表现为心悸、劳力性呼吸困难、心绞痛、一过性晕厥、猝死及心力衰竭。心前区常闻及收缩期杂音，系室内梗阻所致。该杂音强度和持续时间可因静脉回心血量减少，或心收缩力加强，流出道梗阻明显时增强，反之，杂音减轻。该特征对判断本病颇有价值。

本病治疗原则是降低心肌收缩力和流出道梗阻的程度，增加心搏量，从而改善症状。常用β受体阻滞剂及钙离子拮抗剂治疗，少数病人可行外科手术。

（三）限制型心肌病

该型较少见。主要病理改变是心内膜及心内膜下心肌纤维化，心脏舒张功能受限，而心肌收缩力尚能保持正常，或有轻度损害。其病因不清，以防治心力衰竭为主，因其基本病变是心肌纤维化和心腔闭塞，故洋地黄类药物疗效较差。代偿期应避免劳累和呼吸道感染，防止发生心力衰竭。

二、病毒性心肌炎

【病因与发病机制】

已证实柯萨奇病毒B族、埃可病毒、流感病毒、鼻病毒、麻疹病毒、各型肝炎病毒、腮腺炎病毒、脊髓灰质炎病毒等，均可引起心肌炎，其中以引起肠道及呼吸道感染的病毒最多见。

发病机制不清，可能为病毒直接感染所致，也可能是病毒引起的自身免疫反应。劳累、受凉、创伤、细菌感染、营养不良等因素可促使本病发生或加重。

病毒性心肌炎的病理改变缺乏特异性，按病变性质可分为以心肌坏死、变性为主的主质性心肌炎和以心肌间及血管周围结缔组织中炎性细胞浸润为主的间质性心肌炎。病变范围可呈弥漫性或局灶性。侵及心包可合并心包炎。慢性期多有心脏扩大。急、慢心肌炎均可累及传导系统，发生心律失常。

【临床表现】

1．症状　多数病人发病前1～3周有上呼吸道或肠道感染症状，如咽痛、发热、腹泻等。然后出现心悸、胸闷、无力、心前区不适或隐痛。病情严重者可发生心力衰竭、心原性休克、严重心律失常，并伴有相应症状。

2．体征　心界扩大。心率增快，少数病人表现为心动过缓。心音低钝，可呈胎心律或奔马律，常在心尖区听到收缩期吹风样杂音，响度多不超过三级，心肌炎好转时逐渐消失。可有各种心律失常，如频发早搏或房室传导阻滞等。若有心包炎，可闻及心包摩擦音。

【实验室及其他检查】

1．急性期白细胞计数增多，中性粒细胞偏高，血沉增快。血清谷草转氨酶、乳酸脱氢酶、肌酸磷酸激酶及其同功酶增高。血浆肌红蛋白、心肌肌凝蛋白轻链亦可增高，表明心肌坏死。

2．血清抗体测定、补体结合试验、中和试验、血凝抑制试验效价增高。咽喉洗液、体腔渗液、粪便、血液可分离出病毒。心肌活检组织找到病毒颗粒，荧光免疫法找到特异抗原等。

3．心电图检查，半数病人可见ST段下移，T波低平或倒置，QT间期延长。常有各种心律失常，以过早搏动和房室传导阻滞多见。本病心电图有多样易变的特点，有助于诊断。

4．X线及超声检查可反映心腔大小及收缩状况。

【诊断与鉴别诊断】

1．诊断　根据临床表现及多样、易变的心电图改变，血清抗体滴定度增高，结合近期曾有肠道或上呼吸道感染史，在排除已知的各种心脏病病因后，一般可作出临床诊断。确诊则需病毒分离，当前病毒学检查尚未能普遍开展。急性心肌炎诊断明确，而临床表现和心电图改变等呈反复发作或迁延不愈，病程在1年以上者，可考虑为慢性心肌炎。

2．鉴别诊断

（1）风湿性心肌炎：除心肌炎外，尚有多发性关节炎、皮下结节、红斑等表现。心脏听诊常有左房室瓣或主动脉瓣区杂音。抗“O”高，血沉快。咽拭子培养可发现溶血性链球菌。

（2）原发性心肌病和冠心病

【治疗与预防】

1．治疗　目前本病无特殊疗法，但多数病人经过休息及对症治疗后能自行痊愈。

（1）休息：急性期病人卧床休息应列为首要的治疗措施，至少3个月以上。有心脏扩大、心前区疼痛或心律失常者，须休息6～12个月。

（2）应用促进心肌代谢的药物：如辅酶A、三磷酸腺苷、肌苷、维生素C等。病情严重者，可应用1,6-二磷酸果糖5g，1～2次/d，静脉滴注。极化液治疗也有助于改善心肌细胞代谢。

（3）肾上腺皮质激素：具有抑制心肌炎症，消除免疫反应，减轻毒素损害等作用，但激素抑制干扰素合成，加速病毒增殖。故仅用于短期内心脏明显扩大，高热不退，急性心力衰竭、休克或高度房室传导阻滞病人。常用泼尼松或地塞米松，口服或静脉滴注。病情稳定后应及时减量或停药，一般疗程不宜超过2周。

（4）抗病毒药物：该类药疗效尚不满意，能否进入心肌细胞杀灭病毒尚有疑问。可试用吗啉胍、盐酸金刚烷胺及中草药大青叶等。

（5）调节细胞免疫功能的药物：常用人白细胞干扰素、聚肌胞、转移因子等。

（6）防治心力衰竭和休克：吸氧、利尿剂应用。因心肌炎症时，对洋地黄耐受性差，易出现中毒反应，宜从小剂量开始，一般用洋地黄负荷量的1/2～1/3。酌情选用扩张血管药物。

（7）纠正心律失常：针对不同类型进行处理。

2．预防　增强体质，积极防治肠道和上呼吸道感染。通过接种脊髓灰质炎等疫苗，对某些病毒感染可能有作用。

（李克胜　山东省莱阳卫生学校）

第六章　消化系统疾病

第一节　慢性胃炎

慢性胃炎是指不同病因引起的胃粘膜的慢性炎症。其病灶可局限于胃的一部分（常见于胃窦部），也可累及全胃。

慢性胃炎的分类方法较多，目前缺乏统一认识。根据胃镜检查分为；慢性浅表性胃炎、慢性肥厚性胃炎、慢性萎缩性胃炎三种。

【病因与发病机制】

慢性胃炎病因和发病机制不明，根据实验及临床观察与下列因素有关：①急性胃炎：急性胃炎如治疗不当，迁延不愈，可演变成慢性胃炎。②理化因素：长期服用对胃有刺激的食物（如酒、辣椒、芥末、浓茶、咖啡等）和药物（如水杨酸类药物、保泰松、利血平等），不良的饮食习惯，粗糙的食物刺激和过度吸烟等，可使胃粘膜发生慢性炎症。③免疫因素：多数萎缩性胃炎病人血中可查到壁细胞抗体和内因子，同时还发现与免疫有关疾病（如甲状腺功能亢进、糖尿病等）的病人大都有慢性胃炎，所以认为本病与免疫有关。④胆汁返流：幽门松弛（如括约肌功能失调或胃手术后，胆汁返流入胃破坏胃粘膜屏障，导致慢性胃炎。⑤其他：鼻、口、咽喉慢性感染灶的细菌及其毒素进入胃内长期刺激胃粘膜；心衰或肝门静脉高压时，由于胃粘膜长期淤血导致缺氧和营养障碍；长期蛋白质及B族维生素摄入不足使胃粘膜缺乏营养，均可导致慢性胃炎。胃酸缺乏，细菌容易在胃内繁殖，目前认为幽门螺旋杆菌与慢性胃炎的发生关系密切。

【病理】

1．浅表性胃炎　病变主要局限于粘膜表层，表现为胃粘膜充血、水肿，或伴有渗出物，少数可有糜烂、出血等，组织学检查可见胃腺体正常，粘膜浅层有淋巴细胞和浆细胞浸润。

2．萎缩性胃炎　表现为粘膜皱襞平坦或消失，粘膜变薄（有时粘膜萎缩后可合并腺窝增生，粘膜增厚）。组织学检查可见胃腺体部分或全部消失，粘膜及粘膜下层有淋巴细胞和浆细胞浸润。

肠腺上皮化生多见于萎缩性胃炎，也可见于浅表性胃炎，偶见于正常粘膜。幽门腺化生主要见于萎缩性胃炎。这两种化生与癌变无直接联系，而胃粘膜细胞的不典型增生，特别是重度不典型增生，是癌前期病变。

【临床表现】

慢性胃炎病程较长，缺乏特异性症状。部分病人可无症状。多数病人常有消化不良表现，如持续性或进食后上腹饱胀不适、疼痛、嗳气等。少数病人可有反酸、恶心、呕吐及食欲减退等。浅表性胃炎症状轻，萎缩性胃炎，尤其是胃体胃炎症状较重，可有贫血、消瘦和舌炎等。胃窦胃炎酷似消化性溃疡，以胃肠道症状多见，有时甚至有胃出血表现。

【实验室及其他检查】

1．胃液分泌功能检查　测基础酸分泌量（BAO）、最大酸分泌量（MAO）和高峰酸分泌量（PAO）。浅表性胃炎多正常，萎缩性胃炎减少或缺乏。

2．血清壁细胞抗体测定　多数胃体胃炎血清壁细胞抗体阳性，胃窦胃炎则多为阴性。

3．血清胃泌素含量测定　胃体胃炎血清胃泌素含量增高，胃窦胃炎则正常或降低。

4．X线钡餐检查　大多数慢性胃炎钡餐检查无异常发现。如胃粘膜萎缩可见粘膜皱襞相对减少。少数胃窦胃炎可有胃窦区狭窄，粘膜皱襞影粗乱，并可形成充盈缺损，甚至呈息肉样或结节状，酷似胃癌影象。

5．纤维胃镜检查及活组织检查　这是诊断慢性胃炎的主要方法，可区别慢性胃炎的不同类型。取活检标本时，同时检测幽门螺旋杆菌，有条件者可在胃液中查相应抗体。

【诊断】

慢性胃炎的确诊，主要依靠胃镜检查和胃粘膜活组织检查。病史中的致病因素、临床表现和其他辅助检查等，仅做诊断参考。

【治疗与预防】

1．治疗　本病无特效疗法，无症状者可不治疗。有症状者应对症治疗，上腹疼痛服解痉药，如胃胺0.5mg，3次/d；上腹饱胀可服多潘立酮（吗丁啉）10mg，3次/d。高胃酸者可服胃舒平2片，3次/d，或硫糖铝4片，3次/d。胆汁返流可服消胆胺4克，4次/d，或甲氧氯普胺（胃复安）10mg，3次/d。合并贫血可服硫酸亚铁0.3克，3次/d和维生素B_{12} 100μg，肌内注射，1次/d。胃粘膜活检发现幽门螺旋杆菌者应服抗菌药，如诺氟沙星（氟哌酸）0.2克，3次/d，或呋喃唑酮（痢特灵）0.1克，3次/d。胃酸缺乏或降低者可服胃蛋白酶合剂10ml，3次/d。慢性胃炎有恶变倾向时，宜早期手术治疗。

2．预防　消除各种致病因素，如及时彻底治疗急性胃炎；戒烟酒，避免对胃有刺激的食物和饮料，注意饮食卫生和纠正不良的饮食习惯；积极治疗口腔、呼吸道慢性感染；停服对胃有刺激的药物等。

第二节　消化性溃疡

消化性溃疡是消化系统的常见病。它是指发生在胃和十二指肠的慢性溃疡，亦可发生在食管下段、胃空肠吻合口周围及美克尔（Meckel）憩室。因溃疡的形成与胃酸和胃蛋白酶的消化作用有关，所以称为“消化性溃疡”。本病多发生于胃和十二指肠，故有“胃、十二指肠溃疡”之称。

【病因与发病机制】

本病的病因和发病机制较复杂，至今尚未完全明确。目前认为导致溃疡形成的因素较多，但主要是由胃、十二指肠粘膜的损害因素与保护因素失调所致。

食物的化学性和机械性刺激，胃酸和胃蛋白酶的消化作用等，是对胃粘膜的潜在性损害因素。但因机体具有一系列的保护功能，如胃粘液、粘膜屏障，粘膜细胞的更新高度旺盛，胃肠壁有丰富的血供，碱性十二指肠液中和胃酸的作用，肠抑胃泌素和其他胃肠激素，以及胃、十二指肠正常的节律性运动等，因此在正常情况下，胃、十二指肠不会发生溃疡。若损害因素增强，或保护因素减弱时，就会导致胃和十二指肠溃疡的形成。

1．损害因素

（1）胃液消化作用：在损害因素中，胃酸和胃蛋白酶增高是溃疡形成的重要因素，尤以胃酸作用为著。溃疡经常发生在与胃酸接触的部位。胃酸由壁细胞分泌，壁细胞总数即壁细胞总体（PCM）的多少和分泌功能的强弱，直接影响胃酸的高低。凡能使PCM增多或能刺激壁细胞分泌增强的因素，均可成为溃疡形成的间接因素。

（2）神经-内分泌功能失调：正常情况下，大脑皮质和下丘脑通过植物神经系统和内分泌系统调节胃肠道功能和血液循环。精神过度紧张或情绪激动、忧虑等，可使大脑皮层兴奋、抑制过程失调，造成皮质下中枢功能紊乱。迷走神经兴奋，刺激壁细胞和胃泌素细胞（即G细胞），使胃酸分泌增加。通过下丘脑-垂体-肾上腺轴释放皮质酮，使胃酸分泌增多，粘液分泌减少，损伤胃、十二指肠粘膜。

（3）胃泌素和胃窦部潴留：胃蠕动减弱，引起胃潴留，使胃泌素细胞兴奋，分泌大量胃泌素促使壁细胞增加胃酸分泌。

（4）刺激性食物与药物：长期服用对胃有刺激的食物或药物以及不规则进食，均能直接损伤胃和十二指肠粘膜，或增加胃酸分泌。导致消化性溃疡的发生与复发。

2．削弱保护因素　正常情况下，存在有保护作用的胃粘膜屏障。但过多的胃酸、酒精、吸烟、阿斯匹林等药物及含胆盐的十二指肠液返流，破坏此屏障，胃液中的H^+侵入粘膜层，使粘膜受损。胃、十二指肠炎症亦可削弱粘膜的抗酸能力。

3．其他因素　有报道溃疡病病人有家族集聚现象，故认为溃疡病的发生与遗传因素有关。

【病理】

胃溃疡好发于胃小弯和胃窦部，十二指肠溃疡好发于十二指肠球部。溃疡多为单个，少数为多个。如果胃和十二指肠溃疡同时存在，称为“复合性溃疡”。溃疡呈圆形或椭圆形，直径常小于2.5cm。溃疡可侵犯胃壁各层，如果侵蚀血管则引起出血，如果溃疡深达浆膜层可导致穿孔。位于幽门和十二指肠球部的溃疡，因局部炎症、水肿伴反射性痉挛或瘢痕形成，可引起病变部位畸形或幽门梗阻，极少数胃溃疡可发生癌变。

【临床表现】

1．症状

（1）上腹痛：是消化性溃疡的主要症状，其特点是：①慢性经过和周期性发作：本病起病缓慢，病程可长达几年，甚至几十年，在此期间疼痛呈周期性发作（即发作期与缓解期交替出现）。发作的诱因多为气候改变、精神刺激、饮食失调、过度劳累等。②节律性：十二指肠溃疡患者，因胃酸分泌亢进，空腹时胃酸高，所以疼痛发生于饥饿（疼痛于饭后3～4小时出现）或夜间，于进食后缓解。胃溃疡病人，因胃酸不高，进食后食物刺激胃壁引起疼痛（即进食后1/2～2小时），胃排空后疼痛缓解。如疼痛节律性改变，应考虑发生并发症。③疼痛性质和部位：胃溃疡的疼痛多位于中上腹偏左；十二指肠溃疡疼痛多位于中上腹偏右。疼痛性质不一，可为饥饿样不适感、钝痛、胀痛、灼痛、剧痛等，多于饮食不慎、情绪波动、气候变冷时加重，服用碱性药物、休息、热敷等缓解。

(2) 伴随症状：可有反酸、嗳气、恶心、呕吐等。

(3) 全身症状：病人可有失眠、脉缓、多汗等自主神经功能失调的表现。

2. 体征　缓解期一般无明显体征，发作期如果无并发症可仅有上腹部轻压痛，压痛点多与溃疡的部位一致。

【并发症】

1. 出血　是消化性溃疡常见的并发症。溃疡活动期可有少量出血，但约有10%～25%的病人可发生大量出血。临床表现为呕血或黑便，严重者可出现失血性休克，如不及时抢救，可危及生命。

2. 穿孔　急性穿孔是消化性溃疡的严重并发症。穿孔后胃或十二指肠液流入腹腔，造成弥漫性腹膜炎，严重者可发生休克。部分病人因穿孔较小，或穿孔处与大网膜或附近脏器发生纤维性粘连，可自行闭合，仅有局限性腹膜炎表现，称为“亚急性穿孔”。但如穿孔与临近脏器相通，演变过程较慢，可有较剧烈的上腹持续性疼痛，但多无明显急腹症表现，称为“慢性穿孔”。

3. 幽门梗阻　是十二指肠溃疡的常见并发症。因幽门活动性溃疡充血、水肿、痉挛或瘢痕收缩所致。

4. 癌变　少数胃溃疡可发生癌变，十二指肠溃疡罕见癌变。

【实验室及其他检查】

1. 胃液分析　用五肽胃泌素试验测基础酸分泌（BAO）、最大酸分泌（MAO）、高峰酸分泌（PAO）。胃溃疡病人胃酸分泌正常或略低。十二指肠溃疡病人胃酸分泌高，以夜间和空腹最明显。若MAO缺乏，应高度怀疑癌变。

2. 粪便隐血检查　素食3天后，粪便隐血阳性，提示溃疡有活动性。若持续阳性，提示有癌变可能。

3. X线钡餐检查　发现龛影是诊断本病的重要依据，特别是气钡双对比造影。

4. 胃镜检查及活检　对消化性溃疡的诊断价值较大，通过活检可鉴别溃疡的性质，还能检测有无幽门螺旋杆菌。

【诊断与鉴别诊断】

根据慢性、周期性、节律性上腹痛史，一般可作出初步诊断。确诊需做X线检查、纤维胃镜检查及活检、实验室检查。但应与下列疾病鉴别：

1. 慢性胃炎　慢性胃窦炎与消化性溃疡症状相似，鉴别依据胃镜检查。

2. 胃癌　45岁以上的胃溃疡病人，胃酸偏低，上腹呈持续性疼痛，常有食欲减退、消化不良、消瘦、贫血、大便隐血持续阳性等，应怀疑胃癌，鉴别靠纤维胃镜及活检。

3. 胃肠神经官能症　本症常有慢性上腹痛但无节律性，发作与情绪有关，服药或进食不缓解，常伴有其他神经官能症症状，胃镜和X线钡餐检查可以鉴别。

4. 胃粘膜脱垂　本病是因异常松弛的胃粘膜，随胃蠕动逆行入食道或下行入十二指肠所致。虽有间隙性上腹疼痛，但节律与消化性溃疡不同。服药或进食不能缓解。疼痛与体位关系密切（左侧卧位时减轻，右侧卧位时加剧），根据胃镜检查可与消化性溃疡鉴别。

【治疗与预防】

1．治疗　本病的治疗是消除症状，促进溃疡愈合，防治复发和并发症。

（1）一般治疗：生活应有规律，情绪乐观，进食易消化、刺激性小的食物与饮料。提倡戒烟酒。精神紧张和焦虑不安者可适当给予镇静剂，如安定 2.5mg，3 次/d，或利眠宁、鲁米那、颅痛定。

（2）药物治疗

1）减少损害作用药：①制酸药：降低胃和十二指肠内酸度，缓解疼痛，促进溃疡愈合。常用胃舒平 2 片，3 次/d，或乐得胃、氢氧化铝凝胶、硫糖铝（胃溃宁）等。②H_2 受体拮抗剂：抑制胃酸分泌如雷尼替丁 150mg，2 次/d，清晨和睡前服，疗程 4～6 周，或用西咪替丁（甲氰咪呱）、法莫替丁等。③抗胆碱能药物：可抑制迷走神经兴奋性。常用溴丙胺太林（普鲁苯辛）15mg，3 次/d，或硫酸阿托品、胃胺、东莨菪碱等。④丙谷胺 0.25g,，4 次/d，疗程 4～6 周，亦能降低胃酸分泌。⑤前列腺素 E_2 的合成剂：疗效与 H_2 受体拮抗剂相似，可用前列腺素 E_2 的甲基化物 misoprostol，200μg，4 次/d 或 enprostil 35μg，2 次/d，疗程均为 4 周。

2）加强胃粘膜保护因素药：①硫糖铝：可在粘膜表面形成保护膜，促进溃疡愈合。剂量为 1g，4 次/d。②生胃酮：能促进粘液分泌和粘膜更新，剂量第 1 周 100mg，3 次/d，第 2 周起 50mg，3 次/d，疗程 4～6 周。③三钾双枸橼酸络合铋，作用同硫糖铝。

3）抗菌治疗：呋喃唑酮（痢特灵）50mg，3 次/d，疗程 2～4 周，或用诺氟沙星（氟哌酸）、甲硝唑、阿莫西林（羟氨苄青霉素）等。

（3）手术治疗：溃疡穿孔、器质性幽门梗阻、溃疡恶变、经内科紧急处理无效的大出血和慢性溃疡等，可行手术治疗。

2．预防　提高机体抗病能力，针对引起消化性溃疡的各种致病因素进行预防。例如饮食要有规律，少吃对胃有刺激的食物和药物，彻底治疗各种胃炎，对已愈合的溃疡可预防性服药等。

第三节　肝门静脉性肝硬化

肝硬化是由一种或多种因素长期或反复作用于肝脏而发生的慢性、进行性病变。

【分类】

1．病因分类

（1）病毒性肝炎：主要是乙型肝炎，其次是丙型肝炎所致的肝硬化。其发病原理与肝炎病毒引起的免疫异常有关。此因在国内最多见。

（2）酒精中毒：长期饮酒或酗酒，可直接损害肝细胞，导致肝硬化。国外此因多见。

（3）寄生虫：血吸虫卵及其有毒产物刺激肝脏，引起血吸虫性肝纤维化。

（4）其他：①化学中毒：长期服用某些药物如双醋酚酊、辛可芬、甲基多巴等；反复接触小剂量化学毒物，例如四氯化碳、磷、砷等，引起的中毒性肝硬化。②胆汁淤积：肝内、外因素导致胆汁在肝内淤积，进而引起胆汁性肝硬化。③营养失调：长期营养不良或慢性肠道感染所致的吸收不良，降低了肝细胞对毒物和感染因素的抵抗力，是肝硬化形成因素之一。另外因体内蛋白质与抗脂肝因子（胆碱、蛋氨酸）缺乏，引起肝脂肪变性，演变成肝硬化。④代谢障碍：与遗传有关的肝豆状核变性和原发性血色病发生的肝硬化。⑤体循环淤血：慢性右心衰竭、慢性缩窄性心包炎等导致的肝淤血，进而引起心原性肝硬化。

2．病理分类　按结节形态分为：小结节型、大结节型、大小结节混合型和不完全分隔型四类。

【病理】

肝硬化的病理变化为肝细胞变性、坏死与再生。因肝小叶的纤维支架被破坏，再生的肝细胞不能沿原支架排列，而被增生的纤维组织分隔聚积成团，呈结节状，称为假小叶。由于假小叶及纤维组织束增生，其周围的肝门静脉小支受压，肝内血管减少，肝门静脉阻力增高，同时肝动脉血入肝受阻，因此肝动脉小支和肝门静脉小支间形成吻合支(即肝动脉血可不经过肝脏而直接进入肝门静脉)，导致肝门静脉高压。此时，由于肝硬化使肝脏代谢功能和解毒作用均受影响，故临床上出现肝功能减退和肝门静脉高压的表现。

【临床表现】

肝硬化的起病比较缓慢，其临床表现分为二期：肝功能代偿期和肝功能失代偿期。

1．肝功能代偿期　因肝脏代偿功能好，故肝硬化早期症状多不明显或较轻，无特异性。常见症状为食欲减退、乏力、恶心、呕吐、腹胀、腹泻、厌油和上腹不适等。肝脾轻度肿大，质地中等度偏硬。肝功能基本正常。

2．肝功能失代偿期　随着肝损害的加重，肝脏失去代偿能力而出现肝功能减退和肝门静脉高压的表现。

(1) 肝功能减退的表现

1) 全身症状：主要为消瘦、乏力、不规则发热等。一般情况较差，面色黝黑、贫血、皮肤干燥。由于营养失调可有夜盲症、舌炎、口角炎、多发性神经炎和水肿等。

2) 消化道症状：由于胃肠道淤血和水肿，引起食欲不振、恶心、呕吐、腹胀、腹泻或便秘等。

3) 出血倾向及贫血；肝功能减退影响凝血因子合成，脾功能亢进引起血小板减少，故有鼻、齿龈、胃肠道出血，皮肤紫癜和贫血。

4) 内分泌失调的表现：肝功能减退使在肝内代谢的激素功能紊乱，例如对雌激素的灭活减弱，出现蜘蛛痣和肝掌，男性乳房发育、睾丸萎缩、阴毛稀少和女性月经不调；醛固酮、抗利尿激素灭活减少，出现皮肤色素沉着、水肿和腹水等。

5) 黄疸：由于肝功能减退和肝内结缔组织增生，压迫胆管，使胆汁淤积而出现皮肤、巩膜黄染，约1/3肝硬化患者出现此象。

(2) 肝门静脉高压的表现

1) 脾肿大：是肝硬化的典型表现之一。此系肝门静脉高压脾淤血所致。脾肿大时，对白细胞、红细胞和血小板破坏增多，称为“脾功能亢进”。

2) 侧支循环的建立与开放；是机体对肝门静脉高压的代偿方式，表现为食道下段和胃底静脉曲张、腹壁和脐周静脉曲张、痔静脉曲张。

3) 腹水：是肝硬化晚期最突出的表现。中等量腹水时有腹胀及移动性浊音，大量腹水时腹部膨隆，膈肌升高致心悸、呼吸困难。腹水形成因素：肝门静脉高压使肝门静脉系统毛细血管床滤过压增加；肝内淋巴液生成增加，回流不畅，大量淋巴液自肝表面漏入腹腔；肝硬变后肝功能减退，血浆白蛋白合成减少，血浆胶体渗透压降低；继发性醛固酮和抗利尿激素增多，肾小管对钠和水重吸收增加致水、钠潴留。

（3）肝脏情况：肝硬化时，肝脏缩小，质较硬，表面触及结节，一般无明显触痛与叩痛，发生进行性肝细胞坏死或并发肝周围炎时，则有压痛。

【并发症】

1．上消化道出血　是常见并发症，由曲张的食道、胃底静脉破裂所致。有呕血和黑便。出血量大时可引起出血性休克并诱发肝性脑病。

2．感染　肝硬化病人由于营养障碍和白细胞减少，全身抵抗力降低，又因门、体静脉侧支循环的建立，增加了感染的机会，故可发生支气管炎、肺炎、结核性腹膜炎、胆囊炎、革兰阴性杆菌败血症等。

3．肝性脑病（肝昏迷）　是晚期肝硬化最严重的并发症，也是肝硬化的常见死因之一。各种肝脏疾病，在肝功能失代偿时，均可发生肝性脑病。肝性脑病是多种因素综合作用的结果。

（1）氨中毒学说：肝硬化时，肝门静脉回流受阻，肠道消化、排空障碍，或当蛋白质摄入过多、上消化道出血时，肠内含氮物质增加，细菌活跃产氨增多。呕吐、腹泻、排钾利尿、放腹水等均可致低钾性碱中毒，促使 NH_3 通过血脑屏障进入神经细胞，产生毒害作用。感染增加组织分解代谢，使产氨增多。镇静安眠药抑制神经中枢造成缺氧。休克和缺氧能导致肾前性氮质血症，使血氨增高。脑细胞缺氧降低脑对氨毒的耐受性。缺氧、高热可增加氨的毒性。肝脏是氨解毒的重要器官，使氨通过肝细胞的鸟氨酸循环形成尿素而被机体排泄。当肝功能衰竭时，氨合成尿素减少，使血氨增高。肝硬化时，肝内、肝外门腔静脉间自然形成的侧支循环和门腔静脉间的手术分流均使肝门静脉中的氨等有毒物质绕过肝细胞直接进入体循环，到达脑部，造成大脑功能紊乱。血氨增高能干扰脑组织的能量代谢，干扰神经传导，使病人出现意识障碍。

（2）氨、硫醇和短链脂肪酸的协同毒性作用：氨有肯定的神经毒性作用。甲基硫醇能引起实验动物意识模糊、定向力丧失、昏睡和昏迷，严重肝病的病人血中甲基硫醇浓度增高，肝性脑病时增高更明显。短链脂肪酸能诱发实验性肝性脑病，肝性脑病的病人血浆和脑脊液中这类物质增多。这三种物质对中枢神经系统的协同毒性作用，在肝性脑病的发病中可能具有重要意义。

（3）假神经递质学说：食物中的芳香族氨基酸进入机体后转变为酪胺和苯乙胺，肝功能衰竭时，肝脏不能将其清除，它们进入脑组织内经羟化酶的作用形成鲆胺和苯乙醇胺。它们与正常神经递质化学结构相似，但传递神经冲动作用很弱（故称假神经递质），被脑细胞摄取后取代正常递质，使神经传导出现障碍，兴奋冲动不能传至大脑皮层而出现异常抑制，导致意识障碍与昏迷。此学说未被完全证实。

（4）氨基酸代谢不平衡学说：有人发现肝硬化病人的血浆芳香族氨基酸增多而支链氨基酸减少，二组氨基酸代谢不平衡。肝功能衰竭时芳香族氨基酸在肝内分解减少，血浓度增高，进入脑组织亦增多，导致脑中 5-羟色胺增多，抑制某些神经元的传导，与肝昏迷可能有关。

肝性脑病的临床表现分急性和慢性两类。急性肝性脑病常见于暴发性病毒性肝炎，由于大量肝细胞坏死和肝功能衰竭，患者可于起病数日内进入昏迷而死亡。慢性肝性脑病多见于肝硬化患者，常因消化道出血、感染、放腹水、应用大量排钾利尿等诱因引起慢性肝功能衰竭而死亡。按意识障碍程度、神经系统表现和脑电图改变，将肝性脑病分为四期：①Ⅰ期（前驱期）：表现为轻度性格改变和行为异常，应答尚准确，但语言不清、缓慢，可有扑翼样震颤。脑电图正常。②Ⅱ期（昏迷前期）：以意识障碍、睡眠时间倒错、行为失常为主。定向力和理解力均减退，语言不清，书写障碍，举止反常。扑翼样震颤存在。脑电图出现异常。③Ⅲ期（昏睡期）：以昏睡和严重精神错乱为主。昏睡，呼之能醒，刺激停止后又睡。扑翼样震颤存在。脑电图异常。④Ⅳ期（昏迷期）：神志完全丧失，浅昏迷时，反射存在，深昏迷时，各种反射消失，可有抽搐，呼出的气体有肝臭味。脑电图显著异常。

4．原发性肝癌　肝硬化病人在短期内肝脏迅速增大，持续性肝区痛，血性腹水，无其他原因解释的发热，病情迅速恶化，应怀疑并发原发性肝癌。

5．功能性肾功能衰竭（肝肾综合征）　晚期肝硬化病人，肝功能严重受损时，常因大量腹水血容量减少，肾血流灌注不足而发生急性肾功能衰竭（肾脏无实质性病变）。表现为自发性少尿或无尿、氮质血症、稀释性低钠血症、低尿钠等，称为肝肾综合征。

6．电解质和酸碱平衡紊乱　肝硬化病人在腹水出现前已有电解质紊乱，腹水出现后和发生其他并发症时紊乱明显，表现为低钠、低钾、低氯血症，后者可导致代谢性碱中毒。

【实验室及其他检查】

1．血常规　肝功能代偿期多正常，肝功能失代偿期可有轻重不等的贫血。脾功能亢进时可有白细胞和血小板减少。

2．尿常规　肝功能代偿期多正常，功能性肾功能衰竭时，尿中可见蛋白、管型和红细胞。有黄疸和腹水时，尿中尿胆红素、尿胆原、尿胆素均呈阳性。

3．肝功能检查　肝功能代偿期大多正常，或轻度异常。肝功能失代偿期则表现为：①血胆红素含量有不同程度增高。②总胆固醇和胆固醇酯常低于正常。③转氨酶有轻、中度增高，特别是丙氨酸氨基转移酶（ALT）增高明显。④血清白蛋白降低，球蛋白增高，白/球蛋白比例降低或倒置，蛋白电泳γ球蛋白升高。⑤由于纤维结缔组织增生，单胺氧化酶（MAO）和脯氨酰羟化酶（PH）均增高。⑥凝血酶原时间延长，注射维生素K后不能纠正。⑦吲哚氰绿试验（ICG）滞留值明显增高，在30%以上（正常值小于10%）。

4．免疫学检查　由病毒性肝炎导致的肝硬化，血中IgG、IgA、IgM均可增高，以IgG增高最显著。HBsAg阳性，丙肝抗体可为阳性。部分病人血清内还能测到自身抗体。玫瑰花结形成率、淋巴细胞转化率均降低。类风湿因子呈阳性反应。

5．腹水检查　腹水为漏出液。如果并发腹膜炎时腹水混浊，白细胞数增多，分类以中性粒细胞为主。腹水为血性应高度怀疑癌变。

6．其他　X线检查有食管下段静脉曲张和胃底静脉曲张征象；B超显示肝脏形态改变和肝门静脉高压征象；腹腔镜检查可直接观察肝脏病变；肝活检有假小叶形成；脑电图检查对肝性脑病的诊断和预后有价值。

【诊断与鉴别诊断】

诊断主要依据：①有病毒性肝炎史；②肝质地坚硬；③有肝功能减退和肝门静脉高

压的临床表现；④某些肝功能有异常改变；⑤肝活检有假小叶形成等。

此外，肝硬化患者如果出现：①严重肝病和（或）广泛门体侧支循环建立；②精神错乱，昏睡或昏迷；③有肝性脑病的诱因；④有明显肝功能损害或血氨增高、扑翼样震颤和典型的脑电图改变，应诊断为肝硬化合并肝性脑病。

鉴别诊断：①肝硬化有肝肿大时应与慢性肝炎、原发性肝癌、肝吸虫病、肝包虫病、先天性肝囊肿、慢性白血病等引起的肝大鉴别；②肝硬化腹水时应与结核性腹膜炎、缩窄性心包炎、慢性肾炎、腹腔肿瘤等引起的腹水鉴别；③肝硬化引起上消化道出血时应与消化性溃疡、糜烂性胃炎、胃癌、胆道出血等引起的出血鉴别；④肝性脑病应与低血糖、尿毒症、糖尿病、药物中毒、脑血管意外等引起的昏迷鉴别；⑤功能性肾功能衰竭应与慢性肾炎、慢性肾盂肾炎等引起的肾功能衰竭鉴别。

【治疗与预防】

1. 治疗　本病无特效疗法，关键在于早诊断、早治疗、延长肝功能代偿期；对肝功能失代偿期病人，采用对症治疗，改善肝功能，及时治疗并发症，对肝门静脉高压病人，应慎重选择手术治疗。

（1）一般治疗：①休息：肝功能代偿期，适当休息，劳逸结合；肝功能失代偿期，以卧床休息为主。②饮食：以高热量、高蛋白、丰富维生素、低脂和易消化的食物为宜。有腹水时应限制水、钠摄入。有肝功能严重损害和血氨增高者，应限制蛋白质摄入。不能进食者可静脉补液，供给必要的维生素和热量。

（2）药物治疗：①补充 B 族维生素和维生素 C、E 等。②保护肝和促进肝细胞再生，可用葡醛内酯（肝泰乐）0.2g，3 次/d，或用云芝肝泰、水飞蓟素（益肝灵）、肌苷等。③重症病人可输注能量合剂：在 10％葡萄糖注射液中加入 ATP20～40mg、辅酶 A50～100U、维生素 $B_6$50mg、正规胰岛素 4～12U、维生素 C 0.5g 和 10％氯化钾 5～10ml，静脉滴注。

（3）腹水治疗：①限制水、钠摄入：每日补液量限制在 1 000ml 以下，钠限制在 10～20mmol/L 以下为宜。②增加水、钠排出：主要用利尿、导泻药和腹腔穿刺放腹水等。③提高血浆胶体渗透压，静脉注射冻干血浆、鲜血或白蛋白等，可改善肝功能，使腹水消退。④自身腹水浓缩回输：改善腹胀，提高血浆蛋白浓度。⑤腹腔-颈静脉引流：可消除腹水，对防治肝肾综合征有效。⑥减少肝淋巴液漏出：采取胸导管-颈内静脉吻合术，减少某些难治性腹水。

（4）肝门静脉高压手术治疗：主要是降低肝门静脉高压和消除脾功能亢进。

（5）并发症治疗：①上消化道出血：禁食，纠正失血性休克（迅速补充血容量），止血（三腔管压迫），预防肝性脑病的发生。②感染：选用有效抗生素，早期、足量、联合用药。③肝性脑病：治疗愈早，疗效愈好。一般采用下列方法：去除诱因，控制肠内毒性产物的产生（暂停蛋白质食物摄入，导泻，用弱酸 150～200ml 保留灌肠，口服抗生素硫酸新霉素抑制肠内细菌生长，口服或鼻饲 10％乳果糖糖浆 30～50ml，4 次/d，减少氨形成和吸收），消除对脑有害物质（如谷氨酸钠 23g 加入葡萄糖溶液中静脉滴入，或用左旋多巴 0.5g，3 次/d 鼻饲）。此外，应及时纠正水、电解质、酸碱平衡紊乱，保护脑细胞功能（用冰帽降低颅内温度，以减少能量消耗），保持呼吸道通畅，防治脑水肿（静脉滴入高渗葡萄糖、甘露醇等脱水剂），防治出血与休克。④功能性肾功能衰竭：

禁用肾毒性药物（如硫酸新霉素、硫酸卡那霉素等），避免和控制血容量减少的因素（如放腹水、利尿等），严格控制输液量，纠正水、电解质平衡紊乱，静脉滴入右旋糖酐或血浆、白蛋白等以改善肾血流量，应用血管活性物质，改善肾功能等。

2．预防　积极治疗各种可能引起肝硬化的疾病；避免应用对肝脏有害的药物；在工农业生产及科研中，应加强劳动防护。

第四节　急性胰腺炎

急性胰腺炎是常见急腹症之一。是由胰腺消化酶作用于胰腺本身及其周围组织所引起的急性化学性炎症。本病的发病率女性高于男性。

【病因与发病机制】

引起急性胰腺炎的病因与发病机制目前未完全明确，与下列因素有关。

1．梗阻因素

（1）胆道疾病：胆总管与胰管常有共同通道。当胆总管结石、胆道蛔虫、胆管炎致胆总管下端阻塞时，胆汁和胰液排出障碍，胆汁逆流入胰管，使胰酶活化，引起胰腺组织的自身消化与胰周围组织损害。

（2）胰管梗阻：当各种原因致胰管梗阻时例如结石、肿瘤、炎症或奥狄（Oddi）括约肌功能障碍，导致胰液排出障碍，胰管内压力增高，使腺泡破裂胰液流入间质，引起急性胰腺炎。

2．酗酒和暴饮暴食　暴饮暴食使胰液分泌旺盛，酒精可使十二指肠乳头水肿和 Oddi 括约肌痉挛，导致胰液排出不畅，逆流入胰腺引起急性炎症。

3．感染　某些传染病如腮腺炎、病毒性肝炎、伤寒等，可累及胰腺而导致急性炎症。

4．其他　高脂血症和高钙血症，某些药物，胰腺损伤，胆、胰或胃手术后，经胰、胆管逆行造影检查等，均有可能诱发急性胰腺炎。

【病理】

本病按病理变化分为两型：

1．急性水肿型（间质型）此型多见。表现为胰腺肿大、变硬，间质水肿、充血，炎症细胞浸润，但无出血与坏死。

2．急性出血坏死型　此型较少。表现为胰腺肿胀、变软、质脆。胰腺组织及血管广泛坏死出血和自溶，胰腺呈紫红色或紫黑色。胰液外溢，使胰腺周围组织及腹膜后脂肪组织出血、坏死。腹腔内有血性渗液，腹膜、大网膜、肠系膜可见灰白色脂肪坏死灶。

【临床表现】

1．间质水肿型　本型起病急骤，多于饱餐或酗酒后发病。初起为中上腹持续性刀割样绞痛或刺痛，呈阵发性加剧，常向左侧腰背部放射，平卧或进食后加剧。全身症状轻微，仅有发热、恶心、呕吐等。体检见病人表情痛苦，腹痛剧烈时面色苍白，皮肤湿冷，血压下降。多数病人腹软，中上腹及左上腹压痛，可有腹胀和肠鸣音减弱。少数患者因合并胆道疾病出现轻度黄疸。

2．出血坏死型　除有上述间质水肿型的表现外，常伴有：

(1) 休克：面色苍白、出冷汗、血压下降、脉细数等。少数患者可发生猝死。

(2) 腹膜炎：表现为局限性或弥漫性腹膜炎。腹腔穿刺液可呈血性，内含脂肪滴和大量淀粉酶。腹膜炎严重，可出现麻痺性肠梗阻。

(3) 低血钙：由于胰腺及其周围组织被脂肪酶破坏，分解出脂肪酸，与血中 Ca^{2+} 结合，导致血钙降低，手足搐搦。此外，部分病人出现黄疸，侧腹或脐周皮肤呈蓝绿色（棕色淤斑）。

【实验室及其他检查】

1. 血清淀粉酶测定　多于起病后 8 小时开始升高，48～72 小时下降，持续 3～5 天。碘—淀粉比色法测定（正常值 50～180 苏氏单位），如超过 500U 即有诊断价值。血淀粉酶高低与病情严重程度不成正比。某些疾病（如胆囊炎、胆石症、溃疡穿孔、病毒性肝炎等）淀粉酶也增高，但一般不超过 500U。

2. 淀粉酶肌酐清除率比率（CAm/Ccr）正常值小于 5%，急性胰腺炎是正常值的 3 倍。其他原因引起的高血清淀粉酶血症，其比率正常或降低。计算公式：

$$CAm/Ccr = \frac{\text{尿淀粉酶}}{\text{血淀粉酶}} \times \frac{\text{血清肌酐}}{\text{尿肌酐}} \times 100\%$$

3. 尿淀粉酶测定　多于起病后 12～24 小时后升高，持续约 1～2 周，碘—淀粉比色法（正常值 0～340 苏氏单位）明显增高有诊断价值。

4. 血清酯肪酶测定　此酶升高较迟，急性胰腺炎时超过 1.5U%，多用于发病 5 天后就诊的病人。

5. 血清正铁血白蛋白测定　急性间质水肿型为阴性，出血坏死型为阳性，对出血坏死型胰腺的诊断和判断预后价值较大。

6. 血钙测定　出血坏死型胰腺炎降低，低于 1.75mmol/L 表示坏死严重，预后不佳。

7. 白细胞计数　常增高，多为 $10 \sim 20 \times 10^9/L$ 中性粒细胞显著增高。

8. 其他　有腹水者，腹水淀粉酶增高。有黄疸者，血胆红素增高。血糖增高和尿糖阳性者，表示病情严重。B 超与 CT 扫描，可见胰腺普遍增大，轮廓与边界不清，光点增多。

【诊断与鉴别诊断】

典型病例，根据病史、临床表现、辅助检查即可诊断。对某些非典型病例应与下列疾病鉴别：

1. 消化性溃疡穿孔　本病多有消化性溃疡病史，穿孔后有腹膜刺激征，肝浊音界缩小或消失。X 线检查可见膈下游离气体。血淀粉酶正常或增高，但不超过 500U（苏氏法）。

2. 胆囊炎及胆石症　常有胆绞痛发作史，疼痛多位于右上腹，并向右肩部放射，墨菲征阳性，血淀粉酶增高，但多不超过 500U（苏氏法）。

3. 急性肠梗阻　多为脐周阵发性腹痛，有腹胀、肠鸣音亢进、肛门停止排气及排便。X 线检查可见肠梗阻征象。血、尿淀粉酶升高不明显。

4. 心肌梗死　常发生于中年以上，疼痛多在胸骨后，为持续性绞窄性疼痛，向左肩部放射。无腹部体征。心电图检查可见心肌梗死表现。

【治疗与预防】

1. 治疗　一般病人采用内科治疗，少数有并发症的病人需外科治疗。

(1) 内科治疗

1) 抑制和减少胰液分泌：禁食、胃肠减压，使用抗胆碱能药物（如硫酸阿托品）或 H_2 受体拮抗剂（如雷尼替丁）。可用氟尿嘧啶 500mg 加入葡萄糖溶液中静脉滴注。

2) 止痛：明确诊断后对腹痛严重者可用盐酸哌替啶（杜冷丁）50～100mg 肌内注射。

3) 抗感染：联合应用有效抗生素，如硫酸庆大霉素、氨苄西林钠（氨苄青霉素）等。

4) 抑制酶活性药：出血坏死型胰腺炎早期可用抑肽酶 10 万 U，2 次/d，静脉滴注，抑制胰蛋白酶和糜蛋白酶的活性。

5) 纠正水、电解质和酸碱平衡失调；补充有效血容量与应用血管活性药物以抗休克，手足搐搦症可静脉注射 10%葡萄糖酸钙 10～20ml。

(2) 外科治疗：若腹膜炎体征进行性加重，不能除外外科急腹症；或伴有胆道梗阻、假性囊肿等，可考虑外科手术治疗。

2. 预防　消除或避免可能诱发胰腺炎的各种因素，如酗酒、暴饮暴食，积极治疗胆道疾病。

第五节　胆道感染与胆石症

胆道感染与胆石症是外科常见病。胆石症是引起胆道感染的主要原因，而胆道感染时可促使结石形成。两者互为因果，且常并存。

【病因与发病机制】

胆道感染与胆石症的病因和发病机制较复杂，主要与下列因素有关：

1. 胆汁潴留　当各种因素（如胆道梗阻或胆道括约肌功能失调）导致胆汁长期淤积在胆道内。胆汁的理化性质发生改变而高度浓缩。浓缩的胆汁刺激胆囊壁和胆管壁，使之出现炎症。此外，浓缩的胆汁内胆色素和胆固醇浓度增高，易析出形成结石。

2. 感染因素　胆汁潴留或胰液逆流时，细菌可经血行或淋巴管进入胆道，也可由钻入的蛔虫直接带入胆道而继发感染。常见菌多为大肠杆菌，该菌除引起感染外，其产生的β葡萄糖醛酸酶，使胆汁内可溶性双葡萄糖醛酸胆红素，水解为不溶于水的胆红素，促使胆石形成。此外，胆道感染时脱落的上皮细胞。蛔虫残骸及卵、细菌等均可成为结石的核心，形成结石。

3. 代谢因素　胆汁内含有胆酸、卵磷脂和胆固醇三种类脂质。当某种因素（如高脂饮食或肥胖等）使上述三种类脂质代谢紊乱，胆汁中的胆红素和胆固醇增高，此时如有胆汁潴留或结石核心存在，游离胆红素和过饱和胆固醇析出形成结石。

【病理】

1. 胆道感染的病理变化

(1) 急性胆囊炎：早期病变局限于粘膜层，粘膜充血、水肿为急性单纯性胆囊炎。如病变发展，侵犯胆囊壁全层，浆膜面有脓性渗出，则为急性化脓性胆囊炎。如胆囊极度增大，囊壁血运障碍，导致其坏死为坏疽性胆囊炎。坏死处一旦穿孔则引起胆汁性腹膜炎。

(2) 慢性胆囊炎：胆囊病变轻者，仅囊壁增厚和纤维组织增生，重者囊壁萎缩、肥厚、囊腔缩小、功能丧失。如胆囊管有梗阻可出现胆囊积水。

2. 胆石分类与分布

(1) 胆石分类、按化学成份分为胆红素结石。胆固醇结石和混合结石。

(2) 胆石分布按存在的部位分为胆囊结石、胆总管结石和肝内胆管结石。

【临床表现】

1. 急性胆囊炎　常在进油腻食物后发生，表现为右上腹剧烈绞痛，阵发性加剧，并向右肩背部放射。常伴恶心、呕吐及发热。炎症波及胆管时可有寒战、高热和轻度黄疸。体检发现右上腹压痛及肌紧张，墨菲征阳性，有时可触及肿大的胆囊。病变严重者可有胆囊积脓、坏疽，甚至穿孔引起腹膜炎。

2. 慢性胆囊炎　症状不典型，多数病人既往有胆绞痛史，继后出现厌油、腹胀、嗳气等消化道症状，有时有胆囊区疼痛。很少出现畏寒、高热和黄疸。如急性发作，表现同急性胆囊炎，墨菲征阳性。

3. 急性梗阻性化脓性胆管炎　起病急骤，表现为胆绞痛、寒战、高热，伴恶心、呕吐。体温可高达40℃以上，脉速，血压多有下降，巩膜、皮肤有不同程度黄疸，剑突下和右上腹明显压痛和肌紧张，肝肿大并有叩痛，有时可触及肿大的胆囊，多数病人有明显的代谢性酸中毒，严重者若不及时抢救可于短期内死亡。

4. 胆囊结石　临床表现与结石大小、部位，有无梗阻、炎症有关。约半数以上患者可终生无任何症状。较大的结石，有时引起右上腹不适及慢性胆囊炎症状。较小结石有时可于饱餐后或平卧时阻塞胆囊管，引起胆绞痛和急性胆囊炎。若结石落入胆总管，可有胆总管结石的表现。

5. 胆总管结石　临床表现与结石阻塞的程度和有无感染有关。若结石阻塞胆总管并继发胆管炎，可有剑突下阵发性绞痛，寒战、高热和黄疸。黄疸的深浅与结石梗阻的程度有关。常伴恶心、呕吐。剑突下有明显压痛，梗阻严重者可扪及肿大的胆囊与肝脏。

6. 肝内胆管结石　病人出现肝区闷胀痛，可伴发热，因多与胆总管结石并存，可有胆总管结石的表现，可扪及肿大而有触痛的肝脏。晚期可因长期胆汁淤积而发生胆汁性肝硬化。

【实验室及其他检查】

1. 血象　胆道感染时，白细胞总数增加，特别是急性梗阻性化脓性胆管炎，白细胞增加更明显，可有核左移。

2. 尿　梗阻性黄疸存在时，尿胆红素明显增加，增加程度与梗阻程度有关。

3. 粪　有梗阻时，粪中粪胆元减少。若胆道完全梗阻，粪便呈陶土色。

4. 肝功能检查　如有胆道梗阻，血清总胆红素、直接胆红素、转氨酶、碱性磷酸酶、γ-谷氨酰转肽酶均可增高。如果凝血酶原时间延长，提示肝脏有严重损害。

5. 十二指肠引流　检查胆囊胆汁，可见胆砂或胆固醇结晶，有助于胆囊结石的诊断。如发现胆汁有脓细胞，提示胆道感染。

6. X线检查　经造影可明确胆道感染和胆结石的情况。

7. 超声检查　B 型超声检查，可了解结石的部位、大小、数目，并能了解胆囊的大小和胆总管的情况，对本病诊断价值大。

【诊断】

根据病史、临床表现、实验室及其他检查即可作出诊断。

【治疗与预防】

1. 治疗

(1) 急性胆囊炎：对确诊的急性胆囊炎病人，病情重又无手术禁忌，经短期术前准备后行胆囊切除术；若病情危重，不能耐受此手术或术中因解剖不清等原因，亦可先做胆囊造口术，以后再择期切除胆囊。如果病人病情较轻，经非手术治疗缓解后，可择期行胆囊切除术。术前准备和非手术疗法包括禁食、胃肠减压及静脉补液。如有水、电解质、酸碱平衡紊乱，需予纠正。可用硫酸庆大霉素、盐酸林可霉素（洁霉素）、氨苄西林钠（氨苄青霉素）、甲硝唑等控制感染。腹痛可用硫酸阿托品、盐酸异丙嗪等。

(2) 慢性胆囊炎：病人平时应进低脂饮食，口服利胆药如 50% 硫酸镁 10ml，3 次/d；消炎利胆片 4～6 片，3 次/d。慢性胆囊结石患者，有明显症状，宜择期行胆囊切除。

(3) 化脓性胆管炎治疗：应积极做好术前准备（方法同急性胆囊炎），加用盐酸多巴胺纠正休克。静脉滴入广谱抗生素。做胆总管切开探查，解除梗阻，引流胆汁。

(4) 胆总管结石和肝内胆管结石均需手术治疗。

2. 预防　积极防治肠道蛔虫病和肝吸虫病。增强体质，注意卫生，进食低脂肪和低胆固醇的食物。

第六节　急性阑尾炎

急性阑尾炎是最常见的外科急腹症。因其症状变化多端，病情发展较快，故早期诊治，病人可于短期内康复。若贻误诊治，可发生严重并发症，因此，必须认真对待。

【病因与发病机制】

引起急性阑尾炎主要病因是阑尾腔梗阻后并发感染。

阑尾是一细长盲管，开口狭小，管壁内有丰富的淋巴组织，一旦阑尾扭曲，管腔可发生阻塞；因阑尾蠕动缓慢，食物残渣、寄生虫、粪石、异物等，也常引起阑尾腔阻塞。阑尾腔阻塞后，阑尾粘膜分泌物淤滞于管腔内，细菌则可侵入抗病能力降低的阑尾壁引起感染。

此外，胃肠道感染性疾病，炎症也可直接蔓延至阑尾，或管壁痉挛，血运障碍，即使无阑尾腔阻塞，仍能导致阑尾炎症。

【病理】

急性阑尾炎的病理变化分为：

1. 急性单纯性阑尾炎　是急性阑尾炎的早期病变。初起炎症局限于粘膜与粘膜下层，继之扩展到整个阑尾壁。阑尾外观仅轻度肿胀、充血，失去正常光泽，并有少量纤维蛋白渗出。阑尾壁有水肿和中性粒细胞浸润。粘膜面有小溃疡和出血点。阑尾腔内也有少量渗液。

2. 急性蜂窝织炎性阑尾炎　又称急性化脓性阑尾炎。上述炎症进一步发展，阑尾肿胀更为显著，浆膜面高度充血，并附有脓性渗出物，阑尾周围的腹膜腔内有脓液，导致局限性腹膜炎。阑尾粘膜溃疡面扩大，壁内有小脓肿形成。阑尾腔内有积脓。

3. 急性坏疽性阑尾炎　因阑尾动脉属于终末血管，无侧支循环，故炎症进一步发展，导致阑尾血供障碍，使阑尾壁部分或全部坏死，呈暗红色或黑色，并可发生穿孔。阑尾穿孔后炎症继续扩散，引起弥漫性全腹膜炎。

急性阑尾炎化脓坏疽，被大网膜包裹形成阑尾周围脓肿。

【临床表现】

1. 症状　急性阑尾炎的症状变化较多，其主要症状为：

(1) 腹痛：转移性右下腹痛是本病的特点。大多数病人于发病初即觉上腹部或脐周隐痛。数小时至10余小时后转移至右下腹，此系阑尾炎症波及壁层腹膜所致。疼痛多为持续性，初起较轻，逐渐加重，有时也可出现阵发性加剧。

少数病人腹痛不典型，有的病人发病初期即为全腹痛；有的病人无转移性腹痛，开始即局限于右下腹。少数病人腹痛起于左下腹。因此，即使无转移性腹痛，并不能排除急性阑尾炎。腹痛部位与阑尾位置有关。腹痛的性质和程度与阑尾炎的病理类型有关。单纯性阑尾炎多呈持续性隐痛或胀痛；蜂窝织炎性阑尾炎和坏疽性阑尾炎腹痛较重，且伴阵发性加剧。如果阑尾腔有梗阻，腹痛多呈阵发性绞痛。在腹痛进展过程中，如果疼痛突然减轻，是阑尾坏疽穿孔的征象。伴腹膜炎时，腹痛呈阵发性加剧。

(2) 消化道症状：恶心、呕吐是仅次于腹痛的常见症状。早期呕吐是神经反射性的，后期是腹膜炎所致。少数病人有便秘或腹泻。

(3) 全身症状：早期无明显全身症状，仅有乏力、头痛等。炎症加重后即出现发热、出汗、脉搏增快等全身中毒症状。病人如有寒战、高热、黄疸，则应考虑急性阑尾炎并发肝门静脉炎，预后不良。

2. 体征　急性阑尾炎的体征，取决于炎症的程度和阑尾的位置。

(1) 右下腹压痛：是急性阑尾炎的重要体征。压痛点虽因阑尾位置不同而异，但大多在右下腹阑尾点。随着炎症的加剧，压痛的范围也渐扩大。

压痛、腹肌紧张、反跳痛和肠鸣音消失是腹膜刺激征象，提示阑尾炎症波及壁层腹膜，但衰竭病人、老人、小儿、孕妇和盲肠后位阑尾炎时，腹膜刺激征常不明显。

(2) 间接压痛试验

1) 结肠充气试验：用手压迫左下腹降结肠区，病人感右下腹痛为阳性。这是因为左下腹受压后，结肠内气体逆行到盲肠，冲击已发炎的阑尾所致。

2) 腰大肌试验：病人取左侧卧位，右下肢向后伸，引起右下腹痛者为阳性。表示阑尾位置较深贴近腰大肌。

3) 闭孔内肌试验：病人仰卧位，右髋屈曲90°并内旋，引起右下腹痛者为阳性。表示阑尾位置较低贴近闭孔内肌。

4) 直肠指诊：若直肠右前方有触痛，表示阑尾位于盆腔，或炎症已波及盆腔。有盆腔脓肿时，可触及痛性肿块。

【实验室检查】

1. 血象　急性阑尾炎早期白细胞总数及中性粒细胞比例正常或稍高。阑尾化脓、坏疽或穿孔时，白细胞总数增高，甚至可达$15\times10^9/L\sim20\times10^9/L$，尤以中性粒细胞比例升高最显著。但老年人或体质差的病人，白细胞总数可能不增高，但中性粒细胞的比例升高。因此，中性粒细胞比例升高，对诊断急性阑尾炎有重要意义。

2. 尿常规　少数急性阑尾炎病人，由于阑尾邻近输尿管或膀胱，尿内可能会有少量红、白细胞。绝大多数病人尿常规正常。

【诊断与鉴别诊断】

1. 诊断　根据转移性腹痛、消化道症状及右下腹固定压痛和实验室检查即可确诊。但若症状不典型或阑尾位置异常时，须仔细分析、鉴别，减少误诊。

2. 鉴别诊断　急性阑尾炎的临床表现变化多端，应与下列疾病鉴别。

(1) 消化性溃疡穿孔：消化性溃疡穿孔后，胃内容物可沿升结肠外侧沟流至右髂窝，出现转移性右下腹痛，酷似阑尾炎。但消化性溃疡穿孔病人大多有溃疡病史，起病急重，腹膜刺橄征明显，多呈板状腹，除右下腹压痛外，上腹部压痛更显著，X 线检查膈下常有游离气体。

(2) 急性胆囊炎：鉴别一般较容易，但在胆囊位置较低或阑尾位置较高时，二者易混淆。其鉴别点为急性胆囊炎腹痛局限于右上腹，呈绞痛，向右肩放射，右上腹有压痛和肌紧张，墨菲征阳性。

(3) 急性肠系膜淋巴结炎：多见于儿童。常有上呼吸道感染史，在腹痛发生前多有高热，右下腹痛和压痛范围比阑尾炎广泛，位置不固定，随体位改变。有时可扪及肿大的淋巴结。

(4) 输卵管妊娠（宫外孕）破裂：右侧宫外孕破裂的表现与急性阑尾炎相似，但病人有停经史，剧烈腹痛，有出血性休克的症状，腹腔或阴道后穹窿穿刺可抽出血液。

除上述疾病外，还需与右下肺炎、右侧输尿管结石、右侧卵剿囊肿蒂扭转、黄体破裂、回盲部肿瘤和先天性回肠憩室炎等鉴别。

【防治原则】

1. 治疗

(1) 手术疗法：为急性阑尾炎的首选疗法，即阑尾切除术。可完全治愈。

(2) 非手术疗法：包括禁食、补液、抗感染，对阑尾炎早期可能有效，若病情加重应立即手术。

2. 预防　目前对急性阑尾炎缺乏有效的预防方法。但预防肠道感染，驱除肠道寄生虫，避免饮食不节和餐后剧烈活动，养成规律的排便习惯，防治上呼吸道感染等对急性阑尾炎的预防可能有一定作用。

第七节　消化系统恶性肿瘤

在各种恶性肿瘤中，以消化系统的恶性肿瘤最多见，且种类多，死亡率高。消化系统恶性肿瘤中以胃癌、食管癌、肝癌和大肠癌等最多见。

一、胃　　癌

胃癌发病率占消化系统肿瘤的首位。

【病因与发病机制】

本病的病因和发病机制至今未明，目前认为可能与下列因素有关。

1. 环境因素　据统计，不同国家及地区发生率不同。其原因可能与土壤、饮水中所含微量元素、酸碱度、工业废物污染等有关。例如土壤含锌、铜高的地区本病的发病率高。

2．饮食因素　熏制食物中含较多苯并芘，腌制食品中含亚硝酸盐，大米用滑石粉加工后残存石棉纤维，发霉食物中含有黄曲霉毒素等均有致癌作用。

3．遗传因素　胃癌病人有家族聚集现象，认为其发病可能与遗传有关。

4．免疫因素　近年来发现免疫功能低下的人胃癌发病率高，表明机体的免疫功能障碍，对癌肿的免疫监督作用降低，是发生癌肿的重要因素之一。

5．癌前病变　是指有恶变可能的一些胃部疾病如胃息肉、胃溃疡、慢性萎缩性胃炎等。

【病理】

胃癌可以发生于胃的任何部位，但以胃窦部最多见。

1．大体分型

(1) 早期胃癌：是指癌浸润局限于粘膜或粘膜下层。通常分为三型：隆起型、浅表型、凹陷型。

(2) 中晚期胃癌（进展期胃癌）：指癌肿已浸及肌层和浆膜者。分三型：肿块型、溃疡型、浸润型。

2．组织学分型　绝大多数为腺癌，其余为粘液腺癌和未分化癌。

3．转移途径

(1) 直接蔓延：肿瘤可直接向邻近组织浸润蔓延。

(2) 淋巴转移：是转移的主要途径，发生较早。根据癌肿部位不同，转移的淋巴群也不同。首先转移至胃周围，晚期向远处转移，最常见的是经胸导管转移至左锁骨上淋巴结。

(3) 血行播散：癌细胞经血行播散到全身，例如肝、肺、骨等。

(4) 腹腔种植：胃癌穿透胃壁全层癌细胞脱落而种植于腹膜和腹腔脏器表面。

【临床表现】

胃癌早期症状多不明显，仅有上腹不适或胀感、隐痛、嗳气、反酸、食欲差和轻度贫血等类似消化性溃疡或慢性胃炎的表现。给予制酸剂等药物治疗效果不明显。随着病情进展，胃部症状加重，可有上腹痛、纳差、消瘦、体重减轻等。此外，胃窦癌可有幽门梗阻的症状，贲门和高位小弯癌可有进食梗阻，癌肿破溃可发生出血或穿孔。

胃癌晚期表现为上腹肿块和转移症状，病人明显消瘦，严重者呈恶病质。

早期多无特殊体征，晚期可有上腹肿块和转移到相应部位的体征，例如肝转移有肝肿大和黄疸，腹膜转移有腹水等。

【实验室及其他检查】

1．血象　常有不同程度的贫血，晚期更明显。血沉多增快。

2．粪便检查　大便隐血试验常呈阳性，此项检查对胃癌有一定诊断价值。

3．胃液分析　通常胃酸低或胃酸缺乏，此项检查对胃癌的诊断和鉴别诊断有一定价值。

4．X线钡餐检查　是诊断本病的可靠方法，溃疡型癌表现为龛影，浸润性癌表现为革囊样胃，肿块型表现为充盈缺损等。

5．胃镜检查及活检　对胃癌有确诊价值。特别对早期胃癌的发现意义更大。

6．脱落细胞检查　查到癌细胞即有诊断意义。

7．免疫学检查　胃癌相关抗原（GCAA）测定阳性有助于胃癌早期诊断。α_2 癌胚糖蛋白（α_2GP）和胎儿硫糖蛋白（FSA）测定阳性对本病的诊断有参考价值。

【诊断和鉴别诊断】

晚期胃癌通过病史、症状、体征及辅助检查（主要是 X 线钡餐检查和纤维胃镜检查）即可确诊，但治愈的可能性极小。早期胃癌治疗效果较好，但诊断较困难。故对临床疑为胃癌的病人，特别是 40 岁以上，以往无“胃病史”而出现消化道症状者应进行 X 线钡餐检查、纤维胃镜检查及活检、胃液细胞学检查是早期发现胃癌的关键。

胃癌还应与胃溃疡、胃息肉、慢性胃炎、胃粘膜脱垂症等相鉴别，鉴别依据是纤维胃镜检查及活检。

【治疗与预防】

1．治疗　主要采用综合治疗。

（1）手术治疗：是治疗胃癌的最有效方法，特别是早期胃癌，术后 5 年生存率高。中晚期胃癌视病情制定手术方案，以期延长生命。

（2）放射治疗：术前放疗能提高手术切除率。

（3）化学药物治疗：主要用于不能手术的中晚期胃癌病人，或做术前、术中和术后的辅助治疗。常用 5-氟尿嘧啶（5-Fu）、丝裂霉素（MMC）、盐酸阿霉素（ADR）、喃氟啶（呋氟尿嘧啶、FT-207）、环磷酰胺（CTX）、优福定（UFT）、依托泊甙（VP-16）、顺铂（DDP）等。这些药单独使用效果差，采用间歇、多疗程和联合用药效果较好。常用的方案有：EAP 方案（VP-16　120mg/m^2，静脉滴注，第 4、5、6 天；ADR 20mg/m^2，静脉注射，第 1、7 天；DDP40mg/m^2，静脉滴注，第 2、8 天；每 3～4 周重复一次。60 岁以上的病人 VP-16 剂量改为 100mg/m^2）。ELF 方案（VP-16、DDP、5-Fu）和 MMC＋UFT 方案等。

（4）免疫疗法：辅助疗法之一，常用胸腺肽、转移因子、干扰素、肿瘤特异性免疫核糖核酸等。

（5）中医中药治疗：辨证施治，常用贞芪扶正冲剂，1 袋/d，疗程 2 月。有扶正固本作用。

2．预防　积极治疗胃癌的癌前期病变，定期随访。在胃癌高发区，应定期普查，多食含维生素 C 的食物，如新鲜蔬菜和水果等。

二、原发性肝癌

原发性肝癌是我国常见的恶性肿瘤之一。是发生于肝细胞或肝内胆管细胞的癌肿。可发生于任何年龄，好发年龄是 30～50 岁，男性多于女性。

【病因与发病机制】

病因和发病原理至今未明，目前认为与下列因素有关。

1．病毒性肝炎和肝硬化　据统计发现，许多肝癌病人都有乙型或丙型肝炎史。肝癌病人中 HBsAg 阳性及抗-HCVIgG 阳性者较多。乙型肝炎可发展成结节性肝硬化，结节性肝硬化常发生癌变。故认为病毒性肝炎和肝硬化与肝癌的发生关系密切。

2．黄曲霉毒素　动物实验证明黄曲霉毒素 B_1 有很强的致癌作用。它主要存在于霉变的粮食及花生中。此外杂色霉素、岛青霉素等也有引起实验性肝癌的作用。

3．亚硝胺　业已证明亚硝胺是强烈的化学性致癌物。在高发区的土壤或腌制食品中含量高。

4．寄生虫　华支睾吸虫感染，能刺激胆管上支细胞使之癌变。

5．其他　食物中缺乏蛋白质和胆碱，能引起肝细胞变性坏死和癌变。此外肝癌的发生有家族集聚现象，可能与遗传有关。

【病理】

1．大体分型

(1) 结节型：此型多见。全肝满布大小不等的癌结节，常伴有严重的肝硬化。

(2) 巨块型：癌肿呈单独巨大肿块，膨胀性生长质硬，易发生坏死，引起肝破裂。

(3) 浸润型：弥漫全肝的小结节，类似肝硬化，肝肿大不明显，甚至缩小。此型少见。

2．组织学分型　分为肝细胞型、胆管细胞型和混合型三种。

3．转移途径　肝癌的转移方式主要是血行转移、淋巴转移和神植转移三种形式。

【临床表现】

原发性肝癌，早期无特殊表现，一旦出现典型表现已属晚期。

1．症状

(1) 肝区痛：多为胀痛或钝痛。若侵犯横膈，疼痛可放射至右肩。肝破裂时有突然剧烈腹痛、腹膜刺激征、晕厥和休克等。

(2) 消化系统症状：食欲减退、腹胀、恶心、呕吐等，部分病人可有肝硬化的表现。

(3) 全身症状：消瘦、乏力、贫血、发热和全身出血倾向。

(4) 转移症状：若肺转移有呼吸道症状，脑转移有神经系统症状等。

2．体征　肝脏肿大，有结节或巨块，并有明显触痛，晚期有明显黄疸、恶病质和肝硬化的体征。如已转移，可有转移部位的体征。

【实验室及其他检查】

1．甲胎蛋白（AFP）测定　对本病有特异性诊断价值。常用 ELISA 法检测，阳性有意义。

2．血清酶测定

(1) 血清碱性磷酸酶测定（ALP）：超过 30 金氏单位有诊断价值。

(2) 血清 γ-谷氨酰转肽酶（γ-GT）测定：明显升高有助于诊断。

(3) 血清乳酸脱氢酶（LDH）测定：明显升高有助于诊断。

3．其他　B 型超声显象、CT 检查、数字减影肝动脉造影（DSA）、肝穿刺活检和腹腔镜检查等对肝癌的大小、定位和诊断价值较大。

【诊断与鉴别诊断】

根据病史、临床表现和辅助检查即可诊断，但亦非早期，故预后差。因此，凡有不易治愈的消化道症状，伴进行性肝肿大，持续疼痛，特别是 30 岁以上的病人，应考虑肝癌的可能性，必须详细检查，以利早期诊断。

原发性肝癌还应与肝硬化、继发性肝癌、肝脓肿和肝包虫病鉴别，鉴别依据为血清 AFP 测定、B 超等检查。

【治疗与预防】

1．治疗

(1) 手术治疗：凡有手术指证者，应早期手术。如手术不能切除可用肝动脉结扎、肝动脉栓塞（栓塞药物中可加抗癌药)、肝动脉插管灌注化疗药物，液氮冷冻，激光治疗等。

(2) 化学药物治疗：常采用全身化疗和肝动脉插管化疗。对胃癌有效的药物均能使用，常用的方案有：FAM 方案（5-Fu 300mg/m^2，静脉滴注，2 次/w；ADR20～30mg/m^2，静脉冲入，1 次/w，疗程 6 周)。肝动脉插管灌注化疗药物 MMC6～8mg/次，动脉冲入，1 次/w；5-Fu 1.0g/次，肝动脉滴入，3 次/w，疗程 4 周。

(3) 放射治疗：只是治疗本病的综合疗法之一。

(4) 中医中药治疗：以扶正固本为主，主要是增强机体免疫力，减少化疗的副作用，提高疗效。

(5) 免疫治疗：作为手术或化疗、放疗的辅助治疗，提高机体的免疫力。

2．预防　针对病因进行预防，建立肿瘤防治网，定期普查，做到早发现，早治疗。

第八节　婴 儿 腹 泻

婴儿腹泻是由不同病因引起的、以腹泻为主的一种临床综合征。是婴幼儿时期的常见病、多发病。好发于夏秋季，发病年龄半数在 1 岁以内。

【病因】

1．内在因素　婴幼儿消化系统发育不完善，胃酸和消化酶分泌较少，故对食物耐受性差；婴幼儿生长发育快，需要营养物质相对较多，胃肠道负担重，消化道经常处于紧张状态；婴幼儿神经系统对胃肠道的调节功能差，血中免疫球蛋白和胃肠道分泌型 IgA 均较低，对感染的防御能力低。受外界因素影响，容易发生消化功能紊乱。

2．感染因素

(1) 肠道内感染：是婴儿腹泻的主要原因。

1）病毒感染：最多见。人类轮状病毒是婴幼儿秋冬季腹泻的常见病原。此外，埃可病毒、柯萨奇病毒、腺病毒、冠状病毒等有时也会引起腹泻。

2）细菌感染：主要是大肠杆菌，次为空肠螺旋杆菌、耶尔森菌等，长期应用抗生素引起肠道菌群失调，可诱发金黄色葡萄球菌、变形杆菌、绿脓杆菌等引起腹泻。

3）真菌：多为白色念珠菌引起的腹泻。

4）寄生虫：梨形鞭毛虫、结肠小袋虫可引起肠炎。

(2) 肠道外感染：婴幼儿患上感、中耳炎、肺炎、肾盂肾炎和各种急性传染病时，常伴有腹泻。

3．饮食因素　多见于人工喂养儿，由于喂食不当，或突然改变食物性质和品种，或腹部受凉等均可引起腹泻。

【发病机制与病理】

1．消化道功能紊乱　多见于喂养不当引起的腹泻。由于进食过多与不当，导致胃肠道功能紊乱，食物不能完全分解，产生有毒的中间产物刺激肠壁，使肠蠕动加快，引起腹泻、脱水、电解质紊乱和中毒症状等。

2．细菌肠毒素作用　大肠杆菌产生的肠毒素使小肠粘膜上皮细胞的腺苷酸环化酶的活性增高，导致水与钠向肠腔内移动，出现水泻和电解质代谢紊乱。

3．细菌侵袭肠粘膜的作用　侵袭性细菌侵入肠粘膜，引起炎症反应，如充血、水肿、炎症细胞浸润、溃疡和渗出，排出痢疾样粪便。

4．水电解质和酸碱平衡紊乱

（1）脱水：腹泻使水和电解质大量丧失，摄入量减少亦导致缺水。根据水和电解质丢失的比例不同，渗透压有不同的改变。故分为：

1）等渗性脱水：水和电解质（主要是钠）成比例丢失，血钠为 130～150mmol/L。此类脱水最常见。

2）低渗性脱水：丧失电解质比水多，即脱水加低钠血症，血钠＜130mmol/L。

3）高渗性脱水：失水大于失电解质，血钠＞150mmol/L。

（2）酸中毒：原因：

1）碱性物质随粪便丢失；

2）进食少，脂肪氧化增加，酮体增多；

3）脱水引起血容量减少，组织缺氧，酸性代谢产物堆积；

4）由于肾血流量减少，肾功能降低，酸性代谢产物不易排出。

（3）低钾、低钙血症　进食少及吐泻过多，可致低钾和低血钙。

【临床表现】

1．轻型腹泻　多因喂养不当或肠道外感染所致。腹泻较轻，每天数次至 10 余次，为黄色或黄绿色稀便，呈蛋花汤样，含少量粘液及白色小块，有酸臭气。食欲减退，偶有呕吐，全身症状轻，无脱水和酸中毒。

2．重型腹泻　多为肠道内感染所致，也可由轻型发展而来。

（1）胃肠道症状：腹泻频，每天 10 至数十次不等，黄绿色水样便，量多或有粘液，呈喷射状排出。食欲差，伴呕吐，重者可呕吐咖啡样液体。

（2）中毒症状：可有不规则发热、腹胀、烦躁不安、精神萎靡。

（3）水、电解质代谢和酸碱平衡紊乱

1）脱水；患儿剧烈吐泻，消瘦，体重减轻，精神萎靡，口渴，口唇干燥，皮肤苍白而弹性差，前囱和眼窝凹陷，尿量减少，脉速，血压下降等。按脱水的程度可分为轻度（丢失体液约为体重的 5%以下）、中度（丢失体液为体重的 5%～10%）、重度（丢失体液占体重的 10%以上）。按脱水的性质分为等渗性脱水（表现一般脱水症状）、低渗性脱水（易发生休克，因脑水肿而出现烦躁不安、嗜睡、昏迷或惊厥等）、高渗性脱水（常有严重口渴、高热、烦燥不安、谵妄、昏睡、肌张力增强，甚至惊厥。皮肤弹性改变不大，循环不良症状不明显）。

2）酸中毒：中、重度脱水时多有不同程度的代谢性酸中毒，表现为精神萎靡、烦躁不安、嗜睡甚至昏迷，还有恶心、呕吐、口唇樱红、呼吸深快、呼气有丙酮味等。

3）低钾血症：表现为精神差、四肢无力、腱反射减弱、呼吸变浅、腹胀、肠鸣音减弱、心音低钝，重者可出现肠麻痹、呼吸肌麻痹、心衰等。

4）低钙血症：表现为神经兴奋性增高，面部肌肉抽动，手足搐搦。

【实验室及其他检查】

1．粪便检查

（1）常规检查：黄绿色稀便，有少量粘液，镜检可见脂肪滴，重型腹泻可见白细胞，合并细菌感染时可见脓细胞和红细胞。

（2）粪便细菌培养和病毒分离：对病原体检测有意义。

（3）粪便荧光抗体检查：可早期诊断致病型大肠杆菌。

（4）葡萄球菌 A 蛋白协同凝集试验及酶联免疫吸附试验（ELISA）检查：检测粪便中的轮状病毒。

（5）电镜检查：电镜下观察有无引起腹泻的病毒颗粒。

2．二氧化碳结合力测定　酸中毒时降低。

3．血清电解质测定　K^+、Na^+、Cl^-等测定可判断脱水的性质和电解质紊乱的情况。

4．pH 值和剩余碱测定　了解酸碱失衡情况。

【诊断与鉴别诊断】

根据病史、临床表现、粪便常规检查即可作出诊断。但应与下列疾病相鉴别：

1．生理性腹泻　多见于6个月以内的小儿，生后不久即有黄绿色稀便，3～5次/d，无呕吐与发热，食欲和体重不受影响，精神佳，不需治疗，添加辅食后症状自然消失。

2．细菌性痢疾　婴儿菌痢症状不典型，应做粪检和粪便细菌培养加以鉴别。

【治疗与预防】

1．治疗

（1）饮食及护理：目的是减轻消化道负担，恢复其功能。母乳喂养小儿可减少喂奶时间和次数，人工喂养小儿给予易消化食物。重度腹泻伴呕吐患儿应禁食，并要防止呕吐物吸入肺内。对患儿勤换尿布，洗净臀部，预防皮肤糜烂。

（2）控制感染：根据不同病原选择用药。

（3）对症治疗：中毒症状消失后仍有腹泻的患儿，可用止泻剂，如鞣酸蛋白、碱式碳酸铋（次碳酸铋和药用碳（活性碳）等；呕吐频繁患儿肌内注射镇静剂，如戊巴比妥钠、盐酸氯丙嗪等；食欲差者用助消化药，如胃蛋白酶合剂、干酵母片等。

（4）液体疗法：轻度脱水可口服补液。中、重度脱水应静脉补液，补液原则：

1）定输液量：第1日补液量，轻度脱水90～120ml/kg，中度脱水120～150ml/kg，重度脱水150～180ml/kg；第2日及以后补液量，应补充生理的和异常的继续损失量，补充钾及热量。

2）定输液种类：根据脱水性质定，等渗性脱水补1/2张含钠液，低渗性脱水用2/3张含钠液，高渗性脱水用1/3张含钠液。

3）定输液速度：根据脱水程度和大便量决定输液速度。总的原则是先快后慢。

（5）纠正酸中毒：重度酸中毒应补充碱性溶液（5%碳酸氢钠）。

（6）补充电解质：应重视钾、钙、镁等电解质的补充。

2．预防　提倡母乳喂养，做好饮食卫生，合理喂养，避免受凉，合理应用抗生素等。

（沙蔚瑜　四川省重庆药剂学校）

第七章　泌尿生殖系统疾病

第一节　急性肾小球肾炎

急性肾小球肾炎（简称急性肾炎）主要以链球菌感染后发生者多见，是内、儿科的常见疾病，在小儿和青少年中发病相对较多。其临床主要表现是血尿、水肿、高血压。

【病因与发病机制】

急性肾炎多由甲型溶血性链球菌感染引起，一般以甲组第12型最多见，多发生在扁桃体炎、咽峡炎、猩红热，丹毒及化脓性皮肤病等链球菌感染以后，但是否发病以及病变的程度均与链球菌感染的轻重无关。

目前认为本病的发生是感染后的免疫反应所引起。其依据为：①急性肾炎发生在链球菌感染后1~3周，与免疫反应出现的时间相符合；②在急性肾炎早期即可测得血清总补体浓度及各补体值下降，表示免疫反应存在；③用荧光抗体法发现在肾小球系膜细胞中及肾小球基膜上存在着链球菌抗原。

【病理】

急性肾炎时，肾脏因充血而变红，称“大红肾”，其表面及切面可见有散在的小出血点，故而又称为“蚤咬肾”。典型病例在光学显微镜下可见有弥漫性肾小球毛细血管内皮和系膜细胞增生，肿胀，造成不同程度的毛细血管腔狭窄，毛细血管通透性增强，血浆蛋白、红细胞等可滤过进入肾球囊出现血尿、蛋白尿。严重者毛细血管腔内可有血栓形成或毛细血管壁发生纤维素样坏死，红细胞进入肾球囊而血尿明显。电镜下可见在基膜上皮侧和基底膜内侧有呈“驼峰”样或不规则的沉积物。沉积物内含免疫球蛋白IgG、补体 C_3 和链球菌抗原等物质，肾小管病变不明显，常因缺血而发生变性。

大部分病人上述变化在短期内可完全消失，少数可因病情发展而成为慢性肾炎。

【临床表现】

急性肾炎病人于链球菌感染后1～3周出现水肿、血尿，小儿有时在全身症状出现时才被发现。轻者可无症状，仅尿常规检查稍有异常；重者表现为尿闭，甚至发展为急性肾功能衰竭。本病的主要表现为：

1．血尿　主要出现肉眼血尿，轻重不等，多呈混浊棕红色，数日后转为镜下血尿。

2．少尿和水肿　由于肾小球毛细血管的病变和血管外的压迫使肾血流量减少，发生滤过障碍，同时肾小管功能相对正常，导致液体回收相对增多，所以病人出现少尿和水肿。每日尿量多数在400～700ml上下，可持续1～2周。水肿多首发于眼睑，晨起时明显，下肢和阴囊部也较多见，与平卧位和水肿组织松弛有关。严重时可遍及全身，甚至出现浆膜腔积液，如胸腔积液等。

3．高血压　可见于70%～90%的患儿，程度不一，多为轻度或中度。成人血压多在20.0～24.0/12.0～13.3kPa，常有波动。少数严重患儿可发展成为高血压危象。血压多在2周左右趋于正常，小儿恢复较成人快；若长期持续高血压则是转为慢性肾炎的先兆。目前认为肾小球滤过率降低造成的水、钠潴留，血容量增加和血管痉挛等，是急性肾炎高血压发生的主要原因。

4．全身表现　儿童较成人明显。可有发热、头痛、恶心、呕吐、抽搐、气急、心悸等症状。成人可仅有食欲不振、疲乏无力、腰酸等症状。

【实验室及其他检查】

1．尿液检查

(1) 蛋白尿：阳性率可达 95%以上，多为 + ～ + + +，可持续数周至数月。持续性蛋白尿在 1 年以上提示有转为慢性肾炎的可能性。

(2) 血尿：镜下血尿一般持续 6 个月左右消失，但少数患儿于 1～3 年完全消失。

(3) 尿沉渣：在早期除有多量红细胞外，白细胞也常增加。常见上皮细胞及各种管型，以透明管型和颗粒管型最多。红细胞管型的出现提示病情的活动性。

(4) 尿液纤维蛋白降解产物（FDP）测定：FDP 在尿液中出现说明肾小管内发生凝血。但要除外其他组织凝血，尿 FDP 才能正确反应肾脏的病变。

2．肾功能检查　大多数病人有不同程度的肾功能不全，血中尿素氮轻或中度增高，内生肌酐清除率降低。有时可出现轻度高血钾，主要由于血容量增加后抑制肾素及醛固酮分泌所引起。

3．其他检查　70%～90%病人血清“抗 O”抗体效价升高。在本病早期，血清总补体浓度（CH_{50}）及补体 C_3 均可明显降低，以后随病情好转而恢复正常。

【诊断与鉴别诊断】

典型病例在扁桃体炎、咽峡炎、皮肤等链球菌感染后发生水肿、血尿、高血压等症状，诊断多无困难。症状不明显者详细检查尿沉渣及血清补体有助于诊断。

本病应与其他急性起病所表现的急性肾炎综合征相鉴别：

1．急进性肾炎　主要表现为急骤起病的少尿、血尿、大量蛋白尿，而不伴水肿和高血压。故对起病急骤、病情严重者要提高警惕。

2．急性病毒感染后肾炎　易发生于使用激素或免疫抑制剂后及肾移植中，临床上可出现病毒血症。

3．IgA 肾病　又称系膜性 IgA 肾病，此病发病机制目前尚不明了。典型表现为，在感染后 24～48 小时出现肉眼血尿。约 50%病例血清 IgA 增高可以鉴别。

【治疗与预防】

1．治疗

(1) 一般治疗：对稍有活动后即可引起症状者应卧床休息，对防止症状加重、促进疾病好转非常重要。在发病初期应给予低蛋白、低盐饮食并限制水分；若血压较高、水肿严重，应给予无盐饮食。每日入液量应限制在 1 000ml 以内。成人蛋白质每日宜在 30～40g 左右。

(2) 对症治疗：

1) 对水肿明显者可给予呋塞米（速尿）20～40mg，口服 3 次/d，或肌内注射 1～2 次/d；双氢氯噻嗪（双氢克尿塞）25mg，或环戊噻嗪 0.25mg，口服 3 次/d。其他如利尿合剂、甘露醇、山梨醇静脉滴注。

2) 轻度高血压可经一般治疗和利尿得到控制。较重的高血压可给予钙拮抗剂硝苯地平（心痛定）10～20mg，口服 3 次/d 或血压急剧上升时给予利血平 1mg，肌内注射。

也可用盐酸肼肽嗪 12.5～25mg，口服 2～3 次/d 或 10～20mg 肌内注射。有发生高血压脑病可能者，应给予二氮嗪（氯甲苯噻嗪）3～5mg/kg，静脉注射，或卡托普利（巯甲丙脯酸）等，以扩张血管，迅速降压。

(3) 控制感染：早期的前驱感染灶有时很隐蔽而不易发现，即使找不到明确的感染灶，在急性肾炎时也应抗感染治疗。一般多采用青霉素 40～80 万 U，肌内注射 2 次/d，治疗 10～14 日，使抗原不至继续侵入机体，可防止病情反复，病程迁延。青霉素过敏者可用红霉素治疗。应注意避免选用对肾脏有损害的药物。

(4) 中医治疗：治疗原则是宣肺利水，清热解毒。

2. 预防　应锻炼身体，增强体质，提高机体防御功能。保持个人及环境卫生，减少上呼吸道感染、扁桃体炎、咽峡炎等疾病。积极治疗慢性感染灶。集体生活的儿童在链球菌感染性疾病流行时，可使用抗生素预防以减少发病。

第二节　慢性肾小球肾炎

慢性肾小球肾炎（简称慢性肾炎），是一组多由原发性肾小球疾病所导致的疾病，是肾功能衰竭前的进展阶段。临床表现为蛋白尿、血尿、水肿和高血压。

【病因与发病机制】

仅有少数慢性肾炎是由急性链球菌感染后肾炎直接迁延而来，或临床痊愈若干年后重新出现慢性肾炎。绝大多数慢性肾炎是由各种原发性肾小球疾病，如系膜增生性肾炎、毛细血管内皮增生性肾炎、膜性肾炎等发展所致。

其发病机制一方面是原有疾病的免疫炎症损伤继续发展，另一方面是促进肾损害的非免疫因素的作用。其中肾小球血流动力学改变是肾小球疾病不断进展的主要原因，即健存肾单位代偿性血液灌注增高，肾小球毛细血管袢跨膜压力和滤过压增高，导致相应的肾小球硬化。其次，病程中的高血压也可引起肾小球硬化性损伤。高蛋白饮食可以加重肾小球结构损害。

【病理】

各种原发肾小球疾病后期，其原发病病理改变特点逐渐消失。肾小球细胞逐渐减少，毛细血管球萎缩，发生玻璃样变或纤维化。相应的肾小管也出现萎缩，间质纤维化和广泛的细胞浸润，使肾体积缩小，皮质变薄。由于残存的肾单位代偿性肥大，故肾表面呈颗粒状结构，形成慢性肾炎固缩肾。

【临床表现】

慢性肾炎表现可多种多样，病程长短不一，发展迅速者可在起病后数月或数年内进入尿毒症阶段；病程长者可在 20～30 年内处于相对稳定或缓慢进展状态。慢性肾炎的表现：

1. 全身症状　疲乏无力、腰痛、食欲不振等。

2. 水肿　多以肾病型最重。主要因血浆蛋白降低、血浆胶体渗透压降低及水钠潴留引起。

3. 高血压　多数呈持续性升高，舒张压升高较明显。可引起肾小动脉硬化和肾血流量减少，进而使肾素分泌增多，激活血管紧张素 I，使血压更高，形成恶性循环，同时随肾缺血加重，肾功能进一步减退，使病情恶化。

4．贫血　主要原因是蛋白大量丢失，肾实质破坏，使肾促红细胞生成素分泌减少；有毒物质在体内滞留，一方面红细胞生成减少，另一方面致使红细胞破坏过多。

5．眼底改变　视网膜动脉细窄，纡曲、反光增强、有动静脉交叉压迹及絮状渗出等表现。

根据临床特点不同，慢性肾炎分以下四种亚型：

(1) 普通型：大多数病人起病时可无症状，或在感冒、劳累后出现水肿、腰酸、乏力等，经尿检查发现本病。病程进展很慢，经数年或数十年后，逐渐进入肾功能衰竭期。病人有轻、中等程度蛋白尿（+～++），尿沉渣红细胞数＞10个/高倍视野，有不同程度的管型尿，轻度或中度水肿，血压升高，一定程度肾功能损害伴尿量增多，夜尿增多。是慢性肾炎中较多见类型。

(2) 肾病型：又称原发性肾病综合症Ⅱ型。其特点为大量蛋白尿，血浆蛋白降低，血胆固醇增高，明显水肿，不同程度的血尿和高血压。

(3) 高血压型：多以血压升高为主要症状，常持续在21.3～24.0/12.0～14.7kPa。伴头痛，眩晕、视力障碍、贫血等。可因肾血管痉挛导致肾功能进一步恶化，多伴有眼底改变。

(4) 急性发作型：一部分病人在慢性肾炎过程中由于感染、劳累或受凉后，数日内症状明显加重，表现似急性肾炎，多数经治疗、休息可恢复到发病前状态，少数可因肾功能急骤恶化进入尿毒症期。

总之，慢性肾炎表现复杂，有时不能明确分型。

慢性肾炎常见并发症为：①高血压、贫血，动脉硬化引起的心脏损害，如心脏扩大、心律失常、心力衰竭。②由于免疫功能低下及营养和代谢紊乱，易合并感染。

【实验室及其他检查】

1．尿常规　多以蛋白尿为主，晚期由于肾小球多数破坏蛋白漏出反而减少。镜下红细胞、白细胞、上皮细胞均可增多。有颗粒管型或蜡样管型。尿比重低，常固定在1.010左右。

2．血常规及血沉　显示红细胞、血红蛋白降低，少数病人血小板减少。血沉增快常作为慢性肾炎活动的标志。

3．血浆蛋白及血脂　肾病型病人血浆蛋白降低，血胆固醇升高。

4．肾脏功能测定　血液中的尿素氮和肌酐升高；尿浓缩稀释试验和酚红排泌试验降低，内生肌酐清除率和尿素清除率降低。

【诊断与鉴别诊断】

凡病史在1年以上的水肿、高血压及尿改变，均应考虑本病的可能性。但首先应排除继发性肾小球疾病（如系统性红斑狼疮性肾炎、过敏性紫癜肾炎、痛风性肾病等）及遗传性肾炎等才能确诊本病。其他需要鉴别的疾病主要有：

1．慢性肾盂肾炎　既往反复发作的尿路感染史。尿沉渣中白细胞经常反复出现，甚至有白细胞管型，尿细菌学检查阳性。肾小管功能障碍较肾小球损害严重，所以先出现酚红排泌试验降低。肾盂造影可见肾盏变形，肾表面凹凸不平等。慢性肾炎易合并尿路感染，经抗生素治疗后尿蛋白、尿沉渣检查结果可有好转，但仍有肾炎表现。

2．肾病综合征　可由多种肾小球疾病引起，分为原发性和继发性两类。临床特征为尿蛋白超过3.5g/d，血浆白蛋白低于30g/L，水肿、血脂升高。原发性肾病综合征又分Ⅰ型（即单纯性肾病综合征）和Ⅱ型（即慢性肾炎肾病型、急性肾炎或急进性肾炎所致肾病综合征。）Ⅰ型不伴有血尿、高血压及肾功能的损害，据此与Ⅱ型相区分。继发肾病综合征主要见于过敏性紫癜，系统性红斑狼疮、药物中毒等。

3. 高血压病　多数在40岁以后起病，无肾病史。尿改变轻微，肾小管功能损害较肾小球功能损害重。多伴有不同程度的心、脑血管合并症。

4. 急性肾炎以及急进性肾炎　不伴有明显的贫血、低蛋白血症和眼底改变，需与慢性肾炎急性发作型相鉴别。

【治疗与预防】

1. 治疗　目前尚缺乏有效的治疗方法。尤其当肾小球破坏达到一定程度时，难以阻止疾病进展。因此主要是一般对症治疗，同时采用限制饮食中蛋白质或通过应用血管紧张素转换酶抑制剂治疗，使肾小球高灌注、高压和高滤过状态得到一定改善。少数有免疫活动者可继续应用激素、免疫抑制剂等药物。此外根据中医辩证施治予以适当治疗。

(1) 休息与饮食：症状明显时应卧床休息。当尿蛋白降至（+）以下且无明显症状时，可开始轻工作。水肿及高血压明显时应给予低盐饮食；肾功能有障碍者应限制蛋白摄入量，给予低蛋白0.5～0.8g/（kg·d)、高质量蛋白（含大量必需氨基酸）及低磷饮食，以防止肾小球硬化。

(2) 对症治疗

1) 利尿：对水肿病人多选用双氢氯噻嗪25mg，口服3次/d，或呋塞米、氨苯蝶啶、螺内酯（安体舒通）等。

2) 降压：高血压的主要原因是钠、水潴留，大部分病人经休息、限盐和利尿剂的应用均可得到控制。如效果不满意可加用降压药，如钙离子拮抗剂硝苯地平5～15mg，口服3次/d，或盐酸肼肽嗪（肼苯达嗪）、甲基多巴等扩张小动脉的药物。对较顽固的高血压还可加用抑制肾素-血管紧张素系统活性的药物，如卡托普利（巯甲丙脯酸）12.5～50mg，口服每8小时1次，或盐酸普萘洛尔（心得安）10～30mg，口服3次/d。对慢性肾炎高血压患者，降压不宜过快、过低，以免影响肾血流量。一般降至收缩压20kPa，舒张压13.3kPa即可。

(3) 激素及免疫抑制剂的应用

1) 糖皮质激素：对抑制免疫反应，减少炎症反应，降低肾小球基底膜的通透性，消除尿蛋白，抑制醛固酮和抗利尿素的分泌等均有较好的作用。常用泼尼松10～20mg，口服3次/d，持续6～8周后逐渐减量。如症状无反复，每2～3周减量1次，每次减原药量的10%～20%，继以5～15mg作为维持量使用半年或更长时间后停药。

2) 免疫抑制剂：可协同激素治疗。常用的有环磷酰胺，100～200mg/d，分次口服，或用盐酸氮芥等。由于此类药物可抑制骨髓功能引起中毒性肝损害，应慎重使用。

2. 预防　应积极防治急性肾炎，避免过度劳累、受凉、感冒及各种感染，清除体内各种病灶，忌用或慎用对肾有损害的药物。由于慢性肾炎肾功能损害速度有明显的个体差异，可随访监测每一个病人肾功能损害的速度。

第三节　尿路感染

尿路感染是致病菌入侵尿路引起的感染性炎症。属临床常见病、多发病，在感染性疾病中居第二位。好发于妇女、女婴及老年男性。本病分为上尿路感染（输尿管炎和肾盂肾炎）和下尿路感染（膀胱炎和尿道炎），大多数上尿路感染伴下尿路感染。尿路感染也是尿毒症的常见病因之一。

【病因与发病机制】

1．致病菌　大多数致病菌都可以引起尿路感染，其中60％～80％为革兰阴性杆菌，以大肠杆菌最常见。致尿路感染型大肠杆菌与病人粪便中分离出的细菌同属一种血清型，具有一种特殊的P菌毛，能与泌尿道上皮细胞表面的相应受体结合而发生粘附，避免了尿液对其冲洗，进而在局部生长繁殖引起感染。多见于初次尿路感染无症状性菌尿或无并发症的病人。再感染者、有并发症者及尿道插管后尿路感染者多由变形杆菌、产气杆菌、绿脓杆菌等引起。糖尿病及使用糖皮质激素、免疫抑制剂的病人可发生白色念珠菌、新型隐球菌等尿路感染。全身性疾病引起的金黄色葡萄球菌败血症、菌血症可导致尿路感染。早期感染多由单一病菌引起，若在尿路梗阻、结石和先天性异常等情况下可发生混合菌感染。

2．感染途径　细菌侵入尿路的途径，经证实主要有两条：

（1）上行性感染：此为引起尿路感染的主要途径。致病菌由尿道口上行至膀胱，引起膀胱炎，再经输尿管上行至肾盂和肾间质，引起肾盂肾炎。

（2）血行性感染：在败血症以及各种病灶引起的菌血症时，细菌经血流首先侵犯肾皮质，继而到达肾盂造成感染。

3．易发因素　在正常情况下，尿路对致病菌有清除和抑制作用，但在一些不利因素下机体将失去防卫能力而致病。如：①尿路梗阻：当肾及输尿管结石、泌尿道肿瘤、尿路狭窄、前列腺肥大时可引起尿潴留，使细菌繁殖而造成感染。妊娠子宫压迫输尿管、肾盂积水、肾下垂等，可因尿液排泄不畅而诱发感染。②泌尿系统畸形或功能异常：如肾脏发育不全、多囊肾、蹄铁肾、双肾盂畸形等，膀胱输尿管返流、神经原性膀胱等，均可增加感染机会而发病。③尿道插管以及器械检查：在导尿、膀胱镜检查、尿路手术时可引起局部粘膜损伤，同时可将尿道口附近的细菌带入膀胱或上尿路导致感染。④女性尿路解剖生理特点：女性尿道短，且直而宽，尿道括约肌作用较弱，尿道口与肛门口接近。月经期外阴部污染、阴道炎、宫颈炎等妇科疾病，妊娠期、产后性生活时的性激素变化等，均为尿路感染的易发因素，故成年女性发病率是男性的8～10倍。⑤机体抵抗力下降：糖尿病、慢性肾炎、高血压、慢性腹泻、长期使用肾上腺皮质激素等，均可使人体抵抗力减弱，尿路感染的发生率增高。

【病理】

1．膀胱炎　急性膀胱炎时其病变为粘膜充血、水肿，重者可形成浅表溃疡；频发性膀胱炎则主要为粘膜上皮增生，病史长者可发生膀胱壁僵硬，容积缩小。

2．急性肾盂肾炎　较轻者仅累及肾盂粘膜，发生充血、水肿、渗出，粘膜下有白细胞浸润；重者肾脏肿大、粘膜充血、溃疡、小脓肿形成；少数可出现肾乳头和锥体坏死，进而累及肾小管。

3．慢性肾盂肾炎　其主要改变为肾盂扩大、畸形，肾皮质及肾乳头处有瘢痕形成。后期因肾实质广泛性破坏和结缔组织增生，肾脏缩小，称为肾盂肾炎固缩肾。

【临床表现】

1．膀胱炎　急性膀胱炎一般多无明显全身症状，常表现为尿频、尿痛、尿急、排尿困难、下腹部不适等膀胱刺激症状。有时可伴有肉眼血尿。频发性膀胱炎可因复发和重新感染所致。膀胱刺激症状可轻可重，也可持续存在。

2．急性肾盂肾炎　尤以育龄妇女发病多见。起病急骤，以炎症轻重程度不同，临床表现有较大差异，主要表现为：

（1）全身症状：即高热、寒战，体温多在39℃以上，热型不定，以驰张热型较多见。伴头痛、全身酸痛、乏力、食欲下降、恶心、呕吐等。

（2）泌尿系统症状：绝大多数病人有腰痛或肾区不适，多为钝痛或酸痛，程度不一。少数病人可有腹部绞痛，沿输尿管向膀胱方向放散。体检有上输尿管点（腹直肌外缘平脐处）或腰肋点（腰大肌外缘与第12肋骨交叉处）有压痛，肾区叩痛阳性。病人常有膀胱刺激症状，尤其在上行感染时，可出现在全身症状之前。

（3）儿童表现特点：泌尿系统症状多不明显。起病时除高热等全身症状外，常有惊厥和抽搐。多见厌食、呕吐、消化不良、腹泻等非特征性症状。少数出现无症状性菌尿和体重增长缓慢，或可出现尿失禁、遗尿、腹痛、腰痛等。

急性肾盂肾炎经及时治疗，1～3日症状可消失。有些可在数日后症状自行缓解，但菌尿持续阳性，以后易复发；少数病人可因机体抵抗力差、不利因素存在、致病菌毒性强或为耐药菌株等，使病情进展或迁延不愈。

3．慢性肾盂肾炎　约半数以上病人有急性病史，急性发作时表现与急性肾盂肾炎相似，但症状较轻且不典型。当炎症广泛损害肾实质时，可因肾缺血而出现高血压，也可伴有水肿等表现。有些患者无尿路感染症状或仅有低热、乏力等一般症状，同时尿细菌培养反复阳性且为同一菌株，称为隐匿型慢性肾盂肾炎。病程中菌尿可自行转为阴性，但大多数会再次出现菌尿，同样可损害肾实质，应积极治疗。

【实验室及其他检查】

1．尿常规　送检的尿标本必须新鲜、清洁。以脓尿及白细胞尿为特点，镜下每高倍视野白细胞常在5个以上，镜下血尿常见。有少量蛋白尿，管型尿，其中白细胞管型对肾盂肾炎最具有诊断价值。膀胱炎时无管型尿出现。

2．尿细菌学检查

（1）尿沉渣涂片染色检查：每高倍镜下细菌数超过10个有临床意义，说明尿中含有大量细菌，同时可确定细菌的性质，对选择药物治疗有指导意义。

（2）尿细菌培养和菌落计数：对于确定是否为真性菌尿有决定意义。一般采集晨起清洁的中段尿做培养。一般认为菌落计数若$>1\times10^6$/L为阳性，$<1\times10^5$/L污染，介于二者之间可结合临床表现判断或重复检查。目前有人认为，在女性$>1\times10^6$/L；男性$>1\times10^5$/L，且有膀胱刺激症状者，可作为本病的诊断标准。此外应考虑革兰阳性球菌引起的尿感染时，因细菌分裂慢且有凝集倾向，菌落计数可偏低。在抗生素治疗、利尿剂应用、尿浓缩功能损害等情况下，菌落计数均可受到影响。

3．一小时尿细胞计数　当白细胞数＞30万个/h为阳性，＜20万个/h属正常范围，介于二者之间应结合临床表现加以判断。红细胞＞10 万个/h 为阳性，＜3 万个/h 属正常范围，介于二者之间也应结合临床表现加以判断。

4．血常规　急性期可有轻、中度白细胞升高，中性粒细胞有核左移现象。慢性期常有轻度贫血，红细胞沉降率可轻度加快。

5．肾功能检查　慢性肾盂肾炎时，因有浓缩功能减退而出现尿比重低、渗透压低。晚期可出现氮质血症。

6．血清学检查　其意义较大的有两项即：①确定尿中细菌的血清型，以确定是复发还是重新感染。若 2 次检测致病菌为同一血清型，则为复发，否则应为重新感染。②尿抗体包裹细胞（ACB）检查：为非创伤性尿路感染的定位诊断方法。即用荧光素标记的抗 IgG 加入至尿沉渣中，当被细菌侵犯的肾组织产生抗体反应，且抗体包裹在细菌表面时，则可出现阳性免疫荧光，据此诊断为肾盂肾炎。

7．X 线检查　临床呈慢性或久治不愈的肾盂肾炎者可考虑选做尿路平片、静脉肾盂造影、逆行肾盂造影，排尿时膀胱输尿管造影等，检查有无结石、梗阻、输尿管狭窄、先天畸形及膀胱输尿管返流等，观察肾盂肾盏的形态和功能。当慢性肾盂肾炎时，肾盂多有轻度扩张或呈杆状，同时可有瘢痕性畸形。

【诊断与鉴别诊断】

1．膀胱炎的诊断及鉴别诊断　根据膀胱刺激症状，尿检查改变，多无全身症状等特点可确诊膀胱炎。但要与某些情况相鉴别：①尿道炎时也常有膀胱刺激症状，但不适感仅限于尿道，症状在排尿时明显。②男性病人有前列腺炎时常可伴发尿路感染而出现症状。但病人常感会阴、直肠、腰骶部、腹股沟及耻骨上部疼痛，排尿末可见少量乳白色粘液从尿道口流出，直肠指诊可触及前列腺肥大，明显压痛。通过按压腺体取前列腺液镜检，每高倍视野白细胞＞10 个，卵磷脂小体明显减少可予确诊。③尿道综合征病人也有反复发作的膀胱症状，但尿细菌检查阴性，易于鉴别。

2．急性肾盂肾炎　可根据全身表现、泌尿系统症状、尿中白细胞增多、尿细菌阳性等而确定诊断。但应注意以下情况：①少数病人仅有高热而膀胱症状不明显，应与各种发热性疾病伴有蛋白尿相鉴别。②腹痛、腰痛明显者应与胆囊炎、阑尾炎、盆腔炎等鉴别。经反复尿检查，结合各种有关疾病的表现特点，一般可明确诊断。

3．慢性肾盂肾炎　对于具有长期尿路感染史、细菌尿、白细胞管型的典型病例，诊断较易。对症状不典型者，需详细询问病史，经反复尿常规检查和尿细菌培养结果加以综合判断。对隐匿型病例主要依靠尿细菌计数确定诊断。对有肾脏形态或功能改变者也可作出诊断。慢性肾盂肾炎需与下列疾病鉴别：

（1）高血压病：某些以血压升高为主要表现的慢性肾盂肾炎，可经详细的问诊，反复检查尿常规和尿细菌，必要时行 X 线检查与高血压病鉴别。

（2）肾结核：此病膀胱刺激征逐渐发生和加重，且多有肉眼血尿。可在治疗前做尿培养及 24 小时尿浓缩找到结核杆菌，普通细菌培养为阴性。有些肾结核患者可有肺、骨、附睾等肾外结核病灶。

（3）慢性肾小球肾炎：尿液中以红细胞增多为主，尿蛋白显著，颗粒管型较多，尿细菌培养阴性。必要时可进一步做肾功能及 X 线检查加以分析判定。

【治疗与预防】

1. 治疗

（1）一般治疗：鼓励病人多饮水，保持每日尿量在 1 500ml 以上，从而促使细菌和炎性渗出物迅速排出。有发热等全身感染症状者应卧床休息。可服用碳酸氢钠 1g，3 次/d，以碱化尿液，减轻膀胱刺激症状，并增强氨基糖甙类抗生素、青霉素、红霉素及磺胺类药物的疗效。积极寻找和治疗诱发因素。

（2）抗感染治疗

1）膀胱炎：急性单纯性膀胱炎可予单一抗菌药治疗，如复方新诺明 2 片，口服 2 次/d，或氨苄西林钠（氨苄青霉素）4g，阿莫西林（羟氨苄青霉素）3g，顿服，疗程 2～3 日。频发性膀胱炎的治疗，应根据尿培养及药敏报告选择抗菌药物，基本同慢性肾盂肾炎的治疗。

2）急性尿路感染：初发者可选用复方磺胺甲噁唑（复方新诺明）2 片，口服 2 次/d，也可用头孢氨苄或阿莫西林 0.25～0.5g，口服 4 次/d，也可用喹诺酮类药物。病情较急重者可用氧氟沙星 0.2g，口服，2～3 次/d，或氨苄西林钠 0.5～1.0g，6 小时一次，肌内注射。上述药效欠佳者或慢性肾盂肾炎急性发作者可选用头孢曲松（菌必治）等药物。目前主张联合用药，且 10～14 日为一疗程，在尿常规恢复正常后继续用药 3～5 日。此后每周查尿一次，2～3 次均为阴性时，认为临床治愈。

3）慢性尿路感染：抗菌药物种类和剂量与急性期基本相同。一般多主张联合应用两种药物如氧氟沙星、氨苄西林钠；绿脓杆菌感染时可选用羧苄西林钠，呋苄西林等，顽固者可用阿洛西林（苯咪唑青霉素）、奈替米星（乙基西梭霉素）、头孢他啶等治疗。疗程较急性肾盂肾炎长，一般用 2 周后停药 1 周，复查尿细菌培养。如无尿路梗阻等不利因素，经 2～3 个疗程，尿细菌多可转为阴性。此时应用复方磺胺甲噁唑、吡哌酸等维持治疗，以抑制尿细菌生长；若尿细菌不转阴，应长期抑菌治疗。对出现肾功能不全者，宜选用无肾毒性抗感染药物治疗。

2. 预防

（1）保持尿路清洁：如多饮水，勤排尿等。

（2）注意阴部卫生：妇女在月经期、妊娠和分娩期更应重视，注意性交卫生。

（3）要积极治疗体内感染灶：以排除尿路感染因素。

（4）严格无菌导尿：在导尿后给予抗菌药物预防感染。

第四节 肾功能不全

肾功能不全是指各种病因引起的肾损害，导致肾功能减退而出现一系列综合征。根据起病急缓和肾损害程度不同，临床将其分为急性肾功能不全和慢性肾功能不全。

一、急性肾功能不全

急性肾功能不全是指肾脏功能在数小时或数日内突然急剧下降而出现临床综合征。本病发病率高，死亡率也高。其病因多数可以预防，肾实质损害多为可逆性，及时治疗可康复。

【病因与发病机制】

病因多种多样，可分肾前性、肾实质性及肾后性三类。其中急性肾小管坏死引起的急性肾功能不全占 75%～80%。主要病因：①缺血性病变：如严重创伤、挤压综合征、严重出血、感染性休克、大手术后等引起的肾血流量降低。②肾毒素性病变：引起肾小管中毒的物质有：氨基糖甙类、四环素、第一及第二代头孢霉素、二性霉素、磺胺类等抗菌药物，化疗药物，免疫抑制剂，造影剂，重金属，有机溶剂等。

急性肾小管坏死的发病机制尚未阐明，但多数人认为主要机制与肾脏内血管痉挛、肾小球毛细血管滤过系数降低、肾小管损伤后引起滤过液反漏和脱落碎片造成的管腔堵塞、肾小管腔内压力增加使肾小球滤过进一步减少等有关。

【临床表现】

1．少尿期　①尿量明显减少，每日尿量持续少于 400ml。②尿毒症症状。③生化及电解质异常：血尿素氮、肌酐升高，酸中毒，高钾血症，低钠血症，低钙血症。少尿期一般持续 5～7 日。

2．多尿期　尿量从少尿逐渐增多，是肾功能开始恢复的标志。每日尿量可达3 000～5 000ml，主要为体内积聚的代谢产物在通过肾单位时产生渗透性利尿作用。少数病人可出现脱水、血压下降及各种感染并发症。此期多持续 1～3 周。

3．恢复期　病人感觉良好，尿量接近正常，血尿素氮和肌酐基本恢复正常。肾小管功能（特别是浓缩功能）需半年以上才能恢复正常。

近年来非少尿型急性肾小管坏死有增多的趋势，即每日尿量可在 500ml 以上，病情较轻，预后也较好。

【实验室及其他检查】

1．肾功能　主要为少尿期的改变，如轻、中度贫血，血尿素氮多在 21.4～35.5mmol/L，血肌酐每日多在 353.6～884μmol/L，血钾浓度多数＞5.5mmol/L，血钠浓度可正常或偏低，血钙可降低且血磷升高，血 pH 常低于 7.35，实际重碳酸盐低于 20mmol/L 等。

2．尿常规　急性肾衰尿液指标检查包括：①尿量改变。②尿常规检查：尿混浊、色深，尿蛋白＋～＋＋，尿沉渣中可见肾小管上皮细胞、上皮细胞管型、颗粒管型及红、白细胞等，尿比重多低于 1.015。

【治疗与预防】

1．治疗

（1）少尿期的治疗

1）严格控制入液量：每日摄水量＝前 1 日体液排出量＋400ml，同时应根据水肿、血压和体温情况调整。

2）低蛋白高热量饮食：蛋白质每日 0.5～0.8g/kg，可补给必需氨基酸，促使病情好转。

3）调节水、电解质和酸碱平衡：血钾高于 6.5mmol/L 时，可予 5%碳酸氢钠 200ml 静脉滴注，或用葡萄糖、胰岛素、钙剂等，可同时采用降钾树脂口服或高位灌肠。因呕吐、大量利尿剂应用引起的低钠血症，应补充氯化钠溶液。伴酸中毒者应补充碳酸氢钠溶液。低钙血症有症状时可注射葡萄糖酸钙。高磷血症时可给予氢氧化铝凝胶 20ml，口服 3～4 次/d。纠正氮质血症可使用甘露醇粉 15g，口服 2 次/d，同时给予苯丙酸诺龙。

4）对症治疗：急性左心衰竭，肺水肿、心律不齐、高血压等，可给氧，使用呋塞米、强心剂及纠正高钾。严重肺水肿时应立即透析治疗。

(2) 多尿期治疗：每日补充氯化钾 3～6g、葡萄糖盐水量约为尿量的⅓～½，适量增加蛋白质摄入。尿量＞2 000ml/d 并有电解质紊乱时，可用醋酸去氧皮质酮 3mg，1次/d，肌内注射或口服氢氯噻嗪。

(3) 恢复期治疗：应注意营养和锻炼，加用中药调理体质，定期检查肾功能。

2．预防 应去除诱发因素，积极治疗引起急性肾小管坏死的原发病。

二、慢性肾功能不全

慢性肾功能不全是指各种原因引起的慢性进行性肾实质损害，进而出现的氮质血症、代谢紊乱和各系统受累等一系列临床症状的综合征。根据内生肌酐清除率、血肌酐浓度及临床表现分为四期（表 7-1）。

表 7-1 慢性肾功能不全分期

分期	内生肌酐清除率 (ml/min)	血肌酐浓度 (μmol/L)	临床表现
肾功能代偿期	＞50	＜133	一般无临床症状
氮质血症期	25～50	133～221	轻度贫血和夜尿增多
肾功能衰竭期（尿毒症早期）	10～25	221～422	贫血、明显的消化道症状，可有轻度代谢性酸中毒，钙代谢异常
肾功能衰竭终末期（尿毒症晚期）	＜10	＞442	一般出现各种尿毒症系统症状，水电解质紊乱和酸碱平衡失调的表现

【病因与发病机制】

各种慢性肾脏疾病都可导致肾功能不全。其中以肾小球肾炎最多见，心血管疾病如高血压次之，也可由其他泌尿系统疾病、先天性异常因素及糖尿病引起。

尿毒症发生与血中的有毒物质蓄积有关，其中包括蛋白质代谢产物，如尿素、肌酐、尿酸等；胍类代谢产物，尤其是甲基胍以及酚类、胺类、吲哚等；由肾脏降解并排泄的某些激素、多肽等中分子物质等。

由肾功能不全发展为尿毒症的过程，通常用“健存”肾单位学说来解释，即部分肾单位破坏、功能丧失时，“健存”的肾单位发生代偿性肥大，以增加肾小球滤过量，同时流经肾小管的原尿量也相应增加，使肾功能得以代偿。随着病情进展，“健存”肾单位逐渐减少，终至肾功能失代偿，发生尿毒症。

70 年代后提出的“矫枉失衡”学说，对尿毒症的发生机制作了进一步补充。肾功能不全导致机体代谢失衡，通过神经-体液调节，可使失衡的部分再次达到平衡，但同时机体调节的本身也带来了新的不平衡，如钠潴留使机体分泌排钠激素增多使尿钠排出增加，另一方面排钠激素可影响细胞膜的 Na^{+}-K^{+}-ATP 酶，造成钠-钾交换障碍，影响了细胞，尤其是中枢神经细胞的正常功能。

近来提出肾小球过度滤过学说：即“健存”肾单位减少后引起的肾小球毛细血管高灌注、高滤过状态，可加速肾小球硬化。

【临床表现】

在慢性肾功能不全早期，临床上仅有原发病的症状，但在应激情况下因肾功能突然恶化而出现尿毒症症状，当应激因素去除后可恢复其原症状。病情进展至尿毒症期时，有以下典型症状。

1. 代谢障碍

(1) 尿量改变：随肾功能减退，夜尿增多。早期因浓缩功能减退，病人出现多尿、口渴、等渗尿。由于吐、泻，加之摄水减少，可发生脱水。肾功能进一步减退，肾单位数目减少，当水负荷加大时，不能及时排出水而出现尿量减少，甚至少尿或无尿，进而发生水肿。

(2) 低钠血症以及钠潴留：尿毒症病人对钠的调节能力降低，由于肾小管回收钠减少，过分限制食盐摄入，腹泻丢失碱性肠液，利尿剂排钠等因素，可引起低钠血症，当血钠在130mmol/L以下时，会出现疲乏无力，表情淡漠，厌食。严重时恶心、呕吐、血压下降。钠摄入过多或在一些肾小球疾病中可较早出现钠潴留表现，如水肿、高血压，严重时可发生心力衰竭。

(3) 低钾血症及高钾血症：较急性肾功能不全时少见。一般血钾偏低多见，除与厌食、腹泻、排钾利尿、限制钾摄入有关外，还与酸中毒促使细胞钾外逸和细胞膜 Na^+-K^+-ATP 酶活性降低使细胞内钾量减少有关。主要表现肌力减退、肢体瘫痪、胃肠道麻痹、尿潴留、反射减退，心律失常、严重时心脏骤停等。高钾血症主要发生在创伤、手术、麻醉、输血、酸中毒加重或一次摄入钾过多时，因病人对高钾血症较正常人耐受性高，故多无症状。少数人可有肌肉软弱或感觉异常，严重者出现心脏骤停。

(4) 高磷血症、低钙血症及高镁血症：因排磷减少，导致血磷升高。磷从肠道代偿性排出时与钙结合，影响了钙的吸收；加之病人营养不良使血浆蛋白降低，进而蛋白结合钙量减少；再者因肾组织破坏，使1、25二羟胆骨化醇合成减少等，均可造成低钙血症。但由于常伴有酸中毒使游离钙降低不多，故一般不出现低钙性搐搦，而多发生在纠正酸中毒的补碱过程中。尿毒症时，由于排镁能力降低，且酸中毒使镁从细胞内转至细胞外可造成高镁血症，抑制心脏。一般与高钾血症同时发生。

(5) 代谢性酸中毒：尿毒症时酸性代谢产物潴留，肾小管生成氨和排泌氢离子的功能及回收重碳酸盐的能力降低，慢性腹泻所致肠液丢失等，均可引起酸中毒。病人表现软弱无力、感觉迟钝、呼吸深长，甚至进入昏迷状态。血pH下降、二氧化碳结合力下降等。

(6) 糖、蛋白质、脂肪、内分泌代谢及免疫功能障碍：①尿毒症时，由于组织对胰岛素敏感性降低及血中存在胰岛素拮抗物，病人糖耐量降低，肾清除胰岛素减少，使病人出现自发性低血糖。②慢性肾功能衰竭时呈负氮平衡，可出现低蛋白血症及氨基酸比例改变。③由于脂蛋白分解减少，相应的酶活性下降，使病人出现高脂血症。④多种激素因在肾或肾外降解减少，分泌增多，使其水平增高，另一些激素由于相反的原因水平减低，均可出现相应的表现。⑤病人外周淋巴细胞数减少，与尿素氮呈负相关，使免疫功能降低。

2. 心血管系统表现

(1) 高血压：既可以是原有高血压的持续进展，也可在肾功能衰竭过程中出现。主要原因为水钠潴留，还可与下列因素有关：肾素活性增高、血管张力增强、尿毒症毒素、前列腺素分泌减少。收缩压和舒张压均上升，程度轻重不等。

(2) 纤维素性心包炎：发生率超过 50%，但有明显症状者不多。患者可有胸痛，卧位及深呼吸时加重，心前区可闻及粗糙的心包摩擦音或扪及摩擦感，也可有不同程度的心包积液体征。其发生机制未完全阐明，主要的形成因素是代谢异常、废物或尿素积聚、尿酸沉积、容量负荷过度、感染、抗体形成、甲状旁腺素水平增高等。

(3) 心力衰竭：容量性负荷过度是最主要的因素，同时与高血压、心肌病、心律失常、严重贫血有关。

3. 造血系统表现　贫血是尿毒症病人常见症状，并随肾功能进一步减退而加重。主要原因为肾脏产生促红细胞生成素减少，血中存在抑制促红细胞生成的物质，潴留的代谢产物损害红细胞膜使其寿命缩短，营养不良造成铁、叶酸和蛋白质不足，继发感染等。由于尿毒症时血小板功能差，易被破坏，加之毛细血管脆性增加等，容易发生出血，如皮下淤斑、鼻衄、牙龈出血、黑便等较常见。

4. 消化系统表现　食欲下降、恶心、呕吐是尿毒症的首发症状，且随病情的进展而加重。晚期病人可出现口臭或有氨味，口腔粘膜溃疡，腮腺肿大，上消化道大出血等。其原因为：尿素分泌增加，经细菌分解成氨，进而刺激粘膜；也与胃肠道多肽类激素水平增高和代谢障碍引起粘膜屏障功能降低有关；同时低钠血症、酸中毒及中枢神经系统受损也起到促进作用。

5. 神经系统表现　早期有乏力、头昏、头痛、记忆力减退、失眠等症状，进而出现淡漠、意识障碍、四肢麻木或无意识运动，晚期出现幻觉、谵妄、惊厥、木僵、昏迷。原因很多，其中与甲状旁腺激素增多引起的脑细胞内钙离子浓度上升有密切关系。

6. 呼吸系统表现　酸中毒可出现呼吸深长。严重者可发生尿毒症性肺水肿、肺炎，部分病人可有胸膜炎或胸腔积液。主要原因与肺毛细血管通透性增强、左心功能减退及水潴留有关。

7. 运动系统表现　晚期尿毒症病人由于高磷低钙血症，可导致继发性甲状旁腺功能亢进，造成骨质钙化障碍。幼年病人可发生肾性佝偻病；成年人则出现尿毒症性骨病，如纤维性骨炎、骨软化症、骨质疏松、骨硬化症等。

8. 皮肤表现　主要为皮肤干燥、脱屑、色素沉着。由于尿素从汗腺排出凝成尿素霜，刺激皮肤引起瘙痒。

9. 其他　由于营养不良及免疫功能低下，病人易发生感染。以肺和尿路感染常见。

【实验室及其他检查】

1. 血常规　在尿毒症时血红蛋白多为 40～60g/L，属正常细胞性贫血。酸中毒和感染时白细胞数增多。血小板数偏低或正常，但功能下降，血沉加快。

2. 尿常规　呈低渗尿，多数晨尿渗透压低于 450mmol/L，严重者尿比重低，常在 1.010～1.012。尿蛋白 + ～ + + +，晚期因肾小球大部分毁损使尿蛋白减少。尿沉渣检查可有红细胞、白细胞、上皮细胞和颗粒管型，若能发现蜡样管型，对诊断意义较大。

3. 肾脏功能　内生肌肝清除率、酚红排泌试验下降，血尿素氮和肌酐增高。

4. 血液生化　血浆蛋白降低，其中白蛋白多低于 30g/L。血钙常在 2mmol/L 左右；血磷多高于 1.7mmol/L，血钾、血钠浓度随病情而改变。代谢性酸中毒时二氧化碳结合力下降。

5．其他检查

(1) X线：经腹部X线平片检查，可观察肾影大小、形态，有无泌尿系结石等。必要时可做静脉肾盂造影以帮助诊断。

(2) 放射性同位素肾图、肾扫描：可了解双肾大小、血流量、分泌和排泄情况。

(3) 肾脏超声和CT：对确定肾的位置、大小、厚度及肾盂内有无积液、结石、肿物等很有意义。

【治疗与预防】

1．治疗

(1) 饮食管理：主要为低蛋白饮食加必需氨基酸疗法，同时应注意限制磷，补充钙和维生素。维持水平衡，每日摄入水量为前一日出量加500ml。

(2) 及时纠正水电解质紊乱和酸碱平衡失调：失水者可补液，但不能过多过快。严重水肿者常用呋塞米（速尿）或给予20%山梨醇20～30ml，口服。失水常伴低钠，可口服钠盐，4～6g/d。多尿者可有低钾，应注意补充。酸中毒者可给予碳酸氢钠，口服2～6g/d，将二氧化碳结合力纠正至20mmol/L。血钙过低时可给葡萄糖酸钙3～6g/d口服或1～3g静脉注射。高磷者常用氢氧化铝凝胶或碳酸钙治疗。治疗过程中要注意高钠诱发的心力衰竭。

(3) 对症治疗：①恶心、呕吐不能进食者，可用甲氧氯普胺（胃复安）4～8mg，口服3次/d，或盐酸氯丙嗪12.5mg，口服1～2次/d，或肌内注射。②发生心力衰竭时，应选用快速短效的洋地黄制剂，以减少蓄积中毒。③对中度以上高血压应及时使用盐酸肼肽嗪、甲基多巴等降压药。④贫血者应适量补充铁剂、叶酸，同时可用氯化钴20～50mg，口服3次/d，以刺激产生红细胞生成素。⑤有精神神经症状者应适当给予镇静剂和安眠药物；抽搐时用苯妥英钠治疗。⑥有肾性骨病发生时，应口服钙剂并加用1、25－二羟胆骨化醇（罗钙全）。

(4) 控制感染：应使用适当的抗生素防治感染。禁用或慎用肾毒性药物，并注意血钠和血钾浓度，减少电解质紊乱。

(5) 透析疗法：是晚期尿毒症病人维持生命的有效方法，已较广泛的应用于临床。

(6) 肾移植：目前肾移植后病人2年存活率已达70%～90%。

2．预防　应积极治疗原发肾病，避免和纠正诱发因素，防治和延缓肾功能不全的发生。

第五节　早期妊娠和死胎

一、早 期 妊 娠

为了便于掌握妊娠不同时期的特点，临床上习惯将妊娠全过程的40周分为三个时期，即妊娠12周末以前为早期妊娠；第13～27周末为中期妊娠；第28～40周为晚期妊娠。

【临床表现】

1．停经　若生育年龄的健康妇女，既往月经周期正常，一旦月经过期10日以上，应首先考虑妊娠的可能。哺乳期妇女的月经虽未恢复，也可以再次妊娠。停经是已婚妇女妊娠最早及最重要的症状。

2．早孕反应　停经约6周左右，有半数妇女感觉头晕、乏力、嗜卧、懒言。出现食欲不振，唾液增加、喜食酸味食品、恶心、晨起呕吐等现象，称为早孕反应。恶心和晨起呕吐可能与体内绒毛膜促性腺激素（HCG）增多，雌激素过度分泌，胃肠液积存过多刺激呕吐中枢，精神神经因素有关。早孕反应多在孕12周左右自行消失。

3．尿频　是由于增大的子宫压迫膀胱进而引起尿频。孕12周后子宫体进入腹腔后，尿频症状自然消失。

4．乳房变化　孕8周乳房开始逐渐增大，伴有轻度胀痛和乳头疼痛感。其主要原因是在雌激素和孕激素的作用下，分别刺激乳腺腺管和乳腺腺泡的发育使乳腺小叶增生所致。哺乳期受孕者乳汁分泌可减少。早期妊娠可有乳头和乳晕着色加深。

5．生殖器官变化　孕6～8周时，进行阴道窥器检查，可发现由于阴道壁和子宫颈充血而呈紫蓝色，阴道分泌物增多。子宫体增大且变软，以峡部柔软最明显，宫颈和宫体似不相连，此称为黑加（Hegar）征阳性。

【实验室及其他检查】

1．尿妊娠试验　孕卵着床后滋养细胞分泌HCG，由尿中排出。测定尿HCG含量增高可协助诊断。目前多采用免疫学方法，如乳胶颗粒凝集抑制试验、羊红细胞凝集抑制试验、放射免疫法、酶联免疫吸附分析等。

2．子宫颈粘液检查　在妊娠时，宫颈粘液量少而粘稠，涂片干燥后镜检无羊齿叶状结晶，仅可见到排列成行的椭圆体。

3．超声波　采用B型超声显象法，最早在孕5周时可见到圆形妊娠环，甚至环中出现有节律的胎心搏动和胎动，可确诊早期妊娠。

除上述外，早期妊娠还可通过黄体酮试验、基础体温测定等协助诊断。

二、死　　胎

妊娠20周后胎儿死于宫腔内称为死胎。死胎在宫腔内滞留时间过长，有可能引起母体凝血功能障碍。胎儿在分娩过程中死亡称为死产，也属死胎的一种。

【病因与发病机制】

临床上有很多死胎原因不明。通过对死胎的胎盘进行组织学检查可发现异常，如出血性血管内膜炎、急性绒毛膜羊膜炎、胎盘后血肿、绒毛改变等。约半数左右的死胎为胎儿缺氧所致，尤其产程中死于缺氧者多见。引起缺氧原因有三方面：

1．胎盘因素　例如前置胎盘、胎盘早期剥离、脐带脱垂、脐带打结、脐带绕颈等。

2．胎儿因素　例如胎儿畸形、多胎、胎儿宫内发育迟缓及感染等。

3．母体因素

（1）全身性因素：如妊娠高血压综合征、过期妊娠，糖尿病、慢性肾炎、心血管疾病、全身或腹腔感染等。

（2）子宫局部因素：如子宫张力过度或收缩过强、子宫肌瘤或形态异常等。

【临床表现】

1．自觉症状　胎儿死亡以后，孕妇自觉胎动停止，子宫不继续增大，体重下降。

乳房缩小，胀感消失。

2．死胎娩出　大多数死胎在胎儿死亡2～3周可自然娩出。

3．凝血功能障碍　如果当胎儿死亡3周后未娩出，退行性变的胎盘或羊水释放凝血活酶可进入母体血循环，引起弥散性血管内凝血。5周以后因纤维蛋白原下降严重，可引起分娩时大出血等并发症。

【实验室及其他检查】

1．尿中雌三醇测定　妊娠晚期孕妇24小时尿雌三醇含量低于3mg，提示胎儿可能死亡。

2．有关凝血功能的测定　当胎儿死亡4周仍未娩出时，应进行纤维蛋白原含量、血小板计数、出血时间、凝血时间等测定，以指导临床用药并监测疗效，确定引产时机。

3．超声波检查　超声显象检查无胎心搏动和胎动，此为诊断死胎的可靠依据。多普勒仪检查听不到胎心可协助诊断。

【治疗与预防】

1．引产　当确诊死胎后，一般可等2周自然临产，未临产者可经羊膜内或宫腔内羊膜腔外注射利凡诺或前列腺素E_2引产。

2．预防引产后出血和感染。产后应仔细检查胎盘，脐带及胎儿，尽可能找出死胎原因。

3．积极预防和治疗全身性疾病和子宫局部疾病，定期做产前检查，以防死胎发生。

第六节　妊娠高血压综合征

妊娠高血压综合征是孕妇特有的全身性疾病，常发生在妊娠24周以后。临床以水肿、高血压、蛋白尿为主要表现，严重者可出现抽搐、昏迷，甚至并发心功能和肾功能衰竭。本病是孕、产妇死亡的重要原因之一。

【病因与发病机制】

本病的致病原因尚未阐明，可能是多种因素相互作用的结果。目前主要有以下学说：

1．子宫胎盘缺血学说　本病最易发生于初产妇、多胎妊娠、羊水过多、葡萄胎者，因子宫张力过大，子宫和胎盘血流阻力增加，使血流量减少而发生局部缺血缺氧。另外伴有严重贫血、高血压病、糖尿病等的孕妇，由于全身血液循环不能满足子宫及胎盘的需要，也可发生本病。有学者认为子宫及胎盘缺血与血管痉挛和遗传因素有关。

2．神经及内分泌学说　主要为三个方面：

（1）肾素-血管紧张素敏感性增高：妊娠时，肾素除肾脏外，还可有胎盘分泌，可直接作用于子宫或释放入血循环转化为血管紧张素，随着浓度的增高，孕妇血管壁对其敏感性下降，如若敏感性不改变或反而升高，则可发生高血压。

（2）前列腺素合成失调：妊娠高血压综合征病人，胎盘产生的前列腺素（PGI_2）明显下降，而血栓烷A_2（TXA_2）相对升高，TXA_2可以促进血小板凝集、形成微血栓，可导致血管收缩使血压升高，凝血功能异常。

（3）醛固酮失调：正常妊娠后，血浆醛固酮升高，但同时孕酮可以排钠利尿调节醛固酮的水平，并拮抗血管紧张素Ⅱ收缩血管的作用。本病病人此种调节能力缺乏而导致发病。

3．免疫学说　某些特殊的免疫排斥反应或过敏反应可能是本病的发生因素之一。进一步的研究正在进行之中。

本病的发生还可能与慢性弥散性血管内凝血、孕妇血中某些微量元素缺乏有关。

【病理】

全身小动脉痉挛是本病的基本病变。

1．病理生理改变　由于小动脉痉挛，周围小血管阻力增强，使血压升高；肾血管痉挛时，肾血流量减少，肾小球滤过率降低，使水和钠排出减少，同时醛固酮分泌增加；导致肾小管对钠的重吸收增加，从而出现少尿和水肿。肾小球和肾小管毛细血管痉挛、缺氧，使其管壁通透性增加，引起血浆蛋白漏出而出现蛋白尿及透明管型。

2．重要器官改变

（1）脑：因脑部小动脉暂时痉挛，可出现脑组织的点状或局限性斑状出血。若痉挛时间过长，可形成微血栓和局部脑实质软化。血管有明显破裂者，可有大面积脑出血改变。

（2）心脏：冠状小动脉痉挛，使心肌间质水肿或心内膜点状出血，甚至发生毛细血管内栓塞等。

（3）肝脏：在正常妊娠时，肝脏血流量相对减少。在妊娠高血压综合征时，尤其重症病人，由于周身血管痉挛、缺氧，肝细胞线粒体内所含的丙氨酸氨基转移酶被释放，表现为血清丙氨酸氨基转移酶升高，甚至血清总胆红素升高。如果出现黄疸，则提示预后不良。

（4）肾脏：重症病人发生肾小球血管内皮细胞肿胀，体积增大，血流阻滞，肾小球病灶中有大量胆固醇形成的葡萄状脂质，肾小球可发生梗死，肾小动脉极度狭窄。

（5）眼底：有视网膜小动脉痉挛、缺氧和水肿，严重时可有渗出和出血，甚至视网膜剥离。

（6）胎盘：胎盘及子宫血管痉挛，使胎盘供血不足，绒毛发生退行性变性、出血、坏死、梗死，使胎盘功能不全，影响胎儿营养物质的交换和氧气的供给。严重时可因胎盘后血管破裂，出现胎盘早期剥离。

【临床表现】

根据临床表现，将妊娠高血压综合征分为轻度、中度和重度。

1．轻度　主要表现为血压轻度升高，可伴轻度蛋白尿和水肿。可持续数日至数周或逐渐发展，或迅速恶化。

（1）高血压：在妊娠20周后血压开始升高，可达17.3/12kPa以上，或较以前收缩压上升4kPa、舒张压上升2kPa。

（2）水肿：开始时只表现为体重增加，每周超过0.5kg，即所谓隐性水肿。如细胞外液积聚过多，则出现可见的水肿。水肿多由踝部开始，渐上升至小腿、大腿、外阴部及腹部。

（3）蛋白尿：发生可稍晚于血压升高，量少。

2．中度　血压可继续升高，但低于21.3/14.6kPa；尿蛋白定量超过0.5g/24h（即尿蛋白定性试验阳性）。病人可有头晕等轻度不适症状。

3．重度　包括先兆子痫和子痫两个阶段。

（1）先兆子痫　除了中度妊娠高血压综合征的表现更加明显外，并出现：①水肿伴自觉症状，如头痛、眩晕、视力模糊、胃区疼痛或不适、恶心、呕吐等；②血压达到21.3/14.6kPa；③尿蛋白达到5g/24h（即尿蛋白定性试验＋＋＋～＋＋＋＋）。三项中有2项，即为先兆子痫。

（2）子痫：当先兆子痫进一步发展，使颅内病变加重而出现抽搐和昏迷时，称为子痫。典型的抽搐先表现为眼球固定，瞳孔散大，头扭向一侧，牙关紧闭，继而口角和面部肌肉颤动，全身和四肢肌肉强直，双手紧握，双臂伸直，迅速发生强烈抽动，此时呼吸暂停，面色青紫。约1分钟左右抽搐强度渐减弱，以后全身肌肉松弛，出现深长吸气和鼾声，呼吸恢复。抽搐前及发作期间，病人神志丧失。轻者发作次数少，抽搐后即渐苏醒；重者抽搐发作频繁，时间较长，病人可进入深昏迷状态。抽搐期间可出现唇舌咬伤、摔伤或骨折等，昏迷中如有呕吐，可造成窒息或吸入性肺炎。

子痫多发生于妊娠晚期或临产前，即产前子痫，少数出现产时子痫或产后子痫。若病情持续时间长，可发生母体与胎儿的并发症，如肾功能障碍，胎盘早期剥离，宫内发育迟缓，胎儿宫内窘迫，甚至死亡。

【实验室及其他检查】

1．尿常规　重点为尿蛋白检查，24小时尿蛋白排出量超过0.5g即视为异常。镜检时应注意有无管型、红细胞、白细胞等。

2．血液检查

（1）全血粘度、红细胞压积，以了解有无血液浓缩；

（2）肝功能，以了解肝功能是否受损；

（3）尿素氮和肌酐，以了解肾脏是否受损；

（4）钾、钠、氯等，以了解是否有电解质紊乱；

（5）二氧化碳结合力，以便及时发现酸中毒。

【诊断】

根据病史和临床表现，诊断多不困难。对重症患者病情严重程度的准确判断，则需要依靠病史、实验室检查以及对妊娠高血压综合征好发因素的充分认识等，加以综合考虑。

【治疗与预防原则】

1．一般治疗　取左侧卧位休息，每日10～12小时，高蛋白及充足的维生素饮食。

2．药物治疗　对于中度和重度病人，应结合病情给予解痉、降压、镇静、利尿及扩容治疗。其中硫酸镁为治疗本病的首选药物，具有解除全身小血管痉挛，预防和抑制抽搐等作用。

3．预防　应定期做产前检查，对具有好发因素的孕妇尤需要加强产前保健。一旦发生本病应及时治疗，并建立登记和随访制度，必要时中止妊娠。

第七节　妊娠滋养细胞疾病

妊娠滋养细胞疾病是由胚胎的滋养细胞发生异常而引起的一组疾病。

正常妊娠时，滋养层细胞具有侵蚀蜕膜组织进入血窦的能力，妊娠结束后可自行消失。在病理情况下，滋养层细胞过度增殖，侵蚀能力增强，并可经血循环转移到身体其他部位，造成不同程度的破坏性病变，形成滋养细胞疾病。

本组疾病主要包括葡萄胎、侵蚀性葡萄胎以及绒毛膜癌等。在我国发病率较高。

一、葡　萄　胎

葡萄胎是由于滋养层细胞增生及绒毛间质水肿变性膨大所形成的大小不等的水泡，相互之间有细带相连成串，形如葡萄，故称葡萄胎。

若整个子宫腔内充满水泡状组织，无胎儿及其附属物（胚胎死亡且经自溶而被吸收），称为完全性葡萄胎；如胎盘绒毛仅部分有水泡状改变，且有胚胎（已经死亡或存活），则称部分性葡萄胎。

【病因与发病机制】

葡萄胎的病因目前尚未阐明。以往曾有各种学说，如早期胚胎死亡、营养缺乏、病毒感染、第二极体内复制等，但都未被证实。近年从遗传学的角度进行探讨，发现葡萄胎的形成与卵子或精子的异常受精有关。

【病理】

葡萄胎主要病理变化为：①绒毛上皮细胞增生，合体细胞及郎罕细胞均呈不同程度的增长。②绒毛间质水肿。③绒毛间质内血管消失。

【临床表现】

1．闭经　病人可有4～37周（平均12周）的停经史。

2．阴道流血　有不规则的阴道流血，最初量少而暗红，以后渐增多。有时呈血水样，也可突然大量出血。偶可在血中发现葡萄状物。多数病人伴有贫血表现。

3．子宫体异常增大　由于绒毛水肿形成水泡，或宫腔内积血，使宫腔扩大，此时子宫大于相应月份的正常妊娠子宫。子宫快速扩张时可伴有阵发性腹部隐痛，且多发生于阴道流血之前。

4．妊娠高血压综合征　大约半数病人可在病程早期发生严重呕吐，少数人在较晚时出现血压升高、蛋白尿等改变。

5．卵巢黄素囊肿形成　因脑垂体分泌的黄体生成素和葡萄胎产生的HCG作用于卵巢滤泡，部分病人可发生双侧卵巢囊性增大，偶因急性扭转引起腹痛。

此外，葡萄胎时易继发宫腔内感染，少数人可出现轻度甲状腺功能亢进的表现。

【实验室及其他检查】

1．HCG测定　葡萄胎时滋养层细胞增生，产生大量HCG，因此可测得血和尿中HCG明显高于正常妊娠。

2．超声波检查　B型超声可见增大的子宫区内无正常胎体影像，而呈落雪状或蜂窝状声像图。子宫旁有增大的边界清晰的无回声区，提示黄素囊肿形成。

【诊断】

根据临床表现，尤其排出血中可见水泡状组织，结合HCG明显增高和超声检查征象即可诊断。

【治疗与预防原则】

1．清宫　葡萄胎诊断确立后应立即清除子宫内容物，多采用吸宫术。

2．子宫切除术　可避免复发。

3．随诊　当葡萄胎清除后，应随访2年，定期复查血或尿中HCG。若葡萄胎清除后8周HCG仍阳性，应考虑有残留组织或再次妊娠，也可能系病情进展或恶化。

此外，葡萄胎治疗2年内应避孕且不能使用含有雌激素的避孕药。

二、侵蚀性葡萄胎

侵蚀性葡萄胎是指葡萄胎组织侵入子宫肌层，甚至转移到子宫以外，多发生于葡萄胎清除后6个月内，也可发生于无葡萄胎病史者。

【病理】

在子宫肌层或肌层血管的转移病灶中，可见到滋养层细胞高度增生和肿大的绒毛结构，可伴有组织出血和坏死。由于水泡组织数量及侵蚀程度不同，由近似葡萄胎逐渐过渡到近似绒毛膜癌。可分三型：Ⅰ型：可见大量水泡，但附近组织很少出血坏死。Ⅱ型：可见少至中量水泡，组织有出血、坏死，滋养细胞中度增生，部分细胞分化不良。Ⅲ型：只可见少数水泡，几乎全部为坏死组织和血块，滋养细胞高度增生并分化不良，形态似绒毛膜癌。

【临床表现】

1．阴道流血　在葡萄胎清除后出现阴道不规则流血，是本病最常见的表现。检查可发现子宫不能如期复原。若侵蚀葡萄胎组织穿破子宫，可出现腹腔内出血并伴有腹痛表现。

2．转移病灶表现　以肺转移最常见，可出现胸闷、气急、咳嗽、痰中带血等。阴道转移可有阴道前壁或尿道口处形成紫蓝结节，破溃后出现程度不等的出血。脑转移少见，可发生头痛、语言障碍，肢体运动障碍等。

【实验室及其他检查】

1．HCG测定　葡萄胎病人在葡萄胎清宫8周以后，尿或血HCG持续在正常水平以上，或定性试验阴性后又转为阳性。

2．X线　对胸部透视或摄片可发现肺部转移灶，以右肺下叶多见。

3．活组织检查　在侵入子宫肌层或子宫外转移的切片中，可见到绒毛或绒毛的退变痕迹。

【治疗与预防】

1．化疗　是对侵蚀性葡萄胎主要的治疗手段，治愈率较高。所用药物如5-氟尿嘧啶、甲氨蝶呤、放线菌素D（更生霉素）、环磷酰胺等。

2．手术　当病灶限于子宫，化疗无效时应切除子宫。

3．随访　同葡萄胎。

三、绒毛膜癌

绒毛膜癌是一种高度恶性的肿瘤。多继发于葡萄胎、流产或足月分娩后，少数可发生于异位妊娠、绝经期后。本病发生原因不明，近年来经综合治疗，死亡率逐渐下降。

【病理】

绒毛膜癌发生于子宫，形成单个或多个由出血坏死组织构成的宫壁肿瘤，呈深红、紫或棕褐色，直径 2～10cm。肿瘤可突入宫腔，侵入宫壁，甚至突入浆膜层，质地脆，极易出血。

镜下可见坏死灶，由滋养细胞、血块及凝固性坏死组织构成，见不到绒毛结构。

绒毛膜癌可迅速侵入子宫旁组织，并在早期经血循环向远处转移。以肺转移最常见，其次为阴道、脑、肝、肾等转移。

【临床表现】

1．阴道流血　可为绒毛膜癌最常见的表现。流血可呈间歇性或持续性，量多少不定。多发生在产后、流产后、尤其是葡萄胎清宫后。病人多伴有贫血，易继发感染。

2．转移病灶表现　肺转移后，因病灶部位不同，具有相应的临床表现。如急性肺栓塞时，可导致肺动脉高压和呼吸循环功能障碍；病灶接近胸膜时，可有胸痛、血性胸水；侵蚀支气管，则有咳嗽、血痰或反复咯血；病灶在膈面时，则有相应神经分布区域的疼痛；也可因支气管阻塞发生肺不张、支气管扩张。阴道转移时，紫蓝色结节突出于阴道粘膜，破裂后可大量流血。脑转移常发生在肺转移之后，是本病死亡的主要原因，主要表现为头痛、偏瘫、呕吐、平衡失调、视觉障碍、失语、高热、抽搐、昏迷等。发生其他部位转移后也可出现相应的临床表现。

3．其他表现　由于肿瘤组织分泌的 HCG、雌激素和孕激素的作用，使病人出现乳头和外阴部色素加深，阴道及宫颈粘膜着色、闭经、乳房增大等假孕表现。增大的子宫、阔韧带内形成血肿、黄素囊肿等，病人出现下腹部肿块。癌组织侵蚀子宫壁或宫腔积血，癌组织穿破子宫或内脏转移，均可能引起腹痛等症状。

【实验室及其他检查】

1．HCG 测定　临床上尤其是产后、流产后一个月，或葡萄胎排净后半年以上，血、尿 HCG 水平仍高者，可考虑为绒毛膜癌。若脑脊液与血浆的 HCG 水平之比大于 1∶60，可诊断有脑转移发生。

2．X 线、超声及 CT　可显示转移灶情况。

3．活组织检查　可见到大量滋养层细胞及出血坏死，但无绒毛结构。

【治疗与预防】

1．化疗　作为绒毛膜癌的主要治疗方法，用药同侵蚀性葡萄胎。多采用联合用药方案。

2．手术　可作为辅助治疗手段。年轻未育者尽可能不切除子宫。若不得已切除子宫，卵巢仍可保留。

3．本病极易在 1 年内复发，出院后应定期随访 3～5 年。发现异常应及时治疗。

第八节　子宫颈癌

子宫颈癌是妇女最常见的恶性肿瘤之一，发病率在我国占妇女恶性肿瘤的首位。发病年龄平均 45 岁，随年龄增长发病率升高，55～65 岁为高发年龄。

【病因与发病机制】

目前对子宫颈癌的病因尚不明确，有关因素如下：

1．早婚、早育以及早年性交　此为子宫颈癌的高发因素。据统计，病人中 18 岁以前结婚者高达 51％；另有报道 70％的病人为 20 岁前结婚者。国外报道，修女发病率极低，而妓女发病率是其他妇女的 4 倍。

2．子宫颈裂伤、宫颈糜烂　分娩时较深的宫颈裂伤易合并感染，进而刺激宫颈上皮致使异常增生。在早期子宫颈癌患者中，宫颈糜烂较对照组妇女明显增多。

3．生殖系统卫生状况　男性包皮垢中的胆固醇经细菌作用变为致癌物质，可导致子宫颈癌发生。

4．病毒感染　曾在子宫颈癌病人的宫颈脱落细胞中发现有人类疱疹病毒Ⅱ型、人类乳头瘤病毒。有人认为，人类巨细胞病毒也与本病的发生有关。

5．社会经济状况　子宫颈癌的发生与生活地区、种族、家庭肿瘤病史等有一定关系。

【病理】

1．组织学分类

(1) 鳞状细胞癌：鳞状细胞癌（简称鳞癌）大约占 90％～95％，其生长方式有外生型、内生型和溃疡型。其中外生型易出血；内生型临床表现出现晚而淋巴转移发生早；溃疡型易继发感染并有恶臭分泌物排出。

(2) 腺癌：来源为被覆宫颈管表面和颈管内腺体的柱状上皮，约占 5％～10％，其外观与鳞癌相似。

若腺癌与鳞癌并存时，称为宫颈腺-鳞癌；腺癌合并有鳞状上皮化生时，称为宫颈腺角化癌。

镜检时，根据细胞形态均可分为高分化、中分化和低分化三型，对于选择和制定具体治疗方案有参考价值。

2．病程发展阶段

(1) 不典型增生：属于癌前病变。表现为细胞分化不良、排列不齐、核深染等。

(2) 原位癌：又称上皮内癌，宫颈上皮全层被癌细胞所替代，但未穿透基底膜。

(3) 浸润癌：早期浸润癌，是指癌细胞穿破基底膜，出现间质浸润，但深度不超过 5mm，宽不超过 7mm，无临床特征。若进一步发展则成为子宫颈浸润癌。

3．转移途径

(1) 直接蔓延：向下方沿阴道粘膜蔓延是最常见的方式，其次为向上至子宫下段肌层，向两侧至阔韧带、阴道旁组织，甚至达骨盆壁。晚期可致输尿管阻塞，向前后可侵犯膀胱和直肠。

(2) 淋巴转移：其发生机率与病程进展阶段有关，愈近晚期，转移率越高。首先受累的是宫颈旁，髂内、髂外及闭孔淋巴结，次为骶前、髂总、腹主动脉旁及腹股沟淋巴结，晚期可转移至左锁骨上淋巴结。

(3) 血行转移：多发生于晚期，癌组织破坏小静脉后，经体循环至肺、肾、脊柱等处。

【临床分期】

子宫颈癌的临床分期，直接关系治疗方法的选择和对预后的估计，目前国内多采用国际分期法：

1．浸润前癌

O 期　原位癌，又称上皮内癌。

2．浸润癌

Ⅰ期　癌局限于子宫颈。

Ⅱ期　癌超出子宫颈，侵犯子宫旁组织，但未达盆壁；侵犯阴道，但未达下1/3。

Ⅲ期　癌扩展达盆壁，肛门指诊，癌与盆壁间无空隙，或癌侵犯阴道下1/3。

Ⅳ期　癌扩展至盆腔外，或临床上已累及膀胱或直肠粘膜。泡样水肿不属Ⅳ期。

浸润癌，每期又分为两个亚期。

【临床表现】

1．阴道流血　在早期仅为接触性出血，癌组织坏死后出现不规则阴道流血，晚期可有大出血。

2．阴道排液　多数在阴道流血后发生。开始时量较少，随着癌组织破溃，可产生浆液性分泌物。晚期癌组织坏死、感染，出现大量脓性或米汤样恶臭分泌物。

3．疼痛　多为晚期症状。由于癌肿压迫或转移引起。如累及盆壁、闭孔神经、腰骶神经时，可有严重而持久的腰骶部或坐骨神经疼痛。也可出现其他压迫或转移症状。

【实验室及其他检查】

1．子宫颈刮片细胞学检查　是发现癌前病变和早期子宫颈癌的主要方法。

2．子宫颈及子宫颈管活体组织检查　是确诊癌前病变和子宫颈癌最可靠的方法。

3．子宫颈锥形切除术　用于子宫颈刮片细胞学检查多次阳性，但子宫颈活体检查阴性；活体检查为原位癌，又不能排除浸润癌时，将切除组织分块做连续病理切片以明确诊断。

4．其他检查　例如阴道镜检查，碘染色、荧光素检查，荧光显微镜检查，染色体检查，CT检查等，均可选择使用。

【治疗与预防】

1．放射治疗　可适用于各阶段病人。

2．手术治疗　作为治疗早期子宫颈癌的主要方法之一。多采用广泛性子宫切除术和盆腔淋巴结清除术。

3．化疗　较常用药物为5-氟尿嘧啶、环磷酰胺、阿霉素等，但疗效不佳。

4．预防　提倡晚婚、少育、开展性卫生教育，定期普查普治，积极治疗癌前病变。治疗后应定期随访，观察疗效。

第九节　阴道炎症

由于阴道解剖及生理上的特殊性，很容易发生感染。阴道炎症是最常见的女性生殖器炎症。病因繁多，以滴虫性、念球菌性、嗜血杆菌性、老年性和婴幼儿性阴道炎较多见。

一、滴虫性阴道炎

滴虫性阴道炎也称为阴道滴虫病，属性传播疾病之一。

【病因与发病机制】

1．病原体　病原体为阴道毛滴虫，生活力较强。滴虫性阴道炎时，阴道pH值一般为5.1～5.4。月经前后由于阴道pH值改变，隐藏在腺体和阴道皱襞中的滴虫可大量繁殖。在滴虫繁殖中消耗和吞噬细胞内的糖原，阻碍乳酸生成，从而破坏阴道的防御机制，促使继发性细菌感染而引起炎症发作。此外，阴道毛滴虫还可侵入尿道，甚至膀胱、肾盂，以及男性的包皮皱褶、尿道、前列腺中，引起相应的改变。

2．传播途径　①直接感染：多经性交传播；②间接传播：经公共污染，如马桶、浴池、毛巾、游泳衣裤等传播。

【临床表现】

1．白带异常　为本病的主要症状。量多、呈稀薄的泡沫状，多为灰黄或绿色。混合感染时可呈脓性、有臭味。

2．局部刺激症状　多数病人有外阴及阴道口瘙痒，也可有烧灼感、蚁走感、刺痛、性交痛及膀胱刺激症状等。

3．体征　外阴部潮红，阴道粘膜有散在的红色斑点，水肿，后穹窿有多量液性泡沫状分泌物。

【实验室检查】

1．悬滴法检查滴虫　是最简便的检查方法。在有症状的病人中，阳性率可达80%～90%。

2．阴道分泌物培养　对于可疑病人，多次悬滴法未能发现滴虫时，可取阴道分泌物进行培养，准确度可达98%左右。

【治疗与预防】

1．全身性用药　甲硝唑（灭滴灵）200mg，口服3次/d，7日为一疗程。妊娠早期和哺乳期不宜使用。

2．局部用药　种类较多，能有效控制症状，但不能彻底消灭滴虫。

3．预防　应注意个人及公共卫生，开展普查普治工作，医疗单位应做好消毒隔离，以防交叉感染。

二、念珠菌性阴道炎

念珠菌性阴道炎发病率仅次于滴虫性阴道炎，也属性传播疾病之一。

【病因与发病机制】

1．病原菌　由白色念珠菌感染所致。一般认为，此菌由肛门部位传播，部分妇女阴道中可有此菌寄生。当阴道中糖原增多，酸度增加时，念珠菌即可繁殖进而引起炎症。在念珠菌感染时，阴道pH值通常为4～5。近年来大量应用广谱抗生素和肾上腺皮质激素，改变了阴道内微生物的相互抑制关系，也是本病发生的因素之一。

2．传染途径　存在于口腔、肠道、阴道粘膜的念珠菌可互相传染，当局部环境条件适宜时引起发病。

【临床表现】

1．外阴瘙痒　多为最突出的症状。可为轻微痒感或难以忍受的奇痒，以致影响工作和休息。多伴烧灼感，排尿时加重。也可伴有性交痛或膀胱刺激症状，多发生在月经前1周。

2．白带异常　在急性期量少，以后逐渐增多。典型者呈白色稠厚的凝乳块状物。

3．体征　在小阴唇内侧及阴道粘膜上附有白色膜状物，擦除后可露出红肿粘膜面，且可有小而浅的溃疡及渗血。

【实验室检查】

1．悬滴法检查白色念珠菌　能在分泌物中找到芽胞和假菌丝即可确立诊断。

2．阴道分泌物培养　临床有症状但多次悬滴法检查阴性者，可改用培养法，以提高诊断率。

3．尿糖、血糖　由于本病常与糖尿病并发，对顽固的病例应进行尿糖和血糖检查，以利寻找发病原因。

【治疗与预防】

1．消除诱因　例如积极防治糖尿病，停用激素及广谱抗生素，内裤消毒等。

2．改变阴道酸环境　用碱性溶液洗外阴及阴道，造成不利念珠菌生存的条件，以缓解症状。

3．杀菌剂　可选用制霉菌素、1％龙胆紫等口服和局部用药。

（张超英　北京卫生学校）

第八章　血液造血系统疾病

第一节　贫　　血

一、概　　述

贫血是指外周血液血红蛋白量低于正常值的下限，多伴有红细胞数或红细胞压积降低。世界卫生组织（WHO）诊断贫血的血红蛋白标准为：成年男性低于130g/L，成年女性低于120g/L，孕妇低于110g/L（我国标准较WHO标准均低1.0g/L)。

贫血是许多不同原因或疾病引起的一系列共同症状，而不是具体的疾病。

【分类】

贫血按病因与发病机制、细胞形态学特征进行分类（表8-1)，按病因与发病机制可将贫血分为造血不良，红细胞过度破坏和急、慢性失血三类。细胞形态学分类，即根据血红蛋白量、红细胞数和红细胞压积计算出的红细胞平均体积（MCV)、红细胞平均血红蛋白量（MCH）和红细胞平均血红蛋白浓度（MCHC)，将贫血分为正常红细胞型

表8-1　贫血的发病机制和形态学分类

发病机制分类			主要临床类型	形态学分类
造血不良	红细胞生成减少	1. 多能干细胞和造血微环境的损害	再生障碍性贫血	
		2. 红系祖细胞，幼红细胞或红细胞生成素的免疫性破坏	单纯红细胞再生障碍性贫血	正常红细胞型
		3. 骨髓被异常细胞或组织所侵润	骨髓病性贫血	
		4. 脱氧核糖核酸合成障碍	巨幼细胞性贫血（叶酸或维生素B_{12}缺乏）	大红细胞型
		5. 红细胞生成素相对不足	慢性疾病（炎症性）贫血	小红细胞型
	血红蛋白减少	1. 正铁血红素合成障碍	缺铁性贫血 铁粒幼细胞性贫血 铅中毒贫血	小红细胞低色素型
		2. 珠蛋白合成障碍	海洋性贫血等	
红细胞过度破坏	红细胞内异常	1. 红细胞膜的缺陷	遗传性球形细胞增多症等	正常红细胞型
		2. 红细胞内酶的缺陷	葡萄糖6磷酸脱氢酶缺陷等	
		3. 珠蛋白肽链量改变及分子结构变异	同珠蛋白合成障碍	小红细胞低色素型
	红细胞外异常	1. 红细胞被血清中抗体或补体所影响	自体免疫性溶血性贫血等	
		2. 机械性损伤	微血管病溶血性贫血等	正常红细胞型
		3. 化学、物理及生物因素脾脏内阻留	砷化氢中毒、大面积烧伤及蛇毒咬伤等 脾功能亢进	
失血		1. 急性失血	急性失血后贫血	正常红细胞型
		2. 慢性失血	即缺铁性贫血	小红细胞低色素型

注：摘自《实用内科学》第9版。

贫血、大红细胞型贫血、单纯小红细胞型贫血和小红细胞低色素型贫血（表 8-2）。临床上将两种分类方法配合使用，为诊断提供较可靠的依据。

表 8-2　贫血的细胞形态学分类

类　　型	红细胞平均体积（fl）	红细胞平均血红蛋白量（pg）	红细胞平均血红蛋白浓度（g/L）	临　床　类　型
大红细胞型贫血	＞92	＞31	300～360	巨幼红细胞性贫血等
正常红细胞型贫血	80～92	27～31	300～360	急性失血性贫血、溶血性贫血、再生障碍性贫血、骨髓病性贫血
单纯小红细胞型贫血	＜80	＜27	300～360	慢性感染性贫血
小红细胞低色素型贫血	＜80	＜27	＜300	缺铁性贫血、铁粒幼细胞性贫血、地中海贫血等

注：摘自《实用内科学》第 9 版。

【临床表现】

贫血病人有无临床症状和症状轻重，不但决定于贫血的程度，更重要的是贫血发生的快慢，循环血量有无改变，贫血持续的时间，病人的年龄及心血管系统的代偿功能等。贫血时由于血液携氧能力降低，其表现可发生于全身各系统。

1．一般表现　皮肤粘膜苍白是贫血最常见的体征，是由于皮肤毛细血管缺血所致。但影响皮肤颜色的因素很多（皮内毛细血管的分布和舒缩情况，皮下组织含血量的多少等），因此，一般从观察指甲、口唇粘膜、眼结合膜等处较为可靠。此外，疲乏无力、头晕耳鸣、记忆力减退，注意力不集中等，都是贫血早期症状，可能由于神经系统和肌肉缺氧引起。贫血严重时，可有低热、基础代谢率增高等。

2．呼吸系统表现　当稍有体力活动或情绪激动时即出现气急。这是因为血红蛋白减少、活动后组织耗氧量增多而引起血氧含量降低和二氧化碳含量增高，刺激主动脉体和颈动脉窦的化学感受器，反射性刺激呼吸中枢而使呼吸急促。

3．循环系统表现　中度贫血时，机体可有明显的代偿变化，如窦性心动过速、脉搏充实，脉压差增大，心输出量增多，在心尖部和肺动脉瓣区可听到中等响度的收缩期吹风样杂音。这些变化和血流加速、血液粘稠度降低、心肌缺氧后肌张力降低等有关。重度贫血或进展较快者，可有明显的心脏扩大。由于心脏负荷加重和心肌缺氧等因素，最终可导致充血性心力衰竭，称贫血性心脏病。当贫血被纠正后心脏改变有一定程度的恢复。重度贫血病人还可发生水肿，主要由血浆蛋白减少，胶体渗透压降低和毛细血管通透性增加所致。

4．消化系统表现　贫血时可影响消化系统功能和消化酶的分泌。病人可出现食欲不振、恶心、呕吐、腹胀、腹泻、便秘等。如有明显体重减轻，应考虑由原发病或并发症引起。

5．泌尿生殖系统表现　贫血时由于肾血管收缩，肾缺氧，可出现轻度蛋白尿。由于血循环加速，可有多尿。女性病人可有月经失调、性欲减退等。

【实验室检查】

1．血红蛋白含量测定及红细胞计数　是确定贫血及其程度的可靠指标。

2．红细胞压积、周围血液涂片检查及红细胞直径曲线测定　不仅有助于贫血的形态学分类，而且能从中发现异形红细胞、白细胞及血小板的变化，可协助贫血的诊断。

3．红细胞指数测定　即 MCV、MCH、MCHC 测定，有助于贫血的形态学分类，是贫血最基本的实验室检查。

4．网织红细胞计数　一般可反映骨髓幼红细胞增生的程度及贫血的治疗效果。

5．骨髓象检查　是诊断贫血类型的重要方法，同时可了解骨髓增生情况及治疗反应等。

【诊断】

1．病史　密切注意与贫血有关的病史。如缺铁性贫血常有慢性失血、钩虫病史等；婴幼儿喂养不科学或孕妇营养缺乏，常导致巨幼红细胞性贫血；再生障碍性贫血应询问有无物理或化学刺激，有无中毒或药物接触史等；遗传性溶血性贫血常有家族史。

2．体格检查　应注意皮肤粘膜颜色改变，出血倾向、毛发色泽改变、肝脾肿大、水肿等。

3．实验室检查　除前所述的检查外，临床上各种类型的贫血还都具有其特殊的检查方法。

根据上述三方面，贫血确诊并不困难。根据血红蛋白减少的程度及临床症状，将贫血分为四级：

轻度贫血：血红蛋白在 120～91g/L，临床症状轻。

中度贫血：血红蛋白在 90～61g/L，临床上可出现劳动后心悸、气短、头晕、耳鸣等症状。

重度贫血：血红蛋白在 60～31g/L，一般在休息状态也可有心悸、气短等症状。

极重度贫血　血红蛋白少于 30g/L，可发生贫血性心脏病。

【治疗与预防】

1．治疗

(1) 药物治疗：应针对各种贫血发病的原因和机制，严格掌握不同药物的适应证。常用药物有以下几种：

维生素 B_{12}和 叶酸　对缺乏维生素 B_{12}或叶酸的巨幼红细胞性贫血有特效。

铁剂　常用硫酸亚铁，仅对缺铁性贫血有效。但若同时患有影响骨髓造血功能的疾病（如慢性炎症、肾功能衰竭、严重感染等）疗效常不明显。

吡多醇　对铁粒幼细胞贫血部分病例有效。

糖皮质激素　多用于再生障碍性贫血，尤其当出血倾向严重时。

雄激素　长期大剂量的甲基睾丸素（睾丸酮）对再生障碍性贫血有一定的疗效。但如果经 3～4 个月的连续治疗不见效者应即停药。

(2) 支持疗法：要给予足够的蛋白质及维生素。对任何严重贫血，为迅速减轻缺氧症状常需输血。

(3) 脾切除：少数几种贫血（如遗传性球形细胞增多症、脾功能亢进等）在脾切除后红细胞破坏减少，贫血可得到一定程度的缓解。

(4) 骨髓移植术　主要用于急性或严重的再生障碍性贫血。近来也用于重型 β 海洋性贫血。如果移植成功，患者可获治愈。

2．预防

（1）加强婴幼儿保健工作并宣传科学喂养。

（2）注意妊娠期、哺乳期妇女的营养。

（3）积极治疗慢性失血性疾病及继发贫血的寄生虫病。如消化性溃疡出血、内痔出血、功能性子宫出血、钩虫病、血吸虫病等。

（4）加强劳动防护，避免过量接触有毒物质、放射性物质。

（5）绝不滥用药物。

二、缺铁性贫血

缺铁性贫血是由于体内贮存铁缺乏，影响血红素的合成所引起的小红细胞低色素型贫血。其发展过程分三个阶段：①体内贮存铁耗尽；②缺铁性红细胞生成；③缺铁性贫血。统称为“铁缺乏症”。本症是最常见的营养素缺乏症，多见于青壮年女性，约占贫血总发病率的50％。

人体内的铁大致分为两部分。一部分是正在执行生理功能的铁，包括血红蛋白、肌红蛋白、酶、辅助因子等所含的铁，以及血浆转铁蛋白和乳铁蛋白等所结合的铁；另一部分是暂时不执行功能而备不时之需的贮存铁，即以铁蛋白和含铁血黄素的形式贮存于单核－巨噬细胞系统中的铁。

被吸收的铁与血浆转铁蛋白（一种 β_1 球蛋白）结合后在血浆中被运送至各组织，主要是骨髓内的幼红细胞。所以在临床上以血清转铁蛋白的铁饱和度表示血清铁的含量更有意义。

正常情况下，铁的丧失量极少。其丧失和排泄的途径主要是通过肠粘膜和皮肤脱落的细胞。

【病因与发病机制】

1．营养因素　铁摄入不足或饮食结构不合理，如我国膳食中肉类较少，供铁量以谷物和蔬菜中的非血红素铁为主，同时含有大量抑制其吸收的物质；当生理性铁需要量增加时未能及时补充，如婴幼儿，尤为早产儿、孪生儿，月经期和妊娠中、后期及哺乳期的妇女。

2．慢性失血　此为引起缺铁性贫血的主要原因。多发生于消化道出血，如溃疡病、癌、钩虫病、食管静脉曲张破裂、痔出血等。也常见于妇女月经出血量过多。

3．吸收障碍　例如萎缩性胃炎时，胃酸缺乏；胃空肠吻合术后食物不经过十二指肠等情况下，均可影响铁的吸收。小肠疾病时还可使铁随上皮细胞不断脱落而丢失。

【临床表现】

缺铁性贫血时除因组织器官缺氧导致的一般性表现及原发病的表现外，还可因组织缺铁引起相应的表现。

1．儿童神经精神症状　例如对外界反应性差、易激惹、注意力不集中等，与细胞内含铁的酶缺乏有关。部分患儿可有嗜食泥土、冰块、生米等异食癖，可随贫血纠正而消失。

2．粘膜组织变化的症状　例如口炎、舌炎、萎缩性胃炎等。严重者可出现吞咽困难。

3．皮肤、毛发及指（趾）甲的改变　皮肤干燥、皱缩，毛发干枯易断裂、脱落，指（趾）甲变薄、变脆、易裂、缺少光泽，甚至反甲。

【实验室检查】

1．血象　典型病例为小红细胞低色素型贫血。大部分红细胞体积较小（直径6.2～6.7μm），成熟红细胞苍白区扩大，大小不一。MCV小于82fl，MCH小于27pg，MCHC小于320g/L。

2．骨髓象　幼红细胞增生较活跃，以中、晚幼红细胞增多为主。幼红细胞核染色质致密，胞浆较少，血红蛋白形成差，边缘不整齐。骨髓铁染色显示骨髓小粒可染铁消失，此为诊断缺铁性贫血最直接和可靠的方法之一。

3．血清铁及总铁结合力测定　血清铁多低于10.7μmol/L以下，总铁结合力增高至64.2μmol/L以上。运铁蛋白饱和度低于15%是缺铁性红细胞生成的指标。

4．血清及红细胞内碱性铁蛋白测定　经放射免疫法测定，血清铁蛋白低于20μg/L表示贮存铁减少，低于12μg/L为贮存铁耗尽；红细胞内碱性铁蛋白低于6.5ag/细胞，可为缺铁的指标之一。

【诊断与鉴别诊断】

缺铁性贫血的诊断，首先应确定是缺铁性的，继之明确引起缺铁的病因。典型病例可根据病史、低色素贫血形态学改变以及阳性的缺铁指标而确诊。铁剂治疗试验也是确诊的方法之一。

缺铁性贫血应与下列低色素性贫血鉴别：

1．海洋性贫血及血红蛋白病　均有家族史，以珠蛋白合成异常和溶血性贫血为主要表现。运铁蛋白饱和度、血清铁蛋白和骨髓可染铁均增多，周围血片中可找到多量靶形细胞。

2．铁粒幼细胞贫血　是因血红素合成障碍引起的低色素性贫血，较少见。血清铁增高，总铁结合力降低，骨髓涂片铁染色可见典型的环铁粒幼红细胞。

3．慢性感染及炎症性疾病引起的贫血　由于铁利用降低，同时组织细胞增生及其吞噬作用，使血清铁减低，但总铁结合力正常或减低，血清铁蛋白正常或增高，骨髓可染铁增多。

【治疗与预防】

1．治疗

(1) 病因治疗：尽可能除去致缺铁和贫血的原因，如对溃疡病、痔疮、钩虫病等的治疗。对纠正贫血的效果和速度有重要意义。

(2) 铁剂治疗

1）口服铁剂：是治疗缺铁性贫血的首选方法。最常用的制剂为硫酸亚铁，成人剂量为0.3g或0.2g，口服3次/d（还可用富马酸亚铁、葡萄糖酸亚铁、10%枸橼酸铁铵等。为促进铁的吸收，可同时给予维生素C 0.1g，口服3次/d），进餐时或饭后吞服可减少胃肠道刺激。忌茶，以防止铁被鞣酸沉淀而影响吸收。血象完全恢复正常需2个月左右的时间，此时小剂量铁剂治疗仍需维持3～6个月，以补足体内应有的贮存铁量。

2）注射铁剂：常用右旋糖酐铁和山梨醇铁，臀部深位肌内注射，注射剂量应准确计算，不得超量，以免引起急性铁中毒。适用于肠道对铁的吸收有障碍，伴有胃肠道疾病、口服铁剂后症状加重、口服铁剂有严重胃肠反应、不易控制的慢性失血、急需改善铁的供应情况者，如妊娠晚期伴严重的缺铁性贫血等。

2. 预防　在易发生缺铁性贫血的人群中尤应重视开展卫生宣教工作和采取预防措施，如改进婴儿的哺育方法，及时增添适当的辅助食品；注重摄入铁含量丰富的食物，如海带、发菜、紫菜、木耳、香菇、菠菜、动物肝、肉类、血、豆类等；妊娠后期和哺乳期间可每日口服硫酸亚铁0.2～0.3g；在钩虫病流行地区进行大规模的寄生虫病防治工作。

三、巨幼细胞性贫血

巨幼细胞性贫血是指叶酸、维生素B_{12}缺乏或其他因素引起的脱氧核糖核酸合成障碍所导致的一组贫血。其特点为大红细胞性贫血，且在骨髓中出现巨幼细胞。

【病因与发病机制】

1. 叶酸缺乏

(1) 摄入量不足、需要量增加：饮食中摄入不足，如烹调中破坏；婴幼儿、妊娠妇女、慢性疾病患者等需要量增加，未能及时补充。

(2) 肠道吸收不良：例如原发或继发性小肠吸收不良综合征；长期服用某些药物，如抗癫痫药、口服避孕药等，均可抑制小肠的吸收能力。

(3) 叶酸利用障碍：例如叶酸对抗物氨甲蝶呤，具有影响细胞摄取叶酸和抑制还原酶的作用。此外，乙胺嘧啶、甲氧苄胺嘧啶等，也可抑制还原酶，影响叶酸的利用。

(4) 叶酸丢失过多：例如进行血液透析时可使叶酸大量丢失。

2. 维生素B_{12}缺乏

(1) 摄入量不足，需要量增加：长期严格素食；婴幼儿、妊娠、某些疾病，如肿瘤、感染等，需要量增加未及时补充。

(2) 胃肠吸收障碍：内因子缺乏如恶性贫血、萎缩性胃炎、胃切除，或有抗内因子抗体存在；小肠疾患及某些药物，如对氨柳酸钠、新霉素、苯妥英钠的作用等，均可影响小肠内维生素B_{12}的吸收。

(3) 维生素B_{12}利用障碍：当运钴胺蛋白缺乏、异常结合蛋白存在时，可导致维生素B_{12}吸收转运障碍，进而影响其利用。

叶酸（四氢叶酸）和维生素B_{12}是细胞合成脱氧核糖核酸过程中的重要辅酶。缺乏时，脱氧核糖核酸的合成障碍。脱氧核糖核酸是细胞染色质的主要成分，因此导致细胞核的成熟延缓，核分裂受阻。而细胞质内核糖核酸及蛋白质的合成受影响不大。随着细胞核的成熟延缓细胞质的合成量逐渐增多，出现红细胞系列的巨型改变。此种改变也发生于粒细胞和巨核细胞，但不如红细胞系明显。

【临床表现】

叶酸和维生素B_{12}缺乏的临床表现基本相似，起病大多缓慢，主要表现有：

1. 一般贫血的表现　乏力、心悸、气促、头晕、耳鸣、皮肤粘膜苍白等。

2. 消化系统症状　如食欲减退、食后腹胀、消化不良、腹泻或便秘、舌炎等。舌炎表现在急性期时舌质发红，呈鲜牛肉色，伴浅小溃疡，有剧痛；急性期后舌乳头萎缩，舌面光滑无苔，在恶性贫血时，舌炎症状尤为严重。

3．神经系统症状　较典型的表现有手足麻木、蚁走感、四肢软弱无力、共济失调、深感觉减退以致消失、腱反射（跟、膝腱反射）减弱或亢进、巴彬斯基征阳性、膀胱和直肠括约肌功能失调等。这些表现与末梢神经炎、脊髓亚急性联合变性和脑组织的损害有关。这些症状多发生在维生素 B_{12} 缺乏，尤其急性贫血者。老年与小儿患者常出现精神症状，如淡漠、嗜睡或精神错乱等。单纯叶酸缺乏不引起上述表现，但可出现情感表现，偶有末梢神经炎的症状。

4．其他　肝脾可有轻度肿大，多出现于儿童和恶性贫血者。血小板减少者可出现紫癜等出血症状。

恶性贫血在我国很少见，是内因子缺乏所致。其发病有家族性，并与自身免疫有关。在患者的血清中有壁细胞抗体，在血清和胃液中有内因子抗体，胃酸缺乏，胃粘膜显著萎缩。以舌炎和神经系统症状为突出表现，长期用维生素 B_{12} 治疗可达满意效果。

【实验室检查】

1．血象　典型者表现为大卵圆形红细胞增多和中性核细胞分叶过多。MCV 大于 92fl，MCH 大于 31pg．多染性及嗜碱性点彩细胞增多，可出现少数有核红细胞和 Howell－Jolly 小体等。重症病人可有全血细胞减少，网织红细胞减少。

2．骨髓象　多呈增生象，巨幼红细胞系列占骨髓细胞总数的 30～50％，其中巨原红及巨早幼红达半数以上。巨幼红细胞糖原染色阴性。粒细胞和巨核细胞系列也可有巨型改变。

3．血液生化　血清叶酸多低于 3μg/ml，血清维生素 B_{12} 低于 100pg/ml。

【诊断】

本病可根据骨髓中出现较多典型的巨幼细胞和典型的血象确定诊断。诊断成立后应进一步明确病因，即叶酸缺乏还是维生素 B_{12} 缺乏，用以制定治疗方案。

【治疗与预防】

1．治疗

（1）病因治疗：去除病因，治疗原发病。

（2）叶酸治疗：叶酸 5mg，口服 3 次/d；对肠道吸收不良者也可给予甲酰四氢叶酸钙 3～6mg/d，肌内注射，直至贫血被纠正。

（3）维生素 B_{12} 治疗：维生素 B_{12} 100μg/d，肌内注射，2 周后改为 2 次/w 共用 4 周或直至血红蛋白恢复正常。以后每月 1 次维持。对恶性贫血及胃切除后患者需终生维持治疗。

（4）辅助治疗：因巨幼细胞性贫血易同时有蛋白质、其他维生素及铁质缺乏，治疗时应注意补充。

2．预防　婴儿期合理喂养，及时添加富含叶酸与维生素 B_{12} 的食物；营养不良的孕妇、慢性溶血性贫血、长期服用抗癫痫药物、血液透析及小肠切除术后等患者，均应每日补充叶酸 5mg；胃切除术后应定期注射维生素 B_{12}，每 2～3 月 500～1000μg。

四、再生障碍性贫血

再生障碍性贫血（简称再障），是由多种原因引起的红骨髓总容量减少而导致造血功能衰竭的一组综合征。表现为全血细胞减少，进行性贫血、出血及继发感染等。以青年为多见，男性较女性多见。

【病因与发病机制】

通常将原因不明的称原发性再障。能查明原因的称继发性再障。以原发性占大多数。已知的因素有：

1．药物及化学毒物　再障的发生可与用药剂量有关，当达到一定剂量时能引起骨髓抑制，多为可逆性。如各种抗肿瘤药、苯妥英钠，吩噻嗪、硫尿嘧啶及氯霉素等。此外，药物的过敏反应也可引起持续性再障，常见的药物有氯霉素、有机砷、阿的平、三甲双酮、金制剂、磺胺、甲亢平、他巴唑等。苯及其衍化物也可抑制骨髓导致再障。

2．电离辐射　例如X线、放射性同位素等。放射线可直接损伤干细胞，损害骨髓微循环，影响干细胞的增殖和分化。

3．病毒感染　其中病毒性肝炎后再障最为严重，可能是肝炎病毒直接抑制骨髓，损伤干细胞或通过自身免疫产生抗干细胞自身抗体等所致。

4．其他因素　例如免疫因素、遗传因素，继发于阵发性睡眠性血红蛋白尿、严重的甲状腺和垂体功能减退症、慢性肾功能衰竭等。

【临床表现】

再障的临床表现主要为：①进行性贫血：病人有疲乏无力、头晕眼花等一般贫血的症状。全血细胞减少、网织红细胞减少，是由于骨髓造血功能低下所致。②出血倾向：如皮肤紫癜和淤斑、口腔粘膜血疱、鼻衄及胃肠道出血等。颅内出血常为本症的死亡原因。出血的主要原因是血小板减少、血管壁脆性和通透性增加所致。③继发感染：如败血症、支气管炎、咽炎等。主要是粒细胞和单核细胞减少、血清丙种球蛋白及备解素减少、淋巴组织萎缩等，使机体的防御机能减退所致。根据病程缓急将再障又分为急性和慢性两型，国内以慢性型居多。

1．急性型再障　起病较急，进展迅速，以出血、感染发热为首先出现的症状。皮肤粘膜出血广泛而严重，且不易控制，60%以上有内脏出血，主要为消化道出血、血尿、眼底和颅内出血。病人常在口咽部和肛门周围发生坏死性溃疡，败血症和肺炎也较常见。出血和感染互为因果，促使病情恶化。早期贫血常不明显，随病情进展可呈进行性加重。多数病人在1年内死亡。

2．慢性型再障　起病较缓，以贫血为首发和主要表现。出血较轻，多限于皮肤粘膜。感染发热出现较晚，常以呼吸道感染为主，容易控制。病程较长，少数到后期可出现急性再障的表现。

【实验室检查】

1．血象　属于正常红细胞型贫血。红细胞、白细胞、血小板均减少，网织红细胞减少。血小板可有畸形，其粘附性及第3因子的活性明显降低。出血时间延长，血块退缩不良。

2．骨髓象　急性型再障红骨髓广泛破坏，粒细胞和幼红细胞显著减少，巨核细胞常见不到，淋巴细胞增多。慢性型再障根据穿刺部位不同，可为增生不良或幼红细胞增生象。骨髓涂片检查，非造血细胞和脂肪细胞增多。

【诊断】

再障的诊断标准：①全血细胞减少、网织红细胞绝对值减少；②无脾肿大；③骨髓检查至少有一个部位增生减低（如增生活跃，需有巨核细胞明显减少，非造血细胞增多）；④除外其他引起全血细胞减少的疾病；⑤一般抗贫血药治疗无效。

【治疗与预防】

1．治疗

（1）支持疗法：①输血：用以提高血红蛋白，改善缺氧症状。②防治感染与出血；避免交叉感染，及时控制感染。可给予止血敏1～2g加入500ml补液内静脉滴注；白细胞和血小板过低时可输注白细胞和血小板悬液。

（2）刺激骨髓造血药物：①雄激素是治疗慢性再障的首选药物。常用丙酸睾丸素50～100mg/d，肌内注射（还可用环戊丙酸睾丸酮、羟甲雄酮、司坦唑、美雄酮等），如有效，常于治疗后2～3个月出现网织红细胞上升，疗程应在6个月以上。②糖皮质激素可短期用于出血症状明显者，常用泼尼松5～10mg，口服3次/d。③碳酸锂可使中性粒细胞升高，常用剂量为0.3g，口服3次/d。

（3）其他治疗　①中草药可补肾、益气、活血，常与雄激素一并使用。②免疫抑制剂：其发病与免疫有关者，可用抗胸腺球蛋白、抗淋巴细胞球蛋白和环孢霉素A等治疗。③脾切除：对慢性再障反复输血而贫血不能减轻者有效。④骨髓移植及胎肝细胞输注：前者是根治干细胞缺陷引起再障的最好方法；后者是近年试用的代替骨髓细胞做移植的一种方法，可使再障缓解或治愈。

2．预防　在有关的生产过程中，严格执行防护措施，遵守操作规程，防止有害物质污染周围环境。防止滥用对造血系统有害的药物，加强药品和毒物的管理。对家庭用多种溶剂、染发剂等的毒性要加强宣传教育工作。

第二节　白　血　病

白血病是造血系统的一种恶性疾病。其特点为骨髓或其他造血组织中，任一系列白细胞及其幼稚细胞无限制地异常增生（称为白血病细胞），浸润全身各组织器官，并进入外周血液中，引起相应的临床表现和周围血液中白细胞的改变。

一、概　述

【分类】

1．按病情缓急和细胞分化程度分类

（1）急性白血病（AL）起病急，病程短，骨髓和周围血液中主要为异常的原始及早期幼稚细胞，原始细胞多超过30%。

（2）慢性白血病（CL）　病程缓慢，骨髓和周围血液中为异常成熟细胞伴有幼稚细胞，原始细胞不超过10%～15%。

2．按细胞形态和生化特征分类

（1）淋巴细胞性白血病

（2）非淋巴细胞性白血病　主要包括粒细胞、粒－单核细胞、单核细胞性白血病。

急性淋巴细胞性白血病（ALL），按原淋巴细胞的大小和形态学，分成L_1、（小原淋巴细胞为主）、L_2（大原淋巴细胞为主，但大小不等）、L_3（大原淋巴细胞为主且大小一致）三个亚型，治疗缓解率依次降低。

急性非淋巴细胞性白血病（ANLL），分为 M_1～M_7 七个亚型。其中 M_1 为急性粒细胞性白血病未分化型，M_2 为急性粒细胞性白血病部分分化型，M_3 为颗粒增多的早幼粒细胞性白血病，M_4 为急性粒-单核细胞白血病，M_5 为急性单核细胞性白血病，M_6 为急性红白血病，M_7 为急性巨核细胞白血病。

3．按周围血象白细胞总数和原幼稚细胞的多寡分类。

（1）白细胞增多性白血病　白细胞总数一般超过 $150 \times 10^9/L$，伴有大量异常原幼细胞。

（2）白细胞不增多性白血病　白细胞总数正常甚至偏低，难找到幼稚细胞。

【病因与发病机制】

白血病的病因与发病机制尚未阐明。目前认为病毒是主要的致病因子。有许多危险因素促进发病，如放射、化学毒物或药物、遗传因素等。

1．病毒　在鸡、小鼠、猫、牛、绵羊和灵长类动物中，病毒能引起白血病早已被证实。此病毒为C型RNA病毒，能通过内生的DNA多聚酶按照RNA顺序合成DNA的复制品（称前病毒），被插入到宿主的染色体DNA中，可诱发恶变。进入人体的病毒基因如果改变了基因的正常功能，便有可能引起白血病。目前已成功地分离出人类T细胞逆转录病毒（HTLV），是人类白血病病毒学研究的一项新突破。

2．放射　电离辐射有致白血病的作用。日本长畸和广岛遭原子弹袭击后10～20年，两城市白血病的发病率明显增高，接触放射线工作的人发病率也高于一般人群。

3．化学物质　许多引起骨髓毒性的化学物质有致白血病的作用，如苯、氯霉素、磺胺、烷化剂和其他细胞毒药物引起的继发性白血病。

4．遗传因素　一些遗传性疾病、免疫缺陷症的病人较易发生白血病。如先天愚型（Down综合征）较正常人发病高20倍；先天性全血细胞减少症病人，先天性血管扩张红斑症及先天性血丙球蛋白缺乏症等发病率都较高。

目前认为白血病恶性细胞可能起源于某一个细胞，发展为一个克隆，经过长期的克隆扩增，最终成为造血器官中主要成分，并抑制正常造血细胞的增殖。异常细胞出现不一定都能成为白血病，只有在免疫缺陷时，不能将癌细胞及时消灭进而发展成为白血病或其他恶性肿瘤。

二、急性白血病

【临床表现】

各类急性白血病可有共同的表现，即由于造血细胞生成减少引起的发热感染、出血和贫血。由于白血病细胞浸润导致肝脾和淋巴结肿大及其他器官病变。

1．起病情况　起病缓急取决于白血病细胞在体内的增长速度和程度。可为突发高热、衰竭、出血，也可缓慢出现疲乏、苍白、低热等。有时早期以“牙痛”、“拨牙后出血不止”、“感冒”或“月经过多”等为主诉。

2．发热和感染　发热为最常见症状之一。体温若达38.5℃以上，一般认为是由感染引起。感染是急性白血病最常见的死亡原因之一。主要与中性粒细胞减少和功能缺陷、免疫功能降低、皮肤粘膜屏障破坏及医院内感染等因素有关。以咽峡炎、口腔炎最多见，其次为肺部感染、肛周炎及肛周脓肿等，也可出现胃肠道以及尿路感染，甚至病毒性感染。

3．出血　约1/3以上病人起病时伴有出血倾向。主要与血小板减少、血管壁损伤、凝血障碍和抗凝物质增多有关。以皮肤淤点、淤斑和齿龈渗血最常见，其次为鼻衄和月经过多。可因视网膜出血而失明，颅内出血、蛛网膜下腔出血时可致突然死亡。

4．贫血　约2/3病人在确诊白血病时已有中度贫血。主要原因为红细胞系生成减少、无效性红细胞生成、溶血、抗代谢化疗药及慢性失血等引起。

5．各组织浸润表现　常见下列几方面：

(1) 淋巴结和肝脾肿大：半数以上病人常有浅表淋巴结肿大，有的病人纵隔淋巴结肿大。肝脾肿大以ALL病人显著，可伴有食欲减退、腹胀、乏力、消瘦等。少数ANLL病人也可有肝脾肿大。

(2) 中枢神经系统白血病（CNL)：以白血病细胞浸润蛛网膜和硬脑膜最多见。可见于白血病的活动期和缓解期，以ALL多见。病人可出现头痛、恶心、视力模糊、颈项强直等。

(3) 齿龈肿胀：齿龈可掩盖部分牙齿，多见于急性单核细胞和急性粒-单核细胞性白血病。

(4) 皮肤浸润：可表现为白血病疹，即伴有痒感的淡紫色小丘疹，也可为结节、斑块和溃疡等。

(5) 骨骼及关节症状：好发于儿童ALL。主要原因是白血病细胞影响骨膜，引起骨梗死、高尿酸血症性痛风发作、溶骨性粒细胞肉瘤等。

(6) 性腺浸润：睾丸白血病主要见于ALL，常表现为单侧或双侧睾丸弥漫性肿大、质硬等。少数可有阴茎异常勃起，可因海绵体内的白血病细胞栓塞所致。

(7) 心脏和呼吸系统浸润：60％以上严重病例均有肺浸润，以急性粒-单细胞性白血病多见，临床有发热、轻咳、咯痰等。心脏和心包浸润时，症状少，主要表现为心悸。

【实验室检查】

1．血象　进行性贫血和血小板减少常见。白细胞计数高低不一，可增高、正常或降低，但以增高者多见。血片中成熟的中性粒细胞减少，而出现有相当数量的原始的和早期幼稚细胞。

2．骨髓象　是确诊白血病的依据。有核细胞增生，原始细胞可达30％～100％，成熟细胞极少见，正常造血细胞减少。原始、幼稚白血病细胞恶性变明显，胞浆有空泡，出现Auer小体。

3．细胞化学染色，用以鉴别各不同类型的急性白血病（表8-3)。

4．其他　因血小板减少，病人可有出血时间延长，血块退缩不良，毛细血管脆性增加，出、凝血时间延长。淋巴结穿刺液涂片可找到白血病细胞。半数病人有一种或多种染色体组型异常。血清尿酸浓度及其在尿中排出量增高。可行单克隆抗体检查等。

【诊断】

临床有发热、感染、贫血和出血等症状，淋巴结、肝和脾肿大的体征，外周血片骨髓细胞形态学和化学染色显示某一系列原始细胞超过30％等，即可作出诊断。

表 8-3 三种急性白血病的常用细胞化学染色

细胞化学染色	急淋	急粒	急单
过氧化物酶(POX)	(-) 阳性细胞<3%	(+)～++ 阳性粗颗粒分布局部或全细胞	(-)～(±) 阳性细颗粒散在
过碘酸雪夫(PAS)	(++) 粗颗粒或块状	(-)～(±) 阴性～胞质弥漫染色	(-)～(±) 阴性～弥浸淡染,边缘伪足处有细或粗颗粒
中性粒细胞碱性磷酸酶(NAP)	正常或增高	明显降低	不定
α萘酚醋酸酯酶	(-)～(+) 局限性	(-)～(+) NaF抑制不敏感	(++)～(+++) NaF抑制很敏感
萘酚(ASD)醋酸酯酶	(±)	(+) NaF抑制不敏感	(++)～(+++) NaF抑制很敏感
萘酚氯醋酸酯酶(NASD-Cl)	(-)	(+)～(++)	(±)
血清(尿)溶菌酶	正常低值或降低	常增高,或正常,或降低	明显增高

注:摘自《实用内科学》第9版。

表 8-4 治疗急性白血病常用的化疗药物

药物名称	药物类别和作用	细胞毒效果		主要副作用
		急淋	急非淋	
泼尼松(prednisone, Pred)	糖皮质激素,破坏淋巴细胞	+	0	易感染,免疫抑制,电解质平衡失调,柯兴病样表现,溃疡病,精神失常
长春新碱(vincristine, VCR)	长春生物碱,抑制RNA合成,抑制有丝分裂中期	+	±	神经炎,脱发,腹痛,便秘,局部腐蚀作用
6-巯嘌呤(6-mercaptopurine, 6MP)	抗嘌呤代谢,阻碍DNA合成	+	+	骨髓抑制,胃肠道粘膜炎,肝脏损害
6-硫鸟嘌呤(6-thioguanine, 6TG)	同上	+	+	同上
氨甲喋呤(methotrexate, MTX)	抗叶酸代谢,干扰叶酸还原	+	±	口腔及其他粘膜溃疡,腹泻,骨髓抑制
阿糖胞苷(cytosine arabinoside, Ara-C)	抗嘧啶代谢,阻碍DNA合成	+	±	恶心,骨髓抑制
环胞苷(cycloytidine, Cy)	同上	+	+	唾液腺肿大,结膜充血,骨髓抑制
左旋门冬酰胺酶(L-asparaginase, Asp)	酶,夺取细胞内的天门冬酰胺酸	+	0	肝脏及胰腺损害,抗原性过敏反应
柔红霉素(daunorubicin, DNR)	抗菌素,抑制DNA及RNA合成	+	+	骨髓抑制,口腔溃疡,心脏损害,脱发
阿霉素(adriamycin, Adr)	同上	+	+	同上
三尖杉或高三尖杉酯碱(harringtonine 或 homoharringtonine, H)	三尖杉生物碱	0	+	骨髓抑制,心脏损害,胃肠道功能紊乱
环磷酰胺(cyclophosphamide, Cp)	烷化剂	±	+	骨髓抑制,脱发出血性膀胱炎
5-氮胞嘧啶(5-azacytidine)	抗嘧啶代谢,阻碍DNA、RNA、蛋白质合成	O	+	骨髓抑制,恶心呕吐,位置性低血压(偶见)

注:摘自《内科学》第3版。

表 8-5　几种治疗急性白血病最常用的化学方案

	方案	药物	一般剂量和用法	给药日期		说明
治疗急淋的方案	VAP	VCR	1.4mg/m^2 或 2mg	静注	第 1、8、15、21 天	儿童中缓解率可达 95%
		Asp	5000I·U·/m^2	静注	每日 1 次，共 10 次	成人缓解率 65%～75%
		Pred	32～40mg/(m^2·d)	口服	第 1～28 天	
	VDP	VCR	1.4mg/m^2 或 2mg	静注	第 1、8、15、21 天	缓解率同上
		DNR	30～60mg/m^2	静注	连续 3 天	以 Adr 代替 DNR
		Pred	32～40mg/(m^2·d)	口服	第 1～28 天	疗效相同
治疗急非淋的方案	DA	DNR	30～60mg/m^2	静注	第 1、2、3 天	此为国外标准方案，可将 Adr 代 DNR
		Ara-C	100～200mg/m^2	静脉连续滴注	第 1～7 天	缓解率 65%～75%
	HOAP	H	2～4mg	静注	第 1～7 天	此为国内常用方案之一，缓解率约 60%
		VCR	2mg	静注	第 1 天	
		Ara-C	50～75mg/12h	静滴	第 1～7 天	
		Pred	30～40mg/d	口服	第 1～7 天	
	小剂量 Ara-C	Ara-C	10mg/m^2 或 15mg/12h	皮下	第 1～15 天或 1～21 天	缓解率 20%～50%，适宜于不宜作上述化疗者

注：摘自《内科学》第 3 版。

【治疗】

急性白血病可望治愈的可能性正在逐渐实现，目前儿童 ALL 约半数可治愈。

1．化学疗法　①治疗 AL 的常用化疗药物见表 8-4。②治疗 AL 最常用的化疗方案见表 8-5。

2．支持疗法　感染引起发热者，应联合选用杀菌作用的抗生素，如氨苄西林钠，新青霉素、羧苄西林钠、盐酸万古霉素等，分别与硫酸庆大霉素联用；有明显出血倾向和贫血者，应给予血小板悬液和浓缩的红细胞或新鲜血输注。高尿酸血症者可在化疗同时给予别嘌醇（别嘌呤醇）治疗。

3．骨髓移植　其疗效优于一般化疗，可使部分白血病病人获得治愈。

三、慢性白血病

慢性白血病在我国以慢性粒细胞白血病多见，慢性淋巴细胞性白血病较少见。其基本病变为粒细胞或淋巴细胞系列的弥漫性增生并浸润全身各组织，增生的细胞主要为比较成熟的，如慢性粒细胞白血病为中幼粒及晚幼粒细胞；慢性淋巴细胞性白血病为成熟淋巴细胞。

【临床表现】

1．慢性粒细胞性白血病特征　除有低热、出汗和消瘦外，主要表现为：

(1) 脾肿大：是本病的主要特征。多数病人诊断时脾大已达肋缘下 10cm 以上，少数可伸入盆腔，占满全腹。光滑、质硬、切迹明显，伴有坠痛感。由于胃被脾压迫，可有食欲减退、腹胀等症状。

(2) 肝、淋巴结肿大：肝多为轻度肿大，可达肋下 2～5cm。淋巴结肿大较少见。

（3）胸骨压痛：多位于胸骨中线第5肋软骨水平，仅一指大小的范围有压痛，缓解期压痛可消失。其他如肋骨，胫骨及各大关节也可有压痛。

（4）其他：眼底静脉迂曲，可有渗出物或出血，视网膜及视神经乳头水肿。多为低度或中度发热，有贫血征和出血表现。可伴有皮肤改变。

2．慢性淋巴细胞性白血病特征。

（1）淋巴结肿大：最常见。可为全身性轻至中度肿大，常见于颈部、腋下和腹股沟等处。直径2～6cm，触之硬如橡皮，与皮肤不粘连。病变若累及扁桃体、泪腺、唾液腺可有干燥综合征表现。

（2）肝脾肿大：不如慢性粒细胞性白血病明显。当肝明显肿大伴肝功能损害时，提示病变已进入晚期。

（3）其他：皮肤表现较慢粒多见，如特异性结节、红皮病等，可出现非特异性瘙痒、荨麻疹、丘疹等，带状疱疹也较常见。慢性淋巴细胞白血病易发生感染，以化脓性肺炎多见。也可因侵犯胃肠道而出现相应的症状。浸润肺部形成弥漫性结节及胸腔积液。骨骼可有脱钙和骨质疏松。晚期可发生免疫性血小板减少性紫癜。可并发皮肤或结肠肿瘤、原发性免疫缺陷性疾病等。

3．慢性白血病急性变特征　慢性白血病起病1～4年后，约70%病人出现急性白血病的临床表现和血象、骨髓象特点，称为急变期。治疗效果差。多数因感染、出血或衰竭在2～6个月内死亡。

【实验室检查】

1．血象　白细胞数极度增多及血象的多样化为慢性粒细胞性白血病特征。白细胞数多在$10\times10^9/L\sim80\times10^9/L$，以中性杆状核和晚幼粒为多，嗜酸和嗜碱性粒细胞绝对值也增多。慢性淋巴细胞性白血病，白细胞数多在$3\times10^9/L\sim10\times10^9/L$，其中小淋巴细胞占绝大多数，涂片上破碎的细胞多见。均有明显的贫血和血小板减少。

2．骨髓象　慢性粒细胞性白血病时，各系细胞极度增生，以晚幼粒和杆状核占优势，原粒和早幼粒一般不超过5%～10%。慢性淋巴细胞性白血病者成熟的小淋巴细胞占50%～80%，原始的和幼稚的淋巴细胞少见。糖原染色淋巴细胞有多而粗的颗粒。

3．染色体检查　90%以上的慢性粒细胞性白血病其粒细胞中有ph^1染色体，（即G组第22对染色体的长臂与第9对的长臂易位）。慢性淋巴细胞性白血病病人，其皮肤细胞和淋巴细胞培养中均有ch^1染色体（即G组第21对染色体的一个短臂几乎完全缺失）。

【诊断】

若有出现时间较短的巨脾，并有贫血、乏力、多汗等症状的病人，应考虑慢性粒细胞性白血病的可能性；若发生在50岁以上，有明显淋巴结肿大应考虑慢性淋巴细胞性白血病的可能。根据血象、骨髓象特点，多可确定诊断。

【治疗】

1．慢性粒细胞性白血病治疗

（1）化学疗法：白消安（马利兰）为首选药物，成人剂量为2～6mg/d，分次口服，外周血白细胞下降一半后，剂量减半；当白细胞数近 $10\times10^9/L$ 时开始用维持量，待白细胞数达 $5\times10^9/L$ 以后 2～3 个月再停药。也可大剂量间歇治疗。由于白消安可引起骨髓抑制，特别当血小板减少时，羟基脲也为常见的治疗用药，500～2000mg/d，维持量 500～1500mg/d。其他有效药物如玉红（靛玉红）、异靛甲，二溴甘露醇、巯嘌呤（6-巯基嘌呤）、美法仑等。

（2）放疗：目前仅用于髓外病灶及巨脾时作脾区照射。

（3）其他：如干扰素、自身外周血干细胞回输、中医中药及骨髓移植等。

2．慢性淋巴细胞性白血病治疗

（1）化学疗法：常用苯丁酸氮芥，0.1～0.2mg/（kg·d）口服，也可用大剂量间歇治疗，即 0.4～0.8mg/kg，每 2～4 周 1 次，对贫血和血小板减少病人可用泼尼松 20～30mg/d，分次口服。另外也可用环磷酰胺治疗。

（2）放疗：多为全身性放疗。对因淋巴结或脾大明显而出现压迫症状者，可进行局部放疗。

（3）其他：如应用干扰素，补充丙种球蛋白，行白细胞分离术、脾切除术等。

3．慢性白血病急性变治疗　可按照急性白血病的化疗方案进行治疗，但疗效较差。

第三节　出血及凝血障碍性疾病

出血及凝血障碍性疾病，是指在临床上表现为自发性出血或轻微损伤后出血不止的一组疾病。其发生原因：①血管壁结构和功能缺陷；②血小板量和质异常；③凝血机制障碍等。临床以过敏性紫癜、血小板减少性紫癜、弥散性血管内凝血等较为常见。

一、概　述

【诊断】

1．病史　病人多有自发性出血或轻微损伤及小手术后出血不止，自幼出血等病史，应考虑为遗传性出血性疾病。应追问家族中有无类似的出血性疾病患者。成年后出血，应考虑获得性出血性疾病，需了解有无化学药物或化学物接触史、过敏史，引起出血的原发病等。

2．体格检查　注意出血的部位及性质，如过敏性紫癜好发于两下肢及臀部，且大小不等、对称分布、伴皮疹及荨麻疹。血小板减少性紫癜或血小板功能障碍者，多为针尖样出血点，散在性分布于全身。

3．实验室检查　应先对血管异常、血小板异常或凝血功能障碍采用简单易行的检查方法，即筛选试验，然后进一步选择某些精确的、有诊断意义的特殊实验室检查。

（1）常用的筛选试验：包括毛细血管脆性试验、出血时间、血小板计数、周围血涂片检查、血块退缩试验、凝血时间、活化凝血活酶时间、凝血酶原时间等（表 8-6）。

表 8-6 筛选试验的临床意义

检查项目	血管异常	血小板异常	凝血异常		
			凝血活酶生成障碍	凝血酶生成障碍	纤维蛋白生成障碍
毛细血管脆性试验	阳性	阳性	阴性	阴性	阴性
出血时间	正常、延长	延长	正常	正常	正常
血小板计数	正常	正常、减少、增多	正常	正常	正常
血块退缩	正常	不良	正常	正常	不良
凝血时间(试管法)	正常	正常	正常、延长	正常、延长	延长或不凝
活化凝血活酶时间	正常	正常	正常	正常、延长	延长
凝血酶原时间	正常	正常	正常	延长	延长或不凝

（2）特殊实验检查

1）血小板功能检查：血小板粘附试验、血小板聚集试验、血小板第3因子测定、血小板释放反应等，常用以诊断血小板功能障碍性疾病。

2）凝血酶原消耗试验：测定在凝血后血清内所剩余的凝血酶原量。当血小板的质或量异常、活性凝血酶形成障碍时，此试验较正常为差。

3）凝血活酶生成试验：将吸附血浆、血清、血小板悬液和 Ca^{2+} 相混合孵育，观察使基质血浆凝固所需的时间，可以反映内源性凝血活酶的活性。

4）凝血活酶生成纠正试验：利用凝血活酶生成试验，将病人的标本与正常人的标本进行各种组合，用以确定吸附血浆或血清中的凝血因子及有无血小板缺陷。

5）凝血酶时间测定：若时间延长，提示纤维蛋白原减少或有质的异常，可能有纤维蛋白降解产物或肝素类物质存在。

6）有关弥散性血管内凝血的实验检查。此外还可测定凝血因子的含量及活性等。

将病人现在和过去的出血情况、临床表现、实验室检查结果综合分析，即可得出正确的诊断。

【治疗与预防原则】

1．止血药物治疗　应根据不同情况选用针对性较强的止血药物。维生素C、烟酰胺（维生素PP）、肾上腺色腙（安络血）、糖皮质激素等有降低毛细血管脆性和通透性的作用，可用于血管因素所引起的出血；糖皮质激素还可用于血小板减少性紫癜；维生素K、凝血酶原复合物浓缩制剂等，可用于肝胆疾病所致出血；抗纤溶药物如6-氨基已酸、对羧基苄胺、氨甲环酸（止血环酸）等仅用于纤溶亢进所致的出血，不宜滥用。

2．病因预防　继发性出血性疾病的病因预防可以减少发病，其中以药物引起的血小板减少症尤应注意。有出血倾向的患者应避免使用抗血小板药物，如阿司匹林、潘生丁、吲哚美辛（消炎痛）、前列腺素E、右旋糖酐等。遗传性出血性疾病患者应防止外伤，尽可能避免外科手术。此外应广泛宣传，实施优生优育，减少本病的发生。

二、过敏性紫癜

过敏性紫癜也称为出血性毛细血管中毒症，是一种毛细血管变态反应性出血性疾病。皮肤和粘膜受累及最多见，也可发生于胃肠道、关节和肾脏等。

【病因与发病机制】

本病常由多种因素引起，直接致病原因很难确定，和发病有关的因素有：

1．感染　如细菌（链球菌、金黄色葡萄球菌、结核杆菌等）、病毒、寄生虫（蛔虫、钩虫、血吸虫等）等感染。

2．食物　鱼、虾、蛋类、乳制品等异体蛋白质。

3．药物　抗生素（青霉素、氯霉素）、磺胺类、异烟肼、水杨酸钠、奎宁等。

4．其他　花粉吸入、虫咬、疫苗注射等。

上述因素对某些病人可能具有致敏原的作用，产生变态反应。免疫复合物损伤小血管，引起广泛性毛细血管壁炎性变化，严重时发生坏死性小动脉炎，导致血管壁通透性增强、脆性增加，使皮下组织、粘膜、内脏器官渗出性出血及水肿，并出现相应的临床表现。

【临床表现】

多见于青年和儿童，大多在发病前1～3周有上呼吸道感染史，在儿童中尤为常见。起病方式多样化，常有倦怠不适和食欲不振等前驱症状。多以紫癜为首发症状，少数可先有腹痛、关节痛等表现。

1．紫癜　最常见，以两下肢、臀部多见。呈对称性，大小不一，稍高于皮肤，数日内消退，但可反复发作。少数患者可伴荨麻疹或血管神经性水肿，严重者可融合成大疱，发生中心性出血性坏死。

2．胃肠道表现　主要为阵发性腹绞痛及持续性钝痛。多发生在下腹部、脐周。常伴有呕吐、腹泻、便血等。若发生在紫癜出现之前，常被误诊为急腹症，但腹部检查多无腹肌紧张，有弥漫性或局限性压痛。儿童偶有因肠道蠕动不规则而诱发肠套叠。胃肠道症状主要是由于血管内容物渗入肠壁，引起肠痉挛和肠蠕动增快所致。

3．关节表现　关节疼痛、肿胀、积液，但无红、热表现。多发生于膝、踝等关节，可累及多个关节，呈游走性，但不发生畸形。关节表现若发生在紫癜之前，易被误诊为风湿性关节炎。

4．肾脏表现　多见于儿童，一般在紫癜发生后1～8周内出现症状。可有血尿，不同程度的蛋白尿及管型尿，可在数周内恢复，也可持续数月至数年。部分病人有少尿、水肿等急性肾炎症状，其中部分病人可发展为慢性肾炎。少数呈肾病综合征表现，甚至发生肾功能减退或尿毒症。

个别病例也可累及心脏，神经系统或呼吸道而出现相应的临床表现。

【实验室检查】

1．毛细血管脆性试验　约半数病人呈阳性反应。

2．血小板计数、出血时间及凝血时间测定均为正常。

3．血象　白细胞计数轻至中度升高，嗜酸性粒细胞增多。

4．尿常规及肾功能检查　尿常规可正常或呈肾小球肾炎相似改变。肾功能不全时，血尿素氮和肌酐升高。

【治疗】

目前没有满意的治疗方法，临床主要采用以下措施：

1．病因防治　控制感染，驱除寄生虫，避免过敏性食物和药物等。

2．抗过敏治疗　使用组织胺类药物，如盐酸苯海拉明、盐酸异丙嗪（非那根）、

10％葡萄糖酸钙等。

3．肾上腺皮质激素　有抑制免疫反应、抗过敏及改善毛细血管通透性的作用，常用泼尼松治疗。

4．免疫抑制剂　多用于肾脏症状明显者或经上述治疗效果不佳时。

三、血小板减少性紫癜

血小板减少性紫癜分为原发性和继发性两类，以原发性多见。原发性血小板减少性紫癜又称自身免疫性血小板减少性紫癜，临床分为急性和慢性两型。前者多见于儿童，病程有自限性；后者以青年女性常见，不易自发性缓解。本节主要介绍原发性血小板减少性紫癜。

【病因与发病机制】

病因尚未完全阐明，目前多认为与免疫因素有关。

1．抗血小板抗体　主要有两种形式，即血小板表面相关免疫球蛋白 G（PAIgG）和结合于血小板的免疫球蛋白 G（PBIgG）。目前认为脾脏是其产生的主要部位，由病理性免疫所引起。抗血小板抗体可加速血小板在单核巨噬细胞系统内被吞噬和破坏。同时，由于血小板和巨核细胞有共同抗原性，抗血小板抗体可与自体或同种血小板结合，也能与巨核细胞结合，进而导致血小板破坏并影响巨核细胞形成血小板。

2．血小板的破坏　是发病的主要机制。急性型多发生在病毒感染的恢复期，可能是病毒抗原吸附于血小板表面，再与抗体结合；慢性型则为血小板抗体作用于血小板的相关抗原。血小板多在脾脏内破坏，少部分在肝脏破坏。

3．其他因素　如毛细血管脆性增加、血小板功能异常、淋巴细胞毒作用等均参与致病。

【临床表现】

1．急性型　常见于儿童，起病前1～2周有上呼吸道感染或其他病毒感染史。起病急骤，可有畏寒、发热。突然出现广泛、严重的皮肤粘膜出血，皮肤淤点多从四肢开始，尤以下肢明显，分布不均。鼻衄、齿龈出血、胃肠道及尿路出血较常见，颅内出血少见，但可危及生命。脾脏常不肿大，血小板显著减少。病程多为自限性，多数经积极治疗数周后逐渐缓解或痊愈，少数可迁延半年至数年，也可转为慢性型。

2．慢性型　起病缓慢，出血症状也较轻，多数为皮肤淤点或淤斑，可有鼻衄及齿龈出血。80％为青年女性，病人常以月经过多为主要表现。除出血外，常无其他特殊表现。反复发作的病例可有轻度脾肿大。少数病人由于持续性或反复性出血，可引起贫血及全身衰竭表现。有的女性病人血小板减少呈周期性波动，往往在月经期血小板减少显著或出血加重，月经期后病情可缓解。反复发作的出血每次延续数月甚至数年，发作间歇长短不一，短者数月，长者数年。

【实验室检查】

1．血小板　周围血涂片中血小板减少，形态异常，可见大型的血小板和血小板畸形。急性型发作期血小板减少至 $20\times10^9/L$ 以下，慢性型为 $(30\sim80)\times10^9/L$。骨髓象中巨核细胞显著增多，尤以慢性型显著。可见形成血小板的巨核细胞数量减少。

2．出、凝血等试验　凝血时间正常、出血时间延长、血块退缩不良、毛细血管脆性试验阳性。

3．血小板抗体测定　放射免疫法测定抗血小板抗体目前正在推广使用。可用核素标记、荧光标记或酶联免疫法测得血小板表面相关IgG、IgM，补体C_3增高，血小板寿命缩短。

【治疗】

对本病的治疗目的为控制出血症状，减少血小板破坏，提高血小板数目。出血症状严重者应绝对卧床休息，同时防止外伤，避免使用对血小板有不良作用的药物。

1．肾上腺皮质激素　为治疗本病的首选药物，以泼尼松最常用，缓解率约60%～70%。

2．脾切除　是慢性型病人的一项重要治疗措施。可减少血小板抗体生成，消除血小板破坏场所，但应严格掌握适应证。

3．免疫抑制剂　适用于激素疗效不佳和不能行脾切除的难治性病例。多应用细胞毒免疫抑制剂，可与激素合用。常用的有长春新碱、环磷酰胺、硫唑嘌呤等。

4．其他疗法　如大剂量免疫球蛋白、血浆交换治疗等。

5．支持疗法　输血及输血小板悬液。

四、弥散性血管内凝血

弥散性血管内凝血（简称DIC），是许多疾病发展过程中的一种出血性综合征。其特点为微循环中发生血小板凝聚和纤维蛋白沉积，形成弥散性微血栓，消耗大量血小板和凝血因子。在病程中可引起继发性纤维蛋白溶解亢进，引起微循环障碍而导致出血、休克、器官损害、溶血等一系列临床表现。如不及时治疗，往往危及生命。

【病因与发病机制】

正常人体有完整的凝血、抗凝和纤维蛋白溶解系统。凝血和抗凝是两个既对立又统一的系统，保持着动态平衡。当血液循环中发生促发和激活凝血过程，破坏体内凝血及抗凝系统之间的平衡，即可发生全身弥散性微循环内的血液凝固。

DIC的诱发因素主要有两大类。一类为组织因子或其他有类似作用的蛋白分解酶（如蛇毒）等，可直接激活凝血过程中的某些中间环节产生凝血酶，使纤维蛋白沉积，形成DIC；另一类包括内毒素或抗原抗体复合物等，首先造成组织损伤，然后间接释放促凝物质或发动凝血过程。引起DIC的主要原因有：

1．感染　是DIC最多见的原因。如严重的细菌感染（葡萄球菌、链球菌、肺炎球菌、脑膜炎奈瑟菌、革兰阴性杆菌败血症等）。细菌产生的内毒素损伤血管内膜或组织，继而激活内源凝血系统，激活纤溶酶原及激肽形成。病毒感染（流行性出血热、病毒性肝炎等）、原虫感染（恶性疟疾）、立克次体、真菌感染等均可通过组织损伤引起DIC。

2．恶性肿瘤、组织损伤和病理产科　均可使大量促凝物质进入血液循环，直接激活外源性凝血系统而发生DIC，此为临床较多见的原因之一。

3．血管内皮损伤　如休克（心原性、外伤性、过敏）、高热、酸中毒、缺氧、抗原抗体复合物（如免疫性肾炎、系统性红斑狼疮）等均可损伤血管壁内皮细胞，引起血小板聚集和释放反应，进而诱发DIC。

4．其他　阻滞单核-巨噬细胞系统或抑制纤维蛋白溶解系统、脂肪栓塞等，均可促发本病。

由于病因不同可有不同的发病机制。在多数情况下往往是综合因素所致。发展过程可分为高凝血、消耗性低凝血和继发性纤溶亢进三个时期。

【临床表现】

DIC分为急性、亚急性和慢性三型。临床以急性型多见，如由感染、产科意外等引起者病势凶险。亚急性型见于白血病、癌瘤转移等情况下。慢性型少见。

1．出血　多数急性DIC可表现为突然发生的大量出血，出血部位依原发病不同而有差异。例如产科意外为大量阴道出血，手术时则为伤口出血，皮肤出血可为大片淤斑，甚至出现血肿。急性DIC也可有严重的胃肠道出血、肺出血、泌尿系出血。其原因是血管内广泛凝血使大量血小板及凝血因子消耗而引起凝血障碍，然后继发性纤溶亢进，导致纤维蛋白原大量降解，血凝块溶解，纤维蛋白原及纤维蛋白降解产物的抗凝作用减弱等。

2．微血管栓塞症状　多发生在DIC较晚期时，慢性者可反复发作。由于微血管广泛栓塞，受累器官缺血缺氧，代谢障碍，使组织变性、坏死，器官功能衰竭。内脏栓塞以肺、脑、肝、肾及胃肠道多见。肺部有广泛微血栓可致肺间质水肿和呼吸功能衰竭，表现为突发的呼吸困难、胸闷、紫绀及呼吸窘迫综合征。脑栓塞可有头痛、抽搐、昏迷、瞳孔异常及神经系统症状。肾小球毛细血管微血栓形成，可有少尿、蛋白尿、血尿、管型尿甚至尿毒症。胃肠道血管栓塞可表现为消化道出血等。

3．微循环障碍　可发生低血压和休克，急性者发生率高，革兰阴性杆菌败血症最易发生休克。主要原因为栓塞后回心血量减少，心排血量降低，凝血因子Ⅻ被激活，血中缓激肽增多引起血管扩张等。休克常突然发生，促使病情恶化，形成恶性循环。

4．溶血　较轻微，早期多不易察觉。其发生原因系毛细血管内纤维蛋白沉着、管腔狭窄，使通过纤维蛋白网的红细胞受机械性损伤而发生血管内溶血。

不同原发病引起的DIC其临床表现有很大差异，且复杂多变，使本病的表现呈多样化。

【实验室检查】

DIC缺乏特异性实验室诊断方法，所以实验室检查必须结合临床表现综合考虑。

1．有关消耗性凝血障碍的检查

（1）血小板计数：一般低于100×10^9/L。在动态观察中血小板可持续下降。血小板计数常作为诊断和评定疗效的指标。

（2）凝血酶原时间(PT)测定：微血管广泛凝血，消耗了大量凝血因子，例如因子Ⅶ、Ⅹ、Ⅴ、Ⅱ、Ⅰ的含量明显减少，使PT较正常对照延长3秒甚至10秒以上。

（3）血浆纤维蛋白原含量测定：常低于1.5g/L。但在感染、妊娠、创伤、休克、肾病综合征等情况下，因机体处于应激状态，纤维蛋白原仍可维持在较高水平，因此在DIC早期，纤维蛋白原可能不降低，而在动态观察中则可呈现持续下降的趋势。

2．有关继发性纤维蛋白溶解亢进的检查

（1）凝血酶凝结时间测定：由于纤维蛋白原明显减少或纤维蛋白原降解产物增多，可使凝血酶时间延长，其结果受肝素影响。

（2）血浆蛇毒致凝时间：其意义同凝血酶凝固时间测定，但结果不受肝素影响。

(3) 血中纤维蛋白降解产物（FDP）测定：纤维蛋白溶解亢进时使 FDP 明显增高，超过 40mg/L 时可诊断 DIC。常用的试验为：

1）血浆鱼精蛋白副凝试验（简称 3P 试验）：阳性提示血中 FDP 早期片断增多，其含量约为 50mg/L。急性 DIC 时阳性率为 68.1%～78.9%。

2）乳胶凝集试验：为 FDP 含量的直接测定法，急性 DIC 时常大于 20mg/L。

3．有关微血管病溶血的检查　周围血涂片中可发现红细胞形态改变，如呈盔形、多角形、碎片等，超过 2%时有参考价值。

以上指标异常主要表现在凝血及纤溶机制严重紊乱之后。目前国内外已应用的敏感性比较高的化验指标有：①血浆纤维蛋白肽 A 测定：DIC 时可高达 40mg/ml 以上。②血浆中 $B_{\beta15\sim42}$ 肽段测定：当 DIC 继发性纤溶亢进时增高。③血浆 $B_{\beta1\sim42}$ 肽段测定：在 DIC 后期明显增高。④血浆中 D-二聚体测定：DIC 纤溶亢进，血浆中 D-二聚体＞0.5mg/L 时，呈阳性反应。

【诊断】

DIC 的诊断应将病史、临床表现和实验室检查结果综合分析，即可得出确切的诊断。

【治疗与预防】

1．消除病因和诱因　治疗原发病，控制不利因素，加强支持疗法等。

2．改善微循环　补充血容量，解除血管痉挛，降低血液粘滞度，促进已聚集的血小板和红细胞分散，改善组织缺氧，防治肾功能衰竭等。

3．抗凝治疗　主要用于高凝血期和消耗性低凝血期，常用肝素治疗。应早期、足量并掌握好用药时间。

4．补充凝血因子和血小板　当抗凝起作用后可输注新鲜全血或血浆、血小板悬液。

5．抗纤溶治疗　早期有继发性纤溶时，在足量的肝素基础上使用，晚期可单独使用。常用药物如 6-氨基己酸、对羧基苄胺、氨甲环酸、抑肽酶等。

第四节　新生儿溶血病

新生儿溶血病主要是孕妇和胎儿之间血型不合而产生的同族血型免疫疾病，是胎儿期或新生儿早期的特发病。病儿可因严重贫血、心力衰竭及核黄疸而死亡，核黄疸幸存者可影响神经细胞发育及智能、运动能力。

母儿血型不合主要有 ABO 型和 Rh 型两大类，以 ABO 型多见，病情轻，危害性较小；Rh 型在我国少见。

【病因与发病机制】

本病发生的基本原因是母儿血型不合，即胎儿从父方遗传来的红细胞上的显性抗原恰好为母方所缺少。此抗原在妊娠、分娩过程中通过胎盘的绒毛进入母体血循环，母体可产生相应的抗体。此抗体可通过胎盘进入胎儿血循环中，与胎儿红细胞上的抗原结合产生凝集，促使红细胞破坏继而溶血。

在 ABO 血型系统中，大多数孕妇血型为 O 型，而胎儿血型是 A 型或 B 型。孕妇血清中含有抗 A 及抗 B 两种抗体，而且多为免疫抗体，因而容易发病。Rh 血型有 6 个抗原，其中以 D 抗原较强，引起 Rh 血型不合的机率最高。当孕妇为 Rh 阴性，而胎儿为阳性时，孕妇可能被致敏而产生抗D抗体，引起发病。分娩次数越多，胎儿及新生儿发病机会越多，病情越重，所以临床上往往在第二胎时发病。

母儿血型不合引起的胎儿或新生儿发生溶血病者仅为5%～10%，其原因是在ABO血型系统不合时，与胎儿和新生儿的抗原性强弱及血浆中A、B血型物质的存在有关，血型物质与胎儿红细胞竞争抗体，从而保护了胎儿或新生儿；Rh系统血型不合时，免疫抗体的产生与母体的敏感性关系密切。

【病理】

由于来自母体的抗体被吸附在红细胞上，可加速红细胞的破坏，产生溶血，进而发生贫血和水肿。严重者胎儿和新生儿全身水肿及胸、腹腔积液，头皮水肿；高胆红素血引起全身黄疸，最严重者可发生脑基底神经核黄疸，色素沉着，即核黄疸，影响脑细胞对氧的利用，使能量产生受抑制，从而造成脑细胞萎缩、核破裂、坏死、神经胶质增生等；严重贫血可使心脏扩大、肺出血及其他脏器改变。

【临床表现】

本病的临床表现以溶血后产生的一系列症状为主，严重者发生核黄疸、水肿、心力衰竭、休克、死亡。

1．黄疸　多发生在出生后24～48小时，也可在出生时即有黄疸或羊水呈褐色。黄疸先出现于面部、颈部，继而躯干、四肢、巩膜，最后是手和足。严重时各种分泌物、尿、呕吐物、脑脊液等均可黄染。黄疸可由浅黄色发展为金黄色，其程度与血清胆红素浓度成正比。

当血清胆红素为428～510μmol/L时，可有30%者发生核黄疸。典型的核黄疸临床表现分为四期：

（1）警告期：约持续24小时左右，病儿表现为精神不振、嗜睡、肌张力下降、吸吮反射消失，个别可出现呼吸衰竭、死亡。

（2）痉挛期：约持续12～24小时。主要表现为抽搐、角弓反张、发热在38℃以上等。此期病儿死亡率高，幸存者易留有脑瘫后遗症。

（3）恢复期：约持续2周。继痉挛期后，抽搐渐消失，可正常进食，体重增加，但在1～2周后出现脑瘫。

（4）后遗症期：呈持续性。主要为锥体外系统神经损害表现，即核黄疸四联症：①手足徐动症：表现为不协调的手足动作。②眼球转动障碍：尤其是向上转动障碍，当眼球向下时形成“落日眼”。③听力障碍：耳聋，尤其是高音调失听。④牙釉质发育不全。此外，还可有剪刀步、失语、甚至瘫痪。往往易并发肺炎、脑膜炎等疾病而导致死亡。

2．贫血　因溶血、贫血程度不同而分轻重。多持续数周或2个月以上。新生儿表现面色苍白、心率快、水肿等。

3．水肿　重症病人往往在胎儿期由于严重溶血而发生重度贫血、心力衰竭、低蛋白血症等可使全身高度水肿、变形，以致胎死宫内。

4．肝脾肿大　发生大量溶血时造血组织代偿增生，骨髓外造血功能活跃；另一方面，破坏的红细胞被单核巨噬细胞吞噬后，经网状内皮系统处理，均可导致肝脾肿大。

【实验室检查】

1．红细胞数及血红蛋白值降低，有核红细胞增多（100个红细胞中，有核红细胞数大于10个），网织红细胞计数增高。

2．胆红素测定　出生时脐血胆红素超过85.5μmol/L，24小时超过102.6μmol/L，且以间接胆红素为主。随出生时间的延长平均每小时升高8.5μmol/L以上。

3．母儿血型检查　了解母儿之间是否有血型不合。

4．抗体检查

（1）母体免疫抗体测定：孕妇血清中的不完全抗体能通过胎盘进入胎儿体内，测定此抗体及其效价，对估计胎儿的预后有临床意义。若ABO血型系统不合时，效价在1∶512以上；Rh血型系统不合时，抗体效价在1∶32以上，提示病情严重，可考虑终止妊娠。

（2）新生儿红细胞直接抗人球蛋白试验（DAT）：即从患儿红细胞上查到被吸附的抗体，证明红细胞已经受损。

5．羊水检查　抗体效价测定并非一定可靠，有条件者应做羊膜腔穿刺，抽取羊水，用分光度计做羊水胆红素吸光度分析。一般在28～31妊娠周进行。也可用化学测定法检查羊水中胆红素含量，一般在36妊娠周进行，若胆红素含量达3.42μmol/L以上，提示胎儿有溶血损害。此外测定羊水中抗体效价，如果Rh效价为1∶8或1∶6，也提示胎儿有溶血损害。

【诊断】

本病可根据产妇的既往分娩史、新生儿的临床表现及实验室检查结果，进行综合分析，作出诊断。

1．母亲既往分娩史　过去娩出的新生儿有不明原因的高胆红素血症、贫血或死胎者，本次妊娠的胎儿溶血的可能性大。

2．产前检查　可根据母体血清抗体测定及羊水检查等，了解胎儿是否发病并可判断病情。

3．血型抗体检查　是出生后确诊本病的依据。

【治疗与预防】

1．孕期处理　可于抗体效价升高时口服茵陈蒿汤，直至分娩。为提高胎儿抵抗力，可给予葡萄糖，维生素C、维生素E、吸氧等综合治疗。口服苯巴比妥以预防核黄疸发生。必要时给予子宫内输血、提前引产等处理。

2．产时处理　争取自然分娩，做好新生儿抢救准备，出生后于脐静脉内注入葡萄糖、维生素C及尼可刹米。产后24小时内给母体肌肉注射抗D丙种球蛋白，以中和抗原。

3．新生儿处理　根据主要病情给予相应治疗。严重时可通过药物治疗、光照疗法及换血疗法防治核黄疸。

4．预防　未致敏的Rh阴性孕妇，在28妊娠周及分娩Rh阳性新生儿后72小时内，给予抗D丙种球蛋白肌内注射，以预防本病发生。

（张超英　北京卫生学校）

第九章 营养、内分泌及代谢障碍疾病

第一节 垂体前叶功能减退症

垂体前叶功能减退症是指成年人腺垂体多种激素分泌不足，引起的综合征。病因多种，其中因产后大出血发病者，也称席汉综合征（Sheehan syndrome）。临床表现轻重不一，与病因及腺垂体破坏程度有关。

【病因与发病机制】

1．产后垂体坏死及萎缩　垂体血供丰富，垂体前叶由特殊的门脉系统供血，孕期垂体呈生理性增生肥大。由于胎盘滞留、前置胎盘等原因，发生分娩后期大出血，引起垂体前叶动脉痉挛，或血栓形成，使垂体缺血，增生肥大的垂体前叶发生坏死、萎缩、纤维化，导致垂体激素分泌减少。垂体后叶不依赖门脉系统供血，故不受害。

2．肿瘤压迫浸润　如鞍内颅咽管瘤、鞍旁视神经胶质瘤以及转移瘤、白血病等，可破坏垂体，引起功能减退。

3．感染和炎症　病毒、结核及化脓菌引起的脑膜炎、流行性出血热、脓毒血症等，均可侵害垂体而发生本病。

4．其他　如外伤、手术、放射治疗、血管炎症等，也可致垂体坏死。

【病理】

本病主要病理改变是垂体前叶不同程度的坏死，垂体动脉可有血栓形成。久病死亡者垂体明显缩小并纤维化，仅残存少量细胞。外周靶腺及内脏器官严重萎缩。

垂体前叶分泌多种激素，如生长激素、促甲状腺激素、促肾上腺皮质激素、促性腺激素（卵泡刺激素、黄体生成素）、泌乳素等。腺垂体破坏后影响靶腺分泌，器官功能障碍，出现相应的临床症状。因肿瘤、炎症等引起的垂体病变，具有原发病特征及邻近脑神经受损的表现。

临床症状与垂体破坏程度有关，破坏50%以上有轻度症状，达95%时则病情严重，甚至发生昏迷。

【临床表现】

1．席汉（Sheehan）综合征

（1）症状与体征

1）促性腺激素和泌乳素分泌减少：产后无乳是最早期表现，相继发生乳房萎缩。性腺萎缩和功能减退，导致闭经，毛发脱落，以阴毛、腋毛脱落明显。

2）促甲状腺激素分泌减少：甲状腺萎缩并功能减退，常表现为畏寒、淡漠、反应迟钝，甚至出现妄想、狂躁等精神症状。厌食、便秘、皮肤粗糙，重者有粘液性水肿。病人常有心率缓慢或心肌损害。

3）促肾上腺皮质激素减少：表现为厌食、恶心、体重下降、衰弱。心率缓慢、低血压，易发生昏厥。由于促肾上腺皮质激素-脂褐素中黑色素细胞刺激素减少使皮肤色淡。皮质醇、生长激素减少，易发生低血糖，为严重表现。

（2）临床类型：因垂体细胞呈非均匀性坏死，故激素衰减和周围靶腺萎缩程度不同，临床表现有时以某组症状为主。

1）混合型：表现多个靶腺功能减退的症状，该型最常见；

2）性功能减退型；

3）粘液水肿型；

4）阵发性低血糖型。

（3）垂体危象：症状较重的病人，在发生感染、外伤或饥饿等应激情况时，病情骤然恶化，表现为高热或低温，恶心呕吐，血压下降，低血糖，精神失常，惊厥或昏迷，称垂体危象，系本病的危重状态。

2．垂体内或附近肿瘤压迫　临床表现为组织压迫和内分泌功能紊乱症状。蝶鞍附近肿瘤易压迫视神经，发生头痛、偏盲、失明，Ⅲ、Ⅳ、Ⅵ、脑神经麻痹。颅咽管瘤常发生颅内压升高，影响下丘脑。垂体瘤坏死出血时，引起剧烈头痛伴垂体前叶功能降低，或视力、视野改变，称垂体卒中。

【实验室及其他检查】

1．垂体前叶功能减退的直接检查　测定垂体前叶激素，如卵泡刺激素（FSH）、黄体生成素（LH）、血清泌乳素（PRL）、血浆生长激素（GH）、血清促甲状腺素（TSH）及血浆促肾上腺皮质激素（ACTH）均低于正常水平低限。该组激素波动性较大，可有周期变化，也受下丘脑激素影响，为测定下丘脑-垂体储备功能，必须做相关的兴奋试验，以进一步确诊。垂体储备功能减退时，兴奋试验后血浆激素水平也不升高，或升高甚微，下丘脑病变时多呈延迟反应。

2．垂体前叶功能减退的间接依据检查　即测定靶腺的激素分泌功能。

（1）甲状腺功能试验：方法很多，如血清甲状腺素（T_4）、三碘甲状腺原氨酸（T_3）低于正常，且TSH不高者，可诊断为垂体分泌TSH不足；可疑时还可做TSH兴奋试验，垂体病者呈延迟反应。

（2）肾上腺皮质功能试验：常用者为测定24小时尿中17羟皮质类固醇、17酮类固醇，血及尿中游离皮质醇均低于正常，再经ACTH兴奋试验，如延迟上升者为垂体ACTH储备功能不足。

（3）性腺功能试验：以往做FSH生物鉴定，如明显减低者可能属垂体或下丘脑性病变。近年来用放射免疫法测定男女性激素，但其正常低限与功能低下者重叠，故尚需辅以LRH兴奋试验，若无明显上升者提示垂体病变。此外，还可辅以氯蒎酚胺试验，如FSH和LH不升高者示下丘脑-垂体病变所致。

3．其他有关化验检查　由于代谢紊乱，严重者血糖低；血钠低；血钾正常；水负荷能力减低，但可用皮质素纠正；贫血常见，多为正常红细胞性贫血；白细胞偏低，但淋巴细胞和嗜酸粒细胞升高等。

【治疗与预防】

1．注意饮食营养　宜进高热量、高维生素、高蛋白膳食。生活规律，避免过劳，防治感染。

2．内分泌治疗　主要是以靶腺激素的替代治疗，补充肾上腺皮质激素、甲状腺激素及性激素，纠正血浆激素水平低下状态。

3．病因治疗　垂体肿瘤病人可行手术切除或放射治疗。

4．危象处理　①纠正低血糖和失水；②补充糖皮质激素；③恢复正常体温；④抗感染、抗休克；⑤水中毒者可口服泼尼松或皮质素；⑥禁用麻醉剂、安眠药、降血糖药物。

5．预防　加强妇幼卫生和围产期保健，积极防治产后大出血、产褥热。已患本病者应规律治疗，避免刺激因素，以免病情加重。脑部手术或放射治疗应避免损伤垂体。

第二节　甲状腺功能亢进症

甲状腺功能亢进症简称甲亢，是由多种原因引起的甲状腺激素分泌过多所致的一组常见内分泌病。临床上以弥漫性甲状腺肿伴甲亢最多见，其主要特征为神经、心血管兴奋性增高，代谢加快，甲状腺肿大和突眼。

【病因与发病机制】

甲亢病因和发病机制尚未完全阐明，一般认为与自身免疫有关。病人可能存在免疫监护和调节功能的遗传缺陷，当处于精神刺激、感染等应激状态时，体内免疫稳定性破坏，“禁株”细胞失控，产生多种大量自身抗体，如长效甲状腺刺激物等。这些抗体与促甲状腺素竞争作用于 TSH 受体，促使甲状腺合成并释放大量甲状腺激素，引起甲亢。

甲状腺素（T_4）和三碘甲状腺原氨酸（T_3）能调节热能，促进物质氧化。T_4、T_3增多时发生代谢亢进和神经兴奋性增高，并因代谢失调和免疫炎症损害，引起组织器官病变和功能障碍。

【病理】

甲状腺弥漫性肿大，可为正常的 2～4 倍。镜下见滤泡增生为主要特征。间质充血、并有淋巴细胞及浆细胞浸润，常伴有淋巴滤泡形成。眼球后部常有水肿及炎细胞浸润，眼外肌肿胀，肌纤维可见不同程度的退行性变和淋巴细胞，成为浸润性突眼的病理基础。心、肝等脏器也多有细胞变性和脂肪浸润改变。

【临床表现】

本病好发于 20～40 岁女性，多数起病缓慢，病情轻重不一，轻者症状可不明显。

1．T_4、T_3 分泌过多症状

（1）神经兴奋性增高：病人易急躁，失眠，思想不集中，严重时有幻觉、躁狂等精神症状。肌肉兴奋性高，表现为双手平伸时出现细震颤。

（2）代谢亢进表现：因能量代谢增快，产热增加，散热加速，出现怕热多汗，低热，食欲亢进而体重下降。发生糖尿病或加重，血总胆固醇降低，氮负平衡。

（3）心血管系统：甲状腺激素直接作用于心肌，使循环系统活动增加，病人有心悸、胸闷，心率常在 90～120 次/min、休息时心率 85 次/min 以上。由于心搏量增加和血流加速，出现收缩压升高，舒张压降低，脉压加大。心尖部第一心音增强，有吹风样杂音。晚期心脏肥厚扩张，易发生心律失常，甚至心力衰竭，称甲亢心脏病。

（4）消化系统：多食易饥，因消化和吸收不良常有腹泻及大便次数增多。由于激素的毒性作用、营养不良和免疫功能失调，可发生不同程度的肝脏损害，如肝肿大、肝功能异常、黄疸或肝硬化。

（5）血液系统：易发生贫血，白细胞减少，血小板降低，病人可出现紫癜或溶血。

2. 甲状腺肿大　多为弥漫对称性增大，表面光滑质软，有震颤，可闻及血管杂音。少数病人可无明显肿大，或有结节。

3. 眼征　主要表现为：①眼球外突；②眼裂增宽，少瞬目；③上睑挛缩，下视时眼睑不能随眼球相应下移，上视额纹不明显；④眼辐凑力差，呈凝视征。

甲亢病人以良性（非浸润性）突眼多见。恶性（浸润性）突眼，眼球前突明显，眼活动度减少，有羞光、胀痛、异物感。重症突眼可见视乳头和视网膜水肿，久病者发生视神经萎缩而影响视力。

4. 其他　①女性病人有月经失调，男性可发生阳萎、乳房增大等性功能障碍。②运动系统有骨质疏松或四肢及指（趾）远端骨质增生（甲亢肢端病）。③肌肉有不同程度的萎缩、无力，称甲状腺肌病，也可发生周期性麻痹。

5. 甲状腺危象　是甲亢恶化的严重表现，常见诱因是精神刺激、感染、过劳或手术前准备不充分等，以老年病人多见。发病急骤，甲亢症状加重，高热达40℃以上，脉率140～160次/min，大汗、呕吐、腹泻、烦躁、谵妄、嗜睡或昏迷。严重病人有脱水、休克、心力衰竭及电解质紊乱，是死亡的重要原因。

危象的发生是由于甲状腺激素分泌骤增，大量释放入血，肾上腺皮质长期负担过重，应激时发生功能不全所致。

【实验室及其他检查】

1. 甲状腺摄^{131}碘率测定　3小时摄^{131}碘率大于25%，24小时超过47%，高峰前移。

2. 甲状腺激素浓度测定

(1) 血清总甲状腺素（TT_4）测定：该测定结果与血中甲状腺素结合球蛋白（TBG）的浓度有关。当甲状腺素结合球蛋白浓度升高或降低时，血清总甲状腺素值亦随之升高或降低。因此甲状腺素结合球蛋白浓度正常时，血清总甲状腺素能反映甲状腺功能状态。血清总甲状腺素正常值为65～155nmol/L。

(2) 血清总三碘甲状腺原氨酸（TT_3）测定：正常值1.7～2.3nmol/L。甲亢早期往往T_3上升较快，约4倍于正常。此为诊断本病较敏感的指标。

(3) 血清游离甲状腺素（FT_4、FT_3）测定：测定血清中未与TBG结合的T_4（FT_4），不受TBG浓度或结合力改变的影响，能较准确的反映甲状腺功能状态。参考值为26pmol/L，甲亢时升高。游离三碘甲状腺原氨酸（FT_3）较FT_4敏感，甲亢早期或复发先兆时即已升高。分泌T_3过多的自主性功能性甲状腺瘤，应测定FT_3。正常参考值为6.0～11.4pmol/L。

3. 自身抗体测定　如甲状腺刺激免疫球蛋白（TSI）或TSH受体抗体（TRA_b）阳性者具有诊断意义，并有利于随访疗效和判定复发。

4. 甲状腺扫描和B型超声检查　可观察甲状腺形态、结构、位置，对腺瘤、囊肿、癌及异位甲状腺有诊断价值。

5. 其他检查　血红蛋白降低，白细胞减少或正常，淋巴细胞相对增多。肌酸排量增多。甲亢危象时可有电解质改变。心电图检查可发现心室增大及心律失常。

【诊断和鉴别诊断】

本病诊断主要根据临床表现及实验室检查（如摄^{131}碘试验，血清T_3、T_4测定等）

即可确诊。本病需与下列疾病鉴别。

1．神经官能症　神经官能症的很多症状和甲亢相似，尤其同时伴有单纯性甲状腺肿大时，诊断更不易。但患者无高代谢症候群，食欲不亢进，心率于入睡后常减慢，无突眼，甲状腺功能试验正常。

2．单纯性甲状腺肿　该病除单纯性甲状腺肿大外，无高代谢症候群等甲亢的症状，甲状腺局部无震颤，无血管杂音等。血清 T_3、T_4 正常。虽然有时摄^{131}碘率增高，但高峰不前移。

3．慢性淋巴性甲状腺炎　系自身免疫病，中年妇女易罹患该病。甲状腺均匀肿大，表面光滑，质地坚韧，甲状腺功能正常。甲状腺破坏后，逐渐出现甲状腺减退的表现，如疲乏、畏寒、皮肤干燥。血沉快，γ球蛋白增高，摄^{131}碘率减低，均与甲亢不同。

【治疗与预防】

1．一般治疗　保证休息，情绪激动、失眠时，适当应用镇静剂，如地西泮（安定）、氯氮革（利眠宁）等。交感神经兴奋心动过速者可服用β受体阻滞剂，如盐酸普萘洛尔（心得安）。给予高热量、高蛋白、高维生素B族膳食及充足饮料。

2．抗甲状腺药物　常用药物为硫脲类甲硫氧嘧啶和丙硫氧嘧啶，以及咪唑类甲巯咪唑（他巴唑）和卡比马唑（甲亢平）。主要药理作用是抑制甲状腺激素合成，已合成的激素仍可释放，故服药2～4周后症状始见好转。

丙硫氧嘧啶或甲硫氧嘧啶常用量为100～150mg，3次/d，甲巯咪唑、卡比马唑剂量为10mg，3次/d。症状改善约需1～3个月，待心率降至80～90次/min T_4、T_3 接近正常时，逐渐减量直至症状完全消失改维持量。维持量需服1.5～2年或更长，50%～60%病人可痊愈。

该类药副作用有白细胞减少、皮疹、发热、丙氨酸氨基转移酶升高等，故应定时（2～4周）检查血常规和肝功能。

3．放射性^{131}碘治疗　利用甲状腺的聚碘功能和^{131}碘放出β射线的生物效应治疗甲亢。β射线在组织内射程仅2mm，可破坏甲状腺腺泡上皮，而不损伤邻近组织。本疗法70%病人可望痊愈，半年后未缓解者可行第2次治疗。

4．手术治疗　对甲状腺明显肿大、结节性甲状腺肿，可疑癌变或长期抗甲状腺药物治疗无效，或不能坚持长期药物治疗病人，可做甲状腺次全切除手术。

5．甲状腺危象的治疗

（1）应用抑制甲状腺激素合成和释放的药物：丙硫氧嘧啶或甲硫氧嘧啶首剂600mg，后200～300mg/次，4次/d。甲巯咪唑、卡比马唑首剂60mg，后20～30mg/次，4次/d，危象控制后，改为常用量。复方碘液首剂30～60滴，以后服用10～30滴/6～8h，或碘化钠0.5～1.0g加入10%葡萄糖液静脉滴注，24小时内可用2～3g。病情好转后减量。

（2）降低周围组织对甲状腺激素的反应：应用盐酸普萘洛尔40～80mg，口服，1次/6～8h，或1mg在1分钟内静脉注射。哮喘及心功能不全者忌用。

（3）拮抗应激性：可用皮质醇100mg，或氢化可的松200～300mg，加入5%～10%葡萄糖液中，静脉滴注。

（4）对症治疗：高热者给予降温，感染时加用抗生素，防治心、肾功能不全，纠正水、电解质紊乱。

(5) 一般治疗：绝对卧床休息，给予镇静剂和氧气吸入，补充热量和B族维生素。甲状腺危象的预防较治疗更有重要意义。

6. 预防　生活规律。做好妇女青春期、妊娠期和围产期的保健工作。积极锻炼身体，提高神经系统的调节能力。已患甲亢应积极规律治疗，避免发生危象的诸多诱因。

第三节　糖　尿　病

糖尿病是一组病因和发病机制尚未完全明确的常见内分泌代谢疾病。胰岛素绝对或相对不足，或靶细胞对胰岛素不敏感，引起糖、脂肪、蛋白质及继发的水、电解质代谢紊乱，是本病的病理生理基础。临床典型症状为多饮、多食、多尿和消瘦，严重时可发生酮症酸中毒。因慢性病变较多，冠心病、脑血管病较非糖尿病病人多2～3倍。40岁以上发病率高，青年人症状多严重，且不易控制。

【病因与发病机制】

本病按病因可分为原发性和继发性两大类。原发性糖尿病病因不明，又可分为胰岛素依赖型（Ⅰ型）和非胰岛素依赖型（Ⅱ型）两种。继发性糖尿病系全身性疾病的表现。

糖尿病是一组以胰岛素缺乏，血糖升高为特征的综合征，其病因与发病机制有关的因素包括：①遗传缺陷或遗传与环境因素相互作用所致，糖尿病属多基因遗传病范畴；②病毒感染后破坏胰岛B细胞；③自身免疫或病毒感染后的免疫反应，产生细胞和体液免疫。Ⅰ型病人胰岛组织可见到具有免疫特征的病理炎性变化和B细胞数量减少。④胰岛素受体异常，Ⅱ型病人脂肪细胞受体数目减少，对胰岛素不敏感，糖利用减少。⑤拮抗胰岛素激素作用，如胰岛D细胞分泌生长抑素和胰岛B细胞分泌胰岛素减少，A细胞产生胰高血糖素过多，导致相互调节作用失衡而发病。⑥其他如肥胖、妊娠、手术、药物等均可诱发糖尿病。

【病理】

1. 组织学改变

(1) 胰岛病变：胰岛肥大增生，有淀粉样变。Ⅰ型糖尿病B细胞减少，可仅为正常的10%，炎症明显，胰岛及周围组织有淋巴细胞和单核细胞浸润。Ⅱ型组织学改变较轻。

(2) 血管病变：特征性的基本病变是小血管和微血管有糖原染色（PAS）阳性的物质沉积于内皮下，使血管基底膜增厚，管腔狭窄，称糖尿病微血管病变。中小动脉硬化及大动脉粥样硬化也最易发生。

(3) 神经病变：主要为末梢神经轴突变性和脱髓鞘改变，脊髓病变以后索为主并有胶质增生和前角细胞脱失。

此外，肝脏可有脂肪沉积和变性。

2. 代谢紊乱

(1) 糖代谢紊乱：胰岛素缺乏时葡萄糖不易透过细胞膜，组织细胞对糖的氧化利用也发生障碍，糖原合成减少，分解增多，糖原异生增强，引起血糖升高，血糖浓度超过9.46mmol/L即发生糖尿。由于糖氧化供能减少，反射性兴奋饥饿中枢，引起饥饿而多食，血糖更加升高。大量葡萄糖排出时，带出水分和电解质，引起多尿。多尿使体内失水，血液浓缩渗透压增高而口渴多饮。由于葡萄糖利用障碍，促使脂肪和蛋白质分解供能，使机体消瘦，体重减少。故糖尿病人除血糖升高和尿糖外，常有“三多一少”症状（多食、多饮、多尿及体重减少），并易发生水、电解质紊乱。

（2）脂肪代谢紊乱：胰岛素不足使脂肪合成减少，分解代谢增强，产生大量乙酰辅酶A，因氧化代谢障碍，使酮体增多，引起酮血症，甚至发生酮症酸中毒。脂肪分解游离脂肪酸和乙酰辅酶A增多引起高脂血症，高脂血症是发生动脉粥样硬化和血栓形成的重要原因。

（3）蛋白质代谢紊乱：糖尿病胰岛素分泌不足，蛋白质分解代谢增强以供能，导致机体消瘦，出现氮负平衡。成酮氨基酸增多，也使血酮增加，加重酮血症和酮症酸中毒。

【临床表现】

1．代谢紊乱症状　糖尿病代谢紊乱的典型表现是“三多一少”症状。病人血糖升高，尿糖、糖耐量减低。临床类型不同，症状也有差异。

（1）胰岛素依赖型（Ⅰ型）糖尿病：青少年易发生该型，起病急，“三多一少”症状明显而严重。血糖波动大，不易控制，酮症酸中毒发生率高。该型需胰岛素治疗，病人对胰岛素敏感，应注意出现低血糖。

（2）非胰岛素依赖型（Ⅱ型）糖尿病：多在40岁以上隐缓起病，早期无明显症状，血胰岛素水平正常或稍低，空腹血糖正常，仅表现糖耐量降低。病情加重时出现典型症状。该型因胰岛素相对不足，故饮食治疗或服用降糖药物，一般可控制病情。

2．糖尿病慢性病变（后期并发症）

（1）心脑血管病变：动脉粥样硬化引起的冠心病和脑血栓栓塞是常见并发病，也是该病死亡的原因之一。糖尿病性心肌病已引起重视，其发生可能与微小血管病变有关。

（2）肾病变：肾微血管病变可致肾小球硬化，临床表现似慢性肾炎，晚期可发生肾功能不全。此外，因易合并泌尿系感染，故肾盂肾炎发生率较高。

（3）眼部病变：主要为糖尿病视网膜病变，视网膜有出血、渗出，晚期因纤维组织牵拉造成视网膜剥离引起失明。糖尿病也易并发白内障、青光眼等病征。

（4）神经病变：以周围神经炎最常见，其他部位也可受累，称糖尿病性神经病变。周围神经病变症状是四肢远端疼痛和感觉异常，后期出现肌萎缩、瘫痪。脊髓病变的表现以深感觉障碍为主。

（5）酮症酸中毒：是糖尿病最严重的并发症，血清酮体超过52～344μmol/L水平时为酮血症。其诱因多与感染、创伤、饮食不当、胰岛素不足或治疗中断有关。

早期酮症为原有糖尿病症状加重，酸中毒时，出现恶心、呕吐、烦渴、尿量显著增加，呼吸深快。部分病人以腹痛为主要表现，称糖尿病性急腹症。后期因严重失水和电解质紊乱，表现为尿少、皮肤粘膜干燥、脉搏细弱、血压下降，出现嗜睡，最终昏迷。

（6）高渗性非酮症昏迷：多见于老年病人，常有幻觉、嗜睡、震颤等表现，逐渐加重1～15日内昏迷。由于血粘度增高，易发生脑梗死或心肌梗死。晚期尿少或尿闭，失水、高热、死亡率较高。发病诱因与呕吐、腹泻或口服利尿剂有关。

【实验室及其他检查】

1．尿糖测定　轻症糖尿病仅在餐后或感染等应激情况时呈阳性，重症则持久阳性。24小时尿糖总量与代谢紊乱程度一致，因而是判断病情和疗效的指标。肾小球硬化时尿糖可呈阴性。

2．血糖测定　空腹或饭后血糖升高是诊断糖尿病的主要依据，也是判断疗效的主要指标。空腹静脉血糖（真糖法）的正常值为3.9～5.6mmol/L（全血）或3.9～6.4mmol/L，（血浆）。如用Folin-吴氏法为4.4～6.7mmol/L（全血）。

3．口服葡萄糖耐量试验（OGTT）　为确诊或排除糖尿病而空腹或饭后血糖未达糖尿病诊断标准者所进行的试验。以往多采用100g葡萄糖负荷量，正常血糖高峰出现于1.5小时，不超过8.9～10.0mmol/L，2小时血糖恢复服糖前水平。近年来倾向于采用75g葡萄糖负荷量，儿童采用每公斤体重1.75g葡萄糖负荷量，总量不超过75g。

4．糖化血红蛋白及糖化血浆白蛋白测定　外周血糖化血红蛋白含量正常值为血红蛋白总量的4%～6%。糖尿病人可较正常高2～4倍。可反映近2～3个月内血糖总的水平，有助于监测病情控制程度。糖化血浆白蛋白与糖化血红蛋白测定的意义相同，因白蛋白转换率较快，故其测定反映近2～3周内血糖总水平。

5．其他改变

（1）酮症酸中毒时，血糖增高；血酮增高，定性为强阳性，定量为8.5mmol/L以上；尿糖阳性；尿酮为强阳性；血钠降低为135mmol/L以下，少数正常；血氯降低；血钾初期可正常或偏低，当酸中毒纠正后降低显著，并可造成严重后果；血pH值常低于7.35，有时可低于7；二氧化碳结合力常低于13.38mmol/L；白细胞总数和中性粒细胞明显增高。

（2）高渗性昏迷时，血糖增高至33mmol/L以上；血钠增高达145mmol/L；血浆渗透压明显增高；血酮一般正常或轻度增高；尿糖阳性或强阳性，尿酮阴性。

（3）合并有动脉硬化性心血管病及肾脏病变者，常伴有高脂血症。

（4）并发肾动脉硬化及糖尿病性肾脏病变时，尿中可有蛋白、红细胞及管型。晚期血中尿素氮及肌酐增高。

【诊断与鉴别诊断】

可根据家族史、临床症状或早期出现的并发病和伴随病，凡提示有糖尿病可能者应及时进行有关实验室检查，以作出诊断。1980年世界卫生组织提出糖尿病诊断暂行标准如下：

1．如有糖尿病症状，任何时候血糖≥11.1mmol/L及/或空腹血糖≥7.8mmol/L可诊断糖尿病。如任何时候血糖＜7.8mmol/L及空腹血糖＜5.6mmol/L可排除糖尿病。

2．如结果可疑（血糖值在上述二者之间），应进行OGTT（成人口服75g葡萄糖，儿童1.75g/kg，总量不超过75g）。2小时血糖≥11.1mmol/L可诊断为糖尿病，＜7.8mmol/L可排除糖尿病，血糖在上述二者之间为葡萄糖耐量异常。

3．如无糖尿病症状，除上述两项诊断标准外，尚须另加一项标准以确定诊断，即口服葡萄糖后1小时血糖≥11.1mmol/L，或另一次OGTT2小时血糖≥11.1mmol/L或另一次空腹血糖≥7.8mmol/L。

妊娠期糖尿病的诊断可采用相同标准。

【鉴别诊断】

1．尿糖阳性的鉴别

(1) 非糖尿病性葡萄糖尿

1）食后糖尿：糖尿出现于摄入大量糖类食物后，或因吸收太快，血糖浓度升高暂时超过肾糖阈而发生糖尿，但空腹血糖及糖耐量试验正常。

2）肾性糖尿：因肾小管对葡萄糖的重吸收功能低下，肾糖阈降低所致。可见于多种肾脏疾病。虽有糖尿，但空腹血糖及糖耐量试验均属正常。

3）应激性糖尿：见于颅脑外伤、脑出血、脑肿瘤时，有时血糖暂时性升高和出现糖尿，可于病情随访中加以鉴别。

(2) 继发性糖尿病：如肢端肥大症、嗜铬细胞瘤、胰腺炎等，常有糖尿和血糖升高，但各有其内分泌疾病的临床表现可资鉴别。

2．糖尿病酮症酸中毒昏迷的鉴别

(1) 糖尿病高渗性昏迷：多见于老年人，常有嗜睡、幻觉、震颤、抽搐，尿酮、血酮无明显增高，血糖＞33.4mmol/L。

(2) 低血糖昏迷：糖尿病患者在注射过量胰岛素后，或注射胰岛素后未及时进食，或活动过多后突然发病，皮肤苍白、湿润，呼气无酮味，尿糖阴性，血糖低于277.5μmol/L。

(3) 急性脑血管疾病：起病急，有偏瘫等阳性神经体征，尿酮、血酮正常。

【治疗与预防】

糖尿病治疗的目的在于纠正代谢紊乱，消除症状，改善胰岛B细胞功能；防止并发症的发生和发展；恢复和维持良好的健康状态和生活质量。目前缺乏病因治疗，因此应强调早期、长期和个体化治疗原则，并采取体育锻炼，饮食治疗，降糖药物和宣传教育等进行综合治疗。

1．一般治疗　对病人和家属进行宣传教育，使其了解本病的基础知识和治疗控制要求；学会尿糖定性测定；掌握饮食治疗的重要性和具体措施；应用降糖药物注意事项。协助病人建立有规律的生活制度，坚持体力活动，定期随访，调整治疗方案，以取得最好的控制。

2．饮食治疗　能减轻胰岛负担，调节代谢紊乱，减轻症状，防止并发症的发生和发展，饮食治疗是最重要的基础措施。

(1) 确定标准体重：按照病人年龄、性别、身高查出标准体重。

(2) 根据标准体重和劳动强度，估计每日总热量：成年人休息者，每日每公斤标准体重给予105～125kJ，轻体力劳动125～146kJ，中等体力劳动146～167kJ，重体力劳动167kJ以上。儿童（0～4岁）210kJ。

(3) 营养成分：成人每日每公斤标准体重食物中蛋白质量约1～1.5g，脂肪量0.8g，其余为糖类。高纤维素食物有利于血糖降低，维生素B、C等应保证供给。

(4) 三餐热量分配：根据病人生活习惯早、中、晚餐可按1/5、2/5、2/5或各为1/3分配。然后按食物营养成分将热量换算成食谱，并适合病人的口味。

为减轻胰岛细胞负担以少量多餐为宜。治疗过程中根据血糖、尿糖、体重及症状状况及时调整。

3．口服降糖药物治疗

(1) 磺脲类：主要刺激胰岛B细胞分泌胰岛素。适用于Ⅱ型糖尿病轻型或单纯饮食治疗效果不理想的病人。

常用药物：①甲苯磺丁脲（D_{860}）：餐前1.0g，3次/d，症状控制后隔数日减0.5g/d，维持量一般在2g/d以下。②格列本脲（优降糖）：作用快而强，强度比D_{860}约大500～1000倍。开始2～5mg/d，逐渐加量，可至2.5～20mg/d，多数病人能控制。③格列吡嗪（美吡哒）：作用迅速，持续时间6小时以上，并有降血脂，改善早期微血管病变及抑制血小板聚集等作用。初次5mg早餐前服，后根据血糖浓度加减剂量，每日服15mg以下者可一次服；15mg以上者分2～3次。用本品后胰岛素用量可减少50%。主要用于Ⅱ型糖尿病。酮症酸中毒、高渗性昏迷、妊娠及肝肾功能不全者禁用。④格列齐特（达美康）：适用于各型糖尿病，降糖作用介于D_{860}和优降糖之间。有降脂和抑制血小板聚集作用。开始80mg/d，2～3周调节剂量，一般用量80～200mg/d，可单次或分2～3次服用。孕妇及儿童禁用。

(2) 双胍类：降糖机制可能是增进细胞对葡萄糖的利用，抑制糖原异生和肠壁对糖的吸收。适用于Ⅱ型糖尿病较肥胖的病人。

常用药物：①二甲双胍（降糖片）：0.5～1.5mg/d，分2～3次口服；②盐酸苯乙双胍（降糖灵）开始25mg，2～3次/d，每日量不超过150mg。

4. 胰岛素治疗　胰岛素治疗系补充胰岛素缺乏的替代治疗，适用于Ⅰ型糖尿病、重症及酮症酸中毒或高渗性昏迷的病人。

(1) 胰岛素的用法和剂量：胰岛素按其作用持续时间可分为速效、中效、长效三种，可根据病情选用，常用速效类普通胰岛素（正规胰岛素）。

胰岛素的初用剂量可根据空腹血糖浓度计算日用量。一般按每2g糖用1U胰岛素控制。计算公式为：需用胰岛素的单位数=(空腹血糖克数－0.1)×3×体重(kg)，初用剂量可先给1/3～1/2。一般将全日量分为3次于餐半小时皮下注射。一日后的续用量可按尿糖试验结果调节胰岛素用量。尿糖每增加“+”加用4U，减少“+”减少4U，尿糖以维持“±”为宜。病情好转，每日量少于30U时，可改用口服降糖药。

因糖尿病病人血糖水平受内、外因素影响，变动较大，治疗应注意个体化，并随时调节剂量。血、尿糖测定是诊断和治疗的重要根据，故实验室检查应准确，检查结果要及时报告。

(2) 胰岛素反应

1) 低血糖反应：多见于Ⅰ型病人。症状有饥饿感、头晕、软弱、多汗，重者心悸、惊厥、昏迷、死亡。

2) 过敏反应：如荨麻疹、血管神经性水肿、紫癜或过敏性休克。可能因制剂有杂质所致。可应用抗组织胺药物或脱敏疗法，重者应调换制剂。

3) 抗药性及处理：每天用量超过200U仍无效者，应考虑抗药性存在。可调换制剂，或与降糖药物联合治疗；病情较重者慎重加大剂量静脉注射，并加用泼尼松40～80mg/d治疗。用药过程应严密监测病情和血糖，防止酮中毒和低血糖反应发生。

5. 控制糖尿病的标准　除病人症状体征减轻或控制外，其化验指标为：①良好控制：血糖低于6.7mmol/L，饭后2小时血糖低于8.34mmol/L，24小时尿糖量低于糖摄入量的5%；②中等控制：空腹血糖低于7.23mmol/L，饭后2小时血糖低于10mmol/

L，24 小时尿糖量低于糖摄入量的 10%；③达不到上述标准为“不佳”。

6．糖尿病酮症酸中毒治疗

（1）补液：应用生理盐水以纠正脱水和低氯血症，如血钠超过 155mmol/L，血液呈高渗状态，可输入 0.45%氯化钠液。无心功能不全时，开始补液速度应快，2 小时内输入 1000～2000ml，第 1 天总量约 4000～5000ml。血糖降至 13.9mmol/L 时，可输入 5%葡萄糖液，以增加供能，防止低血糖反应。

（2）胰岛素治疗：采用小剂量普通胰岛素治疗，0.1U/（kg·h），静脉滴注；肌内或静脉注射，每小时 1 次。2 小时无效者，胰岛素剂量应加倍。

（3）纠正酸中毒和电解质紊乱：严重酸中毒，血 pH 低至 7.1～7.0 应给予碳酸氢钠 50mmol/L（约 5%碳酸氢钠 84ml），稀释至等渗溶液（1.25%）后静脉滴注。低血钾常合并存在，应补充氯化钾。

（4）处理诱因和并发症：如控制感染，抗休克，纠正心力衰竭，防治脑水肿等。

7．预防　保持良好的卫生和生活习惯，适量体力活动，避免肥胖超重。若已患病应综合治疗，防止并发症的发生和发展。

第四节　维生素 D 缺乏症

一、佝偻病

佝偻病是婴幼儿时期常见的营养缺乏症。由于维生素 D 缺乏，致使体内钙磷代谢异常，骨样组织钙化不良，骨骼生长障碍，重者可发生畸形。

【病因与发病机制】

1．病因

（1）日光照射不足：皮肤中的 7-脱氢胆固醇不能转变为内源性 D_3，导致活性维生素缺乏，影响钙磷正常代谢。

（2）维生素 D 摄入不足：母乳及牛奶中维生素 D 含量较少，不能满足需要。牛奶中钙磷比例不当（1.2∶1），不利于吸收。谷物中植酸易与钙结合成植酸钙，因难以溶解而自肠道排出。故母乳或人工喂养的小儿易发生维生素 D 缺乏，应予补充。

（3）其他因素

1）婴幼儿生长发育：婴幼儿生长发育快，所需钙磷及维生素 D 量多，若供应不足则易发病。

2）影响维生素代谢的疾病：如肝、肾疾病使维生素 D 羟化酶发生障碍，具有活性的 25-$(OH)D_3$ 和 1，25$(OH)_2D_3$ 生成减少，影响钙磷吸收和代谢。慢性胃肠道疾病，也因影响吸收，而导致维生素 D 缺乏。

3）服用某些药物：长期服用苯妥英钠等抗痉剂或肾上腺皮质激素，可促进肝氧化酶的作用，使活性维生素 D 分解失活。

2．发病机制　维生素 D 的主要作用是：①促进肠道和肾小管对钙磷的吸收；②促进成骨细胞和破骨细胞活动，使旧骨脱钙和骨基质形成，维持血钙浓度及新骨形成处钙盐沉积。

维生素 D 缺乏时，钙磷吸收减少，血浓度降低。低血钙可反馈性引起甲状旁腺功能亢进，其作用是：①加速旧骨吸收溶解脱钙，使血钙增加；②促进肠道对钙磷吸收；③抑制肾小管对磷的吸收，增加钙的吸收，肾排磷多，排钙少。

由于甲状旁腺的调节，血钙可正常或稍低，而血磷明显降低。当低血钙不能通过调节补偿时，钙磷乘积值可低于35以下（正常大于40），而影响骨质钙化。骨样组织成熟障碍，因钙化过程不能进行，成骨细胞代偿增加，骨样组织不断形成，堆积于局部，形成佝偻病特征性的骨骼改变。碱性磷酸酶存在于成骨细胞，因而血清检查时该酶升高。此外，血磷降低使氧化磷酸化过程减慢，产生酸血症，促进骨盐溶解，影响正常骨化。

【病理】

骨骺端骨样组织堆积，软骨细胞增殖、肥大，而不能按时钙化，并向四周膨出，临时钙化带增厚不规则，这种现象在生长迅速的长骨尤为明显，临床上出现肋骨串珠、手镯征、脚镯征。新骨形成障碍，骨小梁细小，骨质疏松、质软，骨生长停滞。扁骨及长骨皮质骨化受阻，骨皮质被骨样组织替代并堆积，因受肌肉韧带牵拉和重力作用而畸形，可发生方颅、颅骨软化（乒乓头）、肋外翻、鸡胸、“X”或“O”形腿，甚至发生骨折。骨生长迅速的部位，病变也最显著，因此，不同年龄骨骼变化的临床表现也不尽相同。6个月以下头颅生长迅速，易发生颅骨软化；6～12个月常出现方颅、串珠肋、肋外翻、鸡胸、手镯征等骨骼异常；1岁站立后，多发生下肢和脊柱畸形。

【临床表现】

神经精神症状出现最早，后发生骨骼改变，伴肌肉松弛，生长停滞。按病情发展过程可分为四期，即初期、活动期（激期）、恢复期和后遗症期。初期和激期属活动期。

1．活动早期（初期）　常于出生后2～3月开始，持续数周至数月。以非特异神经精神症状为主，小儿易激惹，睡眠不宁、夜惊、多汗。因多汗和烦躁，常摇头擦枕，使枕部头发脱落（枕秃）。此期骨骼无明显改变，血清碱性磷酶升高，钙磷乘积减低（30～40）。

2．活动期（激期）　常见于3个月～2岁，除上述神经精神症状外，主要出现骨骼改变，如囟门闭合延迟、方颅、串珠肋、鸡胸、四肢及脊柱弯曲等。该期可伴有营养不良、贫血。碱性磷酸酶升高，钙磷乘积降低。X线有典型佝偻病改变。

3．恢复期　上述症状、体征减轻或消失。

4．后遗症期　见于3岁后小儿，症状消失仅遗留不同程度的骨骼畸形。

【实验室及其他检查】

1．血清钙磷及碱性磷酸酶测定　佝偻病主要变化首先表现在血生化的改变，表现为钙磷降低和碱性磷酸酶升高。初期血磷降低最先出现，钙磷乘积小于35；活动期钙磷降低，钙磷乘积小于30，碱性磷酸酶明显升高；恢复期血磷先恢复，血钙次之，活动消失后碱性磷酸酶恢复。后遗症期大致正常。

2．血清25-(OH)D_3(参考值37～200nmol/L)和1，25-(OH)$_2$$D_3$(参考值62～156pmol/L)初期已显著降低，有条件做此项检查，可帮助早期诊断。

3．X线检查　常规拍摄腕部正位片。长骨骨骺软骨带增宽，与干骺端距离加大(正常为2mm)，临时钙化线模糊或消失，呈毛刷样和杯口状改变。骨质疏松，皮质变薄，可有弯曲或骨折。

【诊断与鉴别诊断】

根据病史如年龄、季节、生活环境和喂养史，有无肝胆及胃肠疾病及母亲孕期情况等综合分析，不难作出诊断。并可根据骨骼改变程度和血生化检查确定早期或活动期。活动期可分为三度，轻度仅有颅骨软化、方颅等改变；中度有明显的典型体征；重度时骨骼畸形显著。

鉴别诊断　应与其他原因引起的佝偻病及其他相似疾病鉴别

1．维生素D依赖型佝偻病　系常染色体隐性遗传病。Ⅰ型因肾脏1-羟化酶缺陷不能将25-(OH)D_3转化为1,25-$(OH)_2D_3$，后者血浓度降低；Ⅱ型为靶器官对1,25-$(OH)_2D_3$无反应。该型病儿1岁内有严重佝偻病症状，常伴有氨基酸尿症。需终身服用大剂量维生素D_3。

2．低血磷性抗维生素D佝偻病　该病多为性连锁，也可为常染色体显性或隐性遗传。病因是肾脏和胃肠道吸收磷发生障碍。血磷降低，尿磷高而血钙正常，有家族史而无维生素缺乏病史。病儿在1岁后发病，2～3岁仍有佝偻病活动表现，骨骼改变重，一般剂量维生素D治疗无效，需大量服用，并需服磷酸盐合剂。

3．肾、肝性佝偻病　因肾功能障碍使血钙降低，血磷升高，或肝胆病变影响维生素D_3吸收和转化所致。检查时除有佝偻病表现外，尚有原发病的症状和体征。

4．其他疾病　应与先天性甲状腺功能低下引起的呆小症及软骨发育不良、脑积水鉴别。该类疾病有特殊表现，血钙磷正常，无佝偻病骨化障碍的X线改变。

【治疗与预防】

1．治疗　本病治疗的目的是控制症状，防止骨骼畸形和复发。

(1) 维生素D；0.5万～2万IU/d，口服连服1个月，不能坚持口服或为迅速取得疗效，可肌内注射维生素D_2，40万IU/次（或$D_3$30万IU)，连用1～3次，每次间隔1个月。

应用维生素治疗同时，给予适量钙剂，1～2g/d。治疗3个月无好转者，应查找原因，不可过多加用维生素D，以防中毒。

(2) 一般治疗：加强护理，合理喂养，多晒太阳，病儿不宜久坐、久立或多走，以免加重骨骼畸形。

(3) 恢复期：冬季给予维生素D10万～20万IU口服或肌内注射2次，预防春季复发。

(4) 后遗症期：应加强体格锻炼或按摩矫正畸形，严重畸形影响功能者，4岁后可考虑做矫形手术。

2．预防

(1) 重视孕妇、乳母保健，改善饮食，多晒太阳，必要时妊娠后期给予维生素D10万～20万IU，口服或肌内注射。

(2) 注意新生儿期护理，提倡母乳喂养，及时增添辅食，经常户外晒太阳。

(3) 药物预防：出生后2～4周开始服用维生素D，500～1000IU/d，连续服用。不能坚持口服者，可给予维生素D10万～20万IU，肌内注射1次，维持1～2月。

二、手足搐搦症

本病因维生素D缺乏，血钙降低，致神经肌肉兴奋性增高，局部或全身痉挛，又称低钙惊厥。1 岁内发病率高，好发于春季。

【病因与发病机制】

1．影响钙离子浓度的因素　血钙以游离的离子钙和与血浆蛋白结合的结合钙形式存在，二者呈动态平衡。神经肌肉兴奋的稳定性依靠离子钙的生理作用，故手足搐搦症状出现与否，主要决定于离子钙浓度。

（1）维生素缺乏，甲状旁腺功能失调，从骨骼动用的钙不能维持正常水平，即血清总钙低于 1.75～1.875mmol/L 或游离钙在 1mmol/L 以下时，即可发生手足搐搦或惊厥。

（2）低蛋白血症结合钙减少，改善后结合钙增多，游离钙与血浆蛋白结合而减少，故输血及蛋白等可诱发抽搐。

（3）血 pH 升高时离子钙降低，是碱中毒抽搐的原因。

（4）血磷增高时抑制 25-（OH）D_3 转化为 1，25-（OH）$_2D_3$，使离子钙减少，钙磷比例失衡。

2．与佝偻病的关系　本病多伴有佝偻病，二者共同点是低血钙。而手足搐搦症血钙降低明显，血磷正常或增高。

维生素 D 缺乏早期钙吸收差，血钙降低，而甲状旁腺反应较慢，未能正常调节血钙浓度，引起抽搐。春季日晒增加或维生素 D 治疗初期，体内维生素 D 增加，骨钙化加速，血钙向骨转移，肠道吸收钙相对不足，致使血钙降低而发病。佝偻病合并发热、感染、饥饿时，组织分解使血磷增加，钙离子浓度降低，导致手足搐搦或惊厥。

【临床表现】

婴儿以全身惊厥和喉痉挛为主，幼儿及儿童以出现手足搐搦为多。

1．典型症状

（1）惊厥：为突然发作，次数不定，可每日数次或更多，也可数日发作 1 次。发作前无发热及其他原因。发作时全身肌肉痉挛，意识丧失，呼吸节律不整，大小便失禁。惊厥停止后，病儿恢复正常。轻症可仅有面肌痉挛。

（2）手足搐搦：为本病特有症状，发作时神志清楚，腕屈曲，手指伸直，拇指屈向掌心。踝部后弯，足强直，足趾伸直，足底呈弓形。

（3）喉痉挛：仅见于 2 岁以下小儿，表现为吸气性呼吸困难，伴喉鸣、青紫，可发生窒息。

2．隐性体征　如面神经征、人工手足搐搦征、腓反射阳性等。

【实验室及其他检查】

1．血清钙　大多低于 1.75mmol/L，甚或降至 1～1.25mmol/L。

2．血清磷　正常或高于 2.24mmol/L 以上。

3．尿钙　阴性，有辅助诊断意义。

【诊断】

冬末春初，凡遇婴儿无热反复惊厥，抽后神志清醒，伴有维生素 D 缺乏史，或有轻度佝偻病体征而无其他疾病征象者。钙剂治疗迅速见效可助诊断。必要时可检查血清钙，低于 1.75mmol/L 可确诊。

此外，3 个月以内婴儿抽搐者，其母过去有手足麻木史，亦应考虑本病的可能。

【治疗与预防】

原则是先控制惊厥，解除喉痉挛，后补充钙剂，使血钙迅速上升以消除症状发作，再给予大量维生素 D，使钙磷恢复正常。

1. 急救处理

(1) 镇静止痉：可选用地西泮（安定）或苯巴比妥钠，肌内注射。

(2) 处理喉痉挛：先将舌拉出，然后人工呼吸或加压吸氧，同时用钙剂，必要时行气管插管。

2. 钙剂疗法　补充钙剂是解除惊厥的根本措施。首选 10% 葡萄糖酸钙 5～10ml，缓慢静脉注射。重症 2～3 次/d，直至发作停止。惊厥控制后改口服易吸收的 5%～10% 氯化钙，10ml，3 次/d，可加水稀释 2～5 倍，以免刺激胃粘膜。1 周后改服葡萄糖酸钙或乳酸钙，连服 2 周，乳儿可适当延长。钙剂不能混入奶中或喂奶前后服用，以防产生乳块，影响吸收。

3. 维生素 D 疗法　血钙明显上升，或钙剂治疗 1 周后，可加用维生素 D50～125μg，1 次/d，口服 1 月后改预防量 10～20μg（400～800IU）。重症口服吸收差者，可肌内注射维生素 $D_2$40 万 U（40 万 U/支）或维生素 $D_3$30 万～60 万 U（30 万 U/支），每月 1 次，随访好转后改预防量。

4. 预防　同佝偻病。

（李克胜　山东省莱阳卫生学校）

第十章 风湿性疾病

风湿性疾病是由多种原因引起的以骨、关节、软组织、神经等以疼痛为主要症状的一组疾病。其病因包括：感染、代谢、内分泌、退化、地区、遗传等。习称结缔组织病系风湿性疾病的一部分，故不应将风湿性疾病仅理解为风湿热和类风湿性关节炎。

第一节 系统性红斑狼疮

系统性红斑狼疮（SLE）是一种产生多种抗体，累及多系统、多器官的自身免疫性疾病。临床上以女性多见，好发于25～35岁。

【病因与发病机制】

1．病因 SLE病因尚不明确，多种因素与发病有关。

（1）遗传：SLE近亲发病率达5%～12%，有认为与组织相容抗原D位点（HLA）有关联。DR_3与SLE中抗DNA抗体有关联。环境因素可能与发病也有关系。

（2）感染：资料显示该病与病毒感染有关，特别是慢病毒，如麻疹、副流感、EB病毒。

（3）激素：SLE多发生于育龄妇女，男或女病人雌酮羟基化产物均增高，提示雌激素在发病中的影响。

（4）紫外线照射：可能与皮肤双链DNA解聚变性，成为免疫原分子有关，SE素质者存在修复二聚化DNA的缺陷。

（5）药物：引起药物性狼疮的药物有20多种，青霉素、磺胺药、保太松等引起变态反应后，激发SLE素质或潜在素质者发生特发性LE，或使已患SLE的病人病情加重。盐酸肼肽嗪（肼苯达嗪）、异烟肼、苯妥英钠、盐酸氯丙嗪等长期大量服用，也可发生狼疮样综合征，机制尚不完全清楚。

药物性狼疮症状轻，病程短，停药后症状和自身抗体消失，或仅留轻微症状；一般年龄较大；血清单链DNA阳性，补体不减少，无抗双链DNA抗体和抗Sm抗体。本症与遗传有关，如HLA分型示DR_4者阳性率显著增高。

（6）其他：如精神紧张、创伤等可诱发或使本病加重。

2．发病机制 一般目前认为具有SLE素质者，在上述因素影响下，使免疫稳定性破坏，导致免疫调节功能紊乱，B细胞高度活跃，但是否因抑制性T细胞功能、数量减低，或辅助性T细胞功能过强，或B细胞兴奋性过高，而产生大量多种抗体尚难结论。也有认为与免疫缺陷有关，如某些补体成分缺乏。

本病自身抗原的产生可由于：①组织经药物、病毒、紫外线等作用，成分发生改变获得抗原性；②隐蔽抗原释放，如甲状腺球蛋白、晶体等组织成分入血，与免疫活动细胞接触后，成为抗原性物质；③交叉过敏反应形成抗原。

多种大量抗体引起免疫复合物型（Ⅲ型）和细胞毒型（Ⅱ型）变态反应，导致广泛组织损伤和多器官病变。

【病理】

本病主要病理变化是：①结缔组织的粘液样水肿，见于疾病早期，发生在基质。②纤维蛋白样变性和坏死性血管炎，纤维蛋白样变性是由自身免疫球蛋白、补体和DNA等抗原以及纤维蛋白混合成的酸性无结构物质，沉积于结缔组织，似结缔组织变性。小血管结缔组织发生纤维蛋白样变性，导致管腔狭窄、血栓形成、缺血、出血病变，形成坏死性血管炎。③出现狼疮细胞，系核蛋白与抗体作用后被吞噬细胞吞噬所形成。其中呈圆或卵圆形蓝色匀厚团块称苏木紫小体，在靶器官炎症区几乎均可见到。④病变部位有淋巴细胞、少量浆细胞和组织细胞浸润。

上述基本病理改变是各器官组织的共同表现，也是临床症状的病理学基础。

【临床表现】

SLE起病可呈急性、暴发性或隐匿性，一般起病缓慢，多从一个系统损害开始，后扩展到多个系统。病情反复，缓解与发作交替而日趋恶化。

1．发热　92％以上的病人有不规则发热，急性活动期出现高热。

2．皮肤、粘膜　皮肤损害是本病常见的症状，80％～85％的病人有各种损害，如红斑、丘疹、水泡等，其中以水肿样红斑最多见，常发生于阳光照射的部位。典型表现是鼻梁和颧颊部的蝶形红斑，病情缓解后可消退，有轻微色素沉着。盘状红斑呈不规则圆形，边缘略突起，毛细血管扩张、毛囊口扩大，有鳞屑，好转后皮肤萎缩，常发生头面、颈、臂部。此外，手掌鱼际及指端、甲周也可发生红斑。病人常有脱发、雷诺征，急性期易患口、鼻腔溃疡。

3．关节、肌肉　关节肿痛是早期症状之一，90％病人有此症状。常累及近端指关节，膝、腕、踝关节，无骨质破坏，不留后遗症。50％病人伴有肌肉疼痛和压痛。

4．肾　肾损害是最常见的症状，有肾炎或肾病综合征的表现。

5．心血管　病变以纤维素性心包炎多见，易发生疣状心内膜炎及瓣膜和腱索赘生物，也可发生心肌炎。病人心前区疼痛不适，心脏扩大，心动过速，可闻及心包摩擦音或奔马律，重者有心力衰竭表现。部分病人早期有肢端动脉痉挛，苍白而后青紫的雷诺征表现。也易发生静脉炎或闭塞性脉管炎。

6．肺　约10％病人有狼疮性肺炎，出现咳嗽、呼吸困难等症状。X线检查可见肺部有斑状浸润阴影，常呈游走性，肾上腺皮质激素治疗可消失。1/3以上病人有双侧或单侧胸膜炎并中等量以下渗液，表现为胸痛、气急，早期可听到胸膜摩擦音。

7．消化道　常有恶心、呕吐、食欲减退、腹痛等。20％～30％病人有肝肿大及肝功能异常。约5％病人有少量腹水，是由腹膜血管炎和肠壁浆膜炎所致。尚可发生肠穿孔等急腹症。

8．中枢神经　约有50％病人累及中枢神经系统，最常见的为癫痫样发作和器质性脑病，有行为异常、定向障碍、幻觉等精神症状。少数病有头痛、偏瘫、截瘫、失语及周围神经炎。中枢神经病变威胁生命，已日益被重视。

9．其他　有15％～25％病人的巩膜、角膜及视网膜受累。由于血液中抗凝物质增多，可使妇女月经不规则，月经血增多；孕妇易发生流产，产后病情加重，甚至发生大出血。约有半数病人可有无触痛性淋巴结肿大，以颈前和腋窝部位明显，直径1～2cm。

【实验室及其他检查】

1．血象　白细胞降低，常在 $4.0\times10^9/L$ 左右，最低可到 $2.0\times10^9/L$，红细胞降低，血红蛋白 60～80g/L 左右，血小板大多在 $100\times10^9/L$ 以下。溶血时，网织红细胞数可增高。血沉增快。淋巴细胞减少，少于 $1.5\times10^9/L$。

2．血浆蛋白定量　白蛋白降低，球蛋白增加，白/球倒置。蛋白电泳中 α_2、γ 球蛋白升高。

3．尿常规　尿中经常有少量蛋白，也可大于 0.5g/d，或大于（卌）。每高倍镜视野红细胞或白细胞大于 5 个，提示肾小球肾炎或肾病综合征。如中段尿红 细胞和白细胞持续大于 5 个，提示有活动性损害。尿中各类管型相继出现。

4．浆膜腔穿刺液及脑脊液检查　穿刺液呈渗出性，胸水中有淋巴细胞或多核细胞，一般少于 $3\times10^9/L$，蛋白大于 30g/L，糖正常，补体下降，可能查到狼疮细胞，偶有血性胸水。心包液及腹腔渗液量较少，实验室检查与胸腔积液变化相似。活动期脑脊液检查：蛋白增高，轻度中性粒细胞和淋巴细胞增多，补体 C_4 降低，也可能查到狼疮细胞。

5．类风湿因子　20％～40％阳性。

6．肝肾功能检查　除白蛋白降低外，转氨酶轻度升高，严重肝损害时总胆红素定量超过 17.1μmol/L。肾功能不全则血中尿素氮、肌酐增高。

7．免疫学检查

（1）狼疮细胞：阳性率约 60％，特异性差，其他结缔组织病亦可为阳性。每片至少查到 2 个，至少 2 次阳性，对诊断有参考意义。该项检查耗血费时，且特异性不高，有日渐淘汰倾向。

（2）抗核抗体（ANA）：敏感性高，阳性率达 95％～100％。此抗体是针对细胞核所有成分抗体的总和。以间接免疫荧光法检查，其图像表现为均质型、斑点型、膜型等。均质型为抗核蛋白抗体所形成，膜型为抗 DNA 抗体形成。此两型常见于 SLE 活动期，其滴度与病情轻重一致。且随病情的好转而下降。斑点型为可溶性核抗原（ENA）抗体所形成。在缓解期常见。抗核抗体的血清稀释滴度在 1:40～1:80 以上方有诊断意义。

（3）抗 dsDNA 抗体：即抗双链 DNA 抗体，对 SLE 特异性高，阳性率 65％。放射免疫法测定，正常结合率小于 20％，其高效价在其他疾病少见。该抗体形成的免疫复合物易引起肾脏的病变。其滴度与病情相一致，随病情好转而下降。

（4）抗 Sm（Smith）抗体：Sm 抗原是细胞核中的酸性核蛋白，一般认为是系统性红斑狼疮的标志抗原，特异性高，有诊断价值，但敏感性较差。

（5）补体及免疫球蛋白测定：IgG、IgA 及 IgM 均升高，尤以 IgG 升高的病人为多，可达 94.4％。总补体与 C_3 常减低，说明消耗增强，表示有免疫复合物形成。另外在疾病活动期 C_3 减低，缓解期则恢复，因此可用于对疗效的判定。

（6）免疫病理检查

1）肾穿刺活组织检查：用荧光标记各种抗人免疫球蛋白和补体成分抗体直接和其相应的抗原作用，在荧光显微镜下可见免疫复合物在肾小球基底膜或系膜上呈不规则或颗粒状沉积。

2）皮肤狼疮带试验（LBT）：用直接荧光法在患者皮肤的表皮和真皮连接处，可见到免疫球蛋白和补体的沉积，其中 IgG 沉积较 IgM 沉积更具有诊断意义。

（7）其他自身抗体的测定：如有溶血性贫血时 Coombs 试验（抗红细胞抗体）阳性；抗磷脂抗体（过去称为梅毒血清反应假阳性）阳性等。

8．X 线与超声检查　X 线检查对狼疮肺炎、心包炎、胸膜病变可提供诊断依据。因骨质无畸形、侵蚀，可与其他疾病鉴别。超声心动图对观察心瓣膜赘生物、增厚，心腔内径及心包积液有重要价值。

【诊断与鉴别诊断】

1．诊断　由于 SLE 临床表现复杂，变化多样，诊断有一定困难。1982 年美国风湿病学会（ARA）修改后的诊断标准是：①颧部红斑；②盘状红斑；③光敏感；④口腔溃疡；⑤关节炎；⑥浆膜炎；⑦肾脏病变；⑧神经系异常；⑨血液异常；⑩免疫学异常；⑪抗核抗体阳性。在这 11 项标准中，具备 4 项或 4 项以上，同时或先后出现者，即可初步诊断。该标准也被我国采用，其敏感性和特异性可达 96%，结合狼疮带试验或活组织检查可进一步提高诊断率。

2．鉴别诊断

（1）慢性肾小球肾炎：虽有肾损害表现，但无皮疹、关节痛及其他器官病变，抗 dsDNA 抗体阴性。

（2）慢性肝炎：活动期转氨酶升高，血清 HBsAg 阳性，补体不降低，也无 SLE 表现。

（3）盘状红斑狼疮：表现为皮肤炎性红斑，病情轻。抗 dsDNA 抗体阴性，皮肤狼疮带试验阴性。

（4）其他：应与风湿热、类风湿关节炎、肺炎、血液病等鉴别。

【治疗与预防】

1．一般治疗　急性活动期应卧床休息，避免日晒和诱发病情加重的药物，有感染者控制感染，严格避孕。

2．药物治疗

（1）肾上腺皮质激素：本药适用于急性或暴发性狼疮及重要脏器受累或伴溶血、血小板减少者，是治疗该病的主要药物。常用泼尼松 1mg/（kg·d），重者加倍。病情好转后每周减 5mg，多数病人 1 年后减至 10～15mg/d 维持。亦可采用大剂量冲击治疗，如甲基氢化泼尼松 1000mg，1 次/d，静脉滴注，共 3 日，后改为口服。治疗过程应注意副作用。

（2）抗疟药：磷酸氯喹口服后聚于皮肤，能抑制 DNA 与 DNA 抗体的结合，对控制皮疹、光敏感及关节症状有一定效果。常用磷酸氯喹 0.25g，2～3 次/d，或羟基氯喹 0.2g，2～3 次/d，口服。该药副作用有胃肠道症状，视网膜退行性变及白细胞减少等，故应定期检查，白细胞低于 4×10^9/L 则应停药。

（3）非甾体抗炎药：主要用于发热、关节肌痛等症状，无明显内脏及血液受累的病人。常用阿斯匹林、吲哚美辛（消炎痛）等。

（4）免疫抑制剂：主要适用于激素减量后复发、激素用量大有副作用或激素不能控制的 SLE 病人。常用环磷酰胺 1.5～2.5mg /(kg·d)，口服或静脉注射，亦可 200mg，隔日 1 次。硫唑嘌呤 2～3mg/(kg·d)。

3．预防

（1）必须按医嘱定时服药，保持病情稳定缓解，减少复发。定期复查。

（2）避免各种诱因：①避免日光直接照射。②预防感染。③禁用诱发本病的药物。④不可接受任何预防接种。

（3）注意防寒保暖。

（4）病情活动期避免妊娠。

第二节 类风湿性关节炎

类风湿性关节炎（RA）是以慢性、进行性、对称的多关节损害为主要表现的全身自体免疫性疾病。RA 的特点是以指（趾）小关节肿痛起病，发作与缓解交替进行，晚期受累关节强直、畸形，功能严重障碍。

本病多发于青壮年，女性多于男性，可有家族史。

【病因与发病机制】

RA 病因尚未明确，感染可能是本病起因，特别是 EB 病毒作为一种多克隆抗体激活剂，可引起机体强烈反应而致病，RA 病人血清和滑膜液中出现持续高滴度的抗 EB 病毒-胞膜抗原抗体，但未发现该病毒的核抗原和壳体抗原抗体。A 组链球菌、支原体与 RA 起病有关，但缺乏直接证据。在某些家族中发病率较高，并发现人类白细胞抗原组织相容性系统的抗原如 $HLA-DR_4$ 与类风湿因子（RF）阳性病人有关。$HLA-DRB_1$ 上的特殊标志和遗传有关，因此，遗传在发病中有重要作用。此外，性激素、寒冷、创伤、精神因素、营养不良等常为本病诱发或加重因素。

发病机制未完全阐明，目前认为具有易感基因的机体对致病因素具有高度敏感性，当外界刺激因子侵袭机体后，改变了 HLA 抗原决定簇，而被吞噬细胞识别，使 T 细胞激活，释放免疫介质，产生免疫反应。RA 主要病变在滑膜，滑膜细胞、浆细胞产生免疫球蛋白 IgM、IgG 等类风湿因子。滑液中主要含 IgG 类风湿因子（RF），其本身兼有抗原和抗体两种结合部位，可自身聚合形成免疫复合物。由于免疫调节和淋巴细胞亚群间相互作用失调，使 B 细胞和浆细胞激活，形成大量免疫复合物，并沉积在滑膜组织上，激活补体导致多种介质释放，引起免疫炎症反应，造成组织损害。此外，滑膜中大量巨噬细胞，膜上有大量抗原，也引起抗体产生，并刺激滑膜引起炎症。

类风湿关节炎是由体液免疫和细胞免疫反应，释放一系列介质作用的结果。其基本病变是滑膜炎，介质渗透到软骨及骨，则产生侵蚀和脱钙。

【病理】

RA 基本病理改变是淋巴细胞和浆细胞浸润，血管炎和类风湿肉芽肿。

关节腔的早期变化是滑膜充血、水肿，单核细胞、淋巴细胞和浆细胞浸润，常有浅表滑膜细胞坏死，并有纤维素样物质沉积物，内含免疫复合物。进一步变化是血管翳形成，其中除增生的纤维母细胞和毛细血管使滑膜绒毛粗大外，并有淋巴滤泡形成和不同程度的血管炎，滑膜细胞增生形成肉芽血管翳。在增生滑膜细胞或淋巴、浆细胞中可检出类风湿因子、γ 球蛋白或抗原—抗体复合物。

关节软骨边缘部分和发炎的滑膜接触，发生小灶性坏死，血管翳向软骨面生长，妨碍软骨与滑液的接触，影响正常代谢；同时血管翳释放水解酶类，使软骨、骨、韧带、肌腱的胶原组织被侵蚀。最终关节腔破坏，关节面被肉芽组织和纤维组织粘连融合，关节强直、骨化、错位，功能丧失，相近骨组织疏松。

类风湿性脉管炎也是本病的基础病变之一。血管炎为全层性动脉炎，管壁有炎性细胞浸润和免疫复合物沉积，使内膜增生、纤维化或纤维蛋白样坏死，管腔狭窄、阻塞，引起缺血性和血栓性病变。大、中、小动脉病损不同，产生不同症状。

类风湿性结节是本病特征性病理改变，多发生受压或摩擦部位的皮下及骨膜。其中心是坏死组织、纤维素和免疫复合物，边缘为栅状排列的组织细胞，外周有单核细胞浸润的肉芽组织。类风湿结节也见于内脏器官。

【临床表现】

1．全身表现　关节症状出现前常有乏力、低热、贫血、手足麻木等症状，病程长者体质瘦弱。

2．关节表现　以手部小关节，腕、足关节最常受累。急性发作时关节肿痛，近端指关节呈梭状。急性期后肿胀消退，久之关节周围肌肉萎缩，关节僵硬、畸形。手指和腕关节被固定在屈曲位，手指在掌指关节处偏向尺侧，形成特异的关节畸形。

3．关节外表现　①类风湿结节，多发生在骨隆起处，可粘附于骨膜、肌腱或腱鞘上，质硬轻压痛，大小不一，大者可数厘米，数量不多，常在活动期出现，消失较慢。②血管炎，少数病例可发生肠穿孔、心肌梗死、脑血管意外等。供血障碍引起甲床下出血、下肢慢性溃疡，周围神经炎也属常见。③肺炎、胸膜炎、慢性纤维性肺泡炎及肺内结节、空洞，即类风湿尘肺，常在活动期发生。④除心包炎外，心肌及内膜也可受损，但临床较少见。⑤少年型类风湿关节炎，特点是发病急，弛张高热，肝、脾、淋巴结肿大，皮疹，膝、肘、腕大关节易受损，白细胞增高，类风湿因子阳性率低。该型又称Still病。

【实验室及其他检查】

1．血液检查　血红蛋白多有降低，白细胞轻度升高。血沉增快，缓解期恢复正常。血浆蛋白电泳，早期 α_2 球蛋白增加，慢性期 γ 球蛋白增高。

2．类风湿因子测定　70%～80%病人呈阳性，但特异性差，正常人5%～10%呈阳性，故不能根据此项检查确诊。IgMRF、IgARF、IgA免疫球蛋白与骨侵蚀和活动性关系密切，是有价值的诊治指标，持续升高预后差。

3．关节滑膜、滑液细胞及滑液检查　应用免疫荧光检查可见绿色免疫复合物和淋巴、浆细胞浸润。滑液中白细胞增高，可见吞噬免疫复合物的类风湿细胞。

4．X线及超声检查　早期X线检查可见软组织肿胀、渗液及骨质疏松。数月后关节面模糊，随病情进展关节腔变窄、融合，关节周围骨质疏松破坏，或有囊状透明区。晚期关节有半脱位、脱位、畸形等典型改变。X线检查亦可发现肺、胸膜及心包病变。超声检查有助于心脏病变的诊断。

【诊断与鉴别诊断】

典型RA根据多发生于青壮年，四肢小关节对称性病变，有类风湿结节，RF阳性及X线表现，即可诊断。

鉴别诊断

1．骨关节炎　系退行性骨关节病，多发于50岁以上及负重关节，如膝、脊柱或远端指关节。无红肿、畸形和肌萎缩。X线平片显示关节边缘唇样骨质增生或骨刺形成，关节周围有钙盐沉着。血沉正常，RF阴性。

2．强直性脊柱炎　属血清阴性脊柱炎的一种。与种族有关，有家族史。10～20岁发病，30岁达高峰，男多于女。常影响髋关节，特别是骶髂关节，影响全部脊椎，由下而上发展，椎体融合呈竹节状。RF阴性。该病为一独立疾病与RA不同。

3．风湿性关节炎　多侵犯大关节，呈游走性，并有风湿热表现。

【治疗与预防】

1．一般治疗　急性期应卧床休息，症状基本缓解后可适当活动，以免影响关节功能。饮食应有足够量的蛋白质和维生素。

2．药物治疗　目前尚无特效的药物和特殊的疗法。治疗的目的在于控制炎症，缓解症状，延缓病程进展，防止关节破坏和畸形。

（1）分类与常用药物：抗类风湿关节炎药物一般分为两类

1）非特异性改善症状药，包括非甾体类抗炎药和糖皮质激素。非甾体类抗炎药种类繁多；①水杨酸制剂，如阿斯匹林，属首选药物；②吲哚醋酸衍生物如吲哚美辛（消炎痛），不能耐受阿斯匹林可换用该药；③丙酸衍生物，疗效与阿斯匹林大致相同，常用布洛芬（异丁苯丙酸）或萘普生，其他尚有苯氧苯丙酸钙、环氧洛芬钠等；④苯乙酸衍生物如舒洛芬，其镇痛作用优于其他抗炎药；⑤灭酸类药物，是邻氨基苯酸衍生物，其毒性小，耐受性及抗炎、消肿作用较好。药物有抗炎酸、氯灭酸、尼氟灭酸等；⑥炎痛昔康系新合成非甾体类药，此类尚有伊唑昔康、替诺昔康等，因半衰期长，每日服用1次；⑦其他抗炎药诸多，如氯苯扎利二钠、依托度酸、萘丁美酮等；⑧糖皮质激素，仅抑制炎症而不能改变疾病进展，副作用多，其危害大于类风湿性关节炎损害，故只用于其他药物无效或病情重笃的病人，如严重血管炎，心、肺病变。应用剂量宜小，时间不应过长。

2）改变病情药或慢作用药：该类药起效较慢，可影响该病的免疫机制，而延缓疾病的活动和进展。药物有：①金制剂，如硫代苹果酸金钠、硫代葡萄糖金和金诺芬，后者可口服，6mg，1次/d或分次服用。②D-盐酸青霉胺125mg/d，口服，1个月后加倍，仍无效时于第3个月可加至250mg，3次/d，病情多可改善。③雷公藤有抗炎和免疫抑制作用，降低血沉和类风湿因子效价。④免疫抑制剂，适用于其他治疗无效的严重RA病人，常用环磷酰胺或硫唑嘌呤。甲氨蝶呤起效较早，有免疫抑制和抗炎作用，近年应用较多。⑤盐酸左旋咪唑可减轻疼痛，延缓关节僵硬的时间。

近年世界卫生组织、国际抗风湿联盟提出抗风湿药物的新分类，将非甾体抗炎药、皮质激素和慢作用药均归于改善症状药；能够有效地作用于滑膜炎、减缓关节破坏和改善功能者为控制疾病药。两类中后者尚待发现。

（2）药物选择和治疗原则

1）药物选择：药物选择仍应以疗效确切、见效快，副作用少，应用简便、经济，药源广为首选原则。近年非甾类抗炎药种类繁多，其作用机制仍是抑制前列腺素等炎症因子，并无遏止病情进展的作用，某方面作用较强，或副作用较轻，但也不能适合所有病人，而价格却较“老”品种药物贵数倍、数十倍乃至百倍。药剂人员和临床医生必须根据药物特点，病人经济承受能力、治疗反应和耐受性选择药物。阿斯匹林为该病抗炎的首选药物，甲氨蝶呤、柳氮磺胺吡啶广泛应用的原因，即基于上述原则。

2）尽早控制病情：早期应用改变病情药，特别是发病1～2年内关节损害是可逆的关键时期，不要只用非甾类抗炎药。

3）个体化治疗：RA病情、发病时间、预后不同，进展型为预后差，关节外表现重，关节破坏重、数目多，类风湿因子效价高（1∶64以上），免疫复合物、C反应蛋白呈持续增高；较重型为破坏重而关节外症状少；多数为轻型，3～5年后部分病人可自愈或治疗后痊愈，故应个体化治疗，以取得满意疗效。应强调早期诊断和治疗，不要滥用皮质激素。

联合治疗方案是开始即使用快和慢作用药，后联合用慢作用药维持治疗，以期更好地控制病情，该疗法适合进展型RA。治疗期间应注意疗效和反应，关节功能和骨侵蚀的改变是判断的核心指标。

4）对病人身心指导：告知病人本病可治性和治疗长期性，维持心理平衡，坚持锻炼，取得家属等合作，以改善生理、心理状态。

3．生物制剂治疗　如针对细胞因子、T细胞因子、粘附因子及基因治疗和诱导免疫耐受等方法尚在研究阶段。

4．手术治疗　可行滑膜切除术，晚期病人可做关节成形术或人工关节置换术。

5．预防　避免寒冷、劳累、感染等诱因；保持乐观情绪，规律用药，指导病人进行治疗性锻炼。

（李克胜　山东省莱阳卫生学校）

第十一章　理化因素所致疾病

第一节　急性中毒概述

由于某种化学物质进入体内，在效应部位积累至一定量而产生损害的全身性疾病，称为中毒。毒物可分为工业性毒物、药物、农药和有毒动植物等。

中毒可分为急性和慢性两大类，主要由接触毒物的量和时间决定。急性中毒发病急骤，症状严重，变化迅速，如不积极治疗，可能危及生命。

【病因与发病机制】

1．中毒原因

（1）职业性中毒：在生产过程中密切接触毒物，如接触某些原料、中间产物、成品等可发生中毒。在使用、保管、运输方面，如不遵守防护制度也可能发生中毒。

（2）生活性中毒：在误食，意外地接触有毒物质，用药过量，自杀或谋害等情况下，有过量毒物进入人体，都可引起中毒。

2．毒物分类

（1）局部刺激及腐蚀作用的毒物：强酸、强碱可吸收组织中的水分，并与蛋白质或脂肪结合，使细胞变性、坏死。

（2）引起缺氧的毒物：一氧化碳、硫化氢、氰化物等窒息性毒物通过不同的途径阻碍氧的吸收、转运和利用。因脑和心肌对缺氧敏感，易发生损害。

（3）麻醉作用的毒物：有机溶剂和注入性麻醉药具有强亲脂性。脑组织和细胞膜脂类含量高，因而上述化学物质可通过血脑屏障，进入脑内而抑制脑功能。

（4）抑制酶活性的毒物：许多毒物是由本身或其代谢产物抑制了酶的活性而产生毒性作用。如有机磷农药抑制胆碱酯酶，氰化物抑制细胞色素氧化酶，重金属抑制含巯基的酶等。

（5）干扰细胞膜和细胞器功能的毒物：四氯化碳在体内经氧化去氯而产生自由基，自由基能使肝细胞膜中脂肪酸发生过氧化作用而导致线粒体、内质网变性，肝细胞坏死。酚类，如二硝基酚、五氯酚，棉酚等可使线粒体内氧化磷酸化作用解偶联，妨碍高能磷酸键的合成和贮存，结果释放大量能量而发热。

3．毒物侵入人体的途径　毒物可通过呼吸道、消化道、皮肤粘膜等途径进入人体。在工农业生产中，毒物主要以粉尘、烟、雾、蒸气、气体由呼吸道吸入。在生活性中毒中，毒物大多由口食入，而由呼吸道进入的主要是一氧化碳。少数脂溶性毒物，如苯胺、硝基苯、四乙铅、有机磷农药等，可通过完整的皮肤和粘膜侵入。毒蛇咬伤时，毒液可经伤口进入体内。

4．毒物的解毒和排泄　毒物被吸收后进入血液，分布于全身。主要在肝脏通过氧化、还原、水解、结合等作用进行代谢。大多数毒物经代谢后毒性降低，但也有少数在代谢后毒性反而增强，如对硫磷氧化为毒性大得多的对氧磷。气体及易挥发的毒物吸收后，一部分以原形经呼吸道排出。大多数毒物由肾脏排出，许多重金属如铅、汞、锰及生物碱由消化道排出。少数毒物经皮肤排出，有时可引起皮炎。此外，铅、汞、砷等可由乳汁排出。有些毒物排出缓慢，蓄积在体内某些器官或组织，导致慢性中毒。

5．影响毒性作用的因素

(1) 毒物的理化性质：化学物质的毒性与其化学结构密切相关。空气中的毒物颗粒愈小，挥发性愈强，溶解度愈大，吸入肺内愈多，毒性愈大。

(2) 毒物的剂量和接触的时间：毒物的浓度愈高，剂量愈大，作用时间愈长，毒物作用愈大。

(3) 人群个体易感性：个体对毒物的敏感性与性别、年龄、营养、健康状况及生活习惯等因素有关。

【临床表现】

急性中毒可引起紫绀、昏迷、惊厥、呼吸困难、休克、无尿等严重症状。

1．皮肤粘膜表现　①皮肤及口腔粘膜灼伤：见于强酸、强碱、甲醛、苯酚、来苏等腐蚀性毒物灼伤。②紫绀：如麻醉药、有机溶剂抑制呼吸中枢，刺激性气体引起肺水肿等均可发生紫绀。此外，亚硝酸盐、苯胺、硝基苯等中毒能产生高铁血红蛋白血症而出现紫绀。③黄疸、四氯化碳、毒蕈及鱼胆可损伤肝脏而出现黄疸。

2．瞳孔的改变　如阿托品、莨菪碱中毒时瞳孔扩大；有机磷农药、吗啡中毒时瞳孔缩小。

3．神经系统表现　①谵妄：见于阿托品及乙醇中毒。②昏迷，常发生于麻醉药、催眠药、安定药、有机溶剂、一氧化碳、硫化氢、氰化物等中毒者；亦可见于高铁血红蛋白生成性毒物中毒及农药中毒者。③肌颤：见于有机磷杀虫剂，拟除虫菊酯杀虫剂、氨基甲酸酯杀虫剂中毒。④惊厥：见于一氧化碳、硫化氢、氰化物中毒，也可见于异烟肼、有机磷杀虫剂、拟除虫菊酯杀虫剂等中毒。⑤瘫痪：见于可溶性钡盐、箭毒、蛇毒中毒。⑥精神失常：发生于四乙铅、二硫化碳、一氧化碳中毒等。

4．呼吸系统症状　①呼吸气味：有机溶剂有酒味，氰化物有苦杏仁味，有机磷杀虫剂、黄磷、铊等有蒜味，苯酚、来苏有苯酚味。②呼吸改变：引起酸中毒毒物，如水杨酸，甲醇等可使呼吸加快，刺激性气体引起肺水肿时呼吸也加快。呼吸减慢主要见于催眠药、吗啡中毒及中毒性脑水肿，呼吸中枢过度抑制可导致呼吸麻痹。③肺水肿：刺激性气体、安妥、磷化锌、有机磷杀虫剂等中毒时可引起肺水肿。

5．循环系统表现　①心律失常：见于阿托品、拟肾上腺素药物、洋地黄、夹竹桃、乌头，蟾酥等中毒。②心脏骤停：洋地黄、奎尼丁、锑剂、吐根碱、河豚鱼等毒物直接作用心肌，使心脏骤停；窒息性毒物使心肌缺氧、引起骤停；可溶性钡盐、棉酚、排钾利尿药引起低钾血症而致心脏骤停。③休克：见于三氧化二砷中毒；严重的化学灼伤，如强碱、强酸、苯酚中毒，巴比妥中毒等。④心肌损害：见于吐根碱、锑、砷等中毒。

6．泌尿系统表现　主要引起少尿、无尿等肾功衰竭表现。见于升汞、四氯化碳、苯酚、磺胺、先锋霉素、毒蕈、蛇毒、生鱼胆、斑蝥等中毒，也可见于砷化氢中毒和引起休克的毒物中毒等。

7．血液系统表现　毒物破坏红细胞引起血管内溶血，如砷化氢中毒。中毒性溶血还可见于苯胺、硝基苯、毒蕈等中毒。阿司匹林、氯霉素、双氢氯噻嗪、抗癌药物等中毒可引起血小板质和量的异常。肝素、双香豆素、水杨酸制剂、敌鼠、杀鼠灵、蛇毒等可引起凝血障碍而发生出血。此外，氯霉素、抗癌药还可使白细胞减少。

【诊断】

1. 毒物接触史　应询问起病过程、健康状况、工作性质、饮食及服药史等。必要时对中毒现场进行调查，以寻找毒物来源。

2. 临床表现　可以根据病人的面容、口中呼出的气味、特殊体征及排泄物的性状，结合病史进行分析。如呕吐频繁者可因强酸、强碱、某些药物过量等引起；神志昏迷或嗜睡多为镇静药物过量所致。

3. 实验室检查　按常规留取剩余毒物或有可能含毒的标本，如呕吐物、排泄物及血、唾液等进行鉴定，包括毒物分析和细菌培养等。

【治疗与预防】

治疗原则为立即终止与毒物的接触，清除进入人体内尚未吸收及已被吸收的毒素，尽早使用特效解毒剂，对症治疗等。

1. 终止接触毒物　呼吸道吸入有毒气体中毒，应立即撤离中毒现场转至空气流通的地方。如毒物从皮肤吸收，应立即脱去污染衣物，并用温水冲洗皮肤，对不溶于水的毒物可用适当溶剂。由胃肠道进入的毒物应立即停止服用。

2. 清除胃肠道内尚未吸收的毒物

(1) 催吐：用压舌板等刺激咽后壁而催吐，对神志不清者禁用。

(2) 洗胃：可以针对毒物的种类选用相应的洗胃液。常用洗胃液有鞣酸、0.2‰(1:5000)高锰酸钾等。对深昏迷、服毒时间达6小时以上、强腐蚀剂、挥发性烃类化合物、血压未纠正的休克病人一般不应洗胃。

(3) 导泻与灌肠：导泻药物应选用硫酸钠，15～30g/次加水200ml，口服。灌肠适用于导泻未发挥作用者，尤其是抑制肠蠕动的毒物中毒。

3. 促进已吸收的毒物排出

(1) 利尿：主要的方法为：①积极补液：以200～400ml/h的速度静脉滴注5%葡萄糖，可加适量氯化钾，同时静脉注入呋塞米（速尿）20～40mg。②重碳酸钠与利尿剂合用：可碱化尿液，使水杨酸盐、异烟肼、巴比妥酸盐离子化，而不易在肾小管重吸收。③维生素C；8g/d，使尿液pH<5，促使苯丙胺等毒物排出。

(2) 吸氧：可以使一氧化碳中毒者碳氧血红蛋白解离，使一氧化碳排出。

(3) 透析：如有必要进行，应于中毒12小时内施行，效果好。

(4) 血液灌流：一般多用于严重中毒、有合并症、血液中毒物浓度明显增高者。

4. 拮抗药物的应用

(1) 金属中毒解毒药物：①依地酸钙钠：主要用于铅中毒；二乙烯三胺五乙酸：促铅排泄较依地酸钙钠效果好。②二巯丙醇：用于治疗砷、汞中毒。急性砷中毒时，第1～2天，2～3mg/kg，肌内注射，1次/4～6h，第3～10天，2次/d。③二巯丙硫酸钠：用于治疗汞、砷、铜、锑中毒。汞中毒时，用5%二巯丙磺钠5ml，肌内注射，1次/d。3天为一疗程，休息4天后可再用药。④二巯丁二钠：用于治疗锑、铅、汞、砷、铜中毒。急性锑中毒出现心律失常时每小时静脉注射1g，可连用4～5次，急慢性铅、汞中毒时，1g/d，静脉注射，3天为一疗程，休息4天后可再用药。⑤D－盐酸青霉胺：有促铅、汞、铜排泄作用，0.3g，3次/d，口服。

(2) 高铁血红蛋白血症解毒药物：亚甲蓝（美蓝）：用于治疗亚硝酸盐、苯胺、硝基苯等中毒。1%亚甲蓝5～10ml（1～2mg/kg）静脉注射。应注意大剂量（10mg/kg）反而产生高铁血红蛋白血症。

(3) 氰化物中毒解毒药物：一般采用亚硝酸盐－硫代硫酸钠疗法。前者使血红蛋白氧化，产生一定量的高铁血红蛋白，后者与血液中氰化物形成氰化高铁血红蛋白。用法：亚硝酸异戊酯吸入，3%亚硝酸钠溶液10ml缓慢静脉注射，随即用25%硫代硫酸钠50ml缓慢静脉注射。

(4) 有机磷农药中毒解毒药物：硫酸阿托品、碘解磷定、氯磷定等。

5．对症治疗　许多的急性中毒无特殊解毒疗法。对症治疗的目的在于保护重要器官，使其恢复功能。

急性中毒者应卧床休息、保暖。注意观察病人神志、呼吸、循环等情况。中毒严重，出现昏迷、肺炎、肺水肿以及循环、呼吸、肾功能衰竭等，应积极采取有效的治疗措施，并且根据情况选用适当的抗生素。昏迷病人必须保持呼吸道通畅，维持呼吸循环功能；定期翻身以免发生肺炎和褥疮；输液或鼻饲以维持营养。针对昏迷原因进行治疗。兴奋药如尼可刹米、美解眠等用于呼吸表浅或昏迷程度较深者。惊厥时应保护病人避免受伤，用抗惊厥药如苯巴比妥、异戊巴比妥（阿米妥）、地西泮（安定）等。有脑水肿时，行脱水疗法，可用甘露醇或山梨醇、地塞米松等。积极抢救肺水肺、呼吸衰竭、休克、心律失常、心脏骤停、水电解质及酸碱平衡紊乱、急性肾衰等。

6．预防

(1) 加强防毒宣传；加强宣传教育，使群众了解中毒的预防和急救知识。

(2) 加强毒物管理及个人防护：生产设备密闭化，工作场所要有良好的通风和排毒设施，严格遵守操作规程等。

(3) 预防化学性食物中毒，不吃变质的有毒食品。

(4) 防止误食毒物或用药过量。

第二节　有机磷农药中毒

有机磷农药是目前广泛使用的杀虫剂，但对人畜有危害性，防护不当可引起中毒，甚至危及生命。

常用的有机磷农药按毒性高低分三类：①高毒性：甲拌磷（3911）、内吸磷（1059）、对硫磷（1605）、甲基对硫磷；②中毒性：敌敌畏、敌百虫、乐果；③低毒性；马拉硫磷（4049）、杀螟松等。

【病因与发病机制】

1．中毒原因

(1) 职业性中毒：对生产有机磷农药的工人，以及包装、储运、分装和销售人员，如防护不严密，可能造成长时间小剂量经皮肤和呼吸道吸收（慢性中毒）。农田施药人员，包括配药、机修等人员，主要是高毒性农药经皮肤吸收，吸收量较多者可在连续工作3～5天后，出现轻、中度的急性中毒

(2) 非职业人员中毒：多由于误服或误用引起中毒，如误食喷洒过农药不久的瓜果、食物或被农药毒死的禽畜等。将高毒药物用以灭蚊、蝇，或进入刚喷药的农田耕作

等，均可引起中毒。还应警惕服毒自杀情况。

2．中毒物的吸收和代谢　有机磷农药经胃肠和呼吸道吸收迅速而完全，经皮肤粘膜吸收稍慢。吸收后迅速分布到全身，以肝中浓度最高，肾、肺、脾次之。进入体内的有机磷农药多在肝脏被转化或降解。部分被氧化为毒性更高的化合物，如内吸磷中的硫酯部分可被氧化为砜或亚砜结构，毒性增强5～10倍，乐果在肝脏内被转化为毒性更强的胆碱酯酶抑制剂。这些间接毒作用的品种较直接毒性作用的品种中毒发作慢。有机磷农药排泄极快，主要通过肾脏、少量随粪便排出，在体内没有蓄积。

3．中毒机制　体内存在的乙酰胆碱为胆碱能神经的化学传递介质，同时也被认为是中枢神经细胞突触间传递冲动的递质之一。在这些神经末梢中存在着特异性很高的乙酰胆碱酯酶，它能迅速分解乙酰胆碱，使已完成生理功能的递质立即消失，便于接受下一个刺激，保证该器官的活动顺利进行。有机磷农药中毒时，有机磷农药与体内的乙酰胆碱酯酶迅速结合，形成磷酰化胆碱酯酶，使胆碱酯酶失去催化乙酰胆碱水解为胆碱和乙酰的能力，造成乙酰胆碱在体内大量蓄积，引起神经传导及功能障碍。胆碱能神经包括下列四个部分：①交感神经和副交感神经的节前纤维；②副交感神经的节后纤维，支配脏器的平滑肌、腺体和虹膜括约肌；③一小部分交感神经的节后纤维，支配汗腺及横纹肌血管；④运动神经，支配横纹肌。中毒时胆碱能神经活动紊乱，导致所支配器官功能障碍。这些功能障碍又分两类，一类是由脏器平滑肌、腺体、汗腺的兴奋引起的症状，与毒蕈中毒症状相似，统称为毒蕈碱样作用；另一类是由交感神经节和横纹肌活动异常所引起的症状，与烟碱中毒症状相似，统称为烟碱样作用。

【临床表现】

发病的时间与接触的方式和量有关。经胃肠中毒者，症状在数分钟内出现，早期可有恶心、呕吐，多数病人呼气有蒜味，可发生昏迷。由呼吸道吸入中毒者，症状也在几分钟内出现，有刺激症状、呼吸困难等表现。皮肤粘膜吸收者，可在数小时内出现症状，有头晕、烦躁、出汗、肌张力减低和共济失调等。

1．毒蕈碱样症状　主要引起腺体分泌亢进及平滑肌痉挛。表现为食欲不振、流涎、恶心、呕吐、腹痛、腹泻、多汗、流涕、视物模糊、瞳孔缩小、光反射消失、支气管分泌物增多。支气管痉挛引起胸闷、咳嗽、咳痰、呼吸困难、紫绀等，严重时可发生肺水肿。

2．烟碱样症状　运动神经兴奋，表现为肌束颤动即“肉跳”。先由小肌群，如从眼睑、面部、舌肌开始，逐渐发展至全身肌肉。常感胸部发紧、动作不协调。严重者可转为抑制，出现肌无力、瘫痪、呼吸肌麻痹。交感神经及副交感神经节的功能障碍，可出现心率减慢或加速、血压升高等。

3．中枢神经系统症状　早期表现为头晕、头痛、倦怠无力、失眠、嗜睡。晚期出现意识模糊，甚至发生昏迷及癫痫样抽搐。多数无后遗症。重度中毒者，部分病人可出现迟发性神经病变，有感觉、运动神经损害，四肢肌肉萎缩、下肢瘫痪。在症状消失后数周，也可出现癔病样发作、精神分裂症、抑郁症等精神症状。严重时也可因呼吸中枢麻痹、脑水肿而危及生命。

【实验室检查】

1．全血胆碱酯酶活性的测定（ChE）　是诊断有机磷杀虫药中毒的特异性实验指标，并对估计中毒程度，判定疗效和预后均极为重要。以正常人血胆碱酯酶活性值作为80%～100%，急性有机磷农药中毒时胆碱酯酶活性值70%～50%为轻度中毒；50%～30%为中度中毒；30%以下为重度中毒。对长期有机磷农药接触者，全血胆碱酯酶活性测定可作为生物监测指标。

2. 尿中有机磷农药代谢产物测定　对硫磷在体内氧化分解生成对硝基酚，由尿排出；敌百虫中毒时在尿中出现三氯乙醇等。

【诊断】

急性有机磷中毒可根据有机磷杀虫药接触史，结合临床表现，一般可作出诊断。全血胆碱酯酶活性降低更可确诊。

【治疗与预防】

1. 迅速清除毒物　应立刻脱离现场，脱去污染的衣服，用肥皂水清洗污染的皮肤，毛发和指甲。口服中毒者用清水、2%碳酸氢钠溶液（敌百虫中毒忌用）或1∶5000高锰酸钾溶液（对硫磷中毒忌用）反复洗胃，直至洗清并无农药气味为止。然后再给予硫酸钠导泻。眼部污染可用2%碳酸氢钠溶液或生理盐水冲洗。

2. 解毒药物的应用　可在清除毒物的同时立即给予足量特效解毒药。一般轻度中毒单独给硫酸阿托品或胆碱酯酶复能剂，中、重度中毒者应两者并用，同时硫酸阿托品用量应适量减少。

（1）硫酸阿托品治疗：用以拮抗毒蕈碱样症状和部分中枢神经系统症状。给药应足量但不要过量。直至病情好转，出现阿托品化为止。

（2）胆碱酯酶复能剂治疗：用以夺取磷酰化胆碱酯酶分子中的磷酰基，使酶恢复活性。首选药是氯磷定，按中毒的轻、中、重不同，给予肌内注射或静脉给药，病情无好转时可酌情重复用药。肌纤颤减少和神志清醒后开始减量，用药通常为1～3日。此外还可用碘解磷定、双复磷。复能剂应在中毒最初3日内应用，否则酶已老化，使用无效。

3. 对症及支持疗法　使呼吸道通畅、吸氧、输液、纠正电解质紊乱和酸中毒，使用心肌和神经营养药物及糖皮质激素等。

4. 预防　应在生产或喷洒药物时，严格执行各种操作规程，做好个人防护。普及防治知识，对有关人员定期测定全血胆碱酯酶活性等。

第三节　一氧化碳中毒

在生产和生活中，含碳物质燃烧不完全时，可产生一氧化碳。一氧化碳是无色、无臭气体，在空气中燃烧呈蓝色火焰。一氧化碳在自然界极稳定，不自行分解，也不易被氧化，进入人体可引起一氧化碳中毒。中毒导致缺氧，可产生严重的神经系统损伤而危及生命。

【病因、发病机制与病理】

1. 职业性中毒　接触一氧化碳的工作有矿山，隧道爆破，冶金工业炼焦、炼钢、炼铁，化学工业合成氨，合成甲醇、丙酮。工业气体燃料中的含量在30%～60%，内燃机废气中可达4%～7%，都有可能引起中毒。

2. 日常生活性中毒　家庭中用煤、木炭、煤气等，常是生活中一氧化碳的来源；

其他如室内门窗紧闭，火炉无烟囱或烟囱堵塞、漏气、倒风等，均可造成一氧化碳中毒。

在上述情况下，一氧化碳经呼吸道进入人体后与血红蛋白结合，因为一氧化碳与血红蛋白的亲合力比氧与血红蛋白的亲合力大 300 倍，可把氧合血红蛋白中的氧排挤出来，形成碳氧血红蛋白（HbCO）。由于碳氧血红蛋白的离解速度仅为氧合血红蛋白的 1/3600，故碳氧血红蛋白较氧合血红蛋白稳定。因碳氧血红蛋白无携氧能力，同时又阻碍氧合血红蛋白的离解，因此造成血液中氧分压降低。一氧化碳还能与肌球蛋白结合，影响细胞内氧的弥散，损害线粒体功能，进而与线粒体中细胞色素氧化酶的二价铁相结合，直接抑制细胞内呼吸。由于中枢神经系统和心脏对缺氧特别敏感，在一氧化碳中毒时损害也最严重。脑血管可迅速麻痹、扩张，由于三磷酸腺苷很快耗尽，致使钠泵不能运转，钠离子积累，引起细胞内水肿。缺氧时脑血管循环障碍，由于酸性代谢产物增多及血脑屏障通透性增高，可出现脑细胞间水肿，进而促使脑血栓形成、缺血性脑软化或广泛的脱髓鞘改变。心肌由于缺氧可发生坏死，偶有冠状动脉血栓形成。停止接触一氧化碳后，血液中的碳氧血红蛋白离解而释放一氧化碳，经呼吸道排出，半排出期一般为 4～5 小时，用 101kPa 的纯氧吸入，平均半排出期为 80 分钟左右；纯氧增加到 304kPa 时，则半排出期缩短至 23 分钟。这是高压氧治疗一氧化碳中毒的理论基础。

【临床表现及并发症】

急性一氧化碳中毒严重程度主要取决于空气中一氧化碳的浓度和接触时间，同时还与个体健康状况（如贫血）、劳动强度、高温、高湿和低气压等因素有关。

1．轻度中毒　血液中碳氧血红蛋白达 10%～20%时，有头痛、眩晕、耳鸣、恶心、呕吐、心悸、无力，甚至可有短暂昏厥。吸入新鲜空气后，症状迅速消失。

2．中度中毒　血液碳氧血红蛋白达 30%～50%时，除轻度中毒症状加重外，可有嗜睡、虚脱甚至昏迷。皮肤和粘膜呈樱桃红色。若及时抢救，吸入新鲜空气或加压给氧后，可能较快清醒，数日内恢复，一般无后遗症。

3．重度中毒　血液碳氧血红蛋白超过 50%时病人迅速陷入昏迷，可持续数小时，甚至几天。昏迷初期可见面部呈樱桃红色，呼吸加快、脉快，四肢肌张力增强，腱反射亢进，腹壁反射消失，出现病理反射，可有惊厥。深度昏迷时，面色苍白或青紫，四肢厥冷、大汗，瞳孔缩小、不对称或散大，且对光反应迟钝，肌张力降低，腱反射消失，呼吸浅而快，血压下降，体温升高，常并发肺水肿或肺炎，多发生在中毒后 2～4 天。心肌损害有心律失常，心肌缺氧，老年人可发生心肌梗死。皮肤有水泡或红肿，多发生在四肢和胸部，是由于自主神经营养障碍所致。

当深度昏迷清醒后，部分病人可有各种神经症状：①神经衰弱：经一定时间后均能恢复。②精神异常：有幻视、幻听、迫害妄想、抑郁、烦躁不安、木僵等。部分病人可发展为痴呆。③震颤麻痹综合征、锥体外系损害：可逐渐发生肌张力增强、震颤、运动迟缓。④其他脑部症状：各种瘫痪，发音及吞咽障碍，失明及去大脑皮层综合征。⑤周围神经炎：在中毒后数日内发生四肢瘫痪和感觉缺失等。

【实验室及其他检查】

1．血液 HbCO 测定　可分别采用加碱法和光镜法。前者正常血应变成绿色，而碳氧血红蛋白增高时血液不变色。后者可见到一氧化碳的特殊吸收带。

2. 脑电图或头部CT检查　中毒严重者必要时进行，可发现异常。

【诊断】

根据一氧化碳接触史和中枢神经系统损害的症状和体征，结合HbCO测定即可确诊。

【治疗与预防】

1. 急救处理　迅速将病人转移至空气新鲜的地方，卧床休息，保暖，保持呼吸道通畅。

2. 纠正缺氧　吸氧并提高吸入气体中的氧分压，缓解缺氧状态并促使HbCO离解。积极采用高压氧治疗。吸纯氧以增加血液中溶解氧量提高动脉血氧分压，改善脑缺氧、脑水肿和心肌缺氧，减轻酸中毒。

3. 防治脑水肿　急性中毒后2～4小时即可出现脑水肿，24～48小时达到高峰。可用高渗脱水剂，如甘露醇快速静脉滴注。也可注射呋塞米（速尿）或利尿酸钠，也可应用肾上腺皮质激素治疗。

4. 对症及支持疗法　如应用镇静剂，采用降温疗法，补充脑细胞代谢所需的药物，如葡萄糖、维生素、三磷酸腺苷、细胞色素C、辅酶A等。

5. 预防　加强一氧化碳中毒的宣传。日常生活中要注意安全使用火炉、煤气。厂矿应认真执行安全操作规程，搞好防护工作，减少本病发生机率。

（张超英　北京卫生学校）

第十二章　神经系统疾病

神经系统包括脑、脊髓组成的中枢神经系统和脑神经、脊神经及自主神经构成的周围神经系统两部分。中枢神经系统功能是分析、综合各种信息，大脑皮质是人类特有的精神和心理活动器官；周围神经系统的主要功能是接受并传递神经冲动。按照神经系统的具体功能，亦可分为负责感觉、运动、反射等活动与外界相互作用的躯体神经，及支配、调节内脏器官功能，维持内环境稳定的自主神经。

神经系统疾病是指因感染、血管病变、变态反应、外伤、肿瘤、遗传因素、中毒及代谢障碍等多种原因引起的躯体神经功能障碍。

神经系统疾病的主要表现是感觉、运动障碍及反射异常。感觉障碍可分为：①破坏性症状，即对外界刺激反应消失或减退；②刺激性症状，如自觉有麻木、针刺、蚁走感等感觉异常及疼痛。轻刺激出现强烈感觉称感觉过敏。运动系统由上运动神经元（锥体系统）、下运动神经元、锥体外系统和小脑系统四部分组成。运动障碍的表现有：①瘫痪，即受意志支配的骨骼肌肌力减弱或消失，使随意运动障碍。随意运动受上、下二级神经元支配，上运动神经元损害引起的瘫痪特点多是整个肢体肌张力增强，腱反射亢进，有病理征，无肌萎缩，也称中枢性瘫、硬瘫或痉挛性瘫；下运动神经元损害见于周围神经及脊髓前角病变，呈弛缓性瘫，腱反射减弱或消失，无病理征，肌萎缩明显。②不自主运动如震颤、扭曲痉挛、舞蹈症及肌张力改变，见于锥体外系病变。③共济失调系动作不协调，如指鼻试验、轮替运动欠准确。

神经系统疾病的诊断应细致询问病史，系统地进行检查，以确定是否是神经系疾病。之后要作出病变部位的判断，即定位诊断。最后根据病史、体检及实验室等有关检查找出病因和明确属于何种病理改变，也就是定性诊断。

神经系疾病的防治原则是去除病因和危险因素，控制或缓解症状，营养神经药物及全身支持疗法，包括良好的护理，防止并发症。

第一节　急性感染性多发性神经炎

急性感染性多发性神经炎又称 Guillain-Barré 综合征（GBS）。一般认为是神经系统由体液和细胞免疫共同介导的单相性自身免疫性疾病。病变主要侵犯脊神经根、脊神经和脑神经，有时也累及脊膜、脊髓和脑。临床表现以四肢远端对称性弛缓性瘫痪，伴感觉障碍为典型症状。

【病因与发病机制】

病因迄今不明，多数病人发病前有上呼吸道或肠道感染史，近来发现 GBS 病人血中抗 EB 病毒和抗巨细胞病毒抗体增高，故认为病毒感染可能引起本病，但缺乏直接证据。目前多数人认为是一种自身免疫病，即病毒等病原体感染后促发机体免疫调节功能失调，而由体液和细胞免疫介导的一种抗原抗体迟发型超敏反应。

组织学可见神经、血管有免疫复合物沉积，淋巴细胞、单核巨噬细胞浸润，导致神经脱髓鞘损伤，通常无轴索变性，故亦称急性炎症性脱髓性多发性神经病。脊膜、脊髓和脑也可有炎症反应，前角细胞和脑神经运动核可有退行性变。肌肉呈去神经性萎缩。

【临床表现】

多见于儿童和青壮年，四季皆有，但较集中在夏秋季节发病。病前1～3周多有上呼吸道感染史。起病急，神经系统症状1周左右达到高峰，其表现如下：

1. 感觉障碍　主要为对称性肢体远端感觉异常。有麻木感、蚁走感、针刺感，甚至发生剧痛。疼痛常见于腓肠肌，继而出现程度不等的手套、袜套样分布的感觉障碍。

2. 运动障碍　主要为肢体对称性下运动神经元性瘫痪。瘫痪以下肢无力开始，并迅速上升，可在1～2日内形成四肢的迟缓性瘫痪，下肢重于上肢，腱反射减弱或消失。瘫痪可迅速扩展到达躯干，若胸部呼吸肌麻痹，可引起呼吸困难。

3. 脑神经损害　脑神经受累极为常见，舌咽神经和迷走神经受损时，出现吞咽困难和发音障碍，咽反射消失。面神经和动眼神经亦可受累，患者表情与瞬目运动消失。如果有心动过速和呼吸困难者，要考虑有上升性延脑损害。

4. 自主神经功能障碍　如出汗异常、心动过速、血压升高，少数病人有一过性排尿困难等。

病情一般在2～3周即趋稳定，1～2月后逐渐恢复。少数患者有肢体肌肉萎缩或轻瘫等后遗症，易并发严重呼吸道感染，个别病例死于严重的呼吸肌麻痹。

【实验室及其他检查】

1. 血液检查　合并感染时周围血白细胞升高。

2. 脑脊液　典型改变是，多在发病后2～8周出现蛋白细胞分离现象，即蛋白质增高而细胞数正常。蛋白含量一般为0.05～0.2g/L，高者可达0.5～0.8g/L。部分病人脑脊液亦可始终正常。

3. 心电图有心动过速、心律失常或心肌损害表现。

【诊断与鉴别诊断】

根据病前感染史，起病急，四肢远端对称性感觉障碍，弛缓性瘫痪，常合并脑神经损害，脑脊液蛋白-细胞分离现象即可诊断。

本病应与以下疾病鉴别：

1. 其他类型的多发性神经炎　①有致神经炎的病因，如糖尿病、尿毒症，中毒、感染、营养不良等；②起病缓慢，感觉、运动同时受累，或以感觉症状为主；③多不累及脑神经；④脑脊液正常。而GBS以急性起病运动障碍为主，并有脑脊液改变，故可鉴别。

2. 脊髓灰质炎　①多以高热起病，有双峰热；②瘫痪呈节段性不对称，多为单肢瘫；③无感觉障碍；④脑脊液早期细胞增加为主，后期蛋白轻度增高。

3. 急性脊髓炎。

【治疗与预防】

1. 急性期治疗

(1) 一般治疗：饮食要富于营养易于消化，吞咽困难者给予鼻饲。瘫痪病人应防止发生褥疮，呼吸肌麻痹，须密切观察呼吸，咳嗽无力，排痰不畅，出现呼吸困难、紫绀病人，应及时给氧、吸痰，或气管切开，人工辅助呼吸。

(2) 控制感染：及时选用有效抗生素，常见的感染并发症是肺炎。

(3) 药物治疗：糖皮质激素目前是治疗本病的有效药物，可抑制免疫反应，常用氢化泼尼松或地塞米松，一般应用 1 个月。激素治疗无效，可试用免疫抑制剂，如硫唑嘌呤、环磷酰胺等。

(4) 加强支持疗法，应用神经营养药物：重症病人可输少量新鲜血、血浆或复方氨基酸溶液。补充维生素 B_1、B_{12}、C 等，可应用辅酶 A、三磷酸腺苷、盐酸吡硫醇（脑复新）等神经营养药。注意水、电解质平衡，食量不足者应输液和补充氯化钾。

本病有自愈倾向，故加强支持治疗和良好的护理，对帮助病人渡过危重期，早日康复具有重要意义。

2．恢复期治疗　主要是加强肢体功能锻炼，辅以药物治疗。

3．预防　①增强体质，防治感染以预防本病发生；②本病多在数月至 1 年内恢复，少数病人可复发或留有永久性后遗症，故应避免受凉、过劳、感冒等，以早日康复或防止复发。③定时复查。

第二节　急性脊髓炎

急性脊髓炎是指一组原因不明的、可累及整个脊髓或几个节段的急性非特异性炎症病变，亦称急性非特异性脊髓炎。以上胸段最易被侵犯，常呈横贯性损害。临床表现为病损以下肢体瘫痪，传导束性感觉缺失和以膀胱、直肠功能障碍为特征的自主神经损害，是神经系统常见病之一。男女均可罹患，以青壮年多见，散在发病。

【病因与发病机制】

病因和发病机制不明。多数病人发病前 1～4 周有发热、腹泻等病毒感染史。急性上呼吸道感染后可并发急性脊髓炎，但脑脊液病毒抗体滴定度正常，神经组织从未分离出病毒，故不能证明与病毒直接感染有关。目前认为本病可能是病毒感染后引起的一种自身免疫性病。受凉、过劳、外伤可为诱发因素。

病变多累及脊髓胸 2～6 节段，次为颈段和腰段。软脊膜、脊髓水肿、充血及炎性渗出物附着。镜检可见脊膜及脊髓内血管充血，有淋巴细胞和浆细胞浸润，杂有少量中性粒细胞。白质有肿胀、变性和髓鞘脱失，灰质细胞肿胀、碎裂或消失。病理过程中可伴有小胶质细胞增生。病变轻重不同，早期轻症多累及软膜及周边的白质和血管。严重或晚期病人则损害整个脊髓，并由于血管周围炎症渗出和髓鞘脱失出现溶解区，且有星形胶质细胞增生，久之形成纤维疤痕，脊髓萎缩。

本病主要病理特征是脱髓鞘，轴突和神经元破坏及血管炎，最终脊髓萎缩变性，多数病人经治疗后炎症吸收，恢复较好。

【临床表现】

本病好发于青壮年，春秋季多见。

1．前驱症状　病前 1～2 周可有感染史，发病前数日有全身不适，食欲减退，甚至发热。神经症状有背痛、腹痛、胸腰部束带感或下肢麻木、无力。病情发展迅速，可在数小时到 1 周内达高峰，但许多病人无明显前驱症状，而迅速发生脊髓损害表现。

2．急性期　病人下肢瘫痪，肌张力降低，腱反射消失，无病理反射，称脊髓休克。与此同时受损节段以下呈传导束性深浅感觉减退或消失，大小便潴留或失禁，皮肤干燥，有时出现水肿。

上述为横断性脊髓炎急性期的典型表现，部分病人病变范围迅速向上扩延，可达颈髓或延髓，出现呼吸肌麻痹，四肢瘫而危及生命。该型称上升性脊髓炎。

3．恢复期　急性脊髓炎的恢复取决于损害的程度、范围、并发症和病人的一般状况。病情轻者2～3周脊髓休克解除，肌张力增强，腱反射亢进并出现病理反射，表现为中枢性瘫痪。排尿功能由充溢性尿失禁变为反射性排尿，即膀胱有少量（100～200ml）尿液即引起排尿。以后症状逐步好转，可望恢复。轻症经治疗需6～8周，病情严重，并发症多或老年，脊髓休克期长者恢复较为困难。

急性脊髓炎常见而危重，并发症有褥疮、尿路感染、肺炎、败血症或呼吸肌麻痹。

【实验室及其他检查】

1．血液检查　周围血白细胞多数轻度升高或正常，合并感染时则有明显升高。

2．脑脊液检查　一般压力不高，也无阻塞现象。白细胞数为$(20\sim200)\times10^6/L$，主要为淋巴细胞。蛋白质增高一般为0.5～1.20g/L。糖、氯化物正常。部分病人脑脊液无改变。

3．X线检查　本病无异常改变，有助于急性起病的脊椎结核、转移癌等疾病鉴别。

4．磁共振检查　能早期区分脊髓病变的性质、范围、数量，是确诊脊髓炎的最可靠措施，也是早期诊断和鉴别脊髓病的重要手段。

【诊断和鉴别诊断】

根据急性起病，迅速发展的横贯性脊髓损害表现及脑脊液改变，即可作出诊断。

本病除与GBS鉴别外尚应与下列病鉴别。

1．脊髓压迫症　多隐匿缓慢起病；持续性背部隐痛；呈痉挛性瘫痪；感觉障碍呈传导束型，从远端开始，呈不对称性感觉减退。脑脊液细胞正常，蛋白增高，有椎管阻塞。脊髓压迫症最多见于肿瘤。

2．硬脊膜外脓肿　多有原发感染灶，全身症状明显，有剧烈腰背痛和脊柱压痛；进行性肢体无力，呈痉挛性或弛缓性；感觉障碍呈传导束型，感觉平面不清楚。脑脊液蛋白和细胞数增多，有蛛网膜下腔梗阻。

3．视神经脊髓炎　常有视力障碍和眼底变化。仅有脊髓症状时诊断较困难，脑干或视觉诱发电位有助于排除视神经早期损害。

【治疗与预防】

1．药物治疗

（1）糖皮质激素：用以消除炎症和抑制自体免疫反应。常用地塞米松10～20mg或氢化可的松100～300mg静脉滴注，每日一次。若病情数日内好转或停止发展，该剂量可维持10～14天，之后改强地松口服，每次10mg，每日3次，2～4周后减量至停药。

（2）急性期治疗：脊髓水肿，可用甘露醇脱水，剂量为20%甘露醇250ml，每日1～2次加压静脉滴注，酌情应用7～10天。

（3）其他治疗：用药期间应补充钾盐，酌情加用抗生素，并补充足量维生素B_1、B_{12}、C等。加强支持治疗甚为重要。

2．加强护理　①做好心理治疗，该病起病急，瘫痪严重，大小便不能控制，病人无思想准备，多有情绪抑郁、焦虑，医护人员均应做好安慰解释工作，增强信心，消除悲观情绪，对疾病康复有重要意义。②防止并发症，本病有自愈可能，经治疗后1～3月多数（2/3）有不同程度恢复。急性期易发生褥疮、泌尿系感染、呼吸肌麻痹、肺炎等并发症，影响恢复，甚至危及生命，因此，有效的护理直接关系疾病的预后。③症状好转后应尽早进行被动和主动运动，包括按摩、理疗等。

3．康复治疗　积极进行被动和主动运动,可先由上肢开始,以强带弱,运动量由小渐增,运动可改善血液循环,增加神经冲动传入,并防止肌肉萎缩和肢体挛缩、畸形。恢复期配合扩血管及神经营养药物及理疗,可促进功能恢复。发病后1年内均属恢复期。

4．预防　增强体质，防止感染对预防本病有重要意义，也应避免受凉、过劳、外伤，做好日常保健。尤应注意恢复期避免感染。

第三节　急性脑血管病

急性脑血管病是指脑部或颈部血管病变引起脑局灶性急性血液供应障碍，出现相应脑功能损害的症状和体征的一组疾病，称脑血管意外或脑卒中，又称中风，包括短暂脑缺血发作、脑出血、蛛网膜下腔出血、脑血栓形成及脑栓塞。

按病损的性质可将急性脑血管病分为出血性脑血管病和缺血性脑血管病两大类，前者包括脑出血和蛛网膜下腔出血，后者包括短暂脑缺血发作，脑血栓形成和脑栓塞，其中以脑出血和脑血栓形成为多见。

【病因与发病机制】

造成急性脑血管病的主要病因有：①动脉粥样硬化及高血压小动脉硬化：前者可促发脑血栓形成和脑栓塞，后者常导致脑出血。②动脉栓塞：来自心脏和大动脉或其他器官不溶于血液的栓子阻塞脑血管。③动脉炎：如结核病、风湿性疾病等引起的脉管炎，使血管壁损伤甚至血管闭塞。④心脏病：如心肌梗死、心律失常等除发生心源性栓子外，还可影响脑血液循环。⑤脑血管发育异常及颅脑外伤：常导致脑血管破裂出血。⑥血液病、血液流变学与血流动力学异常：某些出血性疾病（白血病、再生障碍性贫血等）易发生颅内出血；真性红细胞增多症、高脂血症等所导致的血液粘稠度增高，可促进血栓形成；血压骤升常诱发病变血管的破裂出血；血压降低及血流缓慢，可促进脑部病变血管血栓形成等。⑦其他：糖尿病可并发高血压及动脉粥样硬化；药物反应及肿瘤，可导致血液凝固性改变或血管损害等。以上诸病因中，高血压及动脉粥样硬化最为常见。此外，年龄、遗传因素、吸烟、酗酒、咸食、口服避孕药等常为促发因素。

由于病变的性质不同，急性脑血管病的发病机制和病理变化不尽相同：①短暂脑缺血发作（TIA)：脑血管痉挛、血压急骤下降导致的脑供血不足、增生性颈椎病对颈内动脉或椎-基底动脉的压迫、动脉粥样硬化斑块灶脱落小碎片形成微栓子对脑血管的栓塞等，均可造成短暂脑缺血，引起局限性脑功能障碍。病因消除后脑功能即可恢复。②脑出血：高血压晚期小动脉硬化，血管壁损伤而形成小动脉瘤，同时，血管壁自我调节功能减退。当情绪激动或用力过度时，血压骤然升高而使小动脉瘤破裂出血。此外，各种出血性疾病、脑血管畸形、脑肿瘤及颅脑外伤也可引发脑实质内出血。脑出血后形成的血肿压迫脑组织，从而引起脑组织坏死、水肿、颅内压升高，进一步导致脑血液循环和脑脊液循环障碍，加重脑水肿和颅内高压，严重时形成脑疝或继发脑干损害而危及生命。出血停止后，小灶性血肿或坏死组织可逐渐被吸收与清除，或由神经胶质细胞替代形成瘢痕。大出血灶则形成囊肿。恢复期视病变程度不同可留有偏瘫、失语、智商下降等后遗症。③蛛网膜下腔出血（SAH)：软脑膜血管破裂，血液流入蛛网膜下腔者称原发性 SAH；脑实质内出血，血液溢入脑室及蛛网膜下腔者称继发性 SAH。原发性 SAH 的主要原因有先天性脑血管畸形、脑动脉硬化及出血性疾病等，常因用力过度或情绪激动，发生血管破裂所致。由于血液的刺激和 5-羟色胺等物质释放，引起脑膜炎症、脑血管痉挛及脑水肿等。若 SAH 反复发生，凝血块和炎性渗出物反复机化，造成蛛网膜下腔粘连，使脑脊液循环障碍而导致脑积水。④脑血栓形成：动脉粥样硬化导致血管狭窄及血管内膜粗糙不平，脉管炎所致血管内膜损伤、血流缓慢及血液粘稠度增加等，均可促发脑血栓形成。当脑血管严重狭窄或闭塞，可导致缺血性脑坏死，称脑梗死，大面积梗死可发生明显的脑水肿及颅内高压从而危及生命。恢复期坏死脑组织可形成瘢痕或囊肿。⑤脑栓塞：指身体其他部位的栓子随血液循环入脑引起局部脑血管栓塞。常见的栓子来源有风湿性心脏病左房室瓣狭窄引起心房纤颤左房血栓脱落形成的栓子、动脉粥样硬化性心脏病心房纤颤引起的栓子、心肌梗死时附壁血栓脱落形成的栓子、亚急性感染性心内膜炎时心瓣膜和心内膜上赘生物脱落形成的栓子等心源性栓子。非心源性栓子造成的脑栓塞较少见，主要有静脉系统栓子，在正常情况下静脉栓子不易进入脑血管，但在先天性心脏病房、室间隔缺损时，栓子可因右向左分流而进入左心，经动脉而入脑动脉造成栓塞；减压病的气性栓子；长骨骨折时的脂肪栓子等均可造成脑栓塞。此外，尚有少数病例，其栓子来源不明。脑动脉栓塞后，相应脑组织因缺血而发生梗死。若栓子较大，可反射性引起广泛的脑血管痉挛，故缺血和梗死范围较动脉粥样硬化性脑梗死者大，相应的症状和体征更明显。脑梗塞常见部位为左侧大脑中动脉。

【分类】

我国现行的《脑血管疾病分类草案》(1986)，是以病因、病理相结合为基础，参照世界卫生组织（WHO）《国际疾病分类》，共分 12 大类。其中常见急性脑血管病有蛛网膜下腔出血、脑出血、脑梗死（包括脑血栓形成、脑梗塞及腔隙性脑梗死）、短暂性脑缺血发作、高血压脑病等。

美国国立卫生研究下设机构发表的《脑血管疾病分类（第 3 版）》(1990) 中，关于局灶脑功能紊乱部分，也分为短暂脑缺血和脑卒中，除脑卒中类型外，并根据时态演变分为：①好转型：卒中后病情进行性好转、缓解。②恶化型：卒中后病情呈渐进型、阶梯型或波动型恶化，相当于进展性中风。其原因是血栓扩展、复发栓子、（再）出血、脑水肿加重所致。通过询问病史和间隔重复检查可以确定。③稳定型：卒中后在观察期间（应注明具体时间）神经缺损症状很少变化，相当于完全型卒中。如症状超过 24 小时，但在 1～3 周内消失，亦称可逆性缺血性神经功能缺损。

图 12-1 所示主要急性脑血管病病因分类。

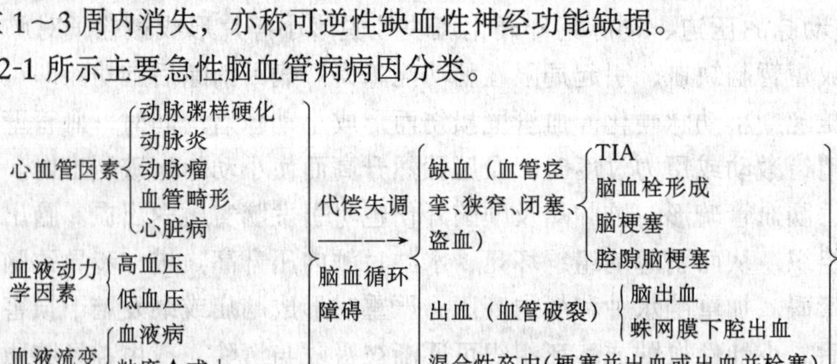

图 12-1　主要急性脑血管病病因分类

【临床表现】

1. 短暂脑缺血发作　本病特点是突然发病，症状和体征立即达高峰，持续数分钟或数小时，一般在24小时内完全恢复，无后遗症。常呈反复发作，一日数次或数月、数年一次，病情逐渐加重，可发展呈脑梗塞。其局灶神经症状可分为：①颈内动脉系统缺血发作：具有下列一项或一项以上的表现，如单瘫、偏瘫、偏身感觉障碍、失语、单眼失明、同向偏盲等，以病灶对侧偏瘫最常见，若右侧偏瘫常伴失语。②椎-基底动脉系统缺血发作：具有下列一项或一项以上表现，如一侧或双侧肢体瘫痪或感觉障碍、视野缺损、眩晕、共济失调、吞咽困难、构语障碍等。弥漫性脑缺血可发生昏厥而无局灶性脑症状。

2. 脑出血　脑出血好发年龄在50岁以上，多有高血压病史，常在活动时发生，其临床表现与出血的部位、范围及全身状况有关，主要包括全脑症状和神经局灶症状。

(1) 全脑症状：系脑水肿、颅内压升高所致。病人突然起病，头痛剧烈，伴有呕吐。重者迅速发生意识障碍或昏迷，并有躁动、抽搐、血压升高、呼吸不规则，甚至呕血。若昏迷加深，血压下降，体温升高，心律失常，多预示危重。

(2) 神经局灶症状

1) 内囊出血：基底节的壳核和丘脑是常见的出血部位，因损及内囊，故称内囊出血。典型症状是“三偏征”，即病变对侧肢体瘫和中枢性面瘫及舌下神经瘫、偏身感觉障碍和同向偏盲。此外，因影响额叶凝视中枢，头眼偏向病灶侧（凝视病灶）；丘脑出血双眼呈下视位，向鼻尖注视，犹如“落日”状；优势半球损害则有失语。因出血强刺激，大脑呈超抑制状态，称大脑休克，此时可表现为弛缓性软瘫，休克解除，恢复期出现中枢性瘫痪。

脑出血病人经半年至1年恢复阶段后，因留有不同程度瘫痪、构语障碍和智能减退，称后遗症期。严重者有痴呆或出现肢体屈曲挛缩和强直的去皮层状态，常因罹患并发症死亡。

2) 桥脑出血：较少见，约占脑出血的10%。典型症状为迅速出现昏迷、高热，血压显著升高，可达26.7/13.3kPa，呼吸不规则，瞳孔极度缩小，呈针尖样，四肢瘫痪。早期出血仅累及一侧桥脑时可表现为双眼向病灶对侧凝视，病灶侧周围（核）性面神经瘫和病灶对侧肢体中枢性瘫，称交叉性瘫。

桥脑出血病情危重，多数在发病后24小时内死亡。若破入第4脑室，因压迫延髓生命中枢，发生呼吸、循环衰竭，可于数小时内死亡。出血量少，病灶局限，经治疗幸存者可遗留延髓交叉性瘫和凝视麻痹。

3) 小脑出血：突然枕部痛、眩晕、呕吐、步态不稳，可有眼球震颤。病初神志清楚，四肢无明显瘫痪。出血量多（暴发型）或病情进展，由于压迫脑干或发生脑疝，引起脑干功能衰竭，呼吸心跳骤停。

4) 脑室出血：脑室出血可由脉络膜血管破裂引起，多数为脑实质出血破入脑室。脑室出血症状严重，可突然发生深昏迷、高热（40℃以上）、呕吐、皮肤苍白、紫绀或多汗、眼球固定、颈项强直，四肢呈阵发性强直性痉挛或呈去大脑强直状态（下肢强直、上肢半屈、角弓反张）。多在24小时内死亡。

3. 蛛网膜下腔出血　以青壮年多见，突然起病，表现为剧烈头痛、呕吐、烦躁不安。部分病人呈癫痫样发作多伴有昏迷。一般意识障碍都较轻，可有颈项强直、克尼格(Kernig) 征阳性等脑膜刺激征。脑膜刺激征明显是诊断本病的重要依据（高龄老人、肥胖者脑膜刺激征可不明显）。少数病人因血块或动脉瘤压迫邻近颅神经而出现颅神经麻痹现象，以动眼神经麻痹多见，亦可累及滑车、外展及面神经。本病易复发。

4．脑血栓形成　多见于60岁以上老人，病前多有短暂脑缺血发作史。常在睡眠或安静时发病，症状逐渐加重，经数小时或数日达高峰，局灶性脑症状因受累血管不同而异：①大脑中动脉血栓：出现典型的“三偏”症状（病变对侧偏瘫、偏身感觉障碍、对侧同向偏盲）。左半球损害常伴失语。重者可有意识障碍。②椎-基底动脉血栓：症状较复杂，常出现交叉性瘫痪或交叉性感觉障碍、眼外肌麻痹、眩晕、眼球震颤、共济失调、构音不良、吞咽困难及意识障碍等枕叶、脑干及小脑受损的症状。

5．脑栓塞　起病急骤，症状和体征于数秒钟或数分钟内达高峰，其临床表现视栓塞血管的大小及部位而定，严重者起病即表现为癫痫样发作。一般病例表现为偏瘫、单瘫、偏身麻木、失语等脑局灶性症状。可有短暂性、轻度意识障碍。部分病人因栓子随血流逐渐推向末梢血管，使缺血灶范围缩小，临床症状和体征可在短期内有明显好转。绝大多数病人可找到栓子来源。

【实验室及其他检查】

急性脑血管疾病的实验室检查及影像学，电生理等检查对病因诊断、病情估计和指导治疗有重要意义。

1．血象　脑出血急性期白细胞增高。脑血栓形成白细胞大致正常。根据疾病诊断的需要，可加做血沉、红细胞压积和血小板计数。

2．血液生化检查　包括血糖、血脂（胆固醇、甘油三脂、载脂蛋白A和B等)、蛋白电泳、肝功、肾功、电解质等检测。

3．血液流变学检查　血液粘度测定（宏观血液流变学检测）包括全血粘度、血浆粘度、红细胞压积、红细胞刚性指数、红细胞聚集指数、血液还原粘度、低切变率下血液相对粘度等；红细胞变形指数测定（微观血液流变学检测）。血液流变学的检测有利于急性脑血管病的病因诊断和治疗。

4．出、凝血时间，凝血酶原时间及纤溶系统的实验室检查　缺血性脑血管病作溶栓治疗和抗凝治疗时的监测检查。

5．X线、CT、MR和血管造影检查　可发现脑软化灶，脑萎缩，脑动脉瘤，血管畸形、狭窄及颈椎病。CT检查脑出血呈高密度阴影，脑梗塞呈低密度阴影，CT和MR检查还可动态观察病情演变，是诊断脑血管疾病的重要方法。

6．电生理学检查　如脑干诱发电位检查对脑干缺血敏感性高，故对TIA诊断有很大价值。

7．超声、心电图等检查　如经颅多普勒检查可直接观察脑动脉血流，心电图等心功能检查对心脏病可提供重要诊断依据。

8．脑脊液检查　不具备CT、MR等检查条件时，只要无颅内压明显升高，腰椎穿刺检查脑脊液有助于脑出血和脑缺血的鉴别。

缺血性脑梗塞压力一般不增高，大面积梗塞伴脑水肿时，压力可大于2.0kPa (200mmH_2O)。一般脑脊液无色透明，梗塞病变扩展至脑表面时白细胞和蛋白稍增高。

脑出血病人起病6小时后，只有10%病人脑脊液无血，但压力升高。SAH脑脊液为均匀血性，且压力增高。

【诊断和鉴别诊断】

依据详细准确的病史和全面的体格、神经系统检查，可初步判断是否发生脑卒中及卒中类型、病程、病期和原发或并发病。结合临床需要选择有关实验室或其他检查，如CT、MR等，即可确定诊断。

急性脑血管疾病应与下列情况鉴别

1．各种引起昏迷的疾病　如全身性感染、代谢障碍、中毒等病症，都有原发病病史和体征。而脑血管疾病发病急骤，除有昏迷外，尚有神经局灶症状，如瘫痪、失语等。

2．急性脑血管疾病各种类型鉴别　因出血性与缺血性脑血管病处理方法不同，故鉴别甚为重要，可参照表12-1进行鉴别。

表12-1　脑血管主要疾病鉴别

	脑出血	蛛网膜下腔出血	脑血栓形成	脑栓塞
年龄	50～60岁	30～50岁	60岁以上	20～40岁
过去史	高血压	偏头痛或发作史	高血压或发作	心脏病
TIA	多无	无	常有	可有
发作形式	突然(分钟)	急剧(分钟)	逐渐发病(小时)	急(秒)
诱因	用力或激动	剧烈活动	夜间或安静时	不定
昏迷	深、持久	可短暂发生	轻或无	少见
头痛	重	剧烈	无明显头痛	无
呕吐	常见	常见	少见	无
呼吸	不规则	多正常	稍缓慢	无改变
体温	升高	常升高	不升高	不升高
血压	显著升高	正常或升高	不升高	不升高
眼底	出血、视乳头水肿	出血、视乳头水肿或玻璃体出血	动脉硬化	动脉栓塞
瞳孔	早期缩小后散大或病灶侧扩大	有或无动眼神经麻痹征	无变化	无变化
项强直	可有	显著	无	无
心脏	冠心病或心音亢进	无特殊	心音弱可有冠心病	常有心脏病
偏瘫	明显	少见	轻	单瘫或偏瘫
脑脊液	血性、压力高	血性	无特殊	无特殊
X线检查	血肿、血管移位	动脉瘤或血管畸形	动脉闭塞	动脉闭塞
CT	脑内高密度区	蛛网膜下腔、脑室内高密度区	低密度区	低密度区

【治疗与预防】

1．治疗：

(1) 出血性脑血管病的治疗

1) 卧床休息，避免刺激，对意识、血压、体温、脉搏、呼吸、心率、瞳孔等进行监护。注意呕吐物、粪便、尿糖、血糖、心电图改变。及时发现脑疝等并发症。

2）控制脑水肿，降低颅内压，是急性期治疗的重要环节，常用药物有：①20％甘露醇250ml，静脉滴注，半小时内滴完，每6～8小时1次，一般7次为一疗程，注意电解质紊乱。②10％硝酸甘油500ml，缓慢静脉滴注，每日1次，7天为一疗程，应注意溶血和肾功能损害。③地塞米松，10～20mg/次，1～2次/d，7日为一疗程。糖尿病、溃疡病忌用。

3）控制血压，一般维持于24～18.6/12kPa为宜，防止过速或过度降压，以免导致脑缺血。常用药物有硝苯地平（硝苯吡啶）、卡托普利（巯甲丙脯酸）、拉贝洛尔（柳胺苄心定）等。

4）蛛网膜下腔出血：应止血，防治脑血管痉挛。止血药物可选用6-氨基已酸抑制纤溶酶原转换成纤溶酶，控制纤溶酶活性，防止血块溶解出血。对羧基苄氨抗纤溶活力较6-氨基已酸大4～5倍。氨甲环酸（止血环酸）可消除脑脊液中增加的纤溶活性。防治脑血管痉挛药常用尼莫地平24～48mg/d，7～10天为一疗程。

5）治疗各种并发症：如呼吸道及泌尿道感染，消化道出血，冠心病、心律失常等，均应积极处理，以防止病情恶化。注意水电解质平衡，加强护理对疾病预后有重要意义。

6）大脑和小脑半球及基底节大于30ml血肿：可在CT定位监护下穿刺抽吸血肿或开颅清除血肿。蛛网膜下腔出血应视病情在发病24小时内或1周后寻找病因，并掌握时机手术治疗。

（2）缺血性脑血管病治疗

1）溶栓治疗：发病6小时可进行溶栓疗法，常用尿激酶6万～30万U/d，溶于低分子右旋糖酐或生理盐水中，静脉滴注。也可应用链激酶、组织纤维蛋白溶酶原激活剂（t-PA）或胰激肽酶等。治疗期间应进行出凝血时间及纤溶系统的实验室监测。

2）增加脑血流量：改善脑血液循环。如低分子右旋糖酐500ml，1次/d，应用1～2周。可疑过敏者取0.1ml做皮内试验。一般不用血管扩张剂，尤其是大面积脑梗塞者禁用。

3）控制血压、消除脑水肿：同脑出血的治疗。但适应于大面积脑梗塞，出现意识障碍和颅内压增高，可短期应用，对小灶性梗塞不主张使用。钙离子拮抗剂适用于各种类型的脑梗塞。

4）抗凝治疗：血小板聚集过高者可应用抗血小板聚集剂，如阿斯匹林、噻氯匹定（氯苄吡啶、Ticlo pidine）等。高凝状态、心原性卒中、进行性卒中或逐渐加重的TIA，无严重高血压、出血倾向、或肝、肾疾患者，可应用肝素抗凝治疗。治疗期间须监测凝血酶原时间和凝血时间，并备有维生素K_1、硫酸鱼精蛋白等拮抗药，以便处理出血并发症。

5）其他治疗：①脑细胞保护剂可清除自由基，抑制脑水肿和脑代谢，对急性期有保护作用。常用药物有巴比妥酸盐、维生素E、纳洛酮、尼莫地平等。②脑代谢活化剂，如盐酸吡硫醇（脑复新）、脑活素、胞二磷胆碱等，可促进脑功能恢复，改善临床症状。③中草药多采用活血化淤，通经活络治则，常用红花、丹参、川芎、鸡血藤等药物。

（3）恢复期治疗：康复是指应用一切措施，减轻致残因素或条件造成的影响，并使残疾者回到社会中去。康复的目的不但是训练残疾者适应环境，而且要改变环境，以利他们重返社会。

急性脑血管病发生后即应进行周到的治疗和护理，减少和防止后遗功能障碍。早期进行神经功能的康复治疗和日常生活及职业训练。主动锻炼包括医疗体育、作业疗法、生物反馈训练和语言训练。被动治疗可采用理疗、按摩、牵引等方法。恢复期应继续进行病因和神经康复的药物治疗。

2．预防

(1) 35 岁以上的人群定期体检，着重了解血压、体重、血脂，有无心脏病、糖尿病、眼底动脉硬化等情况。发现高血压、动脉粥样硬化症、糖尿病等疾病时，应及时治疗。

(2) 积极治疗与急性脑血管病发病有关的其他疾病，如各类心脏病、脉管炎、高脂血症等。

(3) 鼓励病人适当体力活动、精神愉快、低盐饮食，常吃新鲜蔬菜和水果，勿过饱，戒烟酒等。

（李克胜　山东省莱阳卫生学校）

第十三章 传 染 病

第一节 总 论

传染病是由病原体引起的具有传染性的一类疾病。

传染病学是研究传染病和寄生虫病在人体内、外环境中发生、发展、传播和防治规律的科学。它重点研究传染病的发病机制、临床表现、诊断和治疗；同时也研究与之有关的流行病学和预防措施，从而达到防治结合和消灭传染病的目的。

【传染与传染过程】

1．传染（或感染） 病原体破坏机体的防御功能，侵犯或侵入机体的特定部位，并在入侵处或其他部位生长繁殖者称为感染。

2．传染过程 感染在机体内发生、发展和转归的过程称为传染过程。传染过程有五种表现形式，这五种形式常呈动态变化：

（1）病原体被清除：是指病原体侵入机体后，由于机体的非特异性和特异性免疫力，使其在入侵部位或体内被消灭，或经呼吸道、肠道、泌尿道排出体外，此时机体无任何病态。

（2）病原携带状态：按病原体的种类分为带菌、带病毒和带虫状态。是指病原体侵入人体后，在机体内生长繁殖，机体虽不出现病态，但能排出病原体成为传染源。按其发生于显性或隐性感染之后可分为恢复期或健康携带者。按其携带时间分为急性（3 月以内）和慢性（3 月以上）携带者，发生在潜伏期则称为潜伏期携带者。

（3）隐性感染（或亚临床感染）：是指病原体侵入人体后，病理损害轻，不出现明显症状和体征，只有通过免疫学检查才被发现的一种传染过程。多数传染病中，以隐性感染最多见。隐性感染者可能是病原携带者，在传染病流行期间成为传染源，故应重视。

（4）潜在性感染（潜伏性感染）：是指病原体侵入机体后，机体的免疫功能不能将之清除，而病原体可长期潜伏于机体而不出现病象，也不排出病原体。但如果机体免疫力下降，潜伏的病原体就会大量繁殖或复制，引起传染病发作。

（5）显性感染（传染病发作）：是指病原体侵入机体，突破机体的防御能力，引起一系列病理改变和临床表现。

3．传染过程中病原体的作用 在传染过程中机体是否发病除与机体的免疫力有关外，病原体也是一个重要因素。

（1）病原体的数量：在传染过程中，引起疾病所需病原体的数量至今尚无定论。但从流行病学资料分析，同一种传染病中病原体的数量与致病力成正相关。

（2）病原体的致病力：病原体引起疾病的能力称致病力。它包括侵袭力和毒力。侵袭力是指病原体侵入机体和在机体内扩散的能力。毒力是包括毒素和各种酶，这些与传染病的发生关系密切。

（3）病原体的侵入途径和定位：病原体侵入机体有一定的途径和特定部位，如果途径和部位不适合也不会发生传染。

(4) 病原体的变异性：病原体可因环境或遗传发生变异，变异后的病原体致病作用也发生变化，直接影响传染过程。

4. 传染过程中机体免疫反应的作用　机体的免疫能力在传染过程中起主要作用。免疫反应分为保护性和病理性（主要是变态反应）两大类。保护性免疫分为非特异性和特异性两种。

非特异性免疫是机体对进入体内异物的一种防御和清除能力，与生俱来，能遗传给后代。例如皮肤、粘膜、血脑屏障和胎盘屏障等；体液中的补体、溶菌酶、备解素、血管活性肽、各种淋巴因子和细胞吞噬作用等，对病原体的作用均属非特异性免疫。

特异性免疫是机体对抗原特异性识别而产生的，是感染后形成的，能抵抗同一种病原体的重复感染，是后天获得的，不能遗传。通过细胞免疫和体液免疫而完成。在特异性抗体形成中体液免疫起主要作用。抗体分为 IgG、IgA、IgM、IgE、IgD 五类，功能各异。在传染过程中 IgM 出现最早，持续时间短，是近期感染的标志。IgG 于临近恢复期出现，持续时间长。IgA 是呼吸和消化道中的局部抗体。IgE 在寄生虫和变态反应中出现。

【传染病的基本特征和临床特点】

1. 基本特征　是区别传染病与非传染病的关键。

(1) 有病原体：所有传染病都是由其特异的病原体引起的，包括微生物和寄生虫。

(2) 有传染性：是指病原体在人群中相互传播的特性。所有传染病都有传染性。这是传染病与其他感染性疾病的主要区别。病人有传染性的时期称“传染期”，是隔离病人的依据。

(3) 有流行病学特征

1) 流行性：是指传染病在人群中蔓延的特性。可分为散发（某传染病在某地区常年发病的一般水平)、流行（发病率高于常年水平)、大流行（流行范围广、超过国界、洲界)、暴发（在短期内突然出现大批同类病例)。

2) 季节性：有些传染病只在某些气候条件下才流行称为季节性。例如疟疾、流行性乙型脑炎。

3) 地方性：由于自然地理条件及社会条件，某些传染病只在一定地区流行称为地方性。例如地方性传染病和自然疫源性疾病。

4) 人群分布：由于不同年龄人群的易感性不同，卫生及生活习惯不同，活动范围及职业不同，因而传染病的发生率也不同。

(4) 有免疫性：人患传染病后都能获得相应的免疫力。免疫持续时间的长短依传染病的病种而异。

2. 临床特点

(1) 病程发展的规律性：传染病的典型病程分为四期：①潜伏期：是指从病原体侵入机体起，直至最初症状出现前的这段时间。潜伏期的长短与病原体的种类、数量、毒力和机体的免疫功能有关。大多数传染病的潜伏期比较恒定，是确定检疫期的重要依据。②前驱期：是指从潜伏期末到出现某传染病所特有的临床表现前的一段时间。此期的表现是非特异性的。③症状明显期：此期前驱症状逐渐加重，并出现某传染病特有的临床表现，本期持续时间长短与传染病的种类和机体的免疫力有关。④恢复期：此期传染病的症状和体征逐渐消失，生理功能恢复正常，但有的传染病可能留有后遗症。

（2）常见症状与体征

1）发热：这是许多传染病的突出症状，所以有些传染病以发热命名，如猩红热、出血热、黑热病等。传染病的发热有一定的热型，这对诊断有价值。

2）发疹：包括皮疹和粘膜疹，是许多传染病的特征之一。疹子的种类、出现的时间、部位等对传染病的诊断有重要参考价值。

3）毒血症状：病原体在局部繁殖与复制，其代谢产物和毒素入血，引起全身功能紊乱和中毒性临床表现如高热、乏力、头痛、厌食、肌肉痛等，严重者可有意识障碍、脑膜刺激征和呼吸循环衰竭等。

4）单核吞噬细胞系统反应：在病原体及代谢产物作用下，单核吞噬细胞系统充血、增生。表现为肝、脾和淋巴结肿大。

（3）临床类型：按传染病临床经过长短、轻重与临床特征分为：①急性、亚急性、慢性；②轻型、中型、重型、暴发型；③典型、非典型。极轻者能从事正常工作称为"逍遥型"。

【传染病的流行过程】

1．流行过程的基本条件　传染源、传播途径和易感人群是传染病流行必备的三个因素。

（1）传染源：是指体内有病原体，并能将其排出体外的人和动物。

（2）传播途径：病原体从传染源排出进入其他易感者的途径，称"传播途径"。常见的传播途径有：空气、食物、接触、虫媒、土壤、血液和垂直传播等。

（3）易感人群：是指对某种传染病缺乏特异免疫力的人群。这种人群的数量对传染病的发生与传播有很重要的关系。

2．影响流行过程的因素　社会因素（包括风俗习惯、居住条件、文化水平、医疗卫生方针、社会制度等）和自然因素（包括地理环境和气候因素等）通过对传染源、传播途径和易感人群的作用，可以促进或阻止传染病的流行。其中社会因素起主导作用。

【传染病的诊断】

对传染病的诊断，不仅是为了治疗，更重要的是及早发现传染源，以便及时采取预防措施，杜绝传染病的流行。

1．流行病学资料　包括年龄、职业、籍贯、发病季节、旅游地点、传染病接触史、饮食卫生习惯、预防接种史、既往史等，上述资料是诊断和鉴别诊断的主要依据。

2．临床资料　包括病史、症状和体征，应根据传染病的特点仔细询问和检查，然后综合分析，作出诊断。

3．实验室及其他检查　以流行病学和临床资料为基础，有目的地进行检查，以便协助诊断。

（1）一般实验室检查：包括血、尿、粪的常规检查和生化检查。

（2）病原学检查：包括直接检出病原体和病原体的分离培养。

（3）分子生物学检查：利用同位素或生物学标记的分子探针检出特异性病毒核酸或毒素。

（4）免疫学检测：包括特异性抗原、抗体测定，皮肤试验，免疫球蛋白测定，T细胞亚群测定等。

（5）其他：包括内窥镜检查、影像检查和活组织检查。

【传染病的治疗原则和方法】

对传染病应采用综合性治疗的原则：①治疗、护理与隔离消毒相结合；②一般治疗与特效治疗相结合。

常用的治疗方法有：一般治疗、病原治疗、对症治疗、康复治疗、中医中药治疗和针灸治疗等。

【传染病的预防】

针对传染病流行的三个环节采用综合性预防措施、从而达到控制和消灭传染病的目的。

1. 管理传染源　对传染病的报告是早期发现传染病的重要方法，按中华人民共和国传染病防治法及其细则规定有三类35种传染病属法定的传染病。甲类（①鼠疫、②霍乱）系强制管理传染病，城市要求于发现后6小时内，农村要求于发现后12小时内必须报告。乙类（③病毒性肝炎、④细菌性和阿米巴性痢疾、⑤伤寒和副伤寒、⑥艾滋病、⑦淋病、⑧梅毒、⑨脊髓灰质炎、⑩麻疹、⑪百日咳、⑫白喉、⑬流行性脑脊髓膜炎、⑭猩红热、⑮流行性出血热、⑯狂犬病、⑰钩端螺旋体病、⑱布鲁杆菌病、⑲炭疽、⑳流行性和地方性斑疹伤寒、㉑流行性乙型脑炎、㉒黑热病、㉓疟疾、㉔登革热）属严格管理传染病，城镇于发现后12小时内，农村于发现后24小时内必须报告。丙类（㉕肺结核、㉖血吸虫病、㉗丝虫病、㉘包虫病、㉙麻风病、㉚流行性感冒、㉛流行性腮腺炎、㉜风疹、㉝新生儿破伤风、㉞急性出血性结膜炎、㉟除霍乱、痢疾、伤寒和副伤寒以外的感染性腹泻）属监测管理传染病，其中以㉕～㉙应向有关卫生防疫专业机构报告疫情，㉚～㉟属仅在监测点上进行监测的传染病，在监测点内按乙类传染病报告法进行。对病人应做到早发现、早诊断、早隔离治疗。对病原携带者也必须治疗，对动物传染源应根据其对人的危害程度和经济价值进行无害化处理。

2. 切断传播途径　是预防的重要环节，根据不同的传播途径，结合流行特征制定预防措施。

3. 保护易感人群　主要是提高人群的免疫力。包括增强体质、预防接种、中草药预防等。

第二节　麻　疹

麻疹是由麻疹病毒引起的急性呼吸道传染病。临床上以发热、咳嗽、流涕、结膜炎、全身斑丘疹和麻疹粘膜斑等为主要表现。具有高度传染性，多在婴幼儿中流行。

【病原学】

麻疹病毒属副粘病毒，只有一个血清型。该病毒在体外活动力差，在空气飞沫中保持传染性不超过2小时。能被紫外线杀灭，对一般消毒剂敏感，不耐热，但耐寒和干燥，在低温下能存活数月或数年。

【流行病学】

1. 传染源　病人是唯一的传染源。麻疹病毒存在于前驱期和出疹期病人的眼结膜、鼻咽和气管的分泌物中，也存在于血和尿中。故在发病前2日到出疹后5日内均有传染性。如果合并肺炎，传染期可延长到出疹后10天。

2．传播途径　主要经飞沫直接进入呼吸道，间接传播机会很少。

3．人群的易感性　普遍易感。以5岁以下儿童发病率最高，病后能获得持久的免疫力。

【预防】

1．控制传染源　隔离病人到出疹后5天。有并发症者应隔离到出疹后10天。对接触麻疹病人的易感者应检疫3周。接触麻疹后进行过被动免疫者，应检疫4周。

2．切断传播途径　麻疹流行期间易感者避免与麻疹病人接触。病人居室应空气流通和消毒，病人尽量不出门，医药送上门。

3．保护易感人群　注射麻疹疫苗是预防麻疹的重要方法。接种对象为未患过麻疹的小儿。初种年龄8～12个月。有免疫缺陷病、活动性肺结核和正在使用肾上腺皮质激素者禁用。

此外，对接触病人5天内的易感者，可行被动免疫。常用丙种球蛋白或胎盘球蛋白肌内注射，能达到完全免疫或减轻症状的作用。

【临床表现】

1．潜伏期　一般为10～12天，但经被动免疫者可延至3～4周。

2．前驱期　从开始发热到皮疹出现前（约3～5天）。此期传染性最强。病人出现发热、结膜充血、流泪、流涕、畏光、咳嗽等卡他症状。体温可达38～39℃，伴全身不适、食欲减退、呕吐、腹泻等症状。病后2～3天在病人的颊粘膜上出现麻疹粘膜斑(90％以上病人有此斑)，此斑在出疹1～2天后消失，是麻疹早期诊断的最可靠依据。

3．出疹期　通常于发热3～4天后开始出疹，此期约3～5天。出疹从耳后开始到颈部，渐及额部、面部、躯干、四肢，最后达手掌和足底。皮疹为大小不等的红色斑丘疹。初起分布稀疏，颜色较淡，以后皮疹逐渐密集融合成片，颜色加深，但疹间皮肤正常。出疹时全身症状加重，体温可达40℃以上，咳嗽加剧，出现嗜睡和烦躁，颈部淋巴结和脾脏均有轻度肿大，肺部可闻及少量干或湿罗音。

4．恢复期　皮疹由淡红转为暗红，按出疹顺序逐渐消退，疹退后有糠麸样脱屑，并有棕色色素沉着，经2～3周后完全消退。与此同时，体温下降，精神食欲好转，呼吸道症状消失。如无并发症整个病程为10～14天。

【并发症】

1．肺炎　是麻疹最常见的并发症，也是引起病人死亡的主要原因。多见于2岁以下营养不良、体弱的小儿。可由麻疹病毒、其他病毒或细菌引起。常发生于出疹期，表现为高热不退，呼吸困难，咳嗽加剧，肺部细湿罗音等。严重者可因呼吸、循环衰竭而死亡。

2．喉炎　由麻疹病毒或继发细菌感染所致。2岁以下小儿多见，多于出疹后期和恢复期出现，表现为声嘶、犬吠样咳嗽，因呼吸困难出现“三凹征”，严重者可于短期内窒息死亡。

3．其他　患麻疹时由于机体免疫功能受到暂时抑制，可使原有的结核灶恶化或扩散。此外亦可并发心肌炎、中耳炎、口腔炎、肠炎等。脑炎与亚急性硬化性全脑炎的发病率虽然不高，但病情重，预后差，需引起重视。

【实验室检查】

1．血象　前驱期白细胞总数可正常或稍高，出疹期白细胞总数减少，淋巴细胞相对增多。

2．多核巨细胞　出疹前2天至出疹后1天，取病人鼻、咽、眼分泌物或痰涂片染色，镜检多核巨细胞，有重要诊断价值。

3．病毒抗原　用免疫荧光法检查鼻咽分泌物中脱落细胞，以发现麻疹病毒抗原，可作为早期诊断的依据。

4．病毒分离　发热期取病人血、尿、鼻咽分泌物做组织培养，可检出麻疹病毒。

5．血清抗体　用ELISA法或免疫荧光法检测病人血清中麻疹IgM抗体，病后2～3天即能检出，是早期特异性诊断方法。血中血凝抑制抗体、中和抗体和补体结合抗体检测，恢复期上升4倍以上有诊断意义。

【诊断与鉴别诊断】

典型病例可根据流行病学史和临床表现确诊，必要时辅以实验室检查，但应与下列疾病鉴别：

1．风疹　发热和上呼吸道症状轻，无麻疹粘膜斑，发热1～2天即出疹，皮疹1～2天即退，无脱屑和色素沉着，同时耳后、颈部淋巴结肿大。预后较好。

2．幼儿急疹　突起发热2～3天，热退后出疹，无麻疹粘膜斑，疹退后无脱屑和色素沉着，全身症状轻，恢复快。

3．猩红热　前驱期发热咽痛明显，1～2天皮肤出现斑丘疹，疹间皮肤呈猩红色，白细胞总数和中性粒细胞明显增高。

4．药疹　有与易引起皮疹药物接触的病史，皮疹大小不等，发痒，有低热或不发热，停药后皮疹逐渐消退。

【治疗原则】

1．一般治疗　卧床休息，保持室内空气流通，供给充足的水分和易消化高营养饮食。保持眼、鼻、口的清洁。可用2%硼酸水洗眼。

2．对症治疗　高热者可用物理降温或小量退热剂降温。剧咳用止咳祛痰药。烦躁不安用镇静剂如苯巴比妥（鲁米那）、地西泮（安定）等。

3．治疗并发症　针对各种并发症给予病因治疗，抗生素无预防并发症的作用，不宜滥用。

4．中医中药　麻疹属温热病，前驱期治则以辛凉解表为主，出疹期以清热解毒为主，恢复期以养阴清热和调理脾胃为主。常用方剂：银翘散加减。

第三节　水　痘

水痘是由水痘－带状疱疹病毒引起的急性出疹性传染病。传染性强，多见于小儿。临床以全身皮肤粘膜分批出现斑疹、丘疹、水疱和结痂为特征。

【病原学】

本病的病原体是水痘－带状疱疹病毒。属于疱疹病毒科，只有一个血清型。在体外生活力弱，对一般消毒剂敏感。

【流行病学】

1．传染源　水痘病人是主要的传染源。病毒存在于病人上呼吸道和疱疹液中，传染性很强。从发病前1～2天至皮疹完全干燥结痂为止，均有传染性。

2．传播途径　主要通过空气飞沫经呼吸道传播，也可因接触疱疹浆液或被其污染的物品传播。

3．人群易感性　人对本病普遍易感，但以10岁以下小儿多见。病后可获得持久免疫力。但有些患儿病后水痘病毒可长期潜伏在脊神经节中，成年后或当机体免疫状态发生变化时，病毒被激活而发生带状疱疹，易感者接触带状疱疹液可发生水痘。

4．流行特征　本病一年四季均能发生，但以冬、春季较多。

【预防】

1．控制传染源　隔离病人到疱疹完全结痂为止。对接触病人的易感者应检疫3周。

2．切断传播途径　病人居室和活动室应通风或用紫外线照射。对病人衣物可用曝晒、煮沸等方法消毒。

3．保护易感人群　接触者早期（3～6日内）注射丙种球蛋白，或注射带状疱疹免疫球蛋白，能减轻症状或降低发病率。

【临床表现】

1．潜伏期　通常为10～12天，平均2周左右。

2．前驱期　一般无明显前驱症状，有时可有发热、全身不适、轻度上感症状，时间不超过1天。

3．出疹期　发热数小时后出现皮疹，先见于躯干和头部，渐及面部，最后达四肢。皮疹呈向心性分布（即躯干多，面部及四肢少）。皮疹初起为红色斑疹，数小时后变为丘疹，又经数小时后变为疱疹。疱疹呈椭圆形，大小不等，周围有红晕。疱疹液最初清晰透明，继后混浊，壁薄易破，有痒感，数天后疱疹渐干并结痂。1～2周后痂盖脱落不留疤痕。皮疹常分批出现，故在病程中可见斑疹、丘疹、疱疹和结痂同时存在。出疹期可有全身浅表淋巴结肿大和发热。

水痘多呈自限性，10天左右自愈。

【并发症】

常见为疱疹被抓破后继发化脓性细菌感染，甚至败血症。少数患者可并发肺炎或水痘性脑炎。

【实验室检查】

1．血象　白细胞总数大多正常，偶有轻度增高，分类中淋巴细胞比例增高。

2．病毒分离　出疹后3～4天内，能于疱疹液内分离出病毒。也可用对流免疫电泳或间接免疫荧光法，检出病毒抗原。

3．病灶直接检查　疱疹刮片或活组织检查，能检出多核白细胞及核内的嗜酸性包涵体。

4．血清抗体　用放射免疫和酶联免疫吸附试验等方法检测特异性抗体IgM、IgA、IgG等。

【诊断与鉴别诊断】

根据水痘接触史，皮疹呈向心性分布，斑疹、丘疹、疱疹和结痂分批出现、同时存在，即可作出诊断；对非典型病例需结合病毒学及血清学检查加以确诊。但应与下列疾病鉴别：

1. 脓疱疹　好发于头、面、鼻唇周围或四肢暴露部位，疱疹液呈脓性，疱疹易破溃形成黄色结痂，经搔抓而扩散，且无分批出现的特点。病原学检查可以鉴别。

2. 丘疹样荨麻疹　疹尖端似疱疹，较水痘小而坚实，痒感明显，多发生于四肢，不结痂，无全身症状，病原学检查可鉴别。

【治疗】

1. 一般治疗　本病无特效治疗，一般只需保持皮肤清洁，防止抓破疱疹，避免继发感染。如果已有继发感染，局部涂5%龙胆紫和选用适当的抗生素治疗。疹子发痒时可用炉甘石洗剂涂搽。切忌使用激素类药物涂敷和口服。

2. 抗病毒治疗　用阿糖腺苷10mg/（kg·d）静脉滴注5～7天。也可用利巴韦林（病毒唑）或干扰素，抑制病毒复制，提高治愈率。

第四节　流行性腮腺炎

流行性腮腺炎是由腮腺炎病毒引起的急性呼吸道传染病。临床以腮腺非化脓性肿胀、疼痛伴发热为特征，并有累及各种腺体组织的倾向，如唾液腺、胰腺、睾丸和卵巢等，小儿易并发脑膜炎。

【病原学】

流行性腮腺炎病毒是单股RNA病毒，属副粘病毒组，只有一个血清型。病毒外膜有血凝素抗原（V），核壳有可溶性抗原（S），均能用补体结合试验检测。S抗体在病程2～6周即出现，但持续时间短；V抗体出现较晚，可持续6月～1年。该病毒在外界的抵抗力弱，不耐热，加热56℃20分钟即可灭活，对紫外线、乙醚、氯仿和一般消毒剂均敏感。低温下能存活几月至几年。

【流行病学】

1. 传染源　病人和隐性感染者是本病的传染源。病毒存在于病人的唾液、血液及脑脊液中。从腮腺肿胀前6天开始到肿胀消退前均有传染性。

2. 传播途径　主要经空气飞沫传播，亦可经污染的衣物、食具等间接传播。

3. 人群易感性　人对本病普遍易感，病后能获得持久的免疫力。

4. 流行特征　全年均可发病，但以冬春季多见。在儿童集中的机构内易发生流行。

【预防】

1. 管理传染源　隔离病人至腮腺肿胀完全消退。有接触史的易感者应检疫21天。

2. 切断传播途径　病室要通风和消毒，被污染的用具应煮沸或曝晒消毒。

3. 保护易感人群　对易感者注射单价腮腺炎减毒活疫苗或腮腺炎－麻疹－风疹三联疫苗预防本病。

【发病机制与病理】

腮腺炎病毒侵入上呼吸道及眼结合膜后开始增殖，引起局部炎症和免疫反应，并进入血循环（第一次病毒血症），经血流到达腮腺和其他器官，并在其中复制，然后再进入血循环（第二次病毒血症），播散到第一次病毒血症未波及的器官引起不同器官的炎症，故临床上不同器官的病变有先有后。

腮腺呈非化脓性炎症，表现为腮腺及其周围组织充血、水肿、腺体间质有浆液渗出及淋巴细胞浸润。腺管水肿，上皮细胞坏死脱落，使唾液排出障碍，唾液中淀粉酶经淋巴道入血，故血、尿淀粉酶增高。此类病变亦可发生于睾丸、胰腺和其他器官。

【临床表现】

1．潜伏期　2～3周，平均约18天。

2．前驱期　大多无前驱症状，部分病例可有发热、畏寒、头痛、厌食和全身不适。

3．腮肿期　起病1～2天即感腮腺部位肿痛，咀嚼及食酸味食物疼痛加剧，体温可达39℃以上。腮腺肿大初起为一侧，1～2天后对侧也会肿大，但也有两侧同时肿大者。腮肿是以耳垂为中心向各方肿大，局部皮肤不红，边界不清，触诊时微热和轻压痛。腮腺管口红肿。腮肿于1～2天达高峰，经4～5天后肿胀逐渐消退，全身症状随之好转。少数病人仅有颌下腺或（和）舌下腺肿大而无腮腺肿大。整个病程约7～12天。

【并发症】

1．脑膜脑炎　儿童多见。常于腮腺肿大前后或同时发生，少数病人可无腮腺肿胀而仅有脑膜脑炎症状。表现为发热、头痛、嗜睡、呕吐、脑膜刺激征阳性等。严重病例可有抽搐和昏迷。脑脊液呈病毒性脑炎的变化。3～10天后体温恢复正常，症状消失，经过良好，不留后遗症。

2．睾丸炎、卵巢炎　腮腺炎病毒多侵犯成熟的生殖腺。此类并发症多在腮腺肿胀后1周左右发生。睾丸炎表现为发热、睾丸肿大、疼痛、常合并附睾炎，多为单侧，一般10天左右消退，很少引起不育症。并发卵巢炎者少，仅有下腹疼痛，预后良好，不影响生育。

3．胰腺炎　多在腮腺肿大后1周内发生。表现为恶心、呕吐、上腹疼痛和触痛。血淀粉酶明显增高有助于诊断。

4．其他　偶有心肌炎、肾炎、关节炎、乳腺炎、耳聋等并发症发生。

【实验室及其他检查】

1．血象　白细胞数正常或稍高。淋巴细胞相对增多。

2．血、尿淀粉酶检查　90％病人血、尿淀粉酶于腮腺炎早期即增高，增高程度与腮腺肿胀程度成正比。

3．血清学检查　一般用补体结合试验检测S及V抗体，效价高于1∶200或双份血清效价升高4倍有诊断价值。用酶联免疫吸附试验或间接荧光免疫法检查IgM抗体，可作为早期诊断方法。

4．病毒分离　从早期病人唾液、血、脑脊液和尿中分离出腮腺炎病毒。

5．尿常规　多正常。但有肾脏损害时尿中可见蛋白、管型和红、白细胞。

【诊断】

根据流行情况、接触史和腮腺肿大等特征即可诊断。对无腮腺肿大的非典型病例，应结合血清学检查和病毒分离以明确诊断。

【治疗】

1．一般治疗　卧床休息至腮腺肿胀消退，保持口腔卫生，多饮水，进食易消化清淡低脂肪食物。忌吃酸性食物。

2．对症治疗　腮腺肿胀部位涂敷减轻疼痛的药物，例如醋调如意金黄散或青黛粉等。高热者可用解热镇痛药。呕吐甚者可静脉补液。

3．并发症的治疗　睾丸炎者局部冷湿敷并用丁字带托起阴囊。并发脑膜脑炎、心肌炎时可短时使用肾上腺皮质激素。

4．中医中药治疗　可用普济消毒饮或板兰根制剂治疗。

第五节　百　日　咳

百日咳是由百日咳杆菌引起的急性呼吸道传染病。多见于婴幼儿。临床上以阵发性，痉挛性咳嗽和“鸡鸣”样吸气声为特征，病程可长达2～3月，故有“百日咳”之称。

【病原学】

百日咳杆菌为鲍特菌属，革兰染色阴性菌。菌体短小，无鞭毛和芽胞。存在于病人呼吸道分泌物中，离开人体后很快死亡。加热至56℃30分钟及紫外线照射、干燥和一般消毒剂均能将之杀灭。百日咳杆菌能产生内毒素和外毒素，内毒素是主要的致病因素。

【流行病学】

1．传染源　患者是唯一的传染源。从潜伏期末至病后6周内均有传染性，初咳期传染性最强。

2．传播途径　通过咳嗽时飞沫传播本病。

3．人群易感性　人对本病普遍易感，病后能获得持久的免疫力。

4．流行特征　常为散发，一年四季均能发生，但以冬春季多见。发病年龄以5岁以内者多见。

【预防】

1．控制传染源　隔离病人，早期隔离40天，痉咳期隔离30天。对密切接触者检疫21天。

2．切断传播途径　居室保持空气流通，阳光充足。随时消毒病人分泌物污染的环境和用过的衣物。

3．保护易感人群　预防接种百、白、破三联菌苗是预防百日咳的主要措施。对与百日咳病人密切接触者可口服红霉素或（复方磺胺甲噁唑（复方新诺明）7～10天，也可注射百日咳高价免疫球蛋白防止本病发生。

【临床表现】

1．潜伏期　3～21天，多为5～10天。

2．初咳期（前驱期或卡他期）　从起病到出现痉挛性咳嗽，此期约7～10天。病人有咳嗽、流涕、打喷嚏、低热或中度热，伴全身不适等上呼吸道卡他症状。数日后上述症状缓解而咳嗽日益加剧，进入痉咳期。

3．痉咳期　阵发性痉挛性咳嗽为本期特征。痉咳发作时咳声短促，连咳十几声或数十声，面红耳赤，涕泪交加，颈静脉怒张，出汗，头向前倾，舌向外伸，有时面唇紫绀，直至咳出粘稠痰或呕出胃内容物后阵咳才停止，痉咳后接着一声长吸气，声如“鸡鸣”。一昼夜可发作10余次。任何非特异性刺激如进食、哭闹、烟雾等均能引起痉咳发作。痉咳发作频繁可引起眼睑水肿、结膜出血、鼻出血，甚至颅内出血。小婴儿常无典型痉咳而表现为阵发性屏气、青紫、窒息、甚至因脑缺氧而惊厥。若无并发症体温多正常，查体无明显体征。此期约2～6周。

4．恢复期　阵发性痉咳停止，咳嗽逐渐减轻至消失，若无并发症即逐渐痊愈。此期约2～3周。

【实验室检查】

1．血象　初咳期和痉咳期白细胞总数明显增高达（20～40）$\times 10^9$/L。分类中淋巴细胞占60%～80%。痉咳后期恢复正常。

2．细菌培养　用咳碟法和鼻咽拭子对初咳期和痉咳早期病人的咳嗽和鼻分泌物取样培养，可查到百日咳杆菌。

3．荧光抗体检查法　取鼻咽拭子涂片，用直接免疫荧光抗体染色，检测百日咳杆菌抗原，阳性率较高，有助于早期诊断，但因有假阳性，故应与细菌培养同时进行。

4．血清学检查

（1）ELISA法：此法可检测百日咳特异性IgM抗体，有早期诊断价值。阳性率46%，多用于细菌学检查阴性者。

（2）葡萄球菌A蛋白（SPA）吸收法：此法测IgM抗体阳性率比ELISA法高，而简便，用于早期诊断和流行病学调查。

（3）微量凝集试验：本法测百日咳杆菌抗体，效价≥1∶320为阳性，阳性率为51.5%。

（4）补体结合试验：本法主要用于百日咳的回顾性诊断。

【诊断与鉴别诊断】

典型痉咳病人，结合流行病学史，实验室检查即能确诊。对非典型患者应做细菌培养以明确诊断。本病应与下列疾病鉴别：

1．百日咳综合征　副百日咳杆菌、腺病毒、支气管败血性杆菌、呼吸道合胞病毒等临床上均可出现类似百日咳的表现，但较轻。淋巴细胞增高没有百日咳明显。鉴别主要靠细菌学培养、病毒分离和血清学检测。

2．支气管旁或肺门淋巴结结核　主要症状类似百日咳卡他期，但起病慢，无痉咳，X线检查及细菌培养有助于鉴别。

【治疗】

1．一般疗法　病人应多呼吸新鲜空气，尽量避免诱发痉咳的不良刺激。进食营养丰富易消化食物。保证足够的睡眠。

2．抗生素治疗　早期应用有效抗生素控制感染。首选红霉素50mg/(kg·d)，分3～4次口服，连服7～10天。亦可选用氨苄西林钠（氨苄青霉素）、阿莫西林等广谱抗生素，疗程均为7～10天。

3．高效免疫球蛋白　百日咳免疫球蛋白1.25ml，肌内注射，1次/d，连用3～5天。适用于重症病人，婴幼儿剂量减半。

4．对症治疗　咳嗽重者可用止咳祛痰药，睡眠不佳者可适当给予镇静剂，缺氧时应吸氧。

5．激素疗法　重症病人可用醋酸泼尼松，疗程7～10天，剂量1～2mg/(kg·d)，分3次口服，对缓解支气管痉挛和全身中毒症状有一定效果。

第六节 猩 红 热

猩红热是由β型溶血性链球菌A组引起的急性呼吸道传染病。临床上以发热、咽峡炎、全身弥漫性红色皮疹和疹退后脱屑为特征。少数患者病后可发生变态反应性心、肾并发症。

【病原学】

β型溶血性链球菌按菌体细胞壁上所含多糖类抗原（C抗原）的不同分为18个组，其中A组是猩红热的病原体。A组又根据菌体表面蛋白抗原（M蛋白）不同分为60多个血清型。M蛋白为主要毒力抗原，它与细菌的侵袭力有关。A组链球菌在生长繁殖过程中能产生多种毒素和酶类均与致病力有关。例如：红疹毒素能引起皮疹，透明质酸酶和链激酶能促使细菌在组织中扩散，溶血素“0”和“S”能破坏红、白细胞、血小板并引起组织坏死。

β型溶血性链球菌在体外生活力强，但对干燥、热抵抗力弱，能被一般消毒剂杀灭。

【流行病学】

1．传染源　主要是猩红热患者和带菌者。但其他β型溶血性链球菌感染者也可作为传染源传播本病。病人从起病前一天至出疹期传染性最强，恢复期传染性消失。

2．传播途径　主要通过空气飞沫传播。偶可由被污染的食品、衣物、用具间接传播。极少数可由皮肤伤口或产道感染β型溶血性链球菌，引起“外科猩红热”和“产科猩红热”。

3．人群的易感性　人对本病普遍易感，感染后能产生抗菌免疫和抗毒免疫，这两种免疫均有型的特异性，但型与型之间均无交叉免疫。

4．流行特征　本病多流行于温带，一年四季均能发病，但以冬春季多见，学龄儿童发病率高。

【预防】

1．控制传染源　隔离治疗病人1周。集体儿童机构接触者应检疫7天，发现咽峡炎和扁桃体炎者应按猩红热隔离治疗。托幼机构工作人员带菌者应暂时调离工作，并给予治疗，待病原菌连续培养3次阴性后再恢复原工作。

2．切断传播途径　对病人的分泌物和污染物应及时消毒，医护人员和护理患者的家属应做呼吸道隔离。

3．保护易感人群　目前无特效菌苗，在本病流行期间，小儿应避免到公共场所。

【临床表现及分型】

1．普通型（典型）

（1）潜伏期：1～7天，多为2～4天。

（2）前驱期：表现为突然发热，并伴有咽痛、头痛、呕吐和全身不适等症状。发热为持续性，一般为中等度热或高热。咽和扁桃体红肿，表面常附有脓性斑片状渗出物。软腭上有细小红疹或出血点。颈及颌下淋巴结肿大，有压痛。此期不超过24小时。

（3）出疹期：皮疹从耳后、颈部开始，迅速蔓延至躯干、四肢，约24小时内遍及全身。皮疹为红色细小丘疹，呈鸡皮样，扪之粗糙有痒感。在皮肤皱褶处（腋窝、肘窝、腹股沟等处）皮疹密集常有皮下出血，形成明显的红色线条，称为“帕氏线”。由于面部充血而口周皮肤苍白，称为“环口苍白圈”。病初舌被覆白苔，舌面红肿，突起的舌乳头呈白色称“白草莓舌”。2～3天后白苔脱落，舌面鲜红，舌乳头红肿突起，称“红草莓舌”。皮疹于48小时达高峰，持续3～7天。

（4）恢复期：体温降至正常。皮疹按出疹先后逐渐消退。皮疹消退一周后开始脱皮，面部为细屑脱皮，躯干为糠屑样脱皮，手足为大片状脱皮。脱皮的程度和时间与皮疹轻重有关。此期约2～4周。

2．轻型　此型多见。发热、咽峡炎和皮疹均较轻，持续时间短，脱屑轻，有时仅有手、足脱皮，易漏诊。但后期仍可能发生变态反应性并发症。

3．重型　起病急，全身中毒症状重，高热达40℃以上。也可出现休克及神志不清等。皮疹多为出血性，如不及时抢救，病死率高。自抗生素应用以来，此型已很少见。

4．脓毒型　主要表现为高热，皮疹密集，咽峡炎重，常伴有化脓性病变。目前此型罕见。

5．外科型或产科型　病原体侵入皮肤或粘膜伤口，在伤口周围出现猩红热样皮疹，然后遍及全身，常无咽峡炎，发热等全身症状轻，不需隔离。

【并发症】

1．由细菌或毒素引起的并发症　多见于体弱者，病菌向周围组织扩散可引起中耳炎、乳突炎、颈淋巴结炎、肺炎等。如病菌入血可引起败血症、脑膜炎、关节炎等。由于抗生素的应用，此类并发症已少见。

2．由免疫反应引起的并发症　在猩红热痊愈后数周内发生，主要表现为肾炎和风湿热。

【实验室检查】

1．血象　白细胞总数增高，多为（10～20）×10^9/L或更高，以中性粒细胞增高最显著。

2．尿检查　并发肾炎时可有蛋白尿、管型和红、白细胞等。

3．病原学检查　咽拭子培养可有β型溶血性链球菌生长。用免疫荧光检测法查咽拭子涂片可发现β型溶血性链球菌。

【诊断与鉴别诊断】

根据流行病学史和典型的临床表现，如发热、咽峡炎、典型的猩红热皮疹、帕氏线、草莓舌和疹退后脱屑等即能作出诊断。但对非典型病例应结合实验室检查予以确诊。本病需与下列疾病鉴别：

1．出疹性传染病（见“麻疹”节）。

2．金黄色葡萄球菌败血症　虽有某些菌株也可产生红疹毒素引起猩红热样皮疹，但皮疹持续时间短，皮疹退后不脱皮，全身症状不减轻，且有其他皮肤化脓病灶。血培养和细菌培养有助于鉴别。

【治疗】

1．一般治疗　卧床休息，供给充分水分和营养，做好呼吸道隔离，预防并发症。

2．抗生素治疗　首选青霉素治疗，成人20万～40万U/次，肌内注射，4次/d；儿童2万U～4万/kg，分四次肌内注射。疗程7～10天。青霉素过敏者可选用红霉素、柱晶白霉素（吉他霉素）、乙酰螺旋霉素等。

第七节　流行性脑脊髓膜炎

流行性脑脊髓膜炎，简称“流脑”。是由脑膜炎奈瑟菌引起的化脓性脑膜炎。临床上以突起发热、头痛、呕吐、皮肤淤点和脑膜刺激征为特点。好发于冬春季，多见于儿童。

【病原学】

脑膜炎奈瑟菌属革兰染色阴性菌，呈肾形，多成对排列，可于病人血液、脑脊液、皮肤淤点内和带菌者的鼻咽部查到。此菌能产生毒力很强的致病性内毒素，它在外界的抵抗力较弱，对寒冷、干燥、热和一般消毒剂均敏感。本菌根据特异性荚膜多糖体的抗原不同，目前分为13个血清群。我国“流脑”以A群为主，带菌者以B群最多。

【流行病学】

1．传染源　病人和带菌者是本病的传染源。病人从潜伏期末到发病10天内均有传染性。本病流行期，人群带菌率明显增高，故带菌者是本病的重要传染源。

2．传播途径　病原菌通过空气飞沫传播进入呼吸道而感染。

3．人群的易感性　人对本病普遍易感，无论是隐性感染或是发病，均能获得巩固的免疫力。

4．流行特征　本病多为散发，一年四季均可发病，但冬季发病率较高。流脑的流行有一定的周期性，3～5年一次小流行，7～10年一次大流行。目前因我国进行计划免疫，这种规律已被打破。流脑因其多为隐性感染，所以15岁以下儿童易患本病，5岁以下发病率最高。

【预防】

1．控制传染源　隔离和治疗病人，隔离期为症状消失后3天。密切接触者给予磺胺嘧啶预防给药，并检疫7天。

2．切断传播途径　注意个人卫生和环境卫生，本病流行期间不要到公共场所，并进行呼吸道隔离。

3．保护易感人群　对6月～14岁儿童应预防注射流脑菌苗，或口服磺胺药预防本病。

【临床表现和分型】

潜伏期1～7天，一般2～3天，按病情和病程分四型：

1．普通型　此型约占90%，临床经过分为四期，各期无明显界限。

(1) 上呼吸道感染期：大多无明显症状，部分病人可有发热、咽痛、鼻咽部充血及分泌物增多等。咽拭子培养能分离出脑膜炎奈瑟菌。此期约1～2天。

(2) 败血症期：病人多突起寒战、高热、恶心、呕吐、头痛、乏力、全身痛或关节痛等毒血症状。全身皮肤出现淤点或淤斑，严重时有片状出血，部位多在躯干部，是败血症期的主要特征。淤点涂片能查到脑膜炎奈瑟菌。此期血培养阳性率高。多于1～2天内进入脑膜炎期。

(3) 脑膜炎期：败血症期表现持续存在，因脑膜炎使颅内压升高而出现剧烈头痛、频繁呕吐，多呈喷射性。同时有畏光、狂躁、惊厥、脑膜刺激征阳性等。婴幼儿症状常不典型，除高热、呕吐、烦躁、啼哭外多见有惊厥、腹泻和咳嗽，脑膜刺激征状常不明显，应予注意。经治疗2～5天内进入恢复期。

(4) 恢复期：此期病人体温渐至正常，淤斑和淤点逐渐被吸收，神经系统症状和体征亦逐渐消失，多于1～3周内康复。

2. 暴发型（即重症流脑） 此型起病急骤。病情凶险，发展迅速，如救治不及时，病人可于短期内死亡。分三型：

(1) 败血症休克型（即重症流脑败血症型）：突起寒战、高热，迅速出现意识障碍，皮肤淤点、淤斑增多并很快融合成片。以循环衰竭为本型特征，大多无脑膜刺激征，脑脊液检查无明显异常，但血培养和淤点培养脑膜炎奈瑟菌阳性。常伴有DIC。

(2) 脑膜脑炎型（即重症流脑脑膜脑炎型）：此型起病急，短时间内出现颅内压增高表现，如剧烈头痛，喷射性呕吐，反复惊厥，意识障碍，很快进入昏迷。锥体束征阳性，血压升高。部分病人可发生脑疝，表现为瞳孔不等大，对光反射消失，眼球固定，最后因呼吸衰竭而死亡。

(3) 混合型（即重症流脑混合型）：兼有上述两型的症状，病情最严重，死亡率极高。

3. 轻型 流行期间部分人群因受感染而出现暂时性菌血症，除皮肤粘膜有淤点外无其他症状。淤点涂片和咽拭子培养可见脑膜炎奈瑟菌。此型多见于儿童，大多不治自愈。

流行后期有些病人可表现低热，鼻咽部炎症症状，皮肤有皮疹或淤点，头痛和轻微脑膜刺激征等。脑脊液大多正常，无意识障碍。此型多见于年长儿及青少年。

4. 慢性败血症型 目前此型已极少见。多因急性期未获适当治疗或治疗不彻底所致，病程可迁延数月。临床以反复出现寒战、发热、皮疹和关节病变为特征，少数病人有脾肿大。一般情况良好，需多次做病原学检查才能查到致病菌。此型易误诊为风湿热或疟疾，如延误诊治可发生严重并发症。

【实验室检查】

1. 血象 白细胞总数明显升高，一般为$20\times10^9/L$左右。分类中性粒细胞>80%，可出现中毒颗粒及空泡。严重病例可有类白血病血象。

2. 皮肤淤点涂片 脑膜炎奈瑟菌阳性率可达70%～80%，有早期诊断价值。

3. 脑脊液检查 是确诊本病的重要方法，早期仅压力增高，外观正常。稍后外观变混浊或脓性，细胞数多为$200\times10^6/L$以上，以嗜中性粒细胞为主，蛋白明显增高，糖显著减少，甚至测不出，氯化物降低。败血症型病人脑脊液改变不明显。

4. 血培养 阳性率较低，但在普通型败血症期、暴发型败血症休克型、慢性败血症型阳性率较高，有诊断价值。

5. 免疫学检查 可用乳胶凝集试验、对流免疫电泳、酶联免疫吸附试验或放射性免疫等方法检测血清或脑脊液中脑膜炎奈瑟菌的特异性抗原。也可用间接血凝试验，杀菌抗体试验、放射免疫等检测血中的特异性抗体，均有助于本病的诊断。

6. DIC检查 （见“弥散性血管内凝血”节）

【诊断与鉴别诊断】

在本病流行季节，遇有突然寒战、高热、头痛、呕吐及脑膜刺激征阳性，皮肤粘膜淤点或淤斑；白细胞总数明显升高和分类中性粒细胞明显增高，脑脊液检查符合化脓性脑膜炎改变并查到脑膜炎奈瑟菌，即可作出诊断。但应与下列疾病鉴别：

1. 其他化脓性脑膜炎　多由肺炎球菌、流感杆菌、金黄色葡萄球菌、大肠杆菌等引起。病人体内多有感染灶存在，但很少有皮肤淤点、淤斑，无流行性和季节性，血和脑脊液病原学检查即能鉴别。

2. 流行性乙型脑炎　此病有严格的季节性，脑实质损害严重。以昏迷、惊厥、意识障碍多见，脑脊液检查即可鉴别。

3. 结核性脑膜炎　起病慢，有结核病史，早期有低热、盗汗、乏力和消瘦等结核中毒症状，1～2 周后出现头痛、呕吐和脑膜刺激征阳性，皮肤无淤点，脑脊液检查能查到结核杆菌。

【治疗】

1. 一般治疗　密切观察病情，加强护理，给予充足的水分和维生素。

2. 病原治疗　常用磺胺药和抗生素治疗。

(1) 磺胺嘧啶(SD)：成人 4g/d；儿童 100～200mg/(kg·d)。分 4 次口服，首剂加倍并配等量的碳酸氢钠。5～7 日为一疗程。不能口服者可用 20% 磺胺嘧啶钠稀释后静脉滴入。

(2) 有肝、肾疾病，休克少尿，对磺胺药过敏或磺胺药治疗效果不好者，可用青霉素 20 万 U/（kg·d)，分 4～6 次肌内注射。疗程 5～7 天。也可用氨苄西林钠（氨苄青霉素）20mg/（kg·d）分 4 次肌内注射或静脉滴注；或用头孢噻肟钠或头孢曲松（头孢三嗪）等治疗。停药以症状和体征消失为依据。

3. 抗休克治疗　静脉快速滴入低分子右旋糖酐、复方氯化钠注射液、生理盐水或葡萄糖液扩充血容量，改善微循环，同时给予 5% 碳酸氢钠 400ml/d（轻症）或 600～800ml/d（重症）纠正酸中毒。经上述治疗休克仍未纠正时，可用血管活性药如山莨菪碱（654-2）0.3～0.5mg/（kg·次），重症可用至 1mg（kg·次），10～15 分钟注射一次，如血压回升可减量或逐渐停用。如果效果不佳，可改用盐酸多巴胺或重酒石酸间羟胺或甲磺酸酚妥拉明（苄胺唑啉）等。肾上腺皮质激素能减轻毒血症，对纠正休克有帮助，通常用氢化可的松 300～500mg/d，静脉滴注，休克纠正后减量停药，疗程 2～3 日。如有 DIC 时，早期使用肝素能减少出血，有助于纠正休克和降低病死率，用肝素的同时应补充抗凝血酶Ⅲ增强疗效。可输鲜血和血浆补充被消耗的凝血因子。如有心衰应及时用洋地黄制剂。

4. 脑水肿治疗　主要使用脱水剂，防止脑疝和呼吸衰竭，可用 20% 甘露醇、25% 山梨醇、50% 葡萄糖。如已发生呼吸衰竭，应给予盐酸山梗莱碱、尼可刹米等呼吸中枢兴奋剂。

第八节　病 毒 性 肝 炎

病毒性肝炎是由多种肝炎病毒引起的传染病。病变主要累及肝脏，根据病原不同，目前至少可分为甲、乙、丙、丁、戊（或 A、B、C、D、E）五型病毒性肝炎。

【病原学】

1. 甲型肝炎病毒（HAV）　是甲型肝炎的病原体。属微小 RNA 病毒科的肠道病毒 72 型。具有嗜肝性。HAV 存在于患者的血液和粪便中。对外界的抵抗力比其他肠道病毒强，但对甲醛、氯和紫外线敏感。加热 100℃ 5 分钟能灭活。该病毒只有一个血清型和一个抗原抗体系统。IgM 型抗体仅存在于起病后 12 周内；IgG 型抗体则长期存在。

2．乙型肝炎病毒（HBV）　是乙型肝炎的病原体。属嗜肝 DNA 病毒，分外壳和核心两部分。外壳含有表面抗原（HBsAg）；核心含有核心抗原（HBcAg）、环状双股 DNA（HBV-DNA）和 DNA 多聚酶（DNA-P）。e 抗原（HBeAg）为核心抗原的一部分，可溶性 HBV 对外界的抵抗力很强，能耐 60℃ 4 小时和一般消毒剂，但煮沸 10 分钟，高压蒸汽消毒和 2％过氧乙酸浸泡 2 分钟即能灭活。

（1）HBsAg 和抗-HBs：HBsAg 存在于急、慢性乙肝患者和病原携带者的血液、体液和分泌物中，它本身无传染性，因为常与 HBV 同时存在，故被认为是 HBV 感染和有传染性的标志之一。HBsAg 目前共有 4 个亚型，亚型的检测有助于流行病学的研究。HBsAg 刺激机体产生相应抗体即表面抗体（抗-HBs），它属于保护性抗体。新感染者是 IgM 型，持久存在者为 IgG 型，此抗体出现是 HBV 感染终止和有免疫力的标志。

（2）HBcAg 和抗-HBc：HBcAg 存在于 HBV 的核心部分和受感染的肝细胞内，不游离存在于血液中，能刺激机体产生相应抗体（抗-HBc），抗-HBc　IgM 型阳性，是传染性标志，IgG 型阳性是过去感染的标志。

（3）HBeAg 和抗-HBe：HBeAg 存在于 HBV 的核心部分，它实际是 HBcAg 的一部分，HBeAg 阳性，表示 HBV 复制活跃，是传染性强的标志。抗-HBe 阳性表示 HBV 复制减弱，传染性降低。

（4）HBV-DNA 多聚酶（DNA-P）：此酶是 HBV-DNA 合成所必需的酶，血中此酶阳性是 HBV 复制和有传染性的标志。

（5）HBxAg 和抗-HBx：HBxAg 在肝内分布与 HBcAg 相似，血中 HBxAg 阳性是 HBV 复制和有传染性的标志。HBxAg 与肝癌的发生有关。血清抗 HBx 阳性提示 HBV 复制减弱。

3．丙型肝炎病毒（HCV）　是丙型肝炎的病原体。属 RNA 病毒黄病毒属，它存在于患者的血液和体液中，能刺激机体产生相应抗体（抗-HCV IgM 和 IgG 型），此抗体对机体无保护性，它是 HCV 感染和有传染性的标志。HCV 经紫外线照射和 β 丙酸内酯处理后传染性消失。用 1‰甲醛 37℃ 96 小时，100℃ 5 分钟或 20％次氯酸均能将之灭活。其余生物学特性仍在研究中。

4．丁型肝炎病毒（HDV）是丁型肝炎的病原体。是一种缺陷 RNA 病毒，表面有 HBsAg 为外壳，中心是 HDAg 和 HDV-RNA，必需与 HBV 共生才能复制。具有致病性，能刺激机体产生抗体（抗-HDIgM）它持续阳性是慢性丁型肝炎的标志。其余生物学特性仍在研究中。

5．戊型肝炎病毒（HEV）　是戊型肝炎的病原体。属正链单股 RNA 病毒，无包膜，对氯仿敏感。在肝内易查到 HEAg，能产生相应抗体（抗-HE　IgM 和 IgE），HEV 随胆汁和粪便排出。其余生物学特性仍在研究中。

【流行病学】

1．甲型肝炎　本病的传染源是急性甲肝病人和隐性感染者。病前 4 天至病后 1 个月传染性最强。主要经粪-口途径传播。水源和食物被 HAV 污染可致本病暴发流行。人对本病普遍易感，病后能获得持久的免疫力。甲型肝炎一年四季均能发生流行，但以秋冬季多见，青少年和儿童发病率较高。

2．乙型肝炎　本病的传染源是乙肝病人和病原携带者。急性期病人于起病前数周至整个急性期均有传染性。HBsAg 携带者的传染性取决于 HBV DNA 是否阳性，若 HBV DNA 阳性则有传染性，反之无传染性。本病主要通过日常生活密切接触传播，其次是输入含有 HBV 的血液和血制品，或使用被 HBV 污染的医疗器械传播，也能通过母婴垂直传播。人对本病普遍易感，病后可获得持久免疫。乙肝无明显季节性，多呈散发。

3．丙型肝炎和丁型肝炎的流行病学与乙型肝炎相似。

4．戊型肝炎的流行病学与甲型肝炎相似，但发病年龄比甲型肝炎大，孕妇死亡率较高。

【预防】

1．管理传染源

(1) 隔离病人：早期发现及时隔离治疗。隔离期限为：①甲型肝炎：从发病之日起至少隔离 3 周。②乙型肝炎：应隔离至 HBeAg 转阴。慢性期病人和 HBsAg 携带者应适当隔离（饮食用具、洗漱用具专用，注意避免血液污染）。③丙型肝炎：隔离至黄疸完全消退，肝功能正常，血 HCV RNA 转阴。④丁型肝炎：隔离期同乙型肝炎。⑤戊型肝炎：隔离期同甲型肝炎。

(2) 管理其他传染源：对饮食行业人员、自来水管理员、炊事员、保育员等应定期进行健康检查。发现病人和病原携带者应隔离治疗，或调任其他工作。献血员如有肝炎病史、肝功能异常、HBsAg 阳性等均不能献血。与肝炎病人密切接触者应检疫 6 周。对疑似患者应观察至最长潜伏期内不发病，才能解除隔离。

2．切断传播途径

(1) 加强饮食、水源和粪便管理：消灭蚊蝇是预防肝炎的重要措施。

(2) 做好医疗卫生单位的消毒隔离工作，防止院内交叉感染：尽可能不输血和血制品。养成良好的个人卫生习惯。

3．保护易感人群

(1) 被动免疫：丙种球蛋白对甲肝有较好的预防作用，但应早期（接触病人后 10 天内）应用。对象为儿童、孕妇等。乙型肝炎可用高价免疫球蛋白（HBIG）做被动免疫。

(2) 自动免疫：注射甲型肝炎疫苗预防甲型肝炎。注射乙型肝炎疫苗预防乙型肝炎。丙型肝炎、丁型肝炎和戊型肝炎目前缺乏特异性免疫措施，现仍在研究中。

【发病机制与病理】

病毒性肝炎的发病机制至今尚未完全明确。过去认为甲型肝炎的发病是由 HAV 对肝细胞的直接损害所致，但目前研究发现甲型肝炎对肝细胞的损害是在机体清除病毒时的特异性免疫反应所致，故现在认为甲型肝炎的发病也是以宿主的免疫反应为主。乙型肝炎的发病机制很复杂。HBV 本身不能引起肝细胞损害。肝损害是由细胞免疫反应引起的。因此，机体免疫功能不同，入侵机体的 HBV 数量不同，引起的病理变化也不同。如果机体的免疫功能正常，进入机体的 HBV 较少，只有部分肝细胞受损，表现为亚临床型或无黄疸型。如果进入机体的 HBV 较多，受损的肝细胞多，表现为黄疸型。如果机体免疫功能严重缺损（例如先天愚型、白血病、尿毒症患者等）肝内虽有病毒存在和复制，由于缺乏有效的免疫反应，肝细胞不出现或仅出现轻度损害，则表现为“无症状的”带病毒者。如果机体免疫功能低下，只能清除部分病毒，肝细胞不断受损，则表现为慢性迁延性肝炎。如果机体免疫功能或自身稳定功能发生紊乱，产生自身免疫或其他免疫反应，使肝细胞和其他脏器受到更严重和持久的损害，则形成慢性活动性肝炎。如果机体免疫反应过强，或合并其他严重感染，内毒素血症，酗酒、劳累等，大量肝细胞损害，则表现为急性重症肝炎。亚急性重症肝炎的发病原理可能与慢性活动性肝炎相似。如果病毒未能清除，肝细胞持续受损，最终导致肝硬化或转为肝癌。

其他各型肝炎的发病机制仍不清楚，大都认为丙型肝炎的发病机制可能与乙型肝炎相似。戊型肝炎的发病机制可能与甲型肝炎相似。

病毒性肝炎的病理变化主要在肝脏，各型肝炎的病变基本相同：即肝细胞的变性、坏死和再生，以及间质组织的增生和炎症浸润。其中以变性和坏死最突出。

【临床表现】

各型病毒性肝炎的表现大致相似，但潜伏期不同：甲型肝炎 2～6 周；乙型肝炎 6 周～6 月；丙型肝炎 2～26 周；丁型肝炎常与乙型肝炎同时存在；戊型肝炎 15～75 天。

临床上将病毒性肝炎分为急性肝炎（包括黄疸型和无黄疸型）、慢性肝炎（包括活动性和迁延性）、重症肝炎（包括急性、亚急性、慢性）、淤胆型肝炎四类。

1．急性肝炎

（1）急性黄疸型肝炎：以甲型和戊型肝炎多见，病程分三期：

1）黄疸前期：此期从有自觉症状到黄疸出现前，临床表现复杂，症状多样，系病毒血症阶段。甲型肝炎大多起病急，畏寒、发热（热度不高，少数有寒战高热）。乙型肝炎起病较慢，少见发热，偶有低热。此期任何型肝炎均表现为食欲不振、恶心、呕吐、上腹饱胀不适、乏力和肝区疼痛等。部分病人有呼吸道症状，类似上呼吸道感染。少数病人腹痛剧烈似急腹症。个别病人有肌肉、关节痛和荨麻疹。此期除右上腹有轻压痛外，无其他重要体征。持续时间 1～21 天。

2）黄疸期：从黄疸开始出现到黄疸消失。黄疸前期末病人尿色加深，继而皮肤、巩膜发黄。黄疸出现后一般症状减轻，发热减退。黄疸逐渐加深达高峰。部分病人出现皮肤搔痒，心跳减慢，粪便颜色变浅或呈陶土色。轻症病人除黄疸外，无其他症状。此期病人肝脏肿大，有触痛和叩痛，部分病人有轻度脾肿大，或有浅表淋巴结肿大。肝功能检查明显异常。本期约 2～6 周。

3）恢复期：此期病人黄疸渐退，症状消失，肝脾逐渐缩至正常，肝功能恢复正常。本期约 2～16 周。

（2）急性无黄疸型肝炎：此型比黄疸型多见。除病程中不出现黄疸外，其他症状与黄疸型相似，但病情较轻，起病缓慢，表现为乏力、食欲不振、厌油、腹胀、肝区疼痛等。少数病人有发热、上呼吸道感染及胃肠道症状。肝肿大及触痛，极少数病人可有脾肿大。肝功能损害轻。病程长短不一，多于 3 月内恢复。但也可反复发作或迁延不愈转成慢性肝炎。乙型肝炎和丙型肝炎此型多见。

2．慢性肝炎　此型以乙、丙、丁型肝炎多见。

(1) 慢性迁延性肝炎：凡病程超过6个月以上者属此型。病人症状、体征和肝功能损害均不重，临床上仅有轻度食欲不振、乏力、肝肿大疼痛和触痛，偶有脾肿大，病程持续数月或数年，预后良好。

(2) 慢性活动性肝炎：以乙型肝炎多见。病程持续1年以上。症状、体征及肝功能异常均较明显。表现为乏力、食欲差、腹胀、肝区痛，肝肿大、质硬，脾肿大，有轻度出血倾向。有时也可出现黄疸，皮肤发黑，有蜘蛛痣和肝掌。部分病人可发展成肝硬化或肝癌。

3. 重症肝炎

(1) 急性重症肝炎：又称暴发型肝炎。起病急，病情发展迅速，除黄疸型肝炎症状加重外，表现为发热、乏力及明显的消化道症状，起病后10天内发生肝性脑病。皮肤、巩膜黄疸迅速加深，肝萎缩，出血倾向严重，肝功能损害显著，常在2～3周内死于脑水肿或脑疝等并发症。

(2) 亚急性重症肝炎：临床表现与急性重症肝炎相似，但较轻，病程较长，常达数周或数月。严重者亦可发生肝性脑病和肝肾综合征。部分病例经治疗后虽已恢复，但易发展为坏死后肝硬化。

(3) 慢性重症肝炎：在慢性活动性肝炎或肝硬化的基础上发生，临床表现与亚急性重症肝炎相似。同时又有慢性活动性肝炎或肝硬化的表现。

4. 淤胆型肝炎　此型临床上较少见。以梗阻性黄疸为主，表现乏力、皮肤搔痒、肝肿大、白陶土色大便等。除胆红素、碱性磷酸酶、胆固醇增高外，其他肝功能接近正常。黄疸可持续数月至一年以上，大多数病人可恢复，少数能发展为胆汁性肝硬化。

5. 小儿肝炎　因小儿机体各系统发育尚未成熟，对外界变化的适应能力差，患病毒性肝炎的发病率高，症状比成人轻，恢复快，预后好。以甲型肝炎多见。1岁以下婴儿患病毒性肝炎后易发生肝功能衰竭，死亡率高。

【实验室及其他检查】

1. 血象　急性肝炎时白细胞总数正常或稍高，淋巴细胞相对增多，偶见异常淋巴细胞。急性重症肝炎时，白细胞总数及分类中性粒细胞数均显著增高。有DIC时，血小板明显下降。

2. 肝功能检查

(1) 血清酶测定

1) 血清丙氨酸转氨酶（ALT）测定：此酶是反映肝细胞损伤最敏感的指标之一，阳性率可达80%～100%，虽特异性不高，但其值大于正常4倍以上对病毒性肝炎诊断有一定价值。如果病毒性肝炎时胆红素进行性升高，而ALT不增高或下降，为严重肝损害的表现。

2) 碱性磷酸酶与γ-谷氨酰转肽酶测定：在伴有黄疸的急、慢性型肝炎时（有梗阻性黄疸），此两种酶均增高。

3) 胆碱脂酶测定：重症肝炎时，此酶活力明显降低，对病毒性肝炎的预后有重要参考价值。

4) 单氨氧化酶测定：在急性肝炎时明显升高，慢性活动性肝炎时此酶也升高，此酶对病毒性肝炎的诊断和预后的判断有一定价值。

(2) 蛋白质代谢功能试验：肝细胞有广泛损害时，蛋白质代谢有质与量的改变。慢性活动性肝炎和肝硬化时，血浆白蛋白明显降低，球蛋白升高，白/球蛋白比例倒置。在慢性肝炎时，血浆白蛋白浓度是判断预后的重要指标之一。丙种球蛋白和 IgG 增高，有助于慢性活动性肝炎的诊断。

(3) 色素代谢功能试验：尿胆红素、尿胆原、血总胆红素及直接胆红素测定，有助于肝炎的诊断。

(4) 其他：凝血酶原时间测定有助于重症肝炎的诊断。胆固醇测定在重症肝炎时如明显降低，预后不良。

3. 免疫学检查

(1) HAAg 和抗-HAV 测定：用免疫电镜查粪便中的 HAAg。用放射免疫（RIA）或酶标法（ELISA）测血清中的抗-HAV，如果为 IgM 型，系现症病人，如果为 IgG 型，系过去感染。

(2) 乙型肝炎抗原及抗体检查

1) HBsAg 和抗-HBs 检查：如果血清中 HBsAg 阳性，说明有 HBV 感染存在；如果病程中 HBsAg 由阴性转为阳性，对乙型肝炎的诊断价值较大。常用 ELISA 法和 RIA 法检测。

2) 抗-HBc 检查：血中抗-HBc 阳性，说明体内有 HBV 复制。IgM 型抗体阳性是现症病人。检测法同前。

3) HBeAg 和抗-HBe 检查：HBeAg 对判定病人传染性和预后价值较大。用 ELISA 法和 RIA 法检测。

4) 血清 DNA 多聚酶检查（DNA-P）：对乙型肝炎的诊断和预后有价值。

(3) HCV RNA 和抗-HC-IgM 检查　用 ELISA 和 RIA 法检测血中抗-HC-IgM。HCV RNA 用聚合酶链反应（PCR）检测，协助诊断。

(4) HDAg、HDV RNA 和抗-HD 检查

1) 常用 ELISA 和 RIA 法测血中抗-HD-IgM 和 IgG。如果 IgM 阳性，可作为识别 HDV 感染的依据。慢性进行性丁型肝炎时，抗-HD-IgM 滴度增高。抗-HD -IgM 一过性升高者多为联合感染，持续增高为重叠感染。

2) 分子杂交法：用于检测血清和肝脏的 HDV RNA。此法敏感性高，阳性表明有传染性，能检出病原携带者，对流行病学研究有价值。

(5) HEAg 和抗-HE-IgM、IgG 检测：用 ELISA 法和免疫电镜检测病人粪便中的 HEV 和血清中的抗-HE-IgM 以协助戊型肝炎的诊断。

(6) 人体免疫功能测定：检测人体的特异性及非特异性免疫功能，协助病毒性肝炎的诊断和治疗。

4. 其他　可用 B 超、CT 和肝活组织检查等方法了解肝脏情况，以利病毒性肝炎的诊治。

【诊断】

根据流行病学资料，临床表现和实验室检查，在排除其他有关疾病后即可诊断本病。但应结合病原学检测进行分型以利治疗。

【治疗】

目前尚无特效疗法，故采用综合疗法，例如休息、合理营养、药物治疗等。

1．急性肝炎的治疗　急性肝炎是一种自限性疾病，经过适当休息和合理的营养，绝大多数病人能恢复健康。如症状重者可给予高渗葡萄糖溶液、维生素C和葡醛内酯（肝泰乐）等药物治疗，或用中药治疗。

2．慢性肝炎的治疗　慢性迁延性肝炎毋需特殊治疗，病情多数稳定，可适当参加劳动，但应劳逸结合。除禁酒外，饮食中应富含维生素和充足的蛋白质。所谓保肝药无肯定疗效，多用反会增加肝脏负担。凡能引起肝脏损害的药物均属禁忌。慢性活动性肝炎因其病程变化无常，治疗方法也较多样，目前认为早治为佳。首先应休息，给予足够的蛋白质、热量和维生素，禁酒。药物治疗：①对有病毒复制者，用抗病毒药物，如干扰素、阿糖腺苷等。②免疫抑制剂：适用于有自身免疫者如泼尼松和氢化泼尼松等。③免疫促进剂：免疫核糖核酸、胸腺肽、猪苓多糖等。④改善肝细胞功能的药物：维生素类、ATP、阿卡明等。

3．淤胆型肝炎的治疗　除按上述急性肝炎治疗外，应加用激素。

4．重症肝炎的治疗　目前仍在研究中。主要是积极防治急、慢性肝炎，避免转成重症。如果已发生重症肝炎，应绝对卧床休息，供给足够的热量，维持水、电解质和酸碱平衡。如发生肝性脑病、消化道出血、DIC、肝肾综合征和脑水肿时，应采用相应措施进行救治。

第九节　伤寒与副伤寒

伤寒是由伤寒杆菌引起的急性肠道传染病。临床上以持续发热、全身中毒症状、相对缓脉、玫瑰疹、肝脾肿大和白细胞减少等为特征。

副伤寒是由副伤寒甲、乙、丙三种沙门菌引起的急性肠道传染病。其流行病学、发病机制、临床表现、诊断、治疗和预防与伤寒基本相似，二者鉴别靠细菌培养和血清学检查。本节重点介绍伤寒。

【病原学】

伤寒杆菌是沙门菌属中的D族，革兰染色阴性菌。有鞭毛、能运动，在普通培养基上能生长，在含胆汁的培养基上生长旺盛。它有三种抗原结构：菌体抗原（O抗原）、鞭毛抗原（H抗原）和表面抗原（Vi抗原）。这三种抗原均能刺激机体产生相应抗体。伤寒杆菌不产生外毒素，但菌体裂解时能释放强烈的内毒素，是致病的主要因素。

伤寒杆菌在自然环境中生活力较强，耐低温，在冰冻环境中能生存数月。对光、热、干燥、一般消毒剂和酸敏感，日光直射数小时或加热60℃30分钟或煮沸即被杀灭。

【流行病学】

1．传染源　本病的传染源是病人和带菌者。病人从潜伏期末即可排菌，病后2～4周内传染性最强。恢复期中部分病人仍可排菌，少数病人可成为慢性带菌者，个别病例可终生带菌，这在流行病学上有重要意义。

2．传播途径　伤寒杆菌可通过污染的水、食物、餐具，日常生活接触，苍蝇和蟑螂等为媒介经口进入机体致病。

3．人群的易感性　人对本病普遍易感，病愈后能获得持久的免疫力。伤寒与副伤寒之间无交叉免疫性。

4．流行特征　本病全年均可发生，但以夏秋季多见。病人多为青壮年。分布地区较广，以温、热带地区多见。卫生条件差的地区及集体工地，如果防疫不力和水源污染等易引起本病暴发流行。

【预防】

1．管理传染源　对病人应及早隔离治疗。对带菌者必须彻底治疗，特别是饮食、供水、食品加工厂、保育行业等单位的带菌者，除治疗外，还应调整工作。

2．切断传播途径　积极开展卫生宣传教育，搞好“三管二灭”（粪便、水源、饮食的卫生管理；消灭苍蝇和蟑螂），养成良好的卫生习惯等，是预防本病的关键。

3．保护易感人群　普遍接种伤寒、副伤寒菌苗，提高人群的免疫能力。

【发病机制与病理】

伤寒杆菌进入消化道后，部分未被胃酸杀灭的病菌，穿过小肠粘膜，在回肠下端的集合淋巴结、孤立淋巴结和肠系膜淋巴结内繁殖，并致敏肠道淋巴结，经肝门静脉或胸导管入血，形成第1次菌血症，此时无症状。病菌随血流进入全身单核巨噬细胞系统内继续大量繁殖，再次入血，引起第2次严重菌血症，释放内毒素引起全身中毒症状。进入胆道的伤寒杆菌，在胆囊内繁殖，随胆汁进入肠道。经肠壁使已致敏的肠道淋巴组织产生严重炎症反应，加重肠道病变。随着病程进展，机体免疫力增强，病菌被消灭，病人康复。但有极少数病人，病愈后因胆囊长期带菌，成为慢性带菌者。

伤寒的病理变化主要为全身单核吞噬细胞系统的增生及炎性病变。以肠道淋巴组织，肠系膜淋巴结，肝、脾和骨髓等处病变最显著，按肠道病变发展过程分为四期：髓样肿胀期、坏死期、溃疡期和愈合期，每期约1周。

【临床表现】

1．典型伤寒表现　潜伏期3～35天，一般为10～14天。

（1）发病初期（即病程的第1周）：起病多缓慢，体温呈梯形上升，1周内可达40℃左右。并伴有畏寒、头痛、乏力、食欲减退、腹胀和腹泻等。右下腹有轻压痛。

（2）极期（病程的2～3周）：此期出现伤寒的典型表现，高热不退，呈稽留热型。全身中毒症状重，以神经系统和循环系统症状最显著，例如病人反应迟钝，表情淡漠，听觉减退，重者有谵妄、昏睡、昏迷等表现。相对缓脉是本病特征之一。有时可出现循环衰竭。

（3）缓解期（病程的3～4周）：多数病人经过顺利，体温呈弛张热型并开始下降，其他症状也随之缓解。少数病人因全身衰弱常发生并发症。

（4）恢复期：病程第4周末开始，体温恢复正常，症状逐渐消失，1月左右康复。

2．非典型伤寒表现

（1）轻型：较多见，病情较轻，病程短，多无明显全身中毒症状，易漏诊，但在流行病学上有较重要意义。

（2）迁延型：由于人体免疫功能低下，发热持续不退，迁延数周或数月，其他症状轻，多见于伤寒合并血吸虫病的病人。

（3）逍遥型：此型毒血症状极轻，仍能照常工作，可因突发肠出血或肠穿孔而被发现。

（4）暴发型：此型起病急，症状凶险而复杂，有严重毒血症，例如高热、畏寒、腹痛腹泻、谵妄昏迷、中毒性心肌炎、休克等。如不及时救治，可危及生命。多见于感染重和免疫力差者。

(5) 顿挫型：此型初起病重，似典型伤寒，但恢复快，1 周左右自愈。多见于儿童和有部分免疫力的人。

3．副伤寒的临床表现

(1) 副伤寒甲、乙表现：症状似伤寒，但病程短，病情较轻。潜伏期约 8～10 天，起病急，部分病例可先有胃肠道症状，2～3 天后胃肠道症状消失，出现发热等伤寒样症状，毒血症状较轻，肠道病变少而浅表，很少发生肠出血与穿孔。皮疹出现比伤寒早而多，色较深。

(2) 副伤寒丙表现：临床表现复杂，常见有三个临床类型：①肠热症型（伤寒型）：表现与副伤寒甲、乙相同。②急性胃肠炎型：主要以发热、呕吐、腹痛、腹泻等消化道症状为主，病程 2～5 天。③败血症型：多在菌血症的基础上发展为脓毒血症。全身多处组织和器官均能发生化脓性病变，但以肺、骨和关节的化脓性感染多见。此型病情严重，如治疗不及时，预后差。

【并发症】

1．肠出血　最常见。多发生于病程的 2～4 周。系肠壁发生溃疡所致，出血量多少不等，严重者可导致失血性休克。

2．肠穿孔　为最严重的并发症。多发生于病程的第 3 周，穿孔部位多在回肠末端，系溃疡深达肠壁全层所致，表现为腹膜炎的症状与体征，死亡率较高。

3．中毒性心肌炎　是常见并发症。多发生于病程的 2～3 周，由严重毒血症所致，除有心肌炎的表现外，心电图也有相应改变。

【实验室检查】

1．血象　白细胞减少或正常，多为 $3\sim5\times10^{9}/L$，分类中性粒细胞减少，单核细胞增多，嗜酸性粒细胞减少或消失。动态观察嗜酸性粒细胞的变化，对伤寒的诊断和预后的判断有一定参考意义。

2．细菌学检查　血培养在病程第 1 周阳性率高。必要时做骨髓培养，阳性率比血培养高，可达 90%。粪便培养早期阳性率低，3～4 周可高达 20%～60%。尿培养早期多为阴性，3～4 周时阳性率约为 25%。有时也可做玫瑰疹培养，但不列为常规检查。

3．肥达试验　第 1 周末出现阳性，第 3～4 周阳性率达 90%。“0” 抗体 1∶80，“H” 抗体 1∶160 以上有诊断意义。副伤寒甲、乙、丙鞭毛抗原凝集效价在 1∶80 以上有意义。

4．其他免疫检查　患伤寒时，免疫球蛋白 IgG、IgM、IgA 均增高，恢复期均降至正常。如果 IgG 和 IgA 持续不降，提示可能成为带菌状态。伤寒复发时 IgM 等又可升高。

【诊断】

本病的诊断主要根据临床表现和实验室检查，流行病学资料可供参考。

【治疗】

1．一般治疗　对病人行肠道隔离，给予高热量、易消化和少渣食物，注意休息与护理。

2．病原治疗　首选氯霉素 0.5g，4 次/d，疗程 2～3 周。治疗期间密切观察血象。

此外，还可用诺氟沙星（氟哌酸）、复方磺胺甲噁唑（复方新诺明）、氨苄西林钠（氨苄青霉素）、阿莫西林（羟氨苄青霉素）等。对慢性带菌者一般用氨苄西林钠 0.75～1.5g，4 次/d，加用丙磺舒 1～1.5g/d，疗程 4 周。也可用诺氟沙星等。如内科治疗无效，可行胆囊切除。

3. 并发症治疗　肠出血应绝对卧床休息，禁食，静脉补液或输血，口服或注射止血药，必要时手术治疗。肠穿孔应早期手术治疗，同时应用有效抗生素控制感染。中毒性心肌炎时，除病原治疗外，按心血管病治疗。

第十节　细菌性痢疾

细菌性痢疾简称“菌痢”，是由痢疾杆菌引起的肠道传染病。

【病原学】

痢疾杆菌属肠杆菌科志贺菌属革兰阴性短杆菌，通称痢疾杆菌。根据生化反应及抗原特性分为 A（痢疾志贺菌）、B（福氏志贺菌）、C（鲍氏志贺菌）和 D（宋内志贺菌）等四大群。痢疾杆菌对外界的抵抗力以宋内志贺菌最强，痢疾志贺菌最弱。但均不耐热和干燥，在日光直射下半小时即死亡。对普通消毒剂敏感，易被杀灭。对寒冷耐受性高，在阴暗、潮湿和冰冻下能生存 1～2 月。在水果、蔬菜上能生存 10 天。痢疾杆菌裂解后能释放出内毒素，痢疾志贺菌能产生较强的具有细胞毒性、神经毒性和肠毒性的外毒素。

【流行病学】

1. 传染源　病人和带菌者是本病的传染源。

2. 传播途径　主要经被痢疾杆菌直接或间接污染的食物、饮水、食具和手等入口感染。

3. 人群的易感性　人对本病普遍易感，病愈后可获得短暂免疫，由于群和型之间无交叉免疫，故可反复感染患病。

4. 流行特征　本病全年均可发生，以夏秋季多见，多为散发，儿童和青壮年发病率较高。偶因食物或水源污染而暴发流行。

【预防】

1. 控制传染源　治疗、隔离病人和带菌者是控制本病流行的关键。

2. 切断传播途径　主要是搞好环境卫生、饮食卫生和个人卫生。做到“三管二灭”和“四不吃”(不吃生冷蔬菜、饮食，不吃不洁瓜果，不吃腐败变质食物，不吃未经处理的饭菜)。

3. 保护易感人群　目前无理想的菌苗，故以增强体质，提高人群免疫力为主。

【发病机制与病理】

痢疾杆菌经口进入消化道后，未被胃酸杀灭的细菌，进入肠道，在肠粘膜上皮细胞和固有层内繁殖，释放出内毒素入血引起发热等全身中毒症状。与此同时，细菌繁殖引起局部肠粘膜炎症，上皮细胞变性、坏死、脱落，形成浅表溃疡，故临床上有腹痛、腹泻和脓血便。中毒性菌痢的发生，主要是机体对细菌毒素呈异常强烈反应而发生的急性微循环障碍。

细菌性痢疾的病变累及整个结肠，以乙状结肠和直肠最重。急性菌痢表现为肠粘膜弥漫性充血、水肿、渗出，并有广泛浅表溃疡。慢性菌痢表现为粘膜水肿、增厚，溃疡长期不能修复，可形成息肉或瘢痕。中毒性菌痢病变主要为大脑、脑干和其他脏器弥漫充血和水肿，肠粘膜炎症较轻。

【临床表现】

潜伏期数小时至7天，通常1～3天。本病分二类六型。

1．急性菌痢　主要表现为全身中毒症状和肠道症状。

(1) 普通型（典型）：起病急，畏寒、发热、全身不适、食欲差，继而出现腹痛与腹泻（10～20次/d），排少量粘液脓血便，伴里急后重。左下腹压痛明显，肠鸣音亢进。重病病人大便次数多达30次/d以上，甚至失禁。常伴失水、酸中毒、电解质平衡紊乱，神志模糊和循环障碍。本型自然病程约1～2周。多数能缓解或自愈，少数转为慢性。

(2) 轻型：全身中毒症状多不明显，体温稍高或正常，腹痛腹泻较轻，里急后重不明显，大便3～5次/d，上有粘液，可无脓血。病程约3～7天，不治自愈，也可转为慢性。

(3) 中毒型：多发生于婴幼儿。临床上以严重毒血症状为主，表现为突起高热，反复惊厥，不同程度意识障碍，迅速出现休克和呼吸衰竭，肠道症状多不明显或较轻。往往需直肠拭子或灌肠采取标本才能发现脓血便。根据临床特点分为三型：

1) 休克型（周围循环衰竭型）：以感染性休克为主要表现。早期微循环障碍出现面色苍白、四肢厥冷、脉细数、血压正常或稍低。晚期由于微循环淤血、缺氧则出现唇甲紫绀、血压下降甚至测不出，少尿或无尿，昏迷等。

2) 脑型（呼吸衰竭型）：是脑缺氧、脑水肿引起的症状。早期为剧烈头痛、呕吐、嗜睡或惊厥，晚期出现昏迷、脑疝的表现和呼吸衰竭等。

3) 混合型：此型最严重，具有上述二型的综合表现。

2．慢性菌痢　凡病程超过2月以上即为慢性。临床上分三型：

(1) 慢性迁延型：有急性菌痢史，长期迁延不愈。临床上有不同程度的痢疾症状，粪便成形或较稀，常带粘液和脓血，左下腹压痛等。

(2) 慢性隐匿型：一年内有痢疾史，无任何临床症状，乙状结肠镜检查有菌痢的表现，粪便培养痢疾杆菌阳性。此型为菌痢的重要传染源。

(3) 急性发作型：有慢性菌痢史，常因饮食不节、受凉、过劳等因素引起急性发作，表现为急性菌痢的症状和体征。

【实验室及其他检查】

1．血象　急性期白细胞总数和中性粒细胞明显增高。慢性病人可有轻度贫血。

2．粪便检查　典型菌痢粪便量少，有粘液脓血，镜检可见大量脓细胞、红细胞，如发现巨噬细胞更有助于诊断。粪便培养痢疾杆菌阳性是确诊的依据。

3．免疫学检查　多用荧光抗体染色法、玻片固相抗体吸附免疫荧光技术、对流免疫电泳等对菌痢早期诊断有价值。

4．乙状结肠镜检查　用于慢性菌痢与其他肠道病鉴别，但应慎用。

5．X线钡剂灌肠检查　多用于慢性菌痢的诊断。

【诊断与鉴别诊断】

1．诊断　本病根据流行病学资料，临床表现、粪便检查，尤其是粪便培养痢疾杆菌阳性，即可作出诊断。

2．鉴别诊断　由于菌痢的表现形式较多，应与以下疾病鉴别：

(1) 急性菌痢与急性阿米巴痢疾、急性肠炎、消化不良性腹泻、细菌性食物中毒等鉴别：主要是通过实验室检查加以鉴别。

(2) 中毒性菌痢应与乙脑和败血症鉴别：主要有赖于病原学检查。

(3) 慢性菌痢应与慢性阿米巴痢疾、慢性血吸虫病、结肠癌和直肠癌鉴别：主要依靠病原学检查和流行病学调查。

(4) 溃疡性结肠炎：本病虽有粘液脓血便和里急后重等表现，但实验室检查无病原体，主要靠结肠镜检查进行鉴别。

【治疗】

1．一般治疗　休息、肠道隔离、给予营养丰富易消化的食物。如有失水可酌情补液。腹痛者可给予解痉剂。

2．病原治疗　根据药物敏感试验选择用药。目前常用诺氟沙星（氟哌酸）0.2g，3～4次/d，如加用甲氧苄氨嘧啶（TMP）0.2g，2次/d，效果更佳，疗程1周。慢性菌痢可适当延长疗程。持续排菌者，按药物敏感试验选择药物交替使用2～3个疗程。此外还可用吡哌酸、复方磺胺甲噁唑（复方新诺明）、呋喃唑酮（痢特灵）、黄连素等药物治疗。

中毒性菌痢除病原治疗外，还应针对神经系统症状和循环障碍，采用综合性救治措施。

第十一节　霍　乱

霍乱是由霍乱弧菌引起的烈性肠道传染病。临床上以剧烈呕吐、严重脱水、肌肉痉挛和周围循环衰竭等为特征。是我国法定的甲类传染病。

【病原学】

霍乱弧菌属革兰染色阴性菌，菌体呈弧形或逗点状，末端有一根鞭毛，活动力强，在碱性培养基上易生长。有两个生物型：即古典生物型和爱尔托（El Tor）生物型。霍乱弧菌能产生三种毒素：即Ⅰ型毒素（内毒素）、Ⅱ型毒素（外毒素或肠毒素）、Ⅲ型毒素。只有内、外毒素才有致病作用。

霍乱弧菌在外界环境中存活力爱尔托型比古典生物型强。在鲜鱼、鲜肉和贝壳类食品上弧菌可存活1～2周，在蔬菜、水果上可存活1周左右。霍乱弧菌对干燥、日光、热、酸及一般消毒剂均很敏感，煮沸后立即被杀灭，日光直射1～2小时和常用消毒剂均能将其杀灭。

【流行病学】

1．传染源　病人和带菌者是本病的传染源。其中轻型病人，隐性感染者和恢复期带菌者作为传染源的意义更大。

2．传播途径　霍乱弧菌经水、食物和日常生活接触和以苍蝇为媒介传播。水和食物被病原体污染可引起暴发流行。

3．人群易感性　人类对本病普遍易感，病后能产生抗菌抗体和抗毒抗体，但持续时间短暂。

4．流行特征　霍乱在某些国家具有地方性流行（例如印度恒河三角洲、印度尼西亚的西伯里岛，历次世界大流行都是由上述地区传播的），这种地方性流行与社会因素、自然因素关系密切。我国历次霍乱流行皆从国外传入。本病全年均可发生，多见于夏秋季。港湾工人、渔民、船员发病率较高。

【预防】

1．管理传染源　①建立和健全各级防疫机构和加强疫情报告。发现病人应做到早报告、早隔离、早治疗。②严格实行国境、海港、航空检疫。发现病人或疑似病人应予隔离诊治。交通工具应消毒，接触病人者应留检5天。

2．切断传播途径　①做好"三管二灭"，养成良好的卫生习惯。②消灭疫源地，防止扩散，划定疫点和疫区进行检疫。

3．保护易感人群　重点地区和人群，应有计划地进行预防接种。

【发病机制与病理】

霍乱弧菌经口入胃，未被杀灭的弧菌进入小肠迅速繁殖，产生大量肠毒素。肠毒素激活肠上皮细胞膜中的腺苷酸环化酶，使三磷酸腺苷转化为环磷酸腺苷。环磷酸腺苷浓度增加，促进细胞内一系列酶反应的进行，使细胞分泌增强，产生大量肠液，造成剧烈腹泻。因胆汁分泌减少，且渗出液中有大量剥脱的粘膜细胞、白蛋白、水和粘液，形成"米泔水样"大便，内含大量霍乱弧菌。由于大量泻吐，丢失大量水和电解质，故出现严重脱水，低血容量休克，肌肉痉挛，低钠、低钾和低钙。由于循环衰竭，肾血流量减少，加之毒素影响，可使肾功能严重受损以致衰竭。

主要病理变化为严重脱水引起的一系列改变。死者迅速发生尸僵，皮肤干燥，皮下组织及肌肉极度干瘪。肠腔内有"米泔水样"液体。心、肝、脾缩小，肾脏浊肿、变性及出血，其他内脏也有类似变化。

【临床表现】

霍乱按脱水程度分为轻、中、重及暴发四型。潜伏期一般为1～3天，短者数小时，长者7天。大多数起病突然，部分病人有头昏、乏力、腹胀、腹泻等前驱症状。

1．中型（典型）　病程发展分三期。

（1）泻吐期：病人起病为突然剧烈腹泻，次数频繁，甚至无法计数，但无腹痛和里急后重。粪便初呈黄稀状，继而呈"米泔水样"，无臭，量多。少数病人可排洗肉水样大便。呕吐常发生于数次腹泻后，无恶心，呈喷射状。呕吐物初为胃内容物，后为"米泔水"样。病程数小时至2天。

（2）脱水期：剧烈泻吐后，病人呈不同程度失水。轻者表现为皮肤弹性差，口唇干燥，眼窝凹陷等。重者出现"霍乱面容"（即眼球下陷、两颊内凹、声嘶及表情呆滞），由于失水和电解质紊乱引起痉挛性肌痛和循环衰竭，如不及时抢救可于数小时内死亡。病程数小时至2～3天。

（3）恢复期（反应期）：泻吐停止，大多数病人进入恢复期。体温、脉搏及血压恢复正常。少数病人可出现反应性发热。

2．轻型　仅有轻度腹泻，一般不超过10次/d，无"米泔水"样便及明显脱水征，血压、脉搏正常，尿略少。

3．重型　病人极度衰弱或神志不清，严重脱水及休克，可于典型症状出现后迅速死亡。

4．暴发型　亦称“干性霍乱”，极少见。病人于发病数小时后，尚未泻吐即死于循环衰竭。

【实验室检查】

1．血液检查　由于脱水、血浓缩，红细胞数及血红蛋白相对增高，血浆比重和红细胞压积增高。白细胞总数明显增高，分类以中性粒细胞和单核细胞升高为主。血生化检查可有血清钾、钠、氯化物降低。尿素氮增加。CO_2 结合力降低。

2．尿液检查　可有蛋白、红细胞及管型。

3．细菌学检查　主要从粪便及呕吐物中检出霍乱弧菌。常用泻吐物直接涂片或悬滴镜检易查到致病菌。还可用碱性蛋白胨水增菌培养鉴定和分型。

4．血清学检查　取病人双份血清检测特异性抗体，凡效价增高4倍以上，或单份血清抗体效价1：100以上，有诊断价值。但注射过菌苗者须达1∶200以上才有诊断意义。

【诊断】

具有下列三项之一者即可确诊：①凡有腹泻、呕吐等症状，粪便培养霍乱弧菌阳性者。②霍乱流行期间，在疫区内凡有霍乱之典型症状，虽粪便培养阴性，但无其他原因可查者。③在霍乱流行期间，与确诊病人密切接触并于5天内出现腹泻症状者。

【治疗】

补液是治疗本病的根本措施。

1．补液疗法　合理补液和补充电解质是治疗本病的关键。应根据病情轻重、脱水程度选择液体。补液的原则是：早期、快速、足量，先盐后糖，先快后慢，纠酸（酸中毒）补钾。重型病人需静脉补液。轻、中型病人可口服补液。

2．病原治疗　是治疗霍乱的重要辅助手段。有助于减轻腹泻、缩短病程和排菌时间。常用药为：多西环素（强力霉素），200mg，2次/d，或吡哌酸、诺氟沙星（氟哌酸）、复方磺胺甲噁唑（复方新诺明）等。疗程5~7天。

3．对症治疗　有心衰者，可用洋地黄制剂，行抗心衰治疗。有肌肉痉挛者，可静脉注射10%葡萄糖酸钙10～20ml。若有肾功能不全，在纠正脱水后仍不好转，可做人工肾和腹膜透析。

第十二节　流行性乙型脑炎

流行性乙型脑炎简称“乙脑”，是由乙脑病毒引起的急性中枢神经系统传染病。临床上以高热、惊厥、呼吸衰竭、意识障碍和脑膜刺激征为特征。儿童发病率较高。

【病原学】

乙脑病毒属虫媒病毒B组，形态结构属披盖病毒科，黄病毒属。病毒分为核心、套膜和刺突三部分。核心为单股RNA，套膜成分为脂蛋白，刺突成分为糖蛋白，含血凝素能与红细胞凝集。乙脑病毒对外界的抵抗力不强，易被热和常用消毒剂杀灭，但耐低温和干燥。

乙脑病毒的抗原性比较稳定，人和动物感染后可产生补体结合抗体、血凝抑制抗体及中和抗体。

【流行病学】

1．传染源　乙脑是人畜共患传染病，因此受乙脑病毒感染的家禽、家畜、野生动物和人均为传染源，但猪是主要的传染源。人作为传染源的意义不大。据报道蝙蝠、蛇、蜥蜴和候鸟是乙脑病毒的保存宿主。

2．传播途径　蚊是本病的传播媒介不是保存宿主。通过叮咬传播本病。

3．人群的易感性　人对本病普遍易感。但感染后仅少数人发病。感染后可获得持久免疫力。

4．流行特征　本病流行有严格的季节性，发生时间为每年的7～9月。可发生于任何年龄，但在流行区儿童发病率较高。由于感染乙脑病毒后绝大多数为隐性感染，故发病呈高度散在性。

【预防】

1．管理传染源　因本病的主要传染源是家禽和家畜，故应对动物加强管理进行疫苗接种。人感染后只在病程早期有传染性，故应在流行期对疑似病人做到早隔离治疗。

2．切断传播途径　灭蚊、防蚊是预防本病的重要措施。

3．保护易感人群　对6月～12岁儿童在流行季节前接种乙脑疫苗。注意接种时不能与伤寒，副伤寒甲、乙三联疫苗同时注射。有中枢神经系统疾患和慢性酒精中毒者禁用。

【临床表现】

潜伏期为4～21天，一般为10～14天。

1．典型临床经过

(1) 初期：起病急、体温1～2天内逐渐升高达39～40℃。并伴恶心、呕吐和头痛。患者疲乏或嗜睡。小儿可有呼吸道和肠道症状。此期约1～3天。

(2) 极期：上述症状加重，持续高热，多为稽留热，可有昏迷、惊厥、抽搐等不同程度的意识障碍、瘫痪等神经损害和颅内压升高表现。脑膜刺激征阳性，严重可因呼吸衰竭而死亡。此期约4～7天。

(3) 恢复期　极期后1～2周体温逐渐下降，神志逐渐清醒，神经和精神症状好转。凡神经精神症状在半年未恢复者应视为后遗症。

2．临床类型　临床分型对乙脑的诊治很重要，根据病情轻重和神经系统损害分为四型：

(1) 轻型　体温在38℃左右，神志清楚，仅有轻度头痛、呕吐、嗜睡，无惊厥，可无（或有）脑膜刺激征。病程约1周。

(2) 普通型　体温39～40℃，上述症状加重，并有昏睡或浅昏迷，有惊厥和脑膜刺激征，恢复期可有神经精神症状。病程约1～2周。

(3) 重型　起病急，初期短而极期长，体温迅速升高，剧烈头痛，随即昏迷，反复惊厥，部分病例可有后遗症。病程约2～4周。

(4) 极重型　来势凶险，体温骤升，可达41℃以上，迅速进入深昏迷，反复或持续惊厥，常在极期死于呼吸或循环衰竭或脑疝，幸存者常有严重后遗症。

【实验室检查】

1．血象　白细胞总数增高，多为$(10\sim20)\times10^9/L$，中性粒细胞80%以上，嗜酸性粒细胞减少。多数病人血沉增快。

2．脑脊液检查　压力增高，外观清亮，白细胞数增多在$(15\sim50)\times10^6/L$，少数近于正常。早期中性粒细胞偏高，后期以淋巴细胞为主。蛋白稍高，糖正常或稍高，氯化物正常、通常2～3周后脑脊液恢复正常。在病程1～2周内脑脊液天门冬氨酸氨基转移酶活性增高，提示脑组织损害严重，预后不佳。

3．血清免疫学检查

（1）补体结合试验：有高度敏感性和特异性，因抗体出现较迟，无早期诊断价值，阳性率在病程1、2、3、4周分别为10％、40％、70％、90％，持续1年。多用于流行病学调查。

（2）血凝抑制试验：抗体出现较早，病程第2周达60％～70％，5～6个月下降，可持续数年。但应除外假阳性。多用于流行病学调查和回顾性诊断。

（3）中和试验：病程第2周起出现阳性，可持续5～15年。多用于流行病学调查和回顾性诊断。

（4）乙脑抗体IgM检测：多数病人于病程4～8天出现阳性，2～3周达高峰，用于早期诊断。

【诊断与鉴别诊断】

在流行季节，病人突起高热，剧烈头痛、呕吐、意识障碍、抽搐，并有脑膜刺激征和其他脑实质损害症状，结合血和脑脊液检查即可诊断。但应与下列疾病相鉴别：

1．中毒型菌痢　本病起病比乙脑急，突然发热、抽搐，并有中毒性休克的表现，脑脊液检查正常，肛门拭子取粪检查有大量脓细胞。

2．化脓性脑膜炎　本病脑膜刺激征明显，脑脊液检查及病原学检查有助于鉴别。

3．结核性脑膜炎　本病无季节性，起病慢，多有结核病史或接触史。以脑膜刺激征为主，意识障碍较轻且出现迟，脑脊液检查找到结核菌，有助于诊断。

此外还应与其他病毒性脑炎、脑膜炎、钩端螺旋体病、脑型疟疾等鉴别，其鉴别点主要是病原学检查。

【治疗】

目前尚无特效疗法，主要采用中西医结合治疗、对症治疗，积极控制高热、惊厥和呼吸衰竭等。

1．一般治疗　隔离病人，加强护理，保证供给足够的液体和营养。

2．对症治疗

（1）高热的处理：采用以物理降温为主的综合性降温措施。

（2）惊厥的处理：针对引起惊厥的病因进行综合治疗。

（3）呼吸衰竭的处理：根据引起呼吸衰竭的原因进行处理。例如保持呼吸道通畅，行气管切开，应用呼吸兴奋剂、人工呼吸机，纠正脑水肿等。

第十三节　疟　　疾

疟疾是疟原虫寄生于人体所引起的传染病。临床上以周期性定时发作的寒战、高热和大汗为特征。

【病原学】

寄生于人体的疟原虫有四种：间日疟原虫、恶性疟原虫、三日疟原虫和卵形疟原虫。它们分别引起间日疟、恶性疟、三日疟和卵形疟。

上述四种疟原虫的生活史基本相同，在生长发育过程中分人体和蚊体发育二个阶段，并需两个宿主。人是中间宿主，蚊是终末宿主。

1．疟原虫在人体内的发育分二期：

(1) 红细胞外期：当体内含有成熟疟原虫子孢子的雌性按蚊刺吸人血时，其子孢子随唾液进入人体末梢血液，约经半小时后子孢子随唾液进入肝细胞裂体增殖，其中速发型子孢子先发育成熟使肝细胞破裂，逸出大量裂殖子，进入红细胞内，引起疟疾初发，迟发型子孢子发育时间较长（约需6月以上），然后再进入红细胞，再次引起疟疾发作。

(2) 红细胞内期：从肝细胞释放出的裂殖子侵入红细胞，在红细胞内发育胀破红细胞入血液。一部分被吞噬细胞吞噬，剩余的又侵入新的红细胞进行增殖。周而复始数次后发育成雌雄配子体（标志传染期开始）。

2．疟原虫在蚊体内的发育　当按蚊叮咬有两性配子体的病人和携带者时，配子体随血流进入蚊体，在蚊体内发育成子孢子进入蚊的唾液腺，伺机通过吸血“输入”人体。

【流行病学】

1．传染源　病人和带原虫者是本病的传染源。

2．传播途径　疟疾的传播媒介是雌性按蚊。我国主要的传疟按蚊有中华按蚊、微小按蚊、雷氏按蚊、大劣按蚊等四种。

偶有经输入带疟原虫的血液或使用被疟原虫污染的注射器而感染本病。如果孕妇患疟疾，疟原虫可通过胎盘进入胎儿体内引起本病。

3．人群的易感性　人对本病普遍易感。病后可获短暂的免疫力，疟原虫的种、株间无交叉免疫。

4．流行特征　疟疾主要流行于热带、亚热带地区，其次是温带。我国疟区分布较广，间日疟最多，其次是恶性疟和三日疟，卵形疟最少。本病有明显的季节性，夏秋季发病率高。

【预防】

1．控制传染源　隔离治疗疟疾病人和病原携带者。

2．切断传播途径　大力开展爱国卫生运动，防蚊、灭蚊是消灭疟疾的重要方法。

3．保护易感人群　因地制宜地采用各种防蚊叮咬措施。在高疟区疟疾流行季节，可进行全民性预防性服药，常用药为乙胺嘧啶和磷酸氯喹。

【发病机制与病理】

疟原虫进入肝细胞与红细胞内增殖时初无症状（潜伏期）。此期长短与疟原虫的种类、数量、机体的免疫力有关。当裂殖子、疟色素和代谢产物入血，引起变态反应，使体温调节中枢功能失调而出现寒战、高热，继而大汗和热退缓解等表现。这些表现随疟原虫在人体内的发育出现周期性发作。

疟疾的病理变化是由单核吞噬细胞系统增生所致。因间日疟原虫和三日疟原虫红细胞内期在外周血中进行，其病变主要在单核吞噬细胞系统。恶性疟原虫红细胞内期在内脏微血管内进行，所以内脏受损特别是脑损害严重。

1. 脾　急性期呈轻度肿大、充血，镜下见脾髓内有大量疟原虫和疟色素，疟疾反复发作后脾脏明显肿大，质较硬。因有大量疟色素沉着故切面呈青灰色。血管和血窦壁增生和大单核细胞浸润。

2. 肝　仅轻度肿大、充血、肝细胞混浊肿胀、变性，肝巨噬细胞大量增生，内含疟原虫和疟色素。

3. 脑　恶性疟脑型病人有脑组织水肿、充血或弥漫性小出血点，镜下见脑血管充血明显，内有疟原虫和疟色素。含疟原虫的红细胞常凝集成血栓，阻塞血管引起灶性坏死和环状出血。

严重病例肾、肺、心脏等组织都有充血和水肿，甚至出血坏死。

【临床表现】

1. 典型发作

(1) 间日疟：潜伏期短的约 11～25 天，平均 14 天，长的达 6～9 个月。病程经过分为：

1) 前驱期：部分病人有疲乏、头痛，肌肉酸痛，纳差等前驱症状。

2) 发冷期：突起畏寒、寒战、面色苍白、发绀，皮肤似鸡皮状，持续时间 10 分钟到 1～2 小时，体温迅速上升。

3) 发热期：寒战停止后，体温高达 40℃ 以上，结膜充血、颜面潮红、皮肤灼热、口渴、烦躁，严重者可有谵妄和抽搐等。常伴头痛，偶有恶心和呕吐。此期持续约 2～6 小时。

4) 出汗期：热退后大量出汗，症状开始减轻，体温降至正常或偏低。自觉症状好转，疲乏思睡。此期 1～5 小时。间日疟整个发作期 5～11 小时，然后隔 48 小时又发作，间隔期间无任何症状，能照常工作。如未经治疗，发作 5～7 次后，体内产生一定免疫力可暂停发作。但免疫力持续时间短，呈低密度疟原虫血症，常于 2～3 月后再发，此现象称为复发或“再燃”。

(2) 三日疟：表现与间日疟相似，只是间隔时间为 72 小时发作一次。此型较少见。

(3) 卵形疟：与间日疟相似，但症状较轻，容易自愈。此型极少见。

(4) 恶性疟：潜伏期为 6～27 天，起病急缓不一，热型不规则，每日或间日寒热发作，无明显缓解间隙。严重者可出现凶险发作，根据临床表现分四型：

1) 脑型或昏迷型：最严重，多见于儿童和初入疟区者。表现为发冷、高热、剧烈头痛、呕吐，继而谵妄、昏迷、抽搐、脑膜刺激征阳性等。严重者可死于脑水肿、脑疝和呼吸衰竭。

2) 超高热型：起病较急，高热达 41℃ 以上，病人呼吸急促、谵妄、继之昏迷等，可于数小时内死亡。

3) 厥冷型：病人全身软弱无力，很快进入虚脱状态。可能与肾上腺功能障碍有关，病人多死于循环衰竭。

4) 胃肠型：除有寒战、高热外，以腹泻为主，类似急性胃肠炎或痢疾。预后好，病死率低。

2. 其他症状和体征疟疾经多次发作后可出现脾肿大，轻度肝肿大和贫血的症状和体征。以恶性疟的贫血症状最严重。

【实验室检查】

1．血象　红细胞与血红蛋白降低，白细胞数正常或偏低，单核细胞相对增多。

2．疟原虫检查

(1) 血涂片（厚片或薄片）检查：多在寒热发作时采取标本易得阳性结果。厚血片检查比薄血片检查疟原虫的阳性率高。

(2) 骨髓涂片检查：阳性率比周围血象高，但不作常规检查。

3．血清学检查　多用于流行病学调查，常用的有荧光抗体试验，间接红细胞凝集试验和酶联免疫吸附试验等，其阳性率达90%。

【诊断】

一般根据流行病学资料，临床表现和实验室检查即可诊断。如根据临床表现怀疑疟疾，而实验室检查未找到疟原虫，可试用抗疟药行治疗性诊断。

【治疗】

1．一般治疗　发作期应休息，发冷时应保暖，发热时施以物理降温。恶心、呕吐或失水明显时应补液。贫血应给铁剂治疗，必要时考虑输血。

2．病因治疗　抗疟药的应用应越早越好。根据疟原虫的各个时期选用安全、有效、简便易行的药物。

(1) 常用药物：①用于控制疟疾发作的药物有重硫酸奎宁、磷酸氯喹、阿莫地喹（氨酚喹）、磷酸哌喹、盐酸甲氟喹、磷酸咯萘啶、青蒿素、磺胺类与TMP等。②用于控制复发和传播的药物有磷酸伯氨喹。③用于预防的药物有复方乙胺嘧啶。

(2) 治疗方法

1）间日疟：磷酸氯喹与磷酸伯氨喹联合应用。磷酸氯喹1.0g，即服，6小时后服0.5g，第2、3天各服0.5g。磷酸伯氨喹每日顿服22.5mg（基质），连服7～8天。

2）恶性疟：一般可用蒿甲醚首次240mg，肌内注射，第2天160mg，第3天80mg或用重硫酸奎宁1.8g/d，分次服用，疗程14天。

3）凶险发作：可用二盐酸奎宁0.5加入5%葡萄糖中4小时内静脉滴注，12小时后重复给药，清醒后改为口服。此外如高热昏迷者静脉输液的同时加氢化可的松；如有抽搐给镇静剂；有脑水肿和呼吸衰竭用脱水剂；有休克者予以抗休克治疗。

第十四节　狂　犬　病

狂犬病是由狂犬病毒引起的侵犯神经系统的自然疫源性疾病。临床表现为恐水、怕风、咽肌痉挛和进行性瘫痪等。因恐水症状最突出，故又名“恐水病”。病死率极高。

【病原学】

狂犬病毒是RNA病毒，属弹状病毒科，形状像子弹，对外界抵抗力不强，易被多数有机溶剂、氧化剂和表面活性物质（季胺化合物。肥皂和去垢剂等）灭活。也易被蛋白溶解酶、紫外线、酸、碱等灭活。对热敏感，加热100℃2分钟即灭活，能耐寒和干燥。

从病人和患病动物体内分离出的病毒称“街毒株”，毒力强，是本病的病原体，该病毒经系列传代后为“固定毒株”，毒力明显降低，仍有抗原性，可制成疫苗供预防用。

【流行病学】

1．传染源　主要是患狂犬病的犬，其次是狼、猫、狐等染病动物。国外有染病毒的吸血蝙蝠传播本病的报告。人传人的病例很少见。

2．传播途径　主要是病犬和其他患病动物咬伤人，将含病毒的唾液带入伤口传染；其次也可由染毒的唾液污染伤口或粘膜引起传染；偶可通过含病毒的气溶胶经呼吸道传染。

3．人群的易感性　人对本病普遍易感。感染后发病情况与咬伤的部位、程度、伤口处理和注射疫苗等有关。未注射疫苗者，发病率为10%～70%，已注射疫苗者发病率低于1%。

4．流行特征　本病为恒温动物的传染病，世界各地均有发生。农村高于城市，职业上接触动物机会多者（兽医、猎人和动物管理员等）发病率较高。

【预防】

本病尚无特效疗法，病死率极高，故预防是关键。

1．管理传染源　广泛开展卫生宣传教育，消灭野犬和狂犬，管制家犬。必须进行预防接种。隔离治疗病人。

2．伤口处理　对被狂犬或患狂犬病的动物咬伤者的伤口应及时处理，通常用20%肥皂水或0.1%新洁尔灭彻底清洗伤口半小时以上（以上二药不能合用）。然后涂搽70%酒精，在伤口底部和周围注射免疫血清，但伤口不能缝合或包扎。医护人员接触患者要戴口罩和乳胶手套。

3．预防接种　目前国内多用原代地鼠肾组织培养疫苗，对轻度咬伤者于0、7、14日各肌内注射2ml，重度咬伤者于0、3、7、14、30日各肌内注射2ml，可降低发病率。对高危人群可用人二倍体细胞疫苗于0、3、21日各肌内注射1ml，于注射后10天产生保护性抗体，此抗体可保持2～3年。

【发病机制与病理】

狂犬病毒有嗜神经的特性，人被患病动物咬伤后，病毒经伤口进入人体，先在局部或附近组织内增殖复制。如未被机体灭活，病毒则沿传入神经上行到中枢神经系统，主要侵犯小脑及脑干的神经细胞，然后再沿传出神经侵入各组织器官，尤以唾液腺等处含病毒多。由于中枢神经受损，表现为早期反射性兴奋增高，晚期出现各种瘫痪。

病理变化主要是急性弥漫性脑脊髓炎。镜检可见嗜酸性包涵体（即内基小体）是本病所特有的病理表现。对诊断本病有重要价值。

【临床表现】

本病潜伏期长短不一，大多在3月以上发病，少于15天发病者罕见，长者可达数年。典型病例临床经过分为三期。

1．前驱期　多数病人可有低热、头痛、食少、乏力、恶心、烦躁和恐惧不安等。对声、光、风等刺激敏感。此期持续2～4天。

2．兴奋期　病人逐渐进入兴奋状态，烦躁不安，极度恐惧，表情痛苦，有濒死感。体温可达39～40℃。此期典型症状是恐水，病人见水，闻水声，想到水或饮水时，即导致咽肌严重痉挛。由于咽肌严重痉挛和呼吸辅助肌痉挛可致呼吸困难，甚至窒息死亡。严重发作可发生疼痛性抽搐，与破伤风略相似，但无牙关紧闭。此外，由于植物神经功能亢进，可出大汗，心率增快，血压升高，流涎，瞳孔散大，对光反射迟钝等。本期病人神志大多清楚，绝少有咬人行为，但少数病人可有精神失常的表现。此期持续1～3天。

3．麻痹期　病人渐趋安静，痉挛停止，出现弛缓性瘫痪，体温随环境、温度变化。终因呼吸、循环衰竭而死亡，临终前可进入昏迷状态。此期持续6～18小时。

本病全程3～5天，超过10天者罕见。本病除上述典型病例外，还有非典型病例存在，表现为无兴奋期和恐水，而以高热、头痛、呕吐和咬伤部位神经痛开始，意识始终清楚，终因全身瘫痪而死亡。吸血蝙蝠咬伤引起本病也无兴奋和恐水，而以上行性瘫痪为主要表现。

【实验室检查】

1．血象及脑脊液　白细胞总数和中性粒细胞呈轻、中度增高。脑脊液呈无菌性脑膜炎改变，脑脊液压力正常或稍高。

2．病毒分离　用病人脑脊液、唾液做病毒分离，经中和试验可以确诊。

3．嗜酸性包涵体检查　用死者和咬人动物死后脑组织印压涂片染色，可见嗜酸性包涵体。

4．免疫学检查　目前多用酶联免疫技术测定病毒抗原，数小时内即出结果。

【诊断】

根据有被患狂犬病的犬或其他动物咬伤史，并结合典型的临床表现，如兴奋、狂躁、怕风、恐水、流涎和各种瘫痪等即能诊断。对非典型病例则需结合实验室检查加以确诊。

【治疗】

无特效疗法。凡被狂犬或患狂犬病的动物咬伤后，应立即处理伤口，行预防注射。一旦发病，应积极监护，把病人隔离在安静、光线弱的室内，减少各种刺激。采取一切措施保护患者的呼吸和循环功能。如有心动过速、心律失常和血压升高可用β受体阻滞剂或强心剂。对烦躁和高度兴奋者可用巴比妥类或地西泮（安定）镇静。为防止痉挛窒息可行气管切开。有脑水肿可用脱水剂。补充水、电解质及热量，纠正酸碱平衡失调等。

第十五节　性传播疾病

一、淋　病

淋病是由淋病奈瑟菌引起的泌尿生殖系统的急、慢性化脓性感染。主要通过性接触传染。也可经血循环传播到全身。是最常见的一种性传播疾病。

【病原学】

淋病奈瑟菌属革兰染色阴性细菌，呈肾形。在脓液标本涂片上见成对排列于中性粒细胞内。在体外不易生存，干燥、高温、低温和各种消毒剂均能将其杀灭。

【流行病学】

人对淋病奈瑟菌普遍易感。人是淋病奈瑟菌唯一天然宿主。故淋病患者和其带菌者是传染源。主要通过性接触直接传染;也可通过接触带淋病奈瑟菌的衣物、便桶、浴盆、毛巾等间接传染。产道传染仅见于新生儿。据资料统计,在性传播疾病中,淋病居于首位。

【病理】

淋病奈瑟菌对移行上皮细胞和柱状上皮细胞有特殊的亲和力。故在性活动传播中尿道和子宫颈先感染，然后才侵犯阴道、阴茎、包皮和舟状窝等处。淋病奈瑟菌通过菌毛粘附于泌尿生殖系统粘膜上皮细胞，进行繁殖。机体通过吞噬作用将淋病奈瑟菌吞入细胞内，部分淋病奈瑟菌死亡，排出内毒素，破坏粘膜细胞引起急性化脓性炎症。慢性淋病患者坏死粘膜及其周围组织形成瘢痕，导致尿道狭窄，输卵管和输精管闭塞等。此外，淋病奈瑟菌也可通过血循环和淋巴流向全身各处播散，引起严重感染。

【临床表现】

男女两性由于泌尿生殖系统解剖特点不同，淋病奈瑟菌感染后的表现各异，其潜伏期为2～10天，平均为3～5天。

1．男性淋病　早期尿道口红肿、灼热、轻微刺痛，并排出浆液性分泌物。1～2天后症状加重，出现尿频、尿急、尿痛、排尿困难，排出大量脓性分泌物，有时是血性分泌物。出现发热、纳差等全身症状，同时还可并发前列腺炎、尿道炎、精囊炎、附睾炎等。如治疗不及时、不彻底，或重复感染，可转为慢性。

2．女性淋病　患者大多无明显症状。尿道炎时，尿道口充血，有脓性分泌物。膀胱炎时有尿频、尿急、尿痛。阴道、宫颈炎时，阴道口有脓性分泌物，宫颈充血、肿胀、糜烂。尿道旁腺和前庭大腺受累时，可形成脓肿。生殖道淋病奈瑟菌感染严重时，可致盆腔炎、腹膜炎等。有时还可导致宫外孕和不孕症。

3．播散性淋病　免疫功能低下者，可引起淋病性败血症、脑膜炎、心内膜炎、关节炎和直肠炎。新生儿易患淋菌性眼炎。

【实验室检查】

1．分泌物涂片检查　取病人尿道分泌物涂片查淋病奈瑟菌，有初步诊断价值。

2．淋病奈瑟菌分离培养　是目前世界卫生组织推荐的筛查淋病患者的方法。

3．氧化酶试验　对快速鉴定淋病奈瑟菌有一定意义。

4．糖发酵试验　用于对淋病奈瑟菌菌株的进一步鉴定。

5．直接荧光抗体检查　用于淋病奈瑟菌的进一步鉴定。

6．淋病奈瑟菌β内酰胺酶测定法　由β内酰胺酶阳性的淋病奈瑟菌株引起的淋病，青霉素治疗无效。故此法为防治淋病提供依据。

【诊断】

必须根据病史、临床表现和实验室检查结果慎重作出诊断。

【防治原则】

1．治疗原则　当前淋病治疗主要是应用抗生素，有条件者在用药前做药敏试验或边做边治疗。但不论使用哪种抗生素，均应遵循及时、足量、规则的用药原则，治疗要彻底。在治疗结束后的第4、8天，应进行随访，涂片和培养阴性方为治愈。现在常用的药物为：普鲁卡因青霉素G480万U，分两侧臀部一次肌内注射，加丙磺舒1g顿服，再加多西环素（强力霉素）100mg，口服，2次/d，共7天。如对青霉素过敏或有耐药，可用：壮观霉素2g（宫颈炎可用4g），一次肌内注射。或用诺氟沙星（氟哌酸）、氧氟沙星（氟嗪酸）、头孢噻肟钠、头孢曲松（头孢三嗪）等，但均需服用多西环素100mg，2次/d，共7天。

2．预防　加强卫生宣传和疫情报告，加强社会综合治理，取缔卖淫和嫖娼。做好浴室和游泳池等公共场所的卫生管理和消毒。对病人和带菌者必须彻底治疗。

二、梅　　毒

梅毒是由梅毒螺旋体引起的慢性、全身性传染病。主要通过性接触和胎传两种途径传播，故属性传播疾病。出生以后染上本病的称获得性梅毒；在母体内染上本病的称胎传梅毒。梅毒患者有临床征象的称显性梅毒；无临床征象的，仅靠血清学检查证实的称隐性梅毒。病期以2年（过去以4年）为界，凡短于2年的为早期梅毒；超过2年的为晚期梅毒。

【病原学】

梅毒螺旋体又名苍白螺旋体，属厌氧性螺旋体。在人体内可长期生存繁殖，在体外不易生存。煮沸、干燥、日光照射、肥皂水和一般消毒剂均能将其杀灭。在潮湿环境和物品上能存活数小时，在低温下（－78℃）能存活数年。

【流行病学】

1．传染源　梅毒患者（主要是早期梅毒患者）是传染源。

2．传播途径　主要通过性接触和胎传两种途径，极少数人可因直接或间接接触患者的尿液、唾液、乳汁和精液而染上本病。

3．人群的易感性　人对本病普遍易感。人类对梅毒无先天免疫。

4．流行特征　本病分布全球。我国已于1964年消灭梅毒，但近年随着国内外人口流动的增加，患本病的人数有逐年增多趋势，应予重视。

【病理】

梅毒的基本病理变化为：①血管周围浆细胞、单核细胞和淋巴细胞浸润，血管壁增厚发生灶性闭塞性动脉内膜炎。②类似结核的肉芽肿，该肉芽肿韧而有弹性，质地像树胶，故名树胶肿。它能发生于任何器官和组织，最常见的是皮肤、粘膜、肝、骨和睾丸等。

血管炎病变各期梅毒均有，而树胶肿只见于晚期梅毒。

【发病机制、病程和分期】

本病的发病机制未明，传染过程分为三期。

梅毒螺旋体侵入人体后，在局部繁殖，发生炎性浸润，称为硬下疳。下疳发生后约1周，局部淋巴结肿大，经2～3周后，全身淋巴结肿大。由于机体的免疫功能，下疳即“不治自愈”。从下疳出现到二期早发梅毒疹出现属一期梅毒。从下疳“痊愈”到二期早发梅毒疹出现前属第一期隐性梅毒。下疳虽然“痊愈”，但潜伏于体内的螺旋体仍在繁殖，在感染后8～10周入血，产生第二期早发梅毒疹。由于机体的免疫力，此疹也会“不治自愈”，但如果机体的免疫力降低，潜伏于体内的梅毒螺旋体第二次入血，引起第二期复发梅毒疹。由于机体的免疫力，二期复发梅毒疹“不治自愈”，病变进入静止状态，即第二期隐性梅毒。

第二期早发梅毒疹、复发梅毒疹和第二期隐性梅毒均属第二期梅毒。

第一、二期梅毒均为早期梅毒，传染性强。如感染2年后无任何器官或组织出现显性梅毒损害，则为晚期隐性梅毒；如有皮肤、粘膜和内脏的梅毒损害，则为第三期显性梅毒，一般无传染性。晚期隐性和显性梅毒属第三期梅毒。

胎传梅毒的发展与上述基本相似，但因梅毒螺旋体直接入血，故无下疳症状。

由此可见，梅毒的病程特点是周期性潜伏与再发，潜伏与再发的原因与机体免疫有关。

【临床表现】

1．获得性梅毒（自得梅毒）　潜伏期3～4周。

（1）一期梅毒：梅毒螺旋体侵入人体后，在外生殖器之入侵部位出现单个肉红色或暗红色，有软骨样硬度之硬结或丘疹（即硬下疳），继之硬结糜烂，形成圆形或椭圆形溃疡。溃疡之浆液性渗出物内含大量梅毒螺旋体，故传染性强。硬下疳出现后数天，局部淋巴结肿大、质硬、无粘连、不溃烂、无疼痛，可自行消退。

（2）二期梅毒：一般发生在硬下疳出现后6～8周，有早发和复发之分。

皮肤粘膜损害：发疹前2～3天常有低热、乏力、头痛、头晕、关节痛、肌肉痛和纳差等前驱症状。继之出现二期早发梅毒疹，皮疹形态多样，可为斑疹（玫瑰疹）、丘疹、脓疱疹等，分布广泛、稠密、对称、无痛痒感。掌跖部可见脱屑性丘疹。外阴及肛周多为扁平湿疣型，糜烂和渗出物内含大量梅毒螺旋体。口腔及阴道粘膜出现粘膜梅毒疹，亦可见糜烂和灰白色渗出物，亦含大量梅毒螺旋体。这些皮肤粘膜损害多在2～3月内消失。由于梅毒螺旋体潜伏于体内，2年内螺旋体再度进入血液出现皮疹，系二期复发梅毒疹。此时皮疹数目较少，好发于肛周、腋窝、阴部及掌跖部。

此期除皮肤粘膜损害外，头部出现虫蛀样脱发，眉毛、睫毛、胡须、腋毛和阴毛也有脱落现象，还会出现梅毒性骨膜炎、关节炎、虹膜睫状体炎、视网膜炎、脑膜炎等，全身浅表淋巴结肿大，肝脾也可肿大，可有轻度贫血。

（3）三期梅毒（晚期梅毒）：此期病程长，病原体虽少但破坏力强，除侵犯皮肤粘膜外，还损害多种组织器官。

1）三期皮肤粘膜梅毒：①结节性梅毒疹是三期梅毒最常见的损害，多见于面部和四肢，系豌豆大小之古铜色结节。结节溃破后形成溃疡，愈后形成瘢痕。②树胶样肿为单发的皮下硬结、数周后增大，中心软化形成溃疡，流出树胶样物质，溃疡边愈合边破坏，口腔鼻腔粘膜受损并侵犯软骨，引起鼻中隔穿孔及鞍鼻等。③在大关节附近出现对称性、坚硬、压迫时稍有痛感之结节，表面皮肤无炎症现象。

2）骨梅毒：以骨膜炎多见。

3）内脏梅毒：以心血管梅毒、脑血管和脑实质梅毒多见。

2．胎传梅毒　多在妊娠4个月后受染，可致死胎、流产和早产。娩出之婴儿呈胎传梅毒的表现。

早期胎传梅毒除没有一期梅毒症状外，其他症状与二期获得性梅毒相似，但较重。皮疹以脓疱疹多见。口周、鼻孔和肛周有线状放射形糜烂，愈合后留有特征性放射性瘢痕。2岁以后发病的症状与三期梅毒相似，属晚期胎传梅毒，患儿发育不良，智力低下，并有实质性角膜炎、神经性耳聋、马刀胫和楔状齿（即赫金森齿）。

【实验室检查】

1．病原体检查　取硬下疳、扁平湿疣、粘膜疹的分泌液，用暗视野显微镜观察梅毒螺旋体。

2．梅毒血清学试验　方法很多，分两类。

（1）非特异性抗原梅毒血清试验：常用的有性病研究实验室玻片试验（VDRL 试验）、不加热血清反应素试验（USR 试验）、反应素筛选试验（RST 试验）、甲苯胺红不需加热的血清试验（TRUST 试验）、快速血浆反应素环状卡片试验（RPR 试验）、自动反应素试验（ART 试验）。这些试验设备简单，操作方便，报告迅速，有一定的敏感性和特异性，常用作筛选试验，并用作疗效观察和随访。

（2）特异性梅毒血清试验　目前常用的有梅毒螺旋体荧光抗体吸附试验（FTA-ABS 试验）、梅毒螺旋体血球凝集试验（TPHA 试验）、抗梅毒螺旋体抗体酶联免疫吸附试验（ELISA 试验）、梅毒螺旋体微量血凝试验（MHA-TP 试验）等，特异性和敏感性均高，常被用作梅毒诊断的证实试验。但因 95% 以上患者一旦试验阳性，经过治疗终身不会为阴性。故不能用于疗效观察和随访。

【诊断】

根据病史、临床表现、实验室检查进行综合分析，即可明确诊断。

【防治原则】

1．治疗原则　早期、足量、规则的治疗，治疗后要追踪观察，对传染源及性伴侣或接触者同时进行检查和治疗。首选药为苄星青霉素 240 万 U，肌内注射，1 次/w，共 2 次。或用普鲁卡因青霉素 G80 万 U，肌内注射，1 次/d，共 10 天。对青霉素过敏者可口服四环素 0.5g，4 次/d，连服 15 天，亦可口服红霉素。晚期梅毒可延长疗程，并注意随访。

2．预防　同淋病。

三、艾　滋　病

艾滋病（AIDS）又名获得性免疫缺陷综合征。是由艾滋病毒（HIV）引起的一种严重传染病。

【病原学】

艾滋病毒是逆转录病毒科，慢病毒亚科的一种，属 RNA 型病毒，呈圆形或椭圆形，能侵袭和破坏人体的免疫系统。HIV 对外界的抵抗力较弱，加热 56℃ 30 分钟能使其酶系破坏，80℃ 30 分钟和一般消毒剂均能将其灭活。

【流行病学】

1．传染源　艾滋病患者和无症状 HIV 感染者均为传染源。病原体存在于他们的血液、精液、宫颈分泌液、眼泪、唾液、乳汁、尿液和脑脊液中。

2．传播途径　①性接触传播是最常见的传播途径。②药瘾者使用被 HIV 污染的注射器；输入 HIV 污染的血液和血制品；应用带 HIV 的器官和骨髓移植；人工授精等亦可传播本病。③母婴传播也是常见途径，感染 HIV 的母亲可经胎盘、产道或哺乳等传给婴儿。

3．人群易感性　人对本病普遍易感。下列人员是易感本病的高危人群：同性恋者、妓女、药瘾者、血友病患者、AIDS 患者的婴儿等。

4．流行特征　自 1981 年美国首次报告本病后，现已在世界范围内流行和蔓延。蔓延范围之广、流行速度之快、病死率之高是世界传染病之最。

【发病机制与病理】

HIV 进入人体后，主要是附着在辅助性 T（淋巴）细胞表面的受体上进行复制，使辅助性 T（淋巴）细胞停止分裂而死亡。HIV 不断复制，辅助性 T（淋巴）细胞不断被破坏减少，同时 B（淋巴）细胞的功能也发生异常，不能产生正常的抗体应答，干扰素形成异常，巨噬细胞数目减少，使机体免疫系统遭到严重破坏，无力抵御一切外来病原体的侵袭，从而发生致命的机会感染和恶性肿瘤。

【临床表现】

艾滋病的潜伏期约为 2～10 年。潜伏期的长短与感染病毒的量有关。经输血感染的量大，潜伏期短，性接触感染的量少，潜伏期长。本病的临床表现大致分为四期。

1. 急性期　感染 HIV 后 2～6 周，部分病人突起发热、盗汗、乏力、头痛、肌肉和关节痛、腹痛、腹泻，皮肤出现斑丘疹和荨麻疹，全身多处浅表淋巴结肿大等。上述表现持续 1～2 周后消失，血中抗-HIV 阳性。

2. 无症状期　患者无症状，从感染到发病可在 2 周～10 年以上，仅血中抗-HIV 阳性，有传染性。

3. 持续性全身淋巴结病期　表现为持续性（3 月～5 年）全身淋巴结肿大。淋巴结质韧，无压痛，活动无粘连，多对称。患者可有发热、腹泻、体重减轻等表现。活组织检查可见淋巴结反应性增生。血中抗-HIV 仍为阳性。

4. 艾滋病晚期　由于 HIV 对机体免疫功能的破坏日渐严重，全身各组织器官均可出现病变，其主要表现为机会感染和恶性肿瘤。

机会感染是指机体因 HIV 的侵袭后，免疫功能下降，原来不致病或致病力弱的病原微生物也会乘机使人发病。病原体有原虫、病毒、真菌和某些细菌。感染涉及消化、呼吸、神经等系统，甚至出现全身播散性感染及皮肤、粘膜感染。其中以卡赖肺孢子虫肺炎最常见。

由于 HIV 使细胞免疫缺陷，免疫监控失调，恶性肿瘤发病率随之增高，最常见的是卡波西肉瘤（Kaposi sarcoma）、非霍奇金淋巴瘤等。

病情继续发展，患者可有精神神经异常，如记忆力减退、注意力不集中、反应迟钝，甚至出现痴呆与运动障碍。终因全身状况恶化，患者在严重的机会感染和恶性肿瘤中死亡。

【实验室检查】

1. 血象　红细胞、血红蛋白降低，白细胞总数下降到 $4\times10^9/L$ 以下，淋巴细胞减少，绝对值多低于 $1\times10^9/L$。血小板减少。

2. 血清 HIV 抗体检测　现多用酶联免疫吸附试验（ELISA）做筛选试验，阳性者再做免疫印迹法（IB）确证。目前最敏感和最特异的检测法是放射免疫沉淀试验，但因操作复杂，暂未推广应用。

3. 病毒学检查　用 AIDS 病人或感染者的血液、骨髓等分离 HIV，检测其抗原等，但非常规检测方法。现多用聚合酶链反应检测宿主细胞内的 H 基因，以助诊断。

4. 免疫学检测　外周血中辅助 T 细胞（T_H）抑制 T 细胞（T_S）正常或相对增多，T_H/T_S 倒置。但 IgA 和 IgG 增多，IgM 无明显变化。自然杀伤细胞活性降低。迟发性皮肤超敏反应降低或消失。

5．其他　机会感染的病原学检查、恶性肿瘤的特殊检查等。

【诊断】

1．艾滋病病毒抗体阳性，又具有下述任何一项者，可为实验室确诊 AIDS 病人：①近期内（3～6 个月）体重减轻 10％以上，且持续发热达 38℃ 1 个月以上；②近期内（3～6 个月）体重减轻 10％以上，且持续腹泻（3～5 次/d）、1 个月以上；③卡赖肺孢子虫肺炎；④卡波西肉瘤；⑤明显的真菌感染如鹅口疮或其他条件致病菌感染。

2．若抗体阳性者体重减轻、发热、腹泻症状接近上述标准且具有以下任何一项时，可为实验室确诊艾滋病病人。①T_H/T_S 比值＜1，T_H 细胞计数下降；②全身淋巴结肿大；③明显的中枢神经系统占位性病变的症状和体征，出现痴呆、辨别能力丧失或运动神经功能障碍。

【防治原则】

1．预防　普及艾滋病知识，严格按我国卫生部、外交部、公安部、国家教委、国家旅游局、中国民航局、国家外国专家局发布的《艾滋病监测管理的若干规定》，实施各项预防措施。

2．治疗　本病目前尚无确切有效的药物疗法，只有采用对症治疗和中西医结合治疗。

四、尖锐湿疣

尖锐湿疣（又名尖圭湿疣、生殖器疣或性病疣）。是人类乳头瘤病毒（HPV）引起的性传播疾病。发病率仅次于淋病。

【病原学】

人类乳头瘤病毒是 DNA 病毒，属无包膜的裸露型病毒，有 60 多种不同的抗原型，其中 6、11、16、18、24 型与本病有关，该病毒易在温暖潮湿的环境中生存增殖，常侵犯男、女性生殖器。

【流行病学】

患者是本病的唯一传染源，主要通过性接触和自身接种传染，少数人也可间接接触或母婴接触传染。本病流行范围广，能发生于任何年龄，但以性活跃人群中发病率较高。

【临床表现】

潜伏期 1～6 个月以上，平均为 3 个月。临床表现多种多样，病损好发于男、女生殖器和肛周，常为多发。典型者为粉红色或灰白色、大小不等质软的赘生物，外形呈疣状、乳头状、菜花状或鸡冠状，可相互融合，表面湿润柔软或粗糙，可糜烂或有渗液，有臭味。触之易出血。疣局部有痒感、压迫感或疼痛。女性可有白带增多。部分病例可癌变。

【实验室检查】

1．免疫组织化学检查　用过氧化物酶抗过氧化物酶（PAP）方法检测尖锐湿疣损害中的病毒抗原，协助诊断。

2．细胞学检查　取疣组织涂片找出形态特殊的细胞（空泡化细胞和角化不良细胞）时有助于诊断。

3．组织病理学检查　疣组织活组织检查观察细胞结构和排列变化，协助诊断。

4．DNA 杂交法　查疣组织的 DNA 组成。

【诊断】

根据病史、临床表现和实验室检查即可诊断本病。

【防治原则】

1．治疗

（1）局部治疗：0.5%足叶草脂毒素外用，2 次/d，3 天为一疗程，重复用药需间隔 4 天。还可用 20%足叶草脂酊、1%酞丁胺霜、50%三氯醋酸等外用药。

（2）冷冻治疗。

（3）激光治疗。

（4）电灼治疗。

（5）手术切除。

2．预防　同淋病。

（沙蔚瑜　四川省重庆药剂学校）

附录

临床检验参考值

表 1　血液的一般检查

名称	标本	法定单位	旧制单位	简要临床意义
红细胞(RBC)	全血	男$(4\sim5.5)\times10^{12}/L$ 女$(3.5\sim5)\times10^{12}/L$ 新生儿$(6.0\sim7.0)\times10^{12}/L$	400 万～550 万/μl 350 万～500 万/μl 600 万～700 万/μl	增高:脱水、长期缺氧引起的红细胞增多症等 减少:各种贫血、失血等
血红蛋白(Hb)	全血	男　120～160g/L 女　110～150g/L 新生儿　170～200g/L	12～16g/dl 11～15g/dl 17～20g/dl	同红细胞计数,但在各种贫血时 Hb 降低与 RBC 减少不一定呈平行关系
白细胞计数(WBC)	全血	成人$(4.0\sim10.0)\times10^9/L$ 新生儿$(15.0\sim20.0)\times10^9/L$	4,000～10,000/μl 15,000～20,000/μl	增高:急性感染、中毒、出血、烧伤、白血病等 减少:病毒感染、伤寒等传染病,某些药物及放射性损伤,脾功能亢进,再生障碍性贫血等
白细胞分类(DC)	全血			
中性杆状核粒细胞		0.01～0.05	1%～5%	增高:急性严重感染,特别是化脓性感染
中性分叶核粒细胞(N)		0.50～0.70	50%～70%	增高:急性化脓性感染、严重组织损伤、中毒、出血、恶性肿瘤等 减少:病毒感染、脾功能亢进、理化因素损伤、自身免疫性疾病等
嗜酸粒细胞(E)		0.005～0.05	0.5%～5%	增高:变态反应性疾病、寄生虫病等 减少:伤寒病、严重组织损伤、中毒、应激状态等
嗜碱粒细胞(B)		0～0.01	0～1%	增高:嗜碱粒细胞白血病、恶性贫血等
淋巴细胞(L)		0.20～0.40	20%～40%	增高:病毒感染、某些杆菌感染等 减少:放射性损伤、应用糖皮质激素等
单核细胞(M)		0.01～0.08	1%～8%	增高:某些细菌感染如结核、麻风等,某些恶性肿瘤如霍奇金病、单核细胞性白血病等
嗜酸粒细胞计数	全血	$(50\sim300)\times10^6/L$	50～300/μl	同嗜酸粒细胞分类,还可观察某些严重疾病预后
嗜碱性点彩红细胞	全血	百分率 0.0001 绝对值＜300/10^6RBC	0.01% ＜300/百万红细胞	增高:重金属(如砷、铅、汞等)中毒,严重增生性贫血
红细胞沉降率(ESR)	全血	男　0～15mm/h 女　0～20mm/h	(同左)	增快:无特异性,见于结核、风湿病活动期,心肌梗死、贫血、结缔组织病、恶性肿瘤等

表2 常用尿液检验

名称	标本	法定单位	旧制单位	简要临床意义
尿量	24h尿	1500～2000ml/24h	(同左)	增加:尿崩症、糖尿病、急性肾衰多尿期、饮水多、服用利尿剂 减少:指小于500ml/24h;脱水、休克、尿毒症、急性肾衰、禁水、汗多
比重	尿	1.010～1.030	(同左)	增加:蛋白尿、糖尿病、少尿、脱水 减少:尿浓缩功能减退(肾功能低下)。等渗尿,比重固定在1.010±0.003,见于肾小管实质损伤
渗透压	尿	40～1400mmol/L 一般600～1000mmol/L	40～1400mOsm/kg 一般600～1000mOsm/kg	同比重。反映肾小管浓缩稀释功能。渗透压为每升溶液含有1/1000克分子溶质所产生的张力。反映尿中溶质的总数,能区分高渗或低渗脱水
pH	尿	5.0～7.0 H^+浓度10～0.1μmol/L	5.0～7.0 H^+浓度10～0.1μEq/L	增加:pH<5为酸中毒、痛风、尿酸结石,pH>7(新鲜)为碱中毒、泌尿系感染、呕吐、服碱性药
颜色	尿	淡黄或黄	(同左)	红色为血尿或服用酚酞,注射酚红。深黄色为胆红素尿或服用$VitB_2$。乳白色为乳糜尿、脓尿或含大量盐类
透明度	尿	新鲜透明	(同左)	混浊:血尿、脓尿、乳糜尿或室温低盐类析出
蛋白				
定性	24h尿	阴性	(同左)	增加:尿蛋白>150mg/24h或肌酐量0.2mg/毫克为蛋白尿,如肾脏疾病、心力衰竭、骨髓瘤、直立性蛋白尿
定量		20～80mg/24h	(同左)	
糖	尿	阴性	(同左)	增加:糖尿病、肾性糖尿、饭后
尿沉渣	尿			
白细胞		<5个/HP	(同左)	增加:泌尿系感染、阴道分泌物混入
红细胞		0～偶见(<3个/HP)	(同左)	增加:肉眼血尿、炎症、结石、肿瘤、外伤、全身出血性疾病
尿路上皮细胞		0～少量/HP	(同左)	增加:肿瘤、肾移植排异。扁平上皮细胞无意义
小圆上皮细胞		0	(同左)	增加:肾小管疾病、急性肾炎(常伴管型)或自尿路粘膜深层脱落
管　型		0～偶见透明管型/HP	(同左)	增加:肾实质性损伤,急、慢性肾炎,肾盂肾炎,高热
结晶		无或少量、偶见	(同左)	增加:大量出现尿酸、草酸钙结晶并伴红细胞可怀疑结石。胱氨酸结晶及药物结晶属异常
Addis计数	12h尿			
白细胞及上皮细胞		<100万/12h	(同左)	增加:慢性肾盂肾炎、前列腺炎、尿路感染
红细胞		<50万/12h		增加:肾炎、肾盂肾炎、肿瘤、出血等
管型		<5千个/12h		增加:肾小管器质性病变如肾炎、肾盂肾炎、排异等
1小时尿有形成分				
白细胞		男<7万个/h　女<14万个/h	(同左)	(同上)
红细胞		男<3万个/h　女<4万个/h		
中段尿细菌培养	中段尿	$<1\times10^6$菌落/L	$<1\times10^3$菌落/ml	增加:泌尿系感染,如肾盂炎、膀胱炎等

表3 粪便检查

名称	简要临床意义
一般性状检查	
黄褐色成形粪便	健康成人粪便
黄色或金黄色软便	婴幼儿正常粪便
稀水样粪便	急性肠炎、急性轻型细菌性痢疾、伪膜性肠炎等
米泔水样粪便	霍乱、副霍乱
脓、血、粘液粪便	细菌性痢疾,溃疡性结肠炎,局限性肠炎,结肠、直肠癌
鲜血粪便	痔、肛裂、直肠癌等
柏油样粪便	上消化道出血如肝硬化食道静脉曲张、消化性溃疡等
白陶土样粪便	完全梗阻性黄疸
细条状粪便	直肠狭窄如直肠癌
乳凝块状粪便	乳幼儿消化不良
显微镜下检查:	
食物残渣 呈无定形颗粒状(淀粉颗粒、脂肪小滴等)	消化不良、慢性腹泻、慢性胰腺炎等
细胞	正常人粪便无红、白细胞或偶见白细胞
白细胞增多	肠炎、细菌性痢疾等
红细胞增多	阿米巴痢疾,细菌性痢疾,溃疡性结肠炎,结肠、直肠癌等
癌细胞	结肠、乙状结肠、直肠癌
寄生虫卵及原虫	蛔虫卵、蛲虫卵等相应寄生虫病,阿米巴滋养体等原虫病
化学检查	
隐血试验	正常人阴性;消化道出血(溃疡病、肝硬化等)、消化道癌可呈阳性
胆红素、粪胆原、粪胆素	正常人粪便中无胆红素,可有粪胆原及粪胆素
粪胆原:法定单位参考值:68~473μmol/24h 旧制单位:40~280mg/24h	胆红素阳性:乳幼儿正常肠道菌群尚未建立。成人长期应用广谱抗生素后或严重腹泻时 粪胆原、粪胆素增多:溶血性疾病
粪胆素:正常为阳性	粪胆原、粪胆素减少:提示胆道阻塞

表4 胃液检查

名称	标本	法定单位	旧制单位	简要临床意义
一般检查				
外观	空腹胃液			正常无色。黄色或黄绿色为十二指肠液或胆汁返流入胃。咖啡色为陈旧性出血,常见于胃癌
粘液	空腹胃液	少量	(同左)	增多:慢性胃炎、溃疡病、胃癌等
空腹胃液量	空腹胃液	0.01~0.1L	10~100ml	增多:分泌增多,排空障碍如蠕动减弱或幽门梗阻 减少:<10ml时为胃蠕动亢进
化学检查				
总酸度和游离酸	空腹胃液	总酸度10~50U 游离酸0~30U	(同左) (同左)	增高:消化性溃疡 减少:胃癌、萎缩性胃炎、恶性贫血等
基础胃酸分泌量(BAO)	空腹胃液	1.92~5.88mmol/h	1.92~5.88mEq/h	增高:十二指肠球溃疡。PAO>40mmol/h提示即将有出血、穿孔等并发症。胃泌素瘤等
最大胃酸分泌量(MAO)	空腹胃液	3~23mmol/h	3~23mEq/h	
高峰胃酸分泌量(PAO)	空腹胃液	12.23~28.97mmol/h	12.23~28.97mEq/h	减低:慢性萎缩性胃炎、胃癌等

名　称	标本	法定单位	旧制单位	简要临床意义
乳酸	空腹胃液	阴性	(同左)	阳性：幽门梗阻、胃癌、胃扩张
隐血试验	空腹胃液	阴性	(同左)	阳性：溃疡病、胃炎、胃癌及口腔、食管外伤等
显微镜检查				
红细胞	空腹胃液	阴性	(同左)	大量出现：胃溃疡、胃癌出血
白细胞	空腹胃液	阴性	(同左)	大量出现：急性胃炎特别是化脓性胃炎、口腔食管炎症、痰咽下等
上皮细胞	空腹胃液	少量	(同左)	大量出现：急、慢性胃炎
食物残渣	空腹胃液	少量	(同左)	大量出现：胃蠕动功能降低，幽门梗阻
细菌学检查	空腹胃液	阴性	(同左)	出现波-奥杆菌见于晚期胃癌。八叠球菌多量出现，见于幽门梗阻。抗酸杆菌见于开放性结核咽下的痰。幽门弯曲杆菌见于胃溃疡
免疫学检查				
癌胚抗原(CEA)	空腹胃液	148.81±113.23μg/L	/	增高：胃癌、萎缩性胃炎伴肠上皮化生及不典型增生
胎儿硫糖蛋白抗原(FSAT)	空腹胃液	阴性	(同左)	阳性：可疑胃癌

表5　十二指肠引流液检查

名　称	D液(十二指肠液)	A胆汁(胆总管液)	B胆汁(胆囊液)	C胆汁(肝胆管液)	简要临床意义
一般性状检查					
量	10～20ml	10～20ml	30～60ml	随引流时间长短而异	
颜色	灰色或淡黄色	金黄色	深褐色	柠檬黄色	鲜红色：胆囊、胆管癌
透明度及粘稠度	透明或微浊	透明略粘稠	透明粘稠	透明略粘稠	混浊：胆道炎症 粘稠度增高：胆石症、胆道梗阻 稀薄：胆囊浓缩功能降低如慢性胆囊炎
pH	7.6	7.0	6.8	7.4	增高：胆道炎症
比重	/	1.009～1.013	1.026～1.032	1.007～1.010	增高(同上)
絮状物	无	无	无	无	阳性(同上)
显微镜检查					
上皮细胞	少量	少量	少量	少量	增多：胆道炎症
白细胞	/	偶见	偶见	偶见	增多：(同上)
脓细胞	无	无	无	无	阳性：(同上)
红细胞	无	无	无	无	多量：炎症、溃疡病、结石、恶性肿瘤
癌细胞	无	无	无	无	阳性：胆囊、胆管癌，肝癌
寄生虫卵	无	无	无	无	阳性：相应寄生虫病如华支睾吸虫卵为肝吸虫病等
细菌学检查(直接涂片或培养)	无致病菌	无致病菌	无致病菌	无致病菌	致病菌：炎症，带菌者如伤寒带菌者

表6 脑脊液检查

名称	标本	法定单位	旧制单位	简要临床意义
一般性状检查				
压力	脑脊液	成人 0.69～1.76kPa 儿童 0.69～1.96kPa	70～180mmH_2O 70～200mmH_2O	增高：脑脊髓膜炎、脑溢血、蛛网膜下腔出血等
颜色	（同上）	无色水样液体	（同左）	红色：脑溢血、蛛网膜下腔出血等 黄色：陈旧性脑及蛛网膜下腔出血、脑脊髓肿瘤、椎管梗阻、重症黄疸等 乳白色：化脓性脑膜炎
透明度	（同上）	透明清晰	（同左）	混浊：化脓性脑膜炎 毛玻璃状：结核性脑膜炎
凝块或薄膜	（同上）	静置24小时后无凝块和薄膜	（同左）	出现凝块：化脓性脑膜炎 出现薄膜：结核性脑膜炎
化学检查				
蛋白定性	（同上）	阴性	（同左）	阳性：脑膜炎，脑、脊髓肿瘤及出血等
蛋白定量	（同上）	150～450mg/L	15～45mg/dl	增高：（同上）
蛋白电泳	（同上）	前白蛋白 0.03～0.07	3%～7%	增高：舞蹈病、帕金森病、手足徐动症等
		白蛋白 0.51～0.63	51%～63%	增高：脑梗塞，脑出血，脑、脊髓感染
		α_1 球蛋白 0.06～0.08	6%～8%	增高：脑膜炎、脊髓灰质炎、脑肿瘤
		α_2 球蛋白 0.06～0.10	6%～10%	增高：（同上）
		β球蛋白 0.14～0.19	14%～19%	增高：帕金森病，外伤后瘫痪
		γ球蛋白 0～0.10	0～10%	增高：脑胶质细胞瘤、癫痫、重症脑外伤、脑部感染等
免疫球蛋白	（同上）	IgG 10～40mg/L IgA 0～6mg/L IgM 阴性	1～4mg/dl 0～0.6mg/dl （同左）	增高：神经梅毒、化脓性脑膜炎、结核性脑膜炎、病毒性脑膜炎等
葡萄糖半定量（五管糖法）	（同上）	1～5管或2～5管阳性	（同左）	减低：化脓性、结核性、真菌性脑膜炎，低血糖
葡萄糖定量	（同上）	成人 2.5～4.4mmol/L 儿童 2.8～4.4mmol/L	45～80mg/dl 50～80mg/dl	减低：（同上）
氯化物测定（以NaCl计）	（同上）	成人 120～132mmol/L 儿童 111～123mmol/L	120～132mEq/L 111～123mEq/L	减低：化脓性、结核性、真菌性脑膜炎，病毒性脑炎，脑肿瘤等
酶测定：				
ALT, AST	（同上）	约为血清中该酶活性的½	（同左）	增高：脑梗塞、脑萎缩、急性颅脑损伤、中毒性脑病及中枢神经转移癌等
LDH	（同上）	约为血清中该酶活性的⅒	（同左）	增高：细菌性脑膜炎、脑血管病、脑瘤等
CPK	（同上）	低于血清中该酶活性	（同左）	增高：化脓性、结核性脑膜炎，脑积水，继发性癫痫，脑供血不足，脑瘤，蛛网膜下腔出血等
显微镜检查				
红细胞	（同上）	无	（同左）	增高：脑出血、蛛网膜下腔出血等
白细胞	（同上）	成人 $0～8\times10^6$/L 儿童 $0～15\times10^6$/L 分类以淋巴细胞为主	0～8/μl 0～15/μl	增多：中性粒细胞增多见于化脓性、结核性脑膜炎。淋巴细胞增多见于病毒性脑炎、病毒性脑膜炎、脑肿瘤、急性淋巴细胞性白血病。嗜酸粒细胞增多见于脑寄生虫病
细菌学检查（直接涂片、培养）	（同上）	无细菌生长	（同左）	出现致病菌：相应脑膜炎或脑炎

表 7　浆膜腔积液检查

名　称	渗出液	漏出液
病因	炎性:如细菌感染、理化刺激、恶性肿瘤、寄生虫感染等	非炎症性:如胶体渗透压降低、毛细血管静压升高、淋巴管阻塞等
颜色	鲜红或棕色见于结核、肿瘤。绿色或黄绿色见于绿脓杆菌感染。黄色或乳白色见于化脓性炎症	淡黄色
透明度	混浊	透明或微浊
比重	>1.018	<1.018
凝固	自凝	不凝
粘蛋白定性试验	阳性	阴性
蛋白定量	>25g/L	<10g/L
细胞计数及分类	$>500\times10^6$/L 急性炎症以中性粒细胞为主,慢性炎症以淋巴细胞为主	$<100\times10^6$/L 以间皮细胞、淋巴细胞为主
细菌(涂片或培养)	有致病菌	无致病菌

表 8　肝功能测定

名　称	标本	法定单位	旧制单位	简要临床意义
总胆红素（TBIL）	血清	3.4～17.1μmol/L	0.2～1.0mg/dl	增高：各种原因引起的黄疸
直接胆红素（DBIL）	血清	0～4μmol/L	0～0.2mg/dl	增高:阻塞性黄疸、肝细胞性黄疸、溶血性黄疸
胆绿素	全血	/	<20μg/L	增高：阻塞性黄疸、肝细胞性黄疸
δ-胆红素	全血	/	男：3.8±0.7mg/L 女：2.5±0.8mg/L	增高：肝细胞损伤、胆汁淤积、肝硬化、肝癌
麝香草酚浊度试验(TTT)	血清	0～6U	0～6U	增高：急、慢性肝炎，肝硬化，血清类脂质增多
吲哚氰绿滞留试验(ICG)	血清	15分钟滞留量 0～1.0	0～10%	滞留增高：肝脏疾病。对诊断无黄疸型肝炎、隐匿型肝硬化等较敏感
Ⅳ型胶原测定	血清	140μg/L	140ng/ml	增高：肝癌、肝硬化、慢性活动性肝炎等
总胆汁酸测定(TBA)	血清	0～10μmol/L	/	增高：肝实质性损伤及消化系统疾病的较灵敏的早期诊断指标，例如：急、慢性肝炎，肝硬化，胆汁淤积等

注：酶学检查：丙氨酸氨基转移酶（ALT）又称谷丙转氨酶（GPT）、天门冬氨酸氨基转移酶（AST）又称谷草转氨酶（GOT）、碱性磷酸酶（ALP）、γ-谷氨酰转肽酶（γ-GT）、单胺氧化酶（MAO）、5′-核苷酸酶（5′-NT）、脯氨酰羟化酶（PH）等的测定请参照附录表 12。

蛋白质测定:血清总蛋白(TP)、白蛋白(A)、球蛋白(G)、A/G 比值、蛋白电泳(PE)的测定请参照附录表 11。

表9　肾功能测定

名　称	标本	法定单位	旧制单位	简要临床意义
内生肌酐清除率(Ccr)	全血	$1.3\sim2.0ml\cdot s^{-1}/1.73m^2$	80～120ml/min	减低:肾小球滤过功能减低见于急、慢性肾炎,尿毒症等
酚红排泌试验(PSP)	全血	15分钟排出量>0.25 120分钟排出总量>0.55	>25% >55%	减低:正常人94%PSP由肾近曲小管排出,排出量与肾血流量有关。减低提示肾近曲小管排泌功能降低,如肾小管病变、慢性肾炎、尿毒症、心衰等
浓缩稀释试验	尿	夜尿量<750ml,日尿量/夜尿量比值3～4:1,夜尿量最高比重>1.018,昼夜尿最高与最低比重差>0.009	(同左)	反映肾远曲小管及集合管的浓缩与稀释功能,即反映尿内溶质与水的比例。功能障碍见于慢性肾炎晚期、尿毒症、肾小管病变等。目前尿渗透压有取代尿比重趋势
尿浓缩试验	12h尿	禁水,每次尿量20～25ml,比重1.026～1.030～1.035	(同左)	减少:判断肾小管(髓质)对水和溶质的调节功能。为肾小管功能最初受损症状。肾功能不全时,每次尿量多,且比重也较低
尿稀释试验	4h尿	4h尿量为饮水量80%～100% 尿比重降至1.003或以下	(同左)	减少:肾小球病变或肾血液量减少,反映肾小球渗透作用减弱

注:肌酐、尿素氮参照表11。

表10　血液电解质及无机元素测定

名　称	标本	法定单位	旧制单位	简要临床意义
钾(K)	血清	成人4.1～5.6mmol/L 儿童3.4～4.7mmol/L	4.1～5.6mEq/L 3.4～4.7mEq/L	增高:尿毒症、少尿、严重烧伤、挤压综合征等 减低:吐泻、禁食、胃肠减压、长期应用肾上腺皮质激素等
钠(Na)	血清	成人135～145mmol/L 儿童138～146mmol/L	135～145mEq/L 138～146mEq/L	增高:肾功能衰竭、摄入过多、肾炎后期、严重脱水、充血性心力衰竭 减低:吐泻、代谢性酸中毒、肾上腺皮质功能减退症等
氯化物(以NaCl计)	血清	98～106mmol/L	98～106mEq/L	(同上)
钙(Ca)	血清	成人2.25～2.75mmol/L 幼儿2.5～3.0mmol/L	9～11mg/dl 10～12mg/dl	增高:甲状旁腺功能亢进、VitD摄入过多、骨肿瘤、阿狄森(Addison)病等 减低:VitD缺乏佝偻病、骨质软化症、肾脏疾病、甲状旁腺功能减退等
无机磷(IP)	血清	成人0.97～1.61mmol/L 儿童1.29～1.94mmol/L	3～5mg/dl 4～6mg/dl	增高:尿毒症、甲状旁腺功能减退、VitD摄入过多、骨折愈合期、多发性骨髓瘤等 减低:佝偻病、骨质软化症等
镁(Mg)	血清	成人0.8～1.2mmol/L 儿童0.56～0.76mmol/L	2～3mg/dl 1.6～1.9mg/dl	增高:急、慢性肾功能不全,甲状腺及甲状旁腺功能减退等 减低:禁食、吐泻、甲状腺功能亢进、甲状旁腺功能亢进等

名 称	标本	法定单位	旧制单位	简要临床意义
铁(Fe)	血清	成人 14.3～26.9μmol/L 儿童 9～32.1μmol/L 老人 7.2～14.3μmol/L	80～150μg/dl 50～180μg/dl 40～80μg/dl	增高:血红蛋白增多症、溶血性贫血、再生障碍性贫血、巨幼红细胞贫血等 减低:缺铁性贫血,感染,尿毒症,急、慢性失血,妊娠中、后期等
总铁结合力(TIBC)	血清	男 44.6～69.3μmol/L 女 35.5～76.8μmol/L 婴儿 17.9～71.6μmol/L	249～387μg/dl 204～429μg/dl 100～400μg/dl	增高:缺铁性贫血。 减低:再生障碍性贫血,铁粒幼贫血等
转铁蛋白	血清	2～4g/L	0.2～0.4g/dl	增高:妊娠妇女、缺铁性贫血等 减少:感染、再生障碍性贫血、溶血性贫血等
转铁蛋白饱和度(%TS)	血清	0.33～0.35	33%～35%	(同 TIBC)
铁蛋白	血清	男 15～200μg/L 女 12～150μg/L	15～200ng/ml 12～150ng/ml	增高:再生障碍性贫血、溶血性贫血、巨幼红细胞贫血、感染、白血病等 减低:缺铁性贫血、营养不良等
硒(Se)	血清	1.90～3.17μmol/L	15～25μg/dl	减低:克山病、溶血性贫血等
钴(Co)	血清	0.13～0.51μmol/L	1～3μg/dl	增高:心力衰竭时心肌内钴含量增高
铜(Cu)	血清	男 11.0～22.0μmol/L 女 12.6～24.3μmol/L	70～140μg/dl 80～155μg/dl	增高:感染、甲状腺功能亢进、肝硬化、结核病等 减低:肝豆状核变性、肝病、肾病等
锌(Zn)	血清	11.5～18.4μmol/L	75～120μg/dl	减低:肝硬化、烧伤、小儿多动症等
锰(Mn)	血清	73～255nmol/L	0.4～1.4μg/dl	增高:心肌梗塞、急性肝炎等
铅(Pb)	血清	成人<1.93μmol/L 中毒者≥4.83μmol/L	<40μg/dl ≥100μg/dl	增高:铅中毒
汞(Hg)	血清	50nmol/L	10～300μg/dl	增高:汞中毒
镍(Ni)	血清	0.15～7.75μmol/L	0.9～45.5μg/dl	增高:急性心肌梗塞、急性肝炎、中毒等 减低:尿毒症、肝硬化等

表 11 糖、脂肪、蛋白质及其代谢产物测定

名称	标本	法定单位	旧制单位	简要临床意义
葡萄糖(Glu)	全血、血清	邻甲苯胺法: 3.9～6.1mmol/L Folin—吴氏法: 4.4～6.7mmol/L	70～110mg/dl 80～120mg/dl	增高:糖尿病、肾上腺皮质功能亢进、颅内压增高、脑溢血、脑外伤等 减少:饥饿、胰岛素过量、胰岛细胞瘤、严重肝病等
葡萄糖耐量试验(GTT)	全血、血清	服葡萄糖后 30～60 分钟<9.0mmol/L 90～120 分血糖恢复正常;各次尿糖均为阴性	(同左)	用以诊断隐性糖尿病或早期糖尿病
糖化血红蛋白(GHb)	全血	电泳法 0.056～0.075	5.6%～7.5%	GHb 所反映的是患者 1～2 个月前的平均血糖水平,可用于糖尿病患者血糖水平及用药效果的监测
糖化血清蛋白	血清	<285μmol/L	/	糖化血清蛋白反映糖尿病患者 1～2 周前平均血糖水平,不受临时血糖波动的干扰

名称	标本	法定单位	旧制单位	简要临床意义
血液乳酸	全血、血浆	全血 0.5～1.78mmol/L 血浆比全血低 7%	0.5～1.78mEq/L	增高：缺氧疾病如休克、心力衰竭、CO 中毒、糖尿病、肝功不全等
总脂(TL)	血清	成人 4～7g/L 儿童 3～6g/L	400～700mg/dl 300～600mg/dl	增高：动脉粥样硬化症、高脂血症、肥胖症、甲状腺功能减退、糖尿病、脂肪肝、肾病综合征等
甘油三脂(TG)	血清	0.23～1.24mmol/L	20～110mg/dl	增高：同总脂
总胆固醇(TC)	血清	2.83～6.00mmol/L	110～230mg/dl	增高：同总脂 减低：重症肝病、甲状腺功能亢进、恶性贫血、溶血性贫血等
胆固醇酯(CE)	血清	0.70～0.75	70%～75%	减低：严重肝脏疾病，提示预后不良
载脂蛋白 AI(APOA)	血清	1148±127mg/L	免疫比浊法 102±136mg/dl	增高：妊娠早期 减低：糖尿病，肾病综合征，活动性肝炎，动脉粥样硬化引起的心、脑血管疾病
载脂蛋白 B(APOB)	血清	875±218mg/L	免疫比浊法 59～99mg/dl	增高：家族性高胆固醇血症，动脉粥样硬化引起的心、脑血管病等
乳糜微粒(CM)	血清	阴性	(同左)	有转运外源性脂肪的作用
高密度脂蛋白-胆固醇(HDL-C)	血清	0.78～2.21mmol/L	30～85mg/dl	减低：动脉粥样硬化引起的心、脑血管病，糖尿病，肝病，肾病综合征等 有转运磷脂及清除胆固醇的作用
极低密度脂蛋白-胆固醇(VLDL-C)	血清	<0.78mmol/L	<30mg/dl	增高：动脉粥样硬化引起心、脑血管病等。有运输内源合成的甘油三脂的作用
低密度脂蛋白-胆固醇(LDL-C)	血清	1.56～5.72mmol/L	60～220mg/dl	增高：高脂血症，动脉粥样硬化症引起的心、脑血管病。有转运胆固醇的作用
脂蛋白 X	血清	<200mg/L	/	增高：阻塞性黄疸、肝细胞性黄疸等
酮体	血清	0.03～0.30mmol/L	0.3～3.0mg/dl	增高：糖尿病酮症酸中毒、饥饿、严重呕吐等
总蛋白(TP)	血清	60～80g/L	6～8g/dl	增高：脱水、慢性炎症、多发性骨髓瘤、SLE 减低：蛋白丢失过多如肾病综合征，消耗过多如结核、甲亢、恶性肿瘤等，合成减少如肝脏疾病等
白蛋白(AIb)	血清	30～50g/L	3～5g/dl	增高：脱水、血液浓缩 减少：急性降低：大出血、严重烧伤等；慢性降低：肾病性蛋白尿、肝病、肝硬化腹水、恶性肿瘤等
球蛋白(G)	血清	20～30g/L	2～3g/dl	增高：肝硬化、结缔组织病、慢性肾炎、多发性骨髓瘤、血吸虫病、疟疾等 减少：肾上腺皮质功能亢进，应用免疫抑制剂
白蛋白/球蛋白比值(A/G)	血清	1.5～2.5:1	(同左)	(同球蛋白增高)
蛋白电泳(PE)	血清	醋酸纤维膜法：		
		AIb 0.62～0.71	62%～71%	减少：慢性肝炎、肾病综合征、肝病、SLE 等
		α_1 0.03～0.04	3%～4%	增高：原发性肝癌

名称	标本	法定单位	旧制单位	简要临床意义
		α_2 0.06～0.10	6%～10%	减少:急、慢性肝炎,肾病综合征 增高:肝癌
		β 0.07～0.11	7%～11%	减少:急、慢性肝炎 增高:肝硬化,肝癌,肾病综合征,多发性骨髓瘤
		γ 0.09～0.18	9%～18%	增高:急、慢性肝炎,肝硬化,肝癌,SLE,多发性骨髓瘤等
粘蛋白	血清	改良 Harris 法: 20～40mg/L	2～4mg/dl	增高:急性感染、结核、肿瘤、结缔组织病等 减少:肝炎、肝硬化、肾病、肾上腺皮质功能减退等
前白蛋白(PA)	血清	100～400mg/L	10～40mg/dl	减少:营养不良、恶性肿瘤等所致氮负平衡,肝硬化、慢性活动性肝炎、阻塞性黄疸等
肌红蛋白	血清	血凝法　阴性 RIA 法　6～80μg/L	(同左) 6～80ng/ml	增高:急性心肌梗塞、烧伤、遗传性肌红蛋白血症、进行性肌病等
肝珠蛋白(HP)	血清	0.5～2.2g/L	/	增高:肝癌、胃癌、急性炎症、结缔组织病等 减少:溶血性贫血、肝病。是肝脏蛋白质合成的灵敏指标之一
铜蓝蛋白(CER)	血清	0.243～0.325g/L	/	增高:肝癌、贫血、重症感染、胆道梗阻等 减低:肝豆状核变性、肾病综合征、营养不良等
β_2—微球蛋白	血清	1.0～2.6mg/L	0.10～0.26mg/dl	增高:肝硬化晚期,肝癌,急、慢性肾炎,某些恶性肿瘤及自身免疫性疾病等
肌钙蛋白 T (TNT)	血清	<0.5μg/L	/	增高:急性心肌梗塞,不稳定型心绞痛等
一氧化碳血红蛋白定性	血浆	阴性	(同左)	阳性:一氧化碳中毒
一氧化碳血红蛋白定量	血浆	不吸烟者<0.02 吸烟者<0.10	<2% <10%	增高:一氧化碳中毒
血氨	全血	10～30μmol/L	15～45μg 氮/dl	增高:肝性脑病、门脉高压分流术后、上消化道出血、有机磷农药中毒等
肌酐(Cr)	全血、血清	50～110μmol/L	0.6～1.2mg/dl	增高:肾功能衰竭、重度心力衰竭等 减少:进行性肌萎缩
尿素氮(BUN)	血清	3.2～7.1mmol/L	9～20mg/dl	增高:急、慢性肾炎,尿毒症,休克,心力衰竭,烧伤,上消化道出血等 减少:严重肝病
尿酸(UA)	血清	男 268～488μmol/L 女 178～387μmol/L	4.5～8.2mg/dl 3.0～6.5mg/dl	增高:痛风、肾脏疾病、妊娠高血压综合征、重症肝炎等 减少:应用肾上腺皮质激素、秋水仙素等后
氨氮(AN)	血清	11～32μmol 氮/L	15～45μg 氮/dl	增高:急性肝坏死、肝性脑病、肝硬化晚期、失血性休克等
δ-氨基-γ-酮戊酸	血清	1.1～1.8μmol/L	/	增高:糖尿病酮症酸中毒、铅中毒、急性间歇性卟啉症、妊娠末期等

表12 酶 类 测 定

名称	标本	法定单位	旧制单位	简要临床意义
丙氨酸氨基转移酶(ALT, GPT, 谷-丙转氨酶)	血清	速率法:<40U/L(37℃) 赖氏法:5~25卡门氏单位	King法:20~118U Reitman法:2~30U	增高:急、慢性肝炎,肝硬化,肝癌,中毒性肝炎,脂肪肝,胆石症,胆囊炎等。此外,某些心血管病,骨骼肌病,应用某些药物也可升高
天门冬氨酸氨基转移酶(AST, GOT, 谷-草转氨酶)	血清	速率法:<45U/L(37℃) 赖氏法:8~28卡门氏单位	King法:44~103U Reitman法:4~40U	增高:心肌梗塞、急性肝炎、中毒性肝炎、肝癌、肝硬化、肾炎及骨骼肌疾病等
碱性磷酸酶(ALP, AKP)	血清	速率法:40~160U/L(37℃) 金氏法:成人3~13金氏单位 儿童5~28金氏单位	Bowers法:25~90U/L McComb法:25~90U/L Bodansky法:1.5~4.0U (同左)	增高:肝癌,急、慢性肝炎,肝坏死,阻塞性黄疸,骨骼系统疾病如骨瘤、骨软化症等
碱性磷酸酶同功酶(ALKT)	血清	醋酸纤维膜法: α_2、β、γ区少量 琼脂凝胶电泳法: ALP_2 0.90 ALP_3少量 ALP_5微量 其余 阴性	/ 90%	临床上可用以鉴别肝胆疾病还是骨性疾病
γ-谷氨酰转肽酶(γ-GT、GGT)	血清	速率法:0~50U/L(37℃) 重氮法:<500U/L	/ <50U/dl 0~30U	增高:急、慢性肝炎,阻塞性黄疸,肝癌等
胆碱脂酶(CHE) 胆碱脂酶活性	血清	速率法:4250~12250U/L(37℃) 0.8~1.0	比色法40~80U 80%~100%	减低:有机磷农药中毒、严重肝病、急性感染、心肌梗塞、饥饿及营养不良等
脯氨酰羟化酶(PH)	血清	39.5±11.87μg/L	3.95±1.187μg/dl	增高:提示肝组织纤维化如慢性肝炎、肝硬化等
单胺氧化酶(MAO)	血清	比色法:12000~40000U/L	/ <30U	增高:提示肝纤维组织增生,如慢性肝炎、肝硬化、肝淤血、甲亢、糖尿病等
乳酸脱氢酶(LDH)	血清	速率法:100~240U/L(37℃) 比色法:190~310U/L 0.8~1.5μmol·S^{-1}/L	45~90IU/L	增高:急或慢性肝炎、肝癌、肝转移癌、急性心肌梗塞、白血病、贫血、肌营养不良等
乳酸脱氢酶同功酶	血清	琼脂糖电泳法: LDH_1 0.14~0.26 LDH_2 0.29~0.39 LDH_3 0.2~0.26 LDH_4 0.08~0.16 LDH_5 0.06~0.16 化学抑制法: LDH_1 10~50U/L 免疫抑制法: LDH_1 17~55U/L	14%~26% 29%~39% 20%~26% 8%~16% 6%~16% / /	LDH_1增高:心肌梗塞、白血病等 LDH_4增高:阻塞性黄疸 LDH_5增高:急性肝炎、肝癌、骨骼肌损伤等

名称	标本	法定单位	旧制单位	简要临床意义
5′-核甘酸酶(5′-NT)	血清	速率法:2～10U/L(37℃) 17～183nmol·s^{-1}/L	/ 1～11IU/L	增高:肝炎、肝癌、阻塞性黄疸等
肌酸激酶(CK, CPK, 肌酸磷酸激酶)	血清	酶偶联法: 男 24～195U/L(37℃) 女 24～170U/L(37℃) 肌酸显色法: 8～60U/L 无机磷法: 0～2200U/L Hughes 法: 男 5.5～75U/L 女 14.5～45U/L	/ / 0～220U/dl 0.55～7.5U/dl 1.45～4.5U/dl	增高:急性心肌梗塞、脑血管意外、休克、进行性肌营养不良、骨骼肌损伤等
α-羟丁酸脱氢酶(α-HB-DH)	血清	速率法: 90～220U/L(37℃) 0.88～2.18pmol·S^{-1}/L	/ 53～131mIU/L	增高:急性心肌梗塞、肌营养不良、叶酸和 $VitB_{12}$ 缺乏贫血等
丙酮酸激酶(PK)	血清	速率法: 58±25U/L(37℃)	/	增高:急性心肌梗塞、子宫颈癌、白血病等
a_1-抗胰蛋白酶	血清	血清 0.78～2.0g/L	78～220mg/dl	增高:急性心肌梗塞、感染、烧伤、手术后等
	血浆	血浆 2.2±0.2g/L	220±20mg/dl	
淀粉酶	血清 尿液		51～183U/dl 0～340U/dl (碘-淀粉比色法)	增高:急性胰腺炎、胆道疾病、肾功能衰竭、流行性腮腺炎等
		血清<90U/L(37℃) 尿液<490U/L(37℃) (P、NP 法)	/ /	
脂肪酶	血清	/	0.1～1.0U/ml	增高:急性胰腺炎、胆道疾病、肝病、肾病等
腺甘脱氨酶(ADA)	血清	比色法: 4.858～6.442U/L	/ 11.5～25.0IU/L	增高:急、慢性肝损害,肝癌,急性淋巴细胞性白血病,原发性再生障碍性贫血等
过氧化氢酶(CAT)	血清	酶偶联法 13.4～17.8μg/g·Hb	/	增高:非特异性组织损伤如胰腺炎、胆囊炎、恶性肿瘤等
血管紧张素转化酶	血清	26.1～56.7kU/L	26.1～56.7U/ml	增高:高血压、甲状腺功能亢进、糖尿病、肝病等 减低:甲状腺功能减退、肺癌、白血病等
神经元特异性烯醇化酶 NSE	血清	/	双抗夹心酶联免疫法:<10ng/ml	增高:对小细胞肺癌诊断、疗效观察、预后判断有一定意义
酸性磷酸酶(ACP)	血清	金氏法: 117～467nmol·s^{-1}/L	布氏法:0～1.1U 1～4U	增高:前列腺癌、前列腺增生等
前列腺酸性磷酸酶(PAP)	血清	<3μg/L	<5IU/L(PNPP 法)	增高:前列腺癌、前列腺增生等

表13 血液气体分析及酸碱平衡测定

名称	标本	法定单位	旧制单位	简要临床意义
血 pH	动脉血	7.35～7.45 〔H^+〕36～44nmol/L	7.35～7.45 〔H^+〕36～44nEq/L	增高:呼吸及代谢性碱中毒 减少:代谢及呼吸性酸中毒(糖尿病、尿毒症、腹泻等)
二氧化碳分压(PCO_2)	全血	男 4.7～6.4kPa 女 4.3～6.0kPa	35～48mmHg 32～45mmHg	增高:肺通气不畅。此指标反映呼吸性酸碱中毒情况 减低:肺通气过度
氧分压(PO_2)	动脉血浆	10.6～13.3kPa	80～100mmHg	减低:溶解在血浆中氧的压力,不受血红蛋白影响,缺氧时降低
氧饱和度($SatO_2$)	动脉血 静脉血	动脉血 0.90～1.00 静脉血 0.64～0.88	90%～100% 64%～88%	减低:$SatO_2$ 是指血液在一定 PO_2 下 HbO_2 占全部 Hb 的百分比,缺氧时减低
血红蛋白半饱和氧分压(P_{50})	动脉血	3.5±0.2kPa	26.6±1.5mmHg	增高:氧与血红蛋白亲和力下降 减低:氧与血红蛋白亲和力增加
氧含量	动脉血, 静脉血	动脉血 150～220ml/L 静脉血 100～160ml/L	15～22ml/dl 10～16ml/dl	减低:心肺功能不全、缺氧、低色素性贫血
二氧化碳总量(TCO_2)	血清	23～31mmol/L	23～31mEq/L	增高:代谢性碱中毒、呼吸性酸中毒 减低:代谢性酸中素、呼吸性碱中毒
二氧化碳结合力(二氧化碳含量 CO_2CP)	血浆	22～31mmol/L	50～70Vol%	增高:呼吸性酸中毒、肺气肿、代谢性碱中毒(呕吐)、肾上腺皮质功能亢进、缺钾 减低:代谢性酸中毒、肾功衰竭、脱水、呼吸性碱中毒
标准碳酸氢盐(SB)	动脉血浆 静脉血浆	25±3mmol/L 22～29mmol/L	25±3mEq/L 22～29mEq/L	在37℃,PCO_2 为 5.33kPa,血氧 100%饱和时,HCO_3 含量不受呼吸因素影响 增高:当 AB=SB 且均升高为代谢性碱中毒,AB>SB 为呼吸性酸中毒或代谢性碱中毒
实际碳酸氢盐(AB)	血浆	25±3mmol/L	25±3mEq/L	减少:受呼吸因素影响,当 AB=SB 且均降低为代谢性酸中毒,当 AB<SB 为呼吸性碱中毒或代谢性酸中毒
碱剩余(BE)	全血	－3～＋3mmol/L	－3～＋3mEq/L	增高:代谢性碱中毒
碱缺失(BD)	全血	－3～＋3mmol/L	－3～＋3mEq/L	减低:代谢性酸中毒
缓冲碱(BB)	动脉血	45～55mmol/L	45～55mEq/L	增高:代谢性碱中毒 减低:代谢性酸中毒
阴离子隙(AG)	血浆	8～16mmol/L	8～16mEq/L	增高:早期发现代谢性酸中毒、慢性呼吸性酸中毒合并代谢性酸中毒、混合性代谢性酸中毒等

表14 贫血的检查

名称	标本	法定单位	旧制单位	简要临床意义
红细胞压积(HCT,PCV)	全血	男 0.42～0.49 女 0.37～0.43	42%～49% 37%～43%	增高:脱水、真性红细胞增多症、新生儿 减少:各种贫血
红细胞平均数值测定:	全血			
平均红细胞体积(MCV)		82～92fl	82～92μm^3	增高:大红细胞性贫血 减少:小细胞性贫血
平均红细胞血红蛋白(MCH)		27～31pg	27～31$\mu\mu g$	增高:大细胞性贫血 减少:小细胞性贫血
平均红细胞血红蛋白浓度(MCHC)		320～360g/L	32%～36%	减少:小细胞低色素性贫血 三者正常:急性失血、溶血性贫血、再障贫血等
网织红细胞计数	全血	成人 0.005～0.015 新生儿 0.02～0.06 网织红细胞绝对值: (24～84)×10^9/L	0.5%～1.5% 2%～6% 2.4万～8.4万/μl	增高:提示骨髓造血功能旺盛 减少:提示骨髓造血功能低下
红细胞平均直径	红细胞	6～9μm	(同左)	增大:大红细胞贫血如缺乏叶酸 $VitB_{12}$贫血 减少:小细胞贫血如缺铁性贫血
红细胞平均厚度	红细胞	2.0～2.2μm	(同左)	增厚:巨幼红细胞贫血、遗传性球形红细胞增多症等 减薄:单纯性小细胞贫血
红细胞渗透脆性试验(ROFT)	全血	开始溶血 4.0～4.4g/L(NaCl) 完全溶血 3.2～3.6g/L(NaCl)	0.40%～0.44% 0.32%～0.36%	增高:遗传性球形红细胞增多症、自身免疫性溶血性贫血等 减少:缺铁性贫血、地中海贫血、脾切除后、肝脏疾病等
红细胞孵育渗透脆性试验(RIOFT)	全血	中间脆性 4.65%～5.90g/L(NaCl)	0.465%～0.590%	增高:遗传性球形红细胞增多症、丙酮酸激酶缺乏症引起的溶血性贫血
自身溶血试验及其纠正试验	全血	正常人:溶血程度 <0.035 加葡萄糖 或ATP后 溶血程度<0.01	<3.5% <1%	增高:遗传性球形红细胞增多症及葡萄糖-6-磷酸脱氢酶缺乏所致溶血性贫血等,加葡萄糖或ATP可部分纠正
酸溶血试验(Ham's test)	全血	阴性	(同左)	阳性:阵发性睡眠性血红蛋白尿、某些自身免疫性贫血等
热溶血试验	全血	阴性	(同左)	阳性:阵发性睡眠性血红蛋白尿
冷溶血试验	血清、红细胞	阴性	(同左)	阳性:阵发性寒冷性血红蛋白尿
蔗糖溶血试验	全血	阴性	(同左)	阳性:阵发性睡眠性血红蛋白尿
抗人球蛋白试验(Coomb's test)	血清	阴性	(同左)	阳性:某些自身免疫病、自身免疫性溶血性贫血、新生儿溶血、多次输血所致同种免疫性溶血性贫血等
游离血红蛋白	血清	<40mg/L	<4mg/dl	增高:血管内溶血,如感染、烧伤、药物所致急性溶血,血型不合输血反应,微血管病性溶血,冷抗体型自身免疫性溶血性贫血等

注:红、白细胞,血红蛋白,碱性点彩红细胞见表1;血小板计数见表15。

名称	标本	法定单位	旧制单位	简要临床意义
葡萄糖-6-磷酸脱氢酶(G-6-PD)	全血	>0.75	>75%	减少:G-6-PD缺乏所致溶血性贫血
血红蛋白电泳	全血	HbA_2 0.0178~0.027 HbF <0.03 HbA 0.97	1.78%~2.7% <3% 97%	增高:HbA_2增高见于轻型β-海洋性贫血、β链异常的不稳定Hb病、某些巨幼细胞贫血;HbF增高见于β-海洋性贫血、再生障碍性贫血、遗传性球形红细胞增多症、铁粒幼细胞贫血及某些白血病等 减少:HbA_2减少见于缺铁性贫血
红细胞镰变试验	全血	阴性	(同左)	阳性:镰形红细胞性贫血
血红蛋白溶解度试验	全血	0.88~1.02	88%~102%	可鉴别某些血红蛋白病
高铁血红蛋白	全血	0.3~1.3g/L	0.03~0.13g/dl	增高:亚硝酸盐中毒、阵发性睡眠性血红蛋白尿、新生儿溶血性黄疸、厌氧菌感染等
血色指数	红细胞	0.8~1.2	(同左)	增高:恶性贫血、肝脏疾病 减少:缺铁性贫血
铁蛋白	血清	0.03~0.44μmol/L ELISA法 男 15~200μg/L 女 12~150μg/L	/ 15~200ng/ml 12~150ng/ml	增高:再生障碍性贫血、巨幼红细胞贫血、溶血性贫血、恶性肿瘤、白血病 减少:缺铁性贫血、营养不良

表15 止血和凝血功能障碍的检查

名称	标本	法定单位	旧制单位	简要临床意义
血小板计数(PLT)	全血	$(100\sim300)\times10^9/L$	10万~30万/μl	增高:血液浓缩,原发、继发血小板增多症,真性红细胞增多症等 减少:原发、继发血小板减少紫癜,脾功能亢进,弥散性血管内凝血等
血小板聚集试验(PAgT)	全血	最大聚集率 0.50~0.79 ADP 3μmol/L	50%~79%	增高:心肌梗塞、静脉血栓、大手术后、糖尿病、血栓前状态 减少:血小板质改变如先天性血小板无力症,血管性假血友病,原发、继发血小板病,尿毒症,应用阿斯匹林、消炎痛、右旋糖酐等后
血小板粘附试验(PAdT)	全血	玻球瓶法 男 0.29~0.40 女 0.34~0.45	 29%~40% 34%~45%	(同上)
血小板第3因子有效性测定(PF_3aT)	全血	病人与正常人两组相比较凝固时间延长不超过5秒	/	延长:先天性血小板第3因子缺乏、血小板质的异常、肝硬化、尿毒症、弥散性血管内凝血(DIC)等
血小板相关抗体	全血	PAIgG 0~78.8ng/10^7血小板 PAIgM 0~7.0ng/10^7血小板 PAIgA 0~2.0ng/10^7血小板 抗GPⅡb(血小板膜糖蛋白)自身抗体,患者与正常人比<140%	/	增高:原发性血小板减少紫癜、某些自身免疫性疾病等

名称	标本	法定单位	旧制单位	简要临床意义
		抗GPⅢa ＜132%	/	
血小板寿命	全血	MDA法　6.6～15天 TXB_2法　7.6～11天	(同左)	缩短：血小板破坏增多性疾病、血小板消耗过多性疾病(如DIC)、心肌梗塞、脑血栓等血栓性疾病、血栓前状态、高血脂症等
出血时间(BT)	全血	Duke法　1～3分钟 Ivy法　0.5～6分钟	(同左)	延长：血小板数目减少或质量异常、血管壁结构异常、严重肝病凝血因子缺乏等
凝血时间(CT)	全血	毛细血管法　3～7分钟 玻离试管法　4～12分钟 塑料试管法　10～19分钟 硅化试管法　15～32分钟	(同左)	延长：凝血因子缺乏、血小板减少、严重肝病、纤溶系统功能亢进、应用抗凝药物等 缩短：DIC早期、血栓性疾病、血栓前状态、高血脂症、高血糖等
血块收缩时间(CRT)	全血	定性法：1小时开始收缩 24小时完全收缩 定量法：37℃，1小时血块收缩率为0.48～0.64	(同左) 48%～64%	收缩不良(或定量＜40%)：血小板数量减少或质量异常、严重凝血功能障碍性疾病
阿斯匹林耐量试验(ATT)	全血	服药后出血时间延长2分钟以上者为阳性	(同左)	阳性：轻度血小板功能异常、血管性假血友病等
活化凝血时间(ACT)	全血	1.14～2.05分钟	(同左)	同凝血时间，还可作为体外循环监测肝素用量的指标
血浆复钙时间(RT)	血浆	2.18～3.77分钟 病人结果比正常对照组延长0.40以上为异常	(同左)	同凝血时间
凝血酶原消耗试验(PCT)	全血	37℃，1小时消耗后为24.9～108秒。 ＞25秒为正常　＜20秒为异常 20～25秒为可疑	(同左)	缩短：同凝血时间。血小板质、量异常，血小板第3因子缺乏，尿毒症，服用抗血小板药物等也可缩短
活化部分凝血活酶时间(APTT)	全血	正常为35～45秒，或病人结果较对照组延长10秒以上有病理意义	(同左)	同凝血时间
简易凝血活酶生成试验(STGT)	血浆	10～11秒 ＞15秒有病理意义	(同左)	延长：凝血活酶生成不良如Ⅷ、Ⅸ、Ⅺ因子缺乏的血友病，严重肝病，血中有抗凝血活酶物质等
血浆凝血酶原时间(PT)	血浆	11～14秒 比对照组延长3秒以上有病理意义	(同左)	延长：凝血因子Ⅱ、Ⅴ、Ⅶ、Ⅹ缺乏，低纤维蛋白原血症，DIC中、晚期，VitK缺乏，肝病，血中有抗凝物质如肝素 缩短：血栓前状态或血栓性疾病、DIC早期、妇女口服避孕药等
肝促凝血酶原激酶试验(HPT)	血浆	0.633～1.179	63.3%～117.9%	减少：Ⅱ、Ⅶ、Ⅹ因子缺乏，可判断肝脏疾病的严重程度及预后
凝血酶原时间延长的纠正试验	血浆	恢复正常或缩短5秒以上	(同左)	可鉴别凝血酶原时间延长的原因
毛细血管脆性试验(束臂试验)	／	用止血带束臂观察出血点 正常＜8个出血点／6cm直径圈内	(同左)	阳性：血小板数量减少及质量异常，血管壁病变如过敏性紫癜等
凝血因子活性检测				

名称	标本	法定单位	旧制单位	简要临床意义
Ⅰ因子(F-Ⅰ纤维蛋白原)	全血	2.0～4.0g/L	200～400mg%	增高:动脉粥样硬化、结缔组织病、恶性肿瘤等 减低:使凝血时间延长疾病、重症贫血、严重肝病、DIC等
Ⅱ因子(F-Ⅱ,凝血酶原)	全血	0.10～0.15g/L 活动度0.80～1.20	10～15mg/dl 80%～120%	Ⅱ因子可促进纤维蛋白形成。缺乏见于各种出血性疾病
Ⅲ因子(F-Ⅲ,组织凝血活素)	血浆	/	<10μg/L	是激活外源性凝血系统的凝血因子
Ⅳ因子(F-Ⅳ,钙离子)	血浆	2.25～2.75mmol/L	9～11mg%	减少:凝血功能障碍
Ⅴ因子(F-Ⅴ,前加速素)	全血	50～100mg/L 活动度0.80～1.20	5～10mg/dl 80%～120%	延长:先天性Ⅴ因子缺乏症、重症肝病、DIC等
Ⅶ因子(F-Ⅶ,前转变素)	全血	4～7mg/L 活动度0.80～1.20	0.4～0.7mg/dl 80%～120%	延长:先天性Ⅶ因子缺乏症、重症肝病、VitK缺乏症等
Ⅷ因子(F-Ⅷ,AHG,抗血友病球蛋白)	全血	150～200mg/L 活动度0.60～1.60	15～20mg/dl 60%～160%	增高:炎症、甲状腺功能亢进、糖尿病等 减少:甲型血友病、纤溶亢进等
Ⅸ因子(F-Ⅸ,PTC,凝血活素成分)	全血	30～50mg/L 活动度0.80～1.20	3～5mg/dl 80%～120%	是激活内源性凝血系统的凝血因子。减少见于乙型血友病
Ⅹ因子(F-Ⅹ,司托-普文因子)	全血	50～100mg/L 活动度0.80～1.20	5～10mg/dl 80%～120%	是内、外源性凝血过程中凝血活酶形成时所需因子
Ⅺ因子(F-Ⅺ,PTA,凝血活素前质)	全血	5～9mg/L 活动度0.80～1.20	0.5～0.9mg/dl 80%～120%	增高:血栓性疾病或血栓前状态等。 减少:丙型血友病、白血病等
Ⅻ因子(F-Ⅻ,接触因子)	全血	1～5mg/L 活动度0.80～1.20	0.1～0.5mg/dl 80%～120%	是内源性凝血系统的启动因子
ⅩⅢ(F-ⅩⅢ,纤维蛋白稳定因子)	全血	10～20mg/L 活动度0.80～1.20	1～2mg/dl 80%～120%	减少:先天性ⅩⅢ因子缺乏症、重症肝病、恶性肿瘤、DIC等
血液比粘度(BV)	全血	男3.5～5.0 女1.7～2.1	(同左)	增高:原发、继发高球蛋白血症如多发性骨髓瘤,风湿性疾病如类风湿性关节炎,系统性红斑狼疮(SLE)等
血浆比粘度	血浆	1.64±0.14	(同左)	增高:血液高凝状态及血栓性疾病、高蛋白血症、高纤维蛋白原血症等
内皮素-1(ET-1)	血浆	1.0～3.4ng/L	1.0～3.4pg/ml	增高:血栓前状态,血栓性疾病如心绞痛、心肌梗塞、DIC早期等
血浆血栓调节蛋白(TM)	血浆、尿	血232～352μg/L 尿70～148μg/L	232～352ng/ml 70～148ng/ml	增高:SLE、类风湿性关节炎、肾小球肾炎、DIC早期等。TM增高程度与血管内皮损伤程度成正比
血浆纤维蛋白肽-A(FPA)	血浆	ALIS法: 0.9～2.9μg/L	0.9～2.9ng/ml	增高:骨折、烧伤、糖尿病微血管病变、血栓前状态。是反映凝血酶生成的标志
血浆凝血酶-抗凝血酶Ⅲ(AT-Ⅲ)复合物(TAT)	血浆	男1.75～2.81μg/L 女1.78～2.68μg/L	/	增高:血栓前状态如不稳定型心绞痛。检测血浆中TAT,可了解是否有凝血酶活性增强

表16 弥散性血管内凝血（DIC）的实验室检查

名称	标本	法定单位	旧制单位	简要临床意义
全血凝固时间	全血	4～12分钟	（同左）	缩短：DIC早期＜3分钟
血浆凝血酶时间（PPT）	血浆	11～14秒	（同左）	缩短：DIC早期比正常对照组缩短3秒以上
血小板计数（PLT）	全血	$(100\sim300)\times10^9/L$	10万～30万/μl	减少：DIC消耗低凝期
凝血酶原时间（PT）	全血	12～14秒	（同左）	延长：DIC低凝消耗期，消耗Ⅶ、Ⅹ、Ⅴ、Ⅱ、Ⅰ因子。继发性纤溶亢进产生的纤维蛋白降解产物有拮抗凝血酶的作用
血浆纤维蛋白原含量测定	血浆	2～4g/L	0.2～0.4g/dl	减低：DIC时广泛微血栓形成消耗大量纤维蛋白原。继发性纤溶亢进，纤维蛋白降解产物增多，提示DIC进入消耗低凝期
血浆凝血酶凝结时间（TCT或TT）	血浆	16～18秒	（同左）	延长：DIC时较对照组延长3秒以上有病理意义，提示血浆纤维蛋白原含量减少而纤维蛋白降解产物增多，有继发性纤溶亢进
鱼精蛋白副凝试验（3P试验）	血浆	阴性	（同左）	阳性：提示血浆纤维蛋白降解产物增多，DIC进入继发性纤溶亢进时期。
乙醇凝胶试验（EGT）	血浆	阴性	（同左）	阳性：同3P试验
纤维蛋白降解产物（FDP）	全血	简易法1:16～1:64 乳胶凝集法＜10mg/L 葡萄球菌凝集法＜10mg/L 被动凝集抑制法＜10mg/L	（同左） ＜10μg/ml ＜10μg/ml ＜10μg/ml	增高：DIC时纤溶亢进明显增高
优球蛋白溶解试验	全血	＞2小时	（同左）	缩短：DIC时纤溶亢进明显增高
血浆纤维蛋白肽A（FPA）	血浆	RIA法：＜2μg/L	2ng/ml	增高：DIC早期，凝血亢进时
血浆中$B_{\beta15-42}$肽段	血浆	1.56±1.20nmol/L	/	增高：DIC继发纤溶亢进时
血浆中D-二聚体测定	血浆	阴性	（同左）	阳性：DIC继发纤溶亢进时

表 17　非特异性免疫功能及免疫球蛋白含量测定

名称	标本	法定单位	旧制单位	简要临床意义
溶菌酶	血清	5～30mg/L	（同左）	增高：重症结核、肾盂肾炎、慢性肾炎、尿毒症、活动性局限性肠炎、肾移植排异反应发生、急性粒细胞性白血病、急性单核细胞性白血病等 减低：急性淋巴细胞性白血病
C－反应蛋白（CRP）	血清	单向免疫扩散法： ＜10mg/L 68～8200μg/L	/ 68～8200ng/ml	增高：各种急性化脓性感染、心肌梗塞、严重创伤、恶性肿瘤、结缔组织病、肾移植排异反应发生、风湿热活动期等
纤维结合蛋白（FN）	血浆、血清	单向免疫扩散法： 0.231±0.046g/L 血清 FN 约为血浆含量 67％	/	减低：见于多种严重疾病，如急性肝炎、重症肝炎、肝硬化失代偿期、肝癌及严重营养不良
免疫球蛋白 G（IgG）	血清	7.6～16.6g/L	760～1660mg/dl	增高：多克隆性增高即 IgG、IgA、IgM 均增高，见于多种慢性感染，如肝炎、肝硬化、肝癌、肺结核，以及某些自身免疫性疾病，如系统性红斑狼疮、类风湿性关节炎等 单克隆性增高即某一种免疫球蛋白增高，如分泌型多发性骨髓瘤，尤以 IgG 型多发性骨髓瘤多见 减低：先天性及获得性体液免疫缺陷病、长期应用免疫抑制剂等
免疫球蛋白 A（IgA）	血清	0.71～3.35g/L	71～335mg/dl	增高：对呼吸道、泌尿道、消化道具有抗感染作用
免疫球蛋白 M（IgM）	血清	0.48～2.12g/L	48～212mg/dl	增高：传染病早期，有抗感染、抗肿瘤等作用
免疫球蛋白 D（IgD）	血清	1～4mg/L	0.1～0.4mg/dl	增高：IgD 型多发性骨髓瘤、流行性出血热等
免疫球蛋白 E（IgE）	血清	0.1～0.9mg/L	0.01～0.09mg/dl	增高：各种过敏性疾病，如过敏性哮喘、过敏性皮炎、药物过敏、寄生虫病、IgE 型多发性骨髓瘤等

表 18　补体及循环免疫复合物检测

名称	标本	法定单位	旧制单位	简要临床意义
总补体溶血活性（CH_{50}）	血清	75～160kU/L	75～160U/ml	增高：急性炎症、组织损伤、某些恶性肿瘤 减低：急、慢性肾炎，自身免疫性疾病，乙型肝炎，慢性肝炎
补体旁路活化途径的溶血活性（$AP\text{-}H_{50}$）	全血	/	试管法： 21.7±5.4U/ml	增高：自身免疫性疾病、肾病综合征、慢性肾炎、恶性肿瘤 减低：肝硬化、慢性活动性肝炎、急性肾炎等
C_1q 含量（C_1q）	血清	单向免疫扩散法： 0.197±0.04g/L 0.1～0.2g/L	 80～155mg/dl	增高：骨髓炎、类风湿性关节炎、痛风、过敏性紫癜 减低：结缔组织病

名称	标本	法定单位	旧制单位	简要临床意义
补体 C_3 含量	血清	单向免疫扩散法 0.55～1.5g/L	（同上）	增高：急性炎症，某些恶性肿瘤 减低：链球菌感染后肾炎、狼疮性肾炎
补体 C_4 含量	血清	单向免疫扩散法 0.553±0.109g/L	（同上）	增高：急性风湿热、结节性动脉周围炎、皮肌炎、心肌梗塞 减低：自身免疫性疾病，如慢性活动性肝炎、SLE、类风湿性关节炎等
循环免疫复合物（CIC）	血清	/	<2.5U	增高：慢性活动性肝炎、类风湿性关节炎、溶血性贫血、白血病、恶性肿瘤

表 19　感染免疫检测

名称	标本	法定单位	旧制单位	简要临床意义
甲型肝炎病毒抗原（HAAg）	血清	阴性	（同左）	阳性：急性甲型肝炎
甲型肝炎抗体（抗-HAVIgM）	血清	阴性	（同左）	阳性：甲型肝炎或其恢复期
乙型肝炎表面抗原（HBsAg）	血清	阴性 P/N≥2.1 为阳性	（同左）	阳性：急性乙型肝炎、慢性乙型肝炎、乙型肝炎病毒携带者
乙型肝炎表面抗体（抗-HBs）	血清	阴性 P/N≥2.1 为阳性	（同左）	阳性：提示既往感染过乙肝病毒，体内产生抗体，有一定免疫力，既往注射过乙型肝炎疫苗
乙型肝炎核心抗体（抗-HBC）	血清	阴性 抑制率＞50％为阳性	（同左）	阳性：乙型肝炎或其恢复期，抗-HBCIgG 对机体无保护作用。抗-HBC 高滴度存在提示病毒在体内复制，预后不佳
乙型肝炎 e 抗原（HBeAg）	血清	阴性 P/N≥2.1 为阳性	（同左）	阳性：乙型肝炎活动期，具有较强的传染性，肝内乙肝病毒复制活跃，孕妇可垂直传播给胎儿
乙型肝炎 e 抗体（抗-HBe）	血清	阴性 P/N≥2.1 为阳性	（同左）	阳性：抗-HBe 阳性的急、慢性肝炎患者显示传染性相对降低。乙肝急性期出现抗-HBe 阳性易进展为慢性肝炎。慢性活动性肝炎抗-HBe 阳性易进展为肝硬化。HBsAg 阳性伴抗-HBe 阳性、ALT 增高，有可能是肝癌
丙型肝炎病毒 RNA 测定（HCVRNA）	血清	阴性	（同左）	阳性：提示患丙型肝炎，HCV 复制活跃，传染性强 转阴：病情好转，预后较好。可作为干扰素等药物疗效评价指标
丙型肝炎病毒抗体（抗-HCVIgM，抗-HCVIgG）	血清	阴性	（同左）	抗-HCVIgM 阳性：急性丙型肝炎恢复期，若持续阳性，提示慢性丙型肝炎 抗-HCVIgG 阳性：多见于输血后丙型肝炎，易转为慢性肝炎、肝硬化、肝癌

名称	标本	法定单位	旧制单位	简要临床意义
丁型肝炎抗体（抗-HDIgM，抗-HDIgG）	血清	阴性	（同左）	抗-HDIgM 阳性：急性丁型肝炎 抗-HDIgG 阳性：只能在 HBsAg 阳性的血清中测得，是诊断丁型肝炎的一项可靠指标。当 HDV 与 HBV 重叠感染时，易快速进展为肝硬化、肝癌
戊型肝炎抗体（抗-HEIgM，抗-HEIgG）	血清	阴性	（同左）	抗-HEIgM 与抗-HEIgG 阳性均提示急性戊型肝炎
艾滋病抗体（抗-HIV）	血清	阴性	（同左）	阳性：无临床症状时为 HIV 携带者，有临床症状时可诊断为艾滋病
梅毒螺旋体抗体定性试验	血清	不加热血清反应素试验及快速血浆反应素试验阴性	/	阳性：梅毒病人 假阳性：麻风、疟疾、SLE、硬皮病、钩端螺旋体病、血吸虫病、支原体肺炎等
梅毒螺旋体抗体确证试验	血清	梅毒螺旋体抗体血凝试验及荧光螺旋体抗体吸附试验阴性	/	阳性：确诊梅毒
流行性出血热 IgM 抗体（EHF）	血清	阴性	（同左）	阳性：协助早期诊断本病
乙型脑炎病毒 IgM 抗体	血清	阴性	（同左）	阳性：协助诊断本病。流行病学调查多次隐性感染者可呈阳性
伤寒与副伤寒血清学检测：肥达氏反应（WR）	血清	“O”＜1:80 “H”＜1:160 “甲”＜1:80 “乙”＜1:80 “丙”＜1:80 大于以上各值为阳性	（同左）	阳性：“O”、“H”效价进行性增高对伤寒有诊断意义。副伤寒须依靠甲、乙、丙的“O”抗体效价来鉴别。接种伤寒和副伤寒菌苗或既往患过此病者可呈弱阳性反应
外裴氏反应（WFR）	血清	OX_2＜1:40 OX_{19}＜1:40 OX_K＜1:40 大于以上各值为阳性	（同左）	阳性：OX_2 阳性：地方性斑疹伤寒 OX_{19}阳性：流行性斑疹伤寒 OX_K 阳性：恙虫病、布氏杆菌病
抗链球菌溶血素“O”（ASO）	血清	阴性 ＞1:400（LAT 法）为阳性	（同左）	阳性：A 组溶血性链球菌感染所致的上感、浓疱病、软组织炎、败血症等，风湿热、急性肾炎时亦可增高
抗链球菌激酶（ASTZ）	血清	阴性 ＞80U 为阳性	（同左）	（同上）
抗透明质酸酶	血清	阴性；＞1:1024 为阳性	（同左）	（同上）
衣原体抗体	血清	阴性	（同左）	阳性：沙眼、包涵体结膜炎、非淋病性尿道炎等
轮状病毒抗原	血清	阴性	（同左）	阳性：婴儿腹泻等
冷凝集试验	血清	阴性或凝集效价≤1:40	（同左）	增高：支原体肺炎、传染性单核细胞增多症、流感等
布氏杆菌凝集试验	血清	0～1:40 RIA 法：25U	（同左）	增高：布氏杆菌病
嗜异性凝集试验	血清	0～1:7 1:56 以上有诊断价值	（同左）	增高：传染性单核细胞增多症等

表 20　自身免疫性疾病的检测

名称	标本	法定单位	旧制单位	简要临床意义
抗核抗体(ANA)	血清	阴性	(同左)	阳性:系统性红斑狼疮、硬皮病、类风湿性关节炎、干燥综合征、皮肌炎等
抗脱氧核糖核酸抗体	血清	阴性	(同左)	阳性:SLE
抗可提取性核抗原抗体	血清	抗 RNP(抗核糖核蛋白)抗体,抗 Sm 抗体 阴性	(同左)	抗 RNP 抗体阳性:见于各种风湿疾病,如系统性红斑狼疮、硬皮病、皮肌炎等 抗 Sm 抗体阳性:SLE 及胶原重叠综合征
抗线粒体抗体(AMA)	血清	阴性	(同左)	阳性:原发性胆汁性肝硬化
抗甲状腺球蛋白抗体(ATGA)	血清	阴性	(同左)	阳性:桥本甲状腺炎、甲亢。可能为自身免疫性甲状腺疾病的早期反应
抗甲状腺微粒体抗体(ATMA)	血清	阴性	(同左)	阳性:桥本甲状腺炎、甲亢。原发性甲状腺功能低下与 ATGA 同时检测可提高甲状腺自身抗体检测水平
抗心肌抗体(AMA)	血清	阴性	(同左)	阳性:风湿热、心肌梗塞后综合征、克山病、亚急性感染性心内膜炎
抗平滑肌抗体(ASMA)	血清	阴性	(同左)	阳性:系统性红斑狼疮性肝炎
抗横纹肌抗体(ASKMA)	血清	阴性	(同左)	阳性:重症肌无力
抗胃壁细胞抗体(APCA)	血清	阴性	(同左)	阳性:恶性贫血,萎缩性胃炎等
淋巴细胞转化率	淋巴细胞	0.60～0.75	60%～75%	减低:恶性肿瘤、白血病、细胞免疫缺陷病、应用免疫抑制剂,以及接受化疗、放疗的患者
E-玫瑰花环形成率	淋巴细胞	0.40～0.70	40%～70%	增高:器官移植排异反应 减低:原发与继发细胞免疫缺陷病、SLE、皮肌炎、白血病、恶性肿瘤、类风湿性关节炎、麻风等
活性 E-玫瑰花环试验	淋巴细胞	0.20～0.30	20%～30%	(同上)
EAC-玫瑰花环形成率	淋巴细胞	0.15～0.30	15%～30%	增高:淋巴细胞性白血病
类风湿因子	全血	＜60kIU/L	＜60IU/ml	阳性(增高):类风湿性关节炎、SLE、干燥综合征等
抗精子抗体(ASA)	血清,精液	阴性	/	阳性:不育症

表 21　肿瘤相关抗原检测

名称	标本	法定单位	旧制单位	简要临床意义
甲胎球蛋白(AFP)	血清	RIA 法:＜40μg/L ELISA 法:＜25μg/L	＜40ng/ml ＜25ng/ml	增高:原发性肝癌明显增高,胃癌、胰癌、肝炎、肝硬化时可增高
癌胚抗原(CEA)	血清	ELISA 法:＜5μg/L	＜5ng/ml	增高:消化道肿瘤、肺癌、乳腺癌等,结肠炎、胰腺炎、肠息肉、肝病、支气管哮喘等亦可增高
胰腺癌相关抗原	血清	/	＜28.6mg/L	增高:见于胰腺癌
胰腺癌胎儿抗原	血清	/	＜14U	增高:胰腺癌、胃癌、结肠癌
碱性胚胎蛋白	血清	/	＜120μg/L	增高:胆囊癌、胆管癌、胰腺癌、肝癌等

名称	标本	法定单位	旧制单位	简要临床意义
组织多肽抗原(TPA)	血清	RIA 法：＜130U/L	/	增高：恶性肿瘤，急性肝炎、胰腺炎、肺炎等亦可增高
糖链抗原 19-9(CA19-9)	血清	RIA 法：＜37mg/L	＜37μg/ml	增高：胰腺癌、消化道癌明显增高；胰腺炎、胆汁淤积、胆石症、肝炎、肝硬化亦可有不同程度的增高
癌抗原 125(CA125)	血清	RIA 法： 男及 50 岁以上女性＜25kU/L 20—40 岁女性＜40kU/L	 ＜25U/ml ＜40U/ml	增高：卵巢癌明显增高，宫颈癌、乳腺癌、消化道癌可增高
癌抗原 15-3(CA15-3)	血清	25kU/L	25U/ml	增高：乳腺癌明显增高；转移性卵巢癌、结肠癌、肺癌可增高
前列腺酸性磷酸酶(PAP)	前列腺液	≤2.0μg/L	≤2.0ng/ml	增高：前列腺癌明显增高；前列腺肥大、前列腺炎可增高
前列腺特异抗原(PSA)	血清	≤4.0μg/L	≤4.0ng/ml	增高：前列腺癌明显增高；前列腺肥大、前列腺炎可增高
鳞状上皮细胞癌抗原(SCC)	血清	≤1.5μg/L	≤1.5ng/ml	增高：宫颈、肺、皮肤鳞状上皮细胞癌

表 22 激素的测定

名称	标本	法定单位	旧制单位	简要临床意义
促甲状腺激素释放激素(TRH)	血浆	14～168pmol/L	5～60pg/ml	增高：原发性甲状腺功能减退或应用抗甲状腺药物后 减低：甲亢及下丘脑性甲状腺功能减退
促甲状腺激素(TSH)	血清	2～10mU/L	2～10μU/ml	增高：原发性甲状腺功能减退、各种甲状腺肿瘤
黄体生成素(LH)	血清	/	放射免疫法： 青春期前 2～12mIU/ml 成人 4～20mIU/ml 月经中期＞30～200mIU/ml 绝经后＞40～200mIU/ml	排卵预测：LH 顶峰后约 16 小时排卵，女性多次值＞35IU/L 对估计高峰有意义 排卵异常诊断：绝经后 LH 水平长期增高；患促性腺激素性功能降低疾病的妇女 LH 减低
卵泡刺激素(FSH)	血清	放射免疫法： 男性：2.5～15U/L 女性：4～20U/L 绝经后＞40～200U/L	/	排卵预测及排卵异常诊断。男性 FSH 增高见于原发性生精细胞病变，男性 FSH 减低见于下丘脑垂体损伤性病变

名称	标本	法定单位	旧制单位	简要临床意义
泌乳素(PRL)	血清	男＜20μg/L 女卵泡期＜23μg/L 黄体期5～40μg/L 妊娠头三月＜80μg/L 妊娠中3月＜160μg/L 妊娠末3月＜400μg/L	＜20ng/ml ＜23ng/ml 5～40ng/ml ＜80ng/ml ＜160ng/ml ＜400ng/ml	增高：女性：垂体腺瘤，特发性溢乳，应用某些药物如雌激素、抗高血压药，慢性肾功能不全，甲状腺功能减退，肾上腺皮质功能低下。男性：垂体腺瘤、不育症 减低：垂体前叶功能减退
生长激素(hGH)	血清、血浆	男＜2.0μg/L 女＜10.0μg/L	＜2ng/ml ＜10ng/ml	增高：肢端肥大症、巨人症 减低：垂体前叶功能减退、垂体性侏儒
促肾上腺皮质激素(ACTH)	血浆	上午8时 1.1～11.0pmol/L	5～10pg/ml	增高：皮质醇增多症、垂体前叶功能亢进等 减低：肾上腺皮质功能低下，长期应用类固醇药物使皮质抑制或萎缩
肾素活性(PRA)	血浆	1.0～2.5μg·L⁻¹/h	1.0～2.5ng·ml⁻¹/h	增高：继发性醛固酮增多症、恶性高血压、高血压、大出血等 减低：原发性醛固酮增多症、库兴综合征、高钠饮食、肢端肥大症、糖尿病、肾病
血管紧张素Ⅱ(ATⅡ)	血浆	10～30ng/L	10～30pg/ml	(同上)
5—羟色胺	血清	0.22～2.06μmol/L	39～361ng/ml	增高：类癌综合征 减低：精神分裂症、苯丙酮尿症
17酮类固醇	24h尿	男 27.8 ～ 76.3μmol/24h 女 20.8 ～ 52.0μmol/24h	8～22mg/24h 6～15mg/24h	增高：库兴综合征、肾上腺皮质增生或腺瘤、睾丸间质细胞瘤、ACTH或皮质素治疗 减低：阿狄森症、垂体功能低下、睾丸发育不全。此试验对男性反映肾上腺与性腺功能，对女性只反映肾上腺功能
17羟类固醇	24h尿	男8.3～27.6μmol/24h 女5.5～22.1μmol/24h	3～10mg/24h 2～8mg/24h	增高：此试验判断肾上腺皮质功能。增高见于库兴综合征、肾上腺皮质增生或肿瘤、甲亢 减低：肾上腺皮质功能低下、甲状腺功能减退、恶液质、肝硬化
	血浆	男193～524nmol/L 女248～580nmol/L	7～19μg/dl 9～21μg/dl	增高：(同上) 减低：(同上)
醛固酮	24h尿 血浆	2.8～27.1nmol/L 立位138～415pmol/L 卧位 27.7～138.5pmol/L	1～10μg/24h 5～15ng/dl 1～5ng/dl	增高：肾上腺皮质腺瘤、继发醛固酮增多(肾病综合征、外伤、肝硬化)、甲亢 减低：肾上腺皮质功能低下、垂体功能减退
皮质醇	血浆	上午8时 442±276nmol/L 下午3时 221±166nmol/L	16±10μg/dl 8±6μg/dl	增高：肾上腺皮质癌肿或增生、妊娠、心肌梗塞 减低：阿狄森病、急性肾功衰竭、类固醇治疗后
(游离)	24h尿	28～276nmol/24h	10～100μg/24h	

名称	标本	法定单位	旧制单位	简要临床意义
肾上腺素	血浆	＜480pmol/L	＜88pg/ml	增高:嗜铬细胞瘤、肾上腺髓质增生、心肌梗塞、糖尿病等
儿茶酚胺	24h 尿	＜1655nmol/24h (荧光法)	＜280μg/24h	增高:嗜铬细胞瘤、神经母细胞瘤
3 甲基—4 羟苦杏仁酸 (VMA)	24h 尿	5.0～45.4μmol/24h	1～9mg/24h 或 4.1 ± 1.41μg/mgC$_r$	增高:同儿茶酚胺。反映肾上腺髓质功能
甲状腺素 (T_4)	血清	65～155nmol/L	5～12μg/dl	增高:甲状腺功能亢进 减低:甲状腺功能减退
三碘甲状腺原氨酸(T_3)	血清	1.6～3.0nmol/L	100～200ng/dl	(同上)
反三碘甲状腺原氨酸(rT_3)	血清	0.2～0.8nmol/L	13～53ng/dl	(同上)
降钙素(hCT)	血清	男 0～14ng/L 女 0～28ng/L	0～14pg/ml 0～28pg/ml	增高:阻止甲状旁腺使钙从骨移出致血钙增高,调节钙代谢,甲状腺髓样癌 减低:甲状旁腺功能亢进
胰高血糖素	血浆	50～150ng/L	50～150pg/ml	增高:糖尿病、糖尿病酮症酸中毒、应用皮质激素后、胰岛 α 细胞瘤
胰岛素及 C 肽	血清	胰岛素 7～24mU/L C 肽 0.5～3.0μg/L	7～24μU/ml 0.5～3.0ng/ml	增高:低血糖。C 肽超过正常值为胰腺分泌胰岛素过多,C 肽低于正常值为外源性胰岛素或其他原因低血糖 减低:I 型糖尿病
胃泌素	血清,血浆	＜100ng/L	＜100pg/ml	增高:胃泌素瘤、慢性萎缩性胃炎、胃体胃癌 减低:胃窦胃癌
睾酮(T)	血清	男 19～28nmol/L 女＜2nmol/L	4～8ng/ml ＜0.6ng/ml	增高:睾丸间质细胞癌、先天性肾上腺皮质增生、肾上腺瘤、注射睾酮或促性腺激素 减低:先天性睾丸发育不全、睾丸炎、垂体前叶功能低下、性腺功能低下
雄烯二酮	血清、血浆	男 0.8～2.0μg/L 女排卵期 0.9～2.8μg/L 绝经后＜1μg/L	男 0.8～2.0ng/ml 女排卵期 0.9～2.8ng/ml 女绝经后＜1ng/ml	增高:妇女男性化疾病、先天性肾上腺皮质增生、多囊卵巢病
雌二醇(E_2)	血清、血浆	男 29～132pmol/L 女卵泡期 39～330pmol/L 排卵期 367～1835pmol/L 黄体期 184～881pmol/L 绝经期 37～110pmol/L	8～36pg/ml 10～90pg/ml 100～500pg/ml 50～240pg/ml 10～30pg/ml	增高:男性乳房发育、女性早熟 减低:女性性幼稚及原发性闭经

名称	标本	法定单位	旧制单位	简要临床意义
孕酮	血清、血浆	男＜2nmol/L 女：卵泡期 0～2nmol/L 黄体期 20～96nmol/L 妊娠期 70～1330nmol/L	＜20ng/ml 0.02～0.9ng/ml 6.0～30.0ng/ml 20～400ng/ml	增高：黄体期增高可确证排卵 减低：流产趋势、死胎
绒毛膜促性腺激素(hCG)	血清、尿	阴性	(同左)	阳性：早孕、恶性葡萄胎、绒毛膜癌、卵巢或睾丸畸胎瘤

注：临床检验参考值参考书：

1. 王淑娟，周惠平，夏铁安主编．现代实验诊断学手册．1995.
2. 胥建政，张景隆主编．临床医学检验结果应用手册．1994.
3. 戚仁铎主编．诊断学(高等医学院校教材)．第3版．1990.

（桑明华　北京卫生学校）